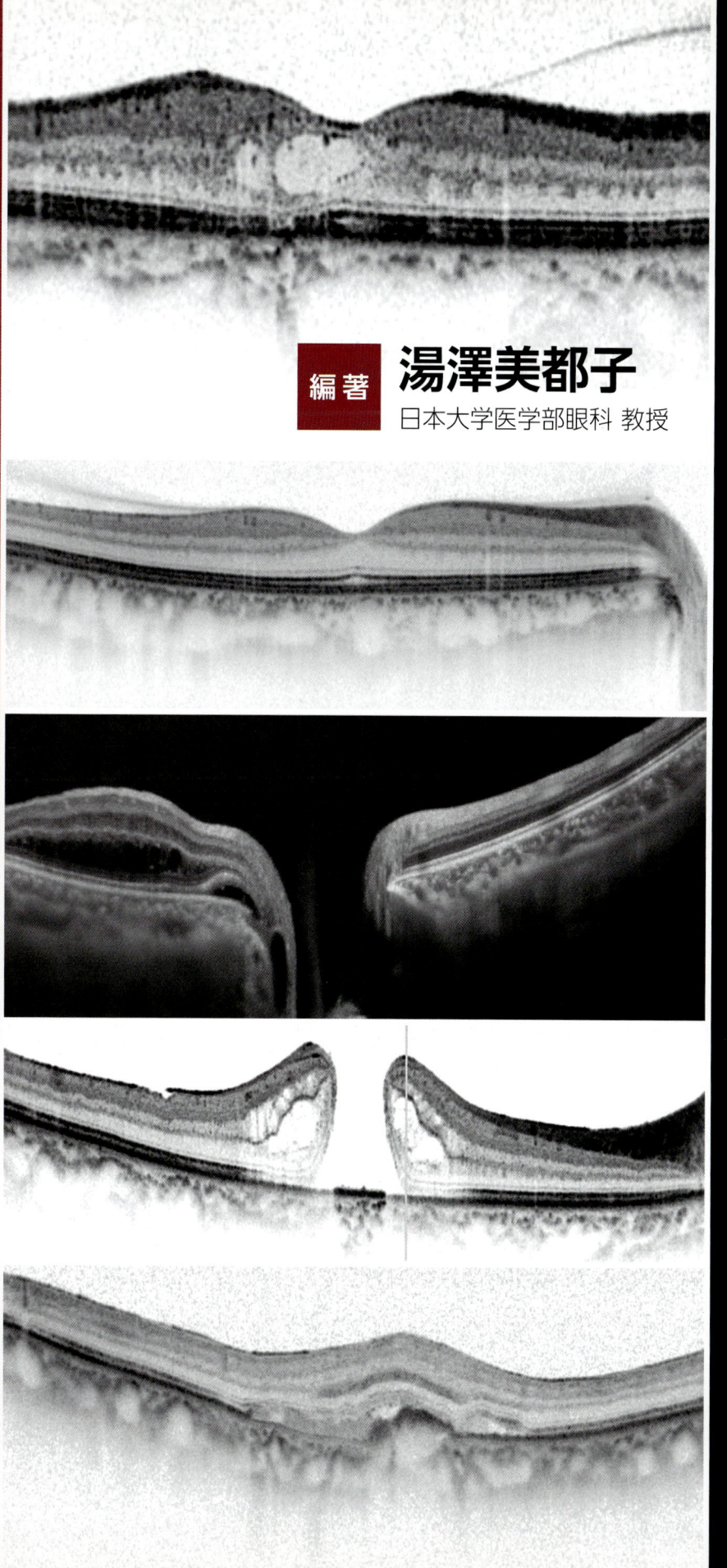

実践 黄斑疾患

編著 **湯澤美都子**
日本大学医学部眼科 教授

序

　近年，黄斑疾患の診断と治療は目まぐるしく変わりましたが，最近に至り，ある程度のコンセンサスが得られるようになりました。それは診断法としては光干渉断層計，眼底自発蛍光など非侵襲かつ短時間で行える検査法が普及したことによります。治療では，内科的には抗VEGF（血管内皮増殖因子）薬硝子体内投与が普及し，外科的には小切開で行う25ゲージ，27ゲージ硝子体手術が導入され，硝子体や内境界膜の可視化によって低侵襲で安全，確実な黄斑手術が行えるようになったことが主な要因です。また，大規模臨床試験により質の高いエビデンスに基づく治療成績が報告されるようになったことも要因の一つです。

　日本大学病院眼科の年間紹介患者数（平成26年12月〜27年11月）4,122名のうち8割が網膜硝子体疾患，その8割が黄斑疾患でした。黄斑疾患については先々代の故・加藤謙教授が第80回日本眼科学会の会長指名特別講演で「黄斑部とその異常」，先代の故・松井瑞夫名誉教授が第93回日本眼科学会総会特別講演で「老人の黄斑疾患」，私が第115回日本眼科学会総会特別講演で日本人に多い黄斑疾患の1つである「ポリープ状脈絡膜血管症」について講演させて頂きましたように，当眼科の専門領域として伝統と実績があります。その伝統は，今後も島田宏之先生，中静裕之先生，森隆三郎先生をはじめとする医局の先生方によって引き継がれていくことになりますが，私の退任にあたり，一区切りとして『実践 黄斑疾患』を刊行することにしました。

　本書の執筆には，若手を含むほとんどの医局員に関わってもらいました。臨床の写真はすべて日本大学病院眼科の自験例です。多忙な勤務の中，分担執筆の決定からすべての原稿が揃うまでに時間がかかりました。その結果，すべてが最新かつ最高の内容にはなっておらず，編集者としては反省すべき点はあるものの，本書は現在の日本大学病院眼科医局の総力を挙げた結果です。本書が黄斑疾患の診断と治療の助けになれば望外の喜びです。

湯澤美都子

執筆者一覧

編　著

湯澤美都子　日本大学医学部視覚科学系眼科学分野 主任教授

執筆者（執筆順）

川村昭之　日本大学医学部視覚科学系眼科学分野 兼任講師

眞鍋　歩　日本大学医学部視覚科学系眼科学分野

篠島亜里　日本大学医学部視覚科学系眼科学分野 助教

森　隆三郎　日本大学医学部視覚科学系眼科学分野 助教（診療准教授）

藤田京子　日本大学医学部視覚科学系眼科学分野 助教（診療准教授）

田中公二　日本大学医学部視覚科学系眼科学分野 助教

島田宏之　日本大学医学部視覚科学系眼科学分野 研究所教授

山本篤志　日本大学医学部視覚科学系眼科学分野

春山美穂　日本大学医学部視覚科学系眼科学分野 助教

中静裕之　日本大学医学部視覚科学系眼科学分野 助教（診療准教授）

猪俣公一　中野眼科 院長／日本大学医学部視覚科学系眼科学分野 兼任講師

服部隆幸　日本大学医学部視覚科学系眼科学分野 助教

北川順久　日本大学医学部視覚科学系眼科学分野

平山真理子　大塚北口眼科・健康管理クリニック 院長

大谷久遠　おおくぼ眼科須坂クリニック

目 次

はじめに──黄斑の解剖特性と，検査の概要　湯澤美都子 …… 1

第Ⅰ章　診断に必要な検査 …… 9

❶ 光干渉断層計（OCT）　川村昭之 …… 10

❷ 蛍光眼底造影　眞鍋　歩 …… 35

❸ 眼底自発蛍光（FAF）　篠島亜里，森　隆三郎 …… 55

第Ⅱ章　疾患解説 …… 65

❶ 中心性漿液性脈絡網膜症　藤田京子 …… 66

❷ 加齢黄斑変性　森　隆三郎，湯澤美都子 …… 79

❸ 新生血管黄斑症

　　■1 特発性脈絡膜新生血管　春山美穂 …… 129

　　■2 網膜色素線条　春山美穂 …… 134

　　■3 その他　湯澤美都子 …… 144

❹ 近視性黄斑症

　　■1 脈絡膜萎縮と脈絡膜新生血管　湯澤美都子 …… 152

　　■2 近視性中心窩分離症，近視性牽引黄斑症　中静裕之 …… 168

❺ 黄斑上膜　島田宏之 …… 176

❻ 黄斑円孔　島田宏之 …… 191

❼ 黄斑ジストロフィ　猪俣公一，川村昭之 …… 205

❽ 網膜中心静脈閉塞症　服部隆幸 …… 215

❾ 網膜静脈分枝閉塞症　服部隆幸 ……………………………………………………… 225

❿ 糖尿病黄斑浮腫　服部隆幸 …………………………………………………………… 238

⓫ 黄斑部毛細血管拡張症　川村昭之 …………………………………………………… 253

⓬ 網膜細動脈瘤　北川順久, 中静裕之 ………………………………………………… 265

⓭ 網膜中心動脈閉塞症　眞鍋　歩, 島田宏之 ………………………………………… 269

⓮ 傾斜乳頭症候群　平山真理子 ………………………………………………………… 277

⓯ 乳頭ピット黄斑症候群　中静裕之 …………………………………………………… 284

⓰ 急性帯状潜在性網膜外層症（AZOOR）　猪俣公一 ………………………………… 291

⓱ 多発消失性白点症候群（MEWDS）　大谷久遠 …………………………………… 300

⓲ 急性後部多発性斑状色素上皮症（APMPPE）　北川順久 ………………………… 305

⓳ 地図状脈絡膜炎　北川順久 …………………………………………………………… 310

⓴ 脈絡膜腫瘍　篠島亜里 ………………………………………………………………… 315

ポイント

uveal effusion　眞鍋　歩 ……………………………………………………………… 76

血管内皮増殖因子と抗VEGF薬　田中公二 ………………………………………… 110

硝子体内注射　島田宏之 ……………………………………………………………… 114

サプリメントとAge-Related Eye Disease Study（AREDS）　山本篤志 ……… 122

ロービジョンケア　藤田京子 ………………………………………………………… 127

トピックス

遺伝子と加齢黄斑変性　田中公二 …………………………………………………… 107

iPS細胞の加齢黄斑変性への臨床応用　湯澤美都子 ……………………………… 120

索　引 ……………………………………………………………………………………… 327

はじめに
―黄斑の解剖特性と，検査の概要

はじめに
―黄斑の解剖特性と，検査の概要

　黄斑（macula）は臨床的には"黄斑輪状反射に囲まれた直径1,500μm（1乳頭径）の範囲"とされてきた。黄斑はその中心にある中心窩に向かって，すりばち状に陥凹している（図1）。中心窩は視神経乳頭（optic disc）の中心から4,000μm外側，800μm下方にあり，中心窩反射がみられる。しかし，最近は"中心窩を中心に直径6,000μmの円の中"を黄斑と定義していることが多い。加齢黄斑変性では，黄斑の加齢所見である軟性ドルーゼンや脈絡膜新生血管が，従来定義された黄斑の外側にもみられることがあるためである。

1. 黄斑の解剖学的特性[1～3]

1）網　膜

　中心窩には錐体のみが存在しているため，最良の視力が得られる。杆体は中心窩から300μm離れた部から出現し，20°で単位面積あたりの数は最高になり，その後周辺部に向かうに従って減少する。

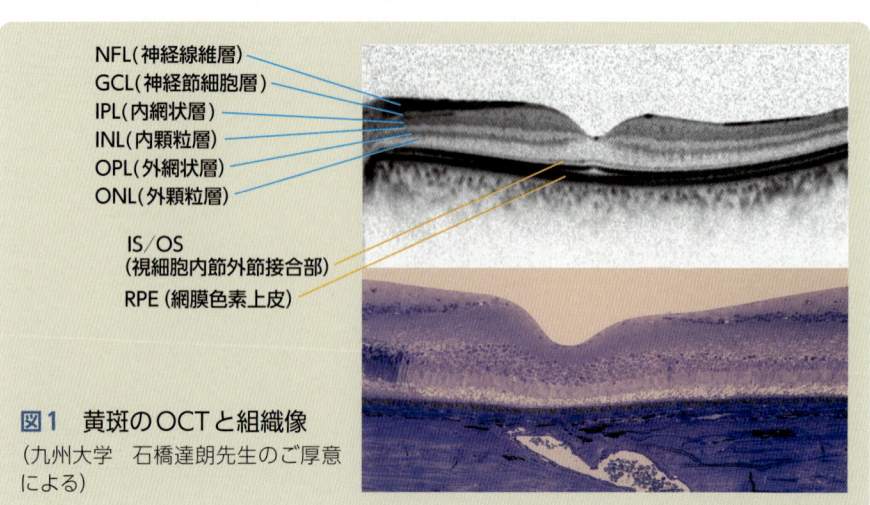

図1 黄斑のOCTと組織像
（九州大学　石橋達朗先生のご厚意による）

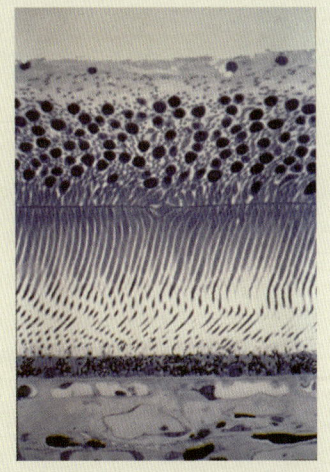

図2　検眼鏡的な中心窩の組織像
無血管領域である。視細胞は錐体のみからなる。外網状層にはヘンレ線維がある。内境界膜は薄い。
（九州大学　石橋達朗先生のご厚意による）

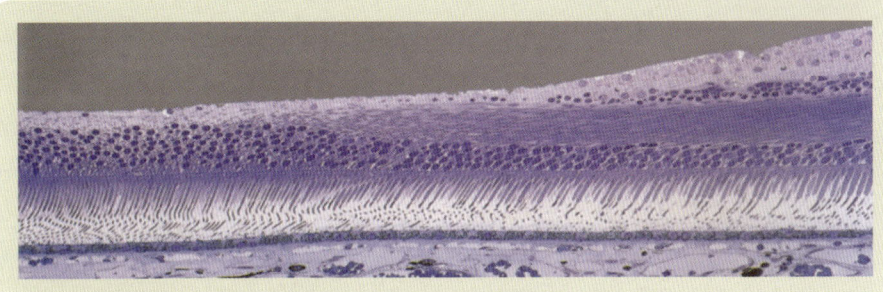

図3　検眼鏡的な黄斑（直径約1,500μm）の組織像
ヘンレ線維層はほぼ水平に配列している。内顆粒層から内層の網膜がある。網膜血管がある。
（九州大学　石橋達朗先生のご厚意による）

　中心窩網膜厚は約250μmで（後述の光干渉断層計検査では平均222μm），黄斑外の網膜の厚さの約半分である。中心窩では神経線維層，神経節細胞層，内網状層がない（**図2**）。内境界膜は約20nmと薄く，中心窩領域の網膜内には黄斑色素が存在する。その成分はルテインとゼアキサンチンであり，外顆粒層と外網状層に最も多く存在する。黄斑色素は太陽光の青色光のフィルター作用をしている。

　中心窩には外境界膜近くを頂点とし，逆錐体形にミュラー（Müller）細胞が配列している。これはMüller cell coneと命名されている[4]。構造的にはMüller cell coneの基底が外顆粒層の表面を覆い，中心窩を支えている。中心窩が硝子体によって前方に牽引され，逆錐体形のMüller cell coneが引き抜かれると円孔形成が助長されると考えられる（「Ⅱ-6　黄斑円孔」**図5**参照）。

　黄斑の外網状層にヘンレ（Henle）線維がある。これは中心窩に密集した視細胞の軸索（axon）で構成され，中心窩を中心に放射状に配列する。そのためヘンレ線維に水分が貯留すると，中心窩を中心に花弁状に配列してみえる。また，網膜分離を起こしやすい。

　中心窩を中心に直径400～500μmは網膜血管のない，いわゆる無血管領域になっている。無血管領域周囲にみられる毛細血管網は傍中心窩毛細血管網（perifoveal capillary network）と呼ばれる（**図3**）。

2）硝子体

　　黄斑前方の硝子体は特有の構造をしている。後部硝子体膜のすぐ前方にポケット状の液化腔があり，後部硝子体皮質前ポケット（posterior precortical vitreous pocket：PPVP）と呼ばれる（「Ⅰ-1　光干渉断層計」**図3**参照）[5]。このため黄斑ではその周囲に比較して完全後部硝子体剥離が起こりにくいが，限局性の牽引がかかりやすい。

3）脈絡膜

　　脈絡毛細血管板を構成する最小単位である小葉（lobulus）の大きさは報告によって差があるが，黄斑では直径30～50μmと小さく，周辺に向かうに従って大きくなり，赤道部では200μm程度になる。形は黄斑では星形あるいは小葉形，赤道部では紡錘形，周辺部では格子状になる。黄斑では1本の前毛細血管細動脈は小葉の中心部に開口する。小葉の辺縁部には数本の後毛細血管細静脈が存在し，後毛細血管細静脈は隣接する複数の小葉の血流を導出する。この構造によって黄斑部の脈絡毛細血管板には多量の血液が供給される一方で，循環障害を生じやすい[6]。

　　以上のような黄斑の解剖学的特性のために，黄斑疾患では症状は特異的であるが，疾患に応じて多岐にわたる解剖学的に特徴ある異常所見がみられる。

2. 黄斑疾患の検査

1）視力検査，中心視野検査

　　黄斑疾患では多くの場合，視力低下，変視，中心暗点が出現する。しかし，黄斑円孔の場合には円孔の大きさがたかだか350～1,000μmと小さいため，健眼を遮閉して初めて気づかれることもある。

　　眼科初診時，主訴から黄斑疾患を疑った場合には矯正視力，中心暗点などを検査し，眼圧測定後眼底検査を行う。わが国で使われている小数視力は視力の差を等間隔で示していない。そこで視力表の段階を等間隔にするために，視角（分）の対数で視力を表示する対数視力が使われるようになった。ETDRS（Early Treatment Diabetic Retinopathy Study）チャートは米国で考案され，黄斑疾患の国際臨床治験で広く使用されている対数視力表である。ETDRSチャートは小数視力よりも経時的な視力の改善，悪化の判定に優れている。

　　中心視野検査の測定には静的量的自動視野計であるハンフリー（Humphrey）視野計のプログラムcentral 10-2やマイクロペリメトリー（MP）-3の疾患の種類や病変の広がりに応じて設定できるプログラムを用いる。簡易的にはアムスラーグリッド（Amsler grid）を用いて，比較あるいは絶対中心暗点や変視症の有無を調べる。

2）眼底検査

　黄斑の異常所見は，囊胞様黄斑浮腫にみられる囊胞腔の形式や，切迫黄斑円孔にみられる中心窩網膜剥離，網膜上膜形成にみられる網膜硝子体接面の異常など，後極部用接触型コンタクトレンズを装着したり，＋90ジオプトリー（D）の非接触型前置レンズを使用する細隙灯顕微鏡検査を行うことによって，初めてその詳細が明らかになる場合もある。一方，大型の漿液性網膜色素上皮剥離や多量の出血性網膜色素上皮剥離など双眼倒像鏡で一見して明らかなものもある。

　このように多岐にわたる黄斑病変を正確に把握するためには，まず双眼倒像鏡で病巣全体を観察し，病変が突出しているか陥凹しているか，大きさはどれくらいかなどアウトラインをつかみ，次に病巣の存在する層（網膜前，神経上皮内，神経上皮下，色素上皮下）と病巣の特徴，網膜硝子体接面や硝子体の様子を詳細に観察する。

　光干渉断層計（optical coherence tomography：OCT）は，層別の病巣の把握や網膜硝子体接面の状況を把握する上で不可欠である。また，必要に応じて蛍光眼底造影，眼底自発蛍光（fundus autofluorescence：FAF）も行われる（これらの詳細については「Ⅰ章　診察に必要な検査」参照）。

3）特殊検査

　眼底検査で認められた黄斑所見に基づき次に行うべき検査を決定し，それらの結果を統合して，診断を確定し治療方針を決める。診断のために行う特殊検査には電気生理学的検査がある。また，OCT angiographyはまだ保険適用外であるが，将来不可欠になると考えられる。

①電気生理学的検査

　黄斑ジストロフィには様々な病型がある。病型は遺伝的に規定され，初発および主要病変の場によって分類されるため，その診断には家系図の作成，網膜電図（electroretinogram：ERG），眼球電図（electro-oculogram：EOG）などの電気生理学的検査，色覚検査，時には光覚検査が行われる。ERGには全視野光刺激による単色光ERGの他，錐体系と杆体系の異常の有無と程度を明らかにするためにフリッカ網膜電図（flicker ERG），明所視網膜電図（photopic ERG），暗所視網膜電図（scotopic ERG）が不可欠である。

　しかし，ERGやEOGはmass responseであり，黄斑に限局した異常を反映しない。黄斑部の他覚的層別機能検査法としては黄斑部局所ERG，多局所ERG（multifocal ERG）があり，後者が普及している。黄斑に異常がみられないのに視力が悪い患者では，急性帯状潜在性網膜外層症（acute zonal occult outer retinopathy：AZOOR）やoccult黄斑ジストロフィ（occult macular dystrophy）を診断できる。

②OCT angiography[7]

　OCT angiographyは，OCT信号の時間による位相変化や強度変化を基に3次元網膜血流画像を表示する技術である。市販されているOptovue社の機器に搭載されて

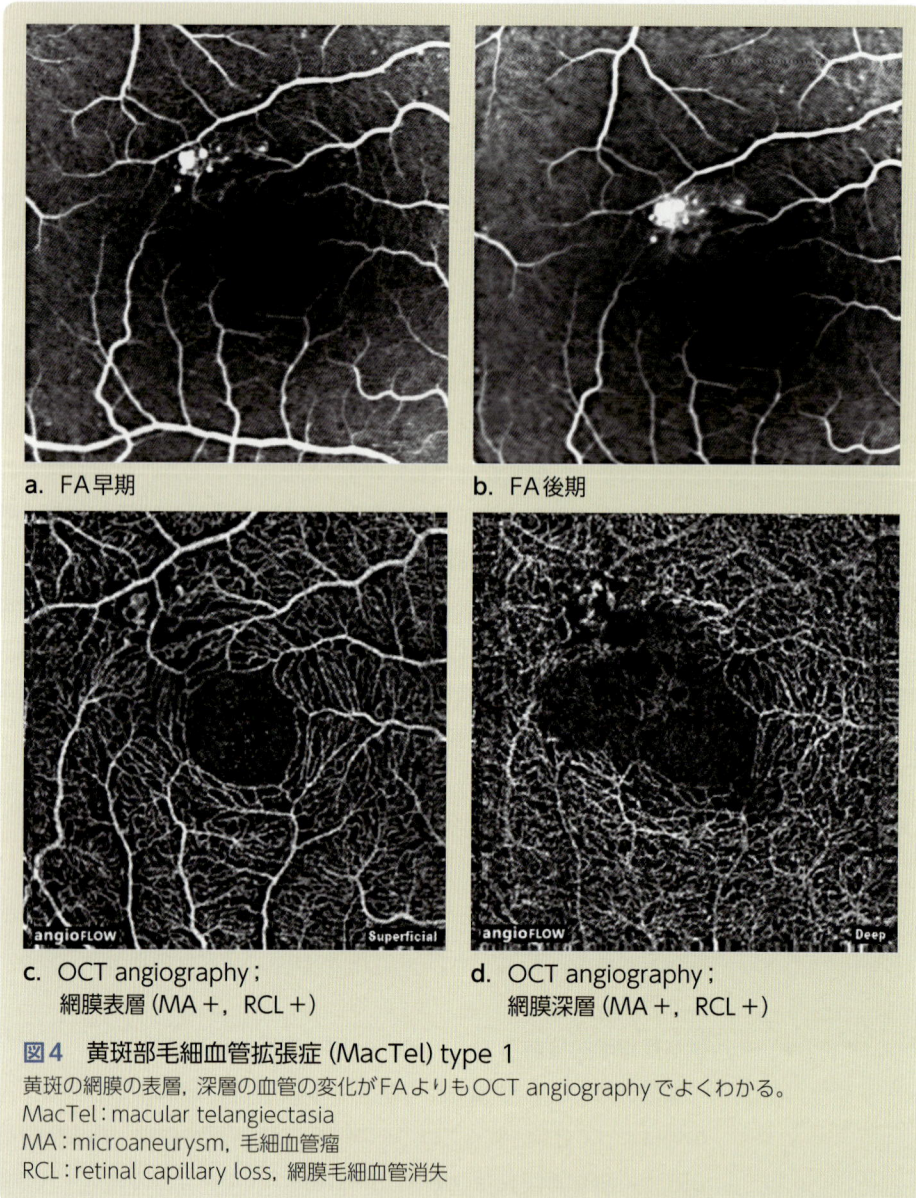

a. FA早期
b. FA後期
c. OCT angiography；
   網膜表層（MA＋，RCL＋）
d. OCT angiography；
   網膜深層（MA＋，RCL＋）

図4　黄斑部毛細血管拡張症（MacTel）type 1
黄斑の網膜の表層，深層の血管の変化がFAよりもOCT angiographyでよくわかる。
MacTel：macular telangiectasia
MA：microaneurysm，毛細血管瘤
RCL：retinal capillary loss，網膜毛細血管消失

いる840nmのスペクトラルドメインOCT（spectral-domain OCT：SD-OCT）を使用したOCT angiographyの原理は，split-spectrum amplitude-decorrelation angiography（SSADA）であり，強度変化を波長帯に分解して計測できる。すなわち同一部位で複数枚のBスキャン画像を撮影し，画像間のシグナル輝度の変動を検出する。変動があるものは血流，ないものは固定組織と認識され，3次元血流分布が画像化され，網膜表層から脈絡毛細血管板の各層での血管画像が観察できる。

　フルオレセイン蛍光造影（fluorescein angiography：FA）のように蛍光漏出の影響がなく，脈絡膜レベルの蛍光（背景蛍光）によるコントラストの低下がないため，網膜血管病変は非常に明瞭に認められる（図4）。また脈絡膜新生血管（choroidal neovascularization：CNV）の微細構造を画像にできる（図5，6）ほか，Bスキャン画像と組み合

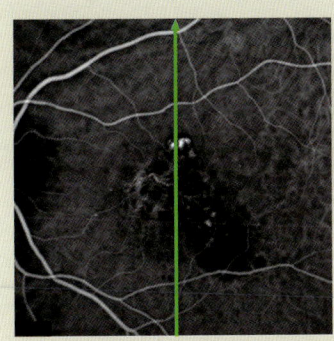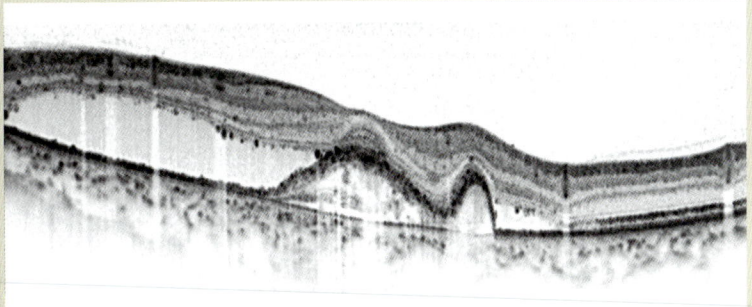

a. インドシアニングリーン蛍光　b. OCT
　　造影（IA）

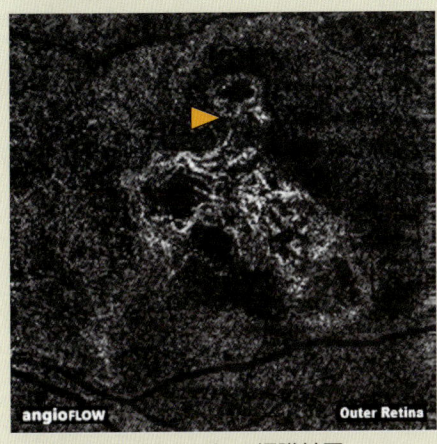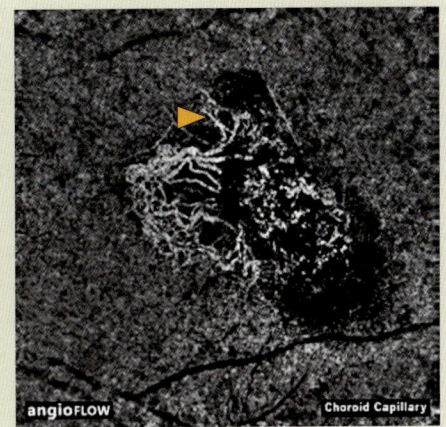

c. OCT angiography；網膜外層　　　d. OCT angiography；脈絡毛細血管板

図5　ポリープ状脈絡膜血管症（PCV）
異常血管網は網膜外層，脈絡毛細血管板レベルで明瞭にみられる。ポリープは明らかでない（▷）。
PCV：polypoidal choroidal vasculopathy
IA：indocyanine green angiography

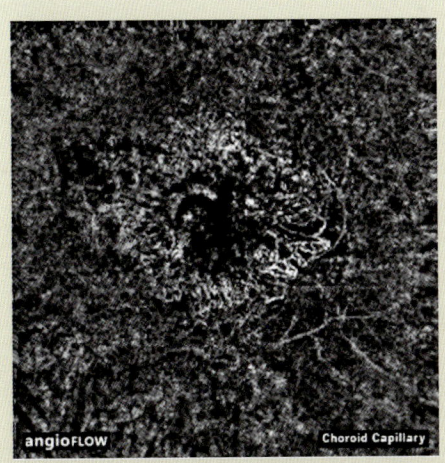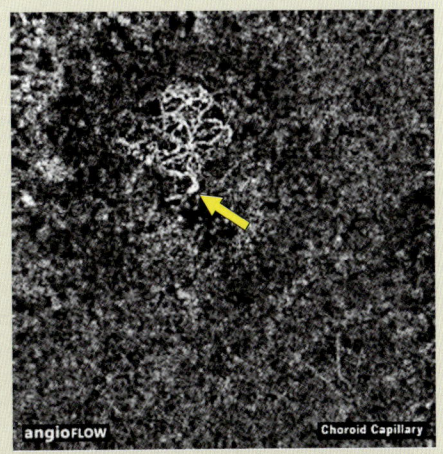

a. OCT angiography；網膜外層（傘型）　　b. OCT angiography；脈絡毛細血管板
中心窩から周囲に向けて放射状に走る多数の　　　（熊手型）
血管がみられる。　　　　　　　　　　　　　　流入血管（→）と，熊手のように上方に向かう
　　　　　　　　　　　　　　　　　　　　　　異常血管が多数みられる。

図6　脈絡膜新生血管（CNV）type 1

わせることにより血流分布を知ることができる。本法は造影剤を用いないため安全であり，撮影時間は数十秒で完了するので何度でも撮影可能であり，新しい眼底血流評価法として近未来には血管病変の変化や治療効果の判定[8]に用いられるようになると考えられる。

文 献

1) Agarwal A：Gass' Atlas of Macular Diseases. 5th ed. vol.1. WB Saunders, 2012, p6-10.
2) Hogan MJ, et al：Histology of the Human Eye：An Atlas and Textbook. WB Saunders, 1971.
3) 湯澤美都子, 他：コンパクト眼科学4 黄斑部疾患. 金原出版, 1993, p1-4.
4) Yamada E：Some structural features of the fovea centralis in the human retina. Arch Ophthalmol. 1969；82：151-9.
5) 岸　章治：後部硝子体皮質前ポケット. 眼科プラクティス2 黄斑疾患の病態理解と治療. 樋田哲夫, 編. 文光堂, 2005, p28-33.
6) 湯澤美都子：インドシアニングリーン蛍光眼底アトラス―フルオレセイン蛍光眼底との比較. 湯澤美都子, 編著. 南山堂, 1999, p3-8.
7) 三浦雅博：OCT angiography. 眼科. 2015；57：1557-68.
8) Kuehlewein L, et al：Optical coherence tomography angiography of type 1 neovascularization in age-related macular degeneration. Am J Ophthalmol. 2015；160：739-48. e2.

〔湯澤美都子〕

第Ⅰ章

診断に必要な検査

I 診断に必要な検査

❶ 光干渉断層計 (OCT)

1. 光干渉断層計 (OCT) の歴史と利点

　光干渉断層計 (optical coherence tomography：OCT) は，網膜の断面像を非侵襲的に光学顕微鏡の組織切片のように描出する。しかし，わが国に導入された1997年頃のOCT画像の解像度は低く，網膜の層構造も不鮮明であった。また，撮影に時間がかかり，被検者は指標を長時間固視する必要があったので，決して楽な検査ではなかった。
　2006年，スペクトラルドメイン (spectral-domain OCT：SD-OCT) が商品化されると，分解能が格段に向上し，病巣の詳細な観察が可能になった。また，スキャンスピードの高速化により短時間に撮影できるようになり，被検者の負担も軽減された。
　OCTには，非侵襲，非接触，短時間で撮影でき，結果も即座に得ることができるという利点がある。また，無散瞳の状態でも測定可能である。そこで，黄斑部疾患の診断の際には，眼底検査後，OCTを最初に行い，その後，造影検査などのほかの検査を行うことが多くなってきている。また，治療方針の決定，治療効果の判定の際にも必須の検査法になってきている。
　さらに，2008年，眼底3次元画像解析が保険適用となると一般眼科医にも普及し，日常眼科診療において，OCTは大きな位置を占めるようになった。

2. 装置の進歩

　初期のタイムドメイン (time-domain OCT：TD-OCT) 方式では，ミラーを前後に動かすことにより経路長を変えていた。この手法ではデータの取得速度に限界があったため，ミラーを固定し，広帯域光源 (super luminescent diode：SLD) を用いて情報を取得後に各波長の干渉信号をフーリエ解析するフーリエドメイン (Fourier-domain OCT：FD-OCT) 方式が開発された。
　OCTの深さ方向の分解能は光源によって決定される。広い波長領域の光源を用いることで，分解能を向上させ，網膜の層状構造を詳細に可視化できるようになった。また，スキャンスピードの高速化により，短時間に黄斑部を密にスキャンできるようになった。

その結果，3次元撮影も数秒でできるようになり，網膜の厚さ解析も容易になった。平均加算法を行い，画質を低下させる原因であったスペックルノイズの除去も行えるようになり，より鮮明な画像を得られるようになった。また，機種によっては，眼球運動追尾 (eye tracking) 機能も搭載され，固視微動による画像の歪みを改善できている。

FD-OCT方式には，広帯域光源による干渉信号を分光器で波長分解するSD-OCT方式と発振波長を連続的に変化させるスウェプトソース (swept-source OCT：SS-OCT) 方式がある。現在，市場に出ているOCTは，840nm程度の中心波長のSLD光源を使用しているSD-OCTがほとんどである。一方，SS-OCTでは，1,050nmの波長掃引光源を用いている。SS-OCTでは，①スキャンスピードの高速化により広角スキャンが可能になり，黄斑と視神経の同時撮影ができる，②深さ方向の信号低下が少ない，③眼球の動きによる感度低下が少ない，④分光器の光検出ロスが少ないという利点がある。また，1,050nmの波長掃引光源を用いることにより，⑤より深部の可視化が可能，⑥スキャン光が見えないのでスキャン光を眼で追うことによる固視不良が生じにくい，⑦白内障など中間透光体での散乱の影響が少ないことが指摘されている。そして，硝子体から脈絡膜まで前後方向に広がる組織や病変の全体像を鮮明に描出することが可能になった。

本稿では，日本大学病院で撮影されたハイデルベルグ・スペクトラリス® (Heidelberg Engineering社) とDRI OCT-1 Atlantis® (TOPCON社) の画像を用いて解説する。前者は眼球運動追尾機能が搭載されたSD-OCTであり，後者は2012年に発売されたSS-OCTである。

3. 正常黄斑の断層像

OCT像は染色した組織切片に類似した層状構造を示す (図1，2)。組織切片では核のある細胞層が濃く染色される (図2)。一方，OCTでは細胞層は低反射層になり，線維からなる層は高反射層になる。また，境界面も高反射になる。

黄斑部の前方には硝子体液化腔 (後部硝子体皮質前ポケット) が存在し，ポケットの後壁は薄い硝子体皮質からなる。OCTでは，周囲の硝子体ゲルに比べてポケットは低反射になる (図1，3)。

表層にある高反射層は神経線維層である (内境界膜と神経線維層は通常，分離して見えない)。神経線維層は，正常眼では中心窩の上下で対称的構造を示す (図1b)。黄斑鼻側から視神経乳頭に近づくにつれて厚くなり，黄斑耳側では，縫線になるため薄い (図1a)。その他の層は上下および耳側と鼻側はほぼ対称性を示す。

網膜断層のほぼ中央にある低反射層が内顆粒層である。中心窩には内顆粒層は存在しないため，内顆粒層の低反射は中心窩付近で途切れる。外顆粒層は中心窩に近いほど厚い (図1)。

網膜外層には4本の高反射ラインがあり，硝子体側から①外境界膜，②視細胞内節外

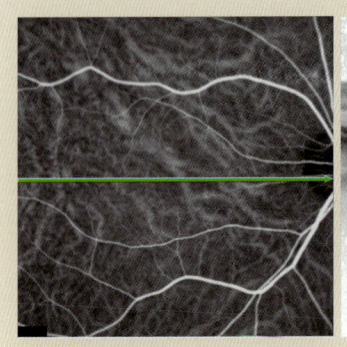
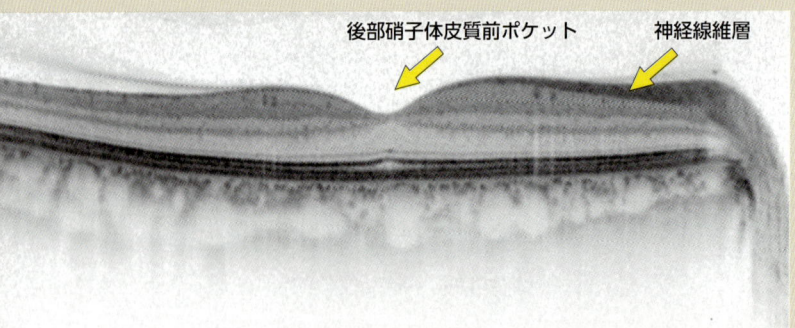

a. 水平スキャン
網膜神経線維層は，乳頭側で厚く，耳側は薄い。

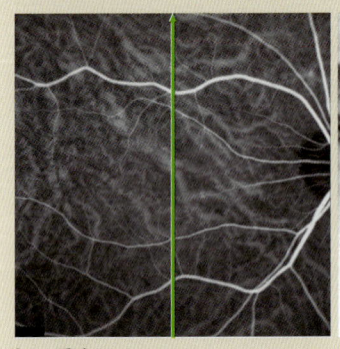
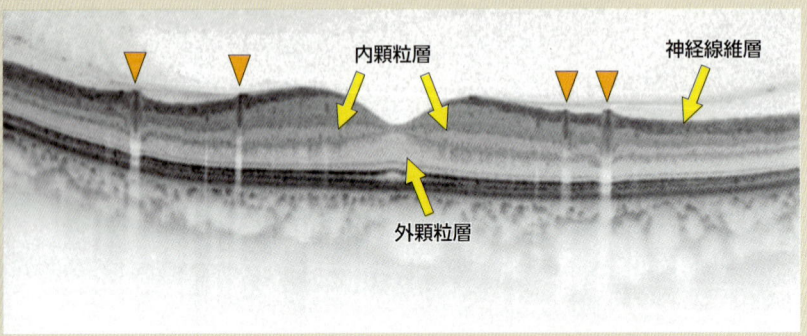

b. 垂直スキャン
中心窩の上下で対称的構造を示す。網膜大血管の後方は陰影になる（▼）。網膜層構造のほぼ中間に内顆粒層の低反射が存在する。外顆粒層は中心窩に近いほど厚い。

図1 正常黄斑部のOCT

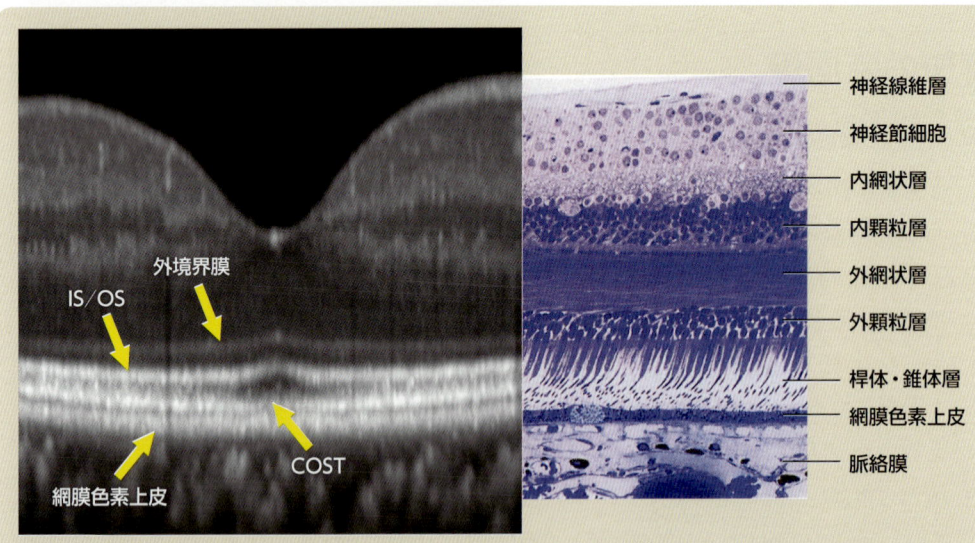

図2 正常網膜のOCTと組織切片
組織切片では核のある細胞層が濃く染色される[17]。一方，OCTでは細胞層は低反射層になり，線維からなる層は高反射層になる。
網膜外層には4本の高反射ラインがあり，硝子体側から外境界膜，IS/OS（中心窩では外節が長いので，やや上に凸の山型になっている），COST，網膜色素上皮と考えられている。IS/OSは ellipsoid zone，COSTはinterdigitation zoneと呼ばれるようになってきている。

(岩崎雅行，他：中心窩（黄斑）の構築．臨眼．1986；40：1248-9より引用)

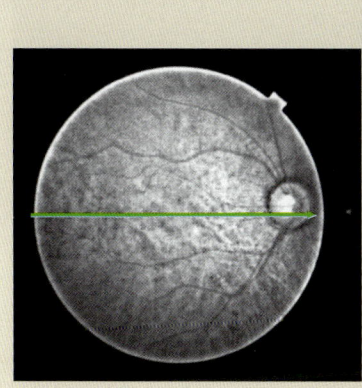 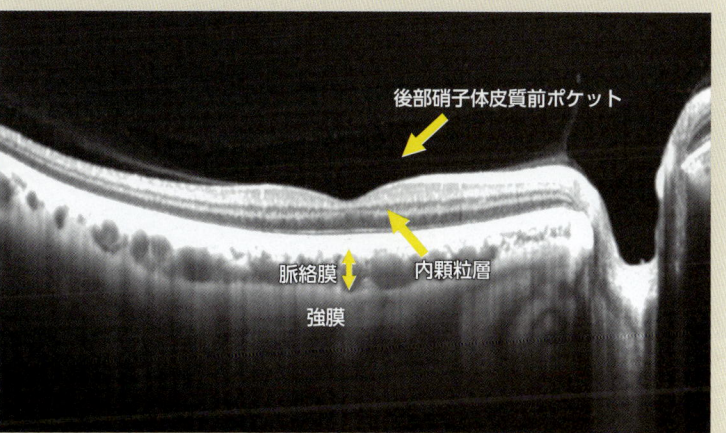

図3 図1のSS-OCT像 水平スキャン
硝子体から脈絡膜さらに強膜まで高感度に描出できる。後部硝子体皮質前ポケットが鮮明に描出されている。Itakuraら[18]は、後部硝子体が未剝離な正常眼であれば、83.3％で硝子体ポケットを検出できると報告している。図1, 3, 5は、同一症例である。図3の陥凹の部では内顆粒層が描出されている。これは、OCTのスキャンが中心窩を含んでいないことを示している。

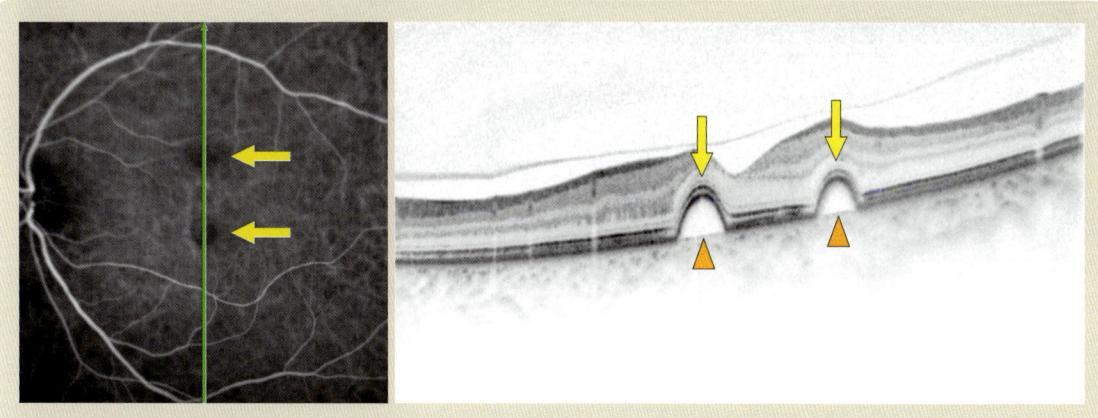

図4 網膜色素上皮剝離
網膜色素上皮剝離（→）の部ではブルッフ膜（▲）が検出される。

節接合部（junction between photoreceptor inner and outer segment tip：IS/OS），③錐体外節先端（cone outer segment tip：COST）[1]，④網膜色素上皮と考えられている。一方，Spaideら[2]は，2番目の高反射ラインは内節のエリプソイド，3番目の高反射ラインは錐体の外節先端を包み込んでいる網膜色素上皮の微絨毛の部分（contact cylinder）に一致すると述べている（図2）。

正常眼ではブルッフ（Bruch）膜は網膜色素上皮と一体化した高反射線になり観察されない。網膜色素上皮剝離，ドルーゼンが存在する部位では，網膜色素上皮とブルッフ膜は分離されて認められるようになることが多い（図4）。

従来，測定光の減衰のため，脈絡膜は観察しにくい場所であった。最近では，SS-OCT（図3）やenhanced depth imaging（EDI）法（図5a）[3]を用いて網膜色素上皮下

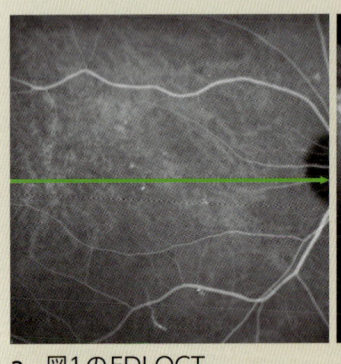
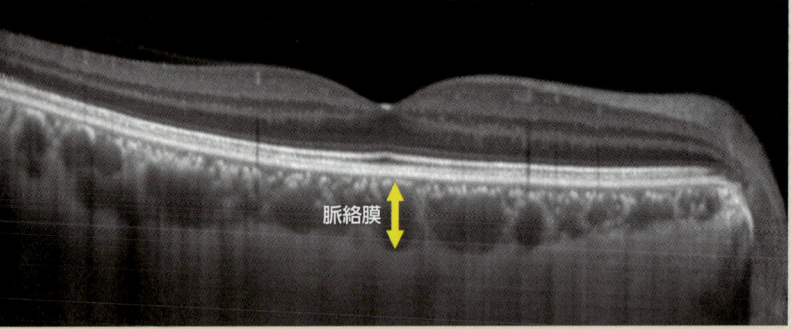

a. 図1のEDI-OCT

EDI-OCTでは，脈絡膜が鮮明に描出されている。SD-OCTでは，後方に行くに従い，信号が減弱する構造になっており，画面の上方にターゲットを置くことで，良好な信号を得られるような構造になっている。通常の撮影では，上方に網膜，下方に脈絡膜を表示するため脈絡膜側よりも網膜側のほうが高画質の画像になる。EDI-OCTでは，脈絡膜を上方に表示し，高解像度の脈絡膜像を得られるようにしている。実際には，OCT装置を被検眼に接近させると，容易に上下逆転した画像が得られ，脈絡膜が通常撮影よりも鮮明に映し出される。ハイデルベルグ・スペクトラリス®では，モニター上にEDIボタンがあり，マウスでクリックするだけで，脈絡膜側が鮮明に映し出された画像が，通常の上下方向の画像として表示される。

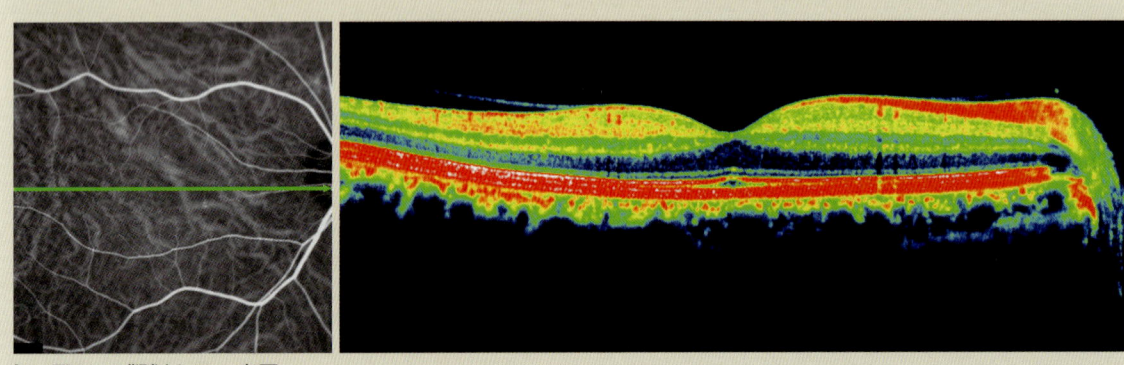

b. 図1aの擬似カラー表示

白黒表示のほうが微細な組織の濃淡を表示できる。

図5 図1のEDI-OCTと擬似カラー表示

の病変や脈絡膜を鮮明に観察できるようになった。

TD-OCTの時代では擬似カラー表示（図5b）が主流であったが，最近では白黒表示が主流になってきている。SD-OCT，SS-OCT時代の画像は高解像度であり，微細な組織の濃淡を表示することができるのでグレースケールの白黒表示のほうが適している。

なお，通常，ハイデルベルグ・スペクトラリス®（Heidelberg Engineering社）では光の反射強度を黒で表示（白背景画像），DRI OCT-1 Atlantis®（TOPCON社）では白で表示（黒背景画像）になっているので，読影の際には注意されたい。

4. 網膜厚，脈絡膜厚

SD-OCTでは，数秒で黄斑部の網膜厚を測定できる。通常，Early Treatment Diabetic Retinopathy Study（ETDRS）のレイアウトに従い，黄斑部を9セクターに分割して網膜厚の平均値が表示され，正常値との比較が可能である（図6a）。日本人

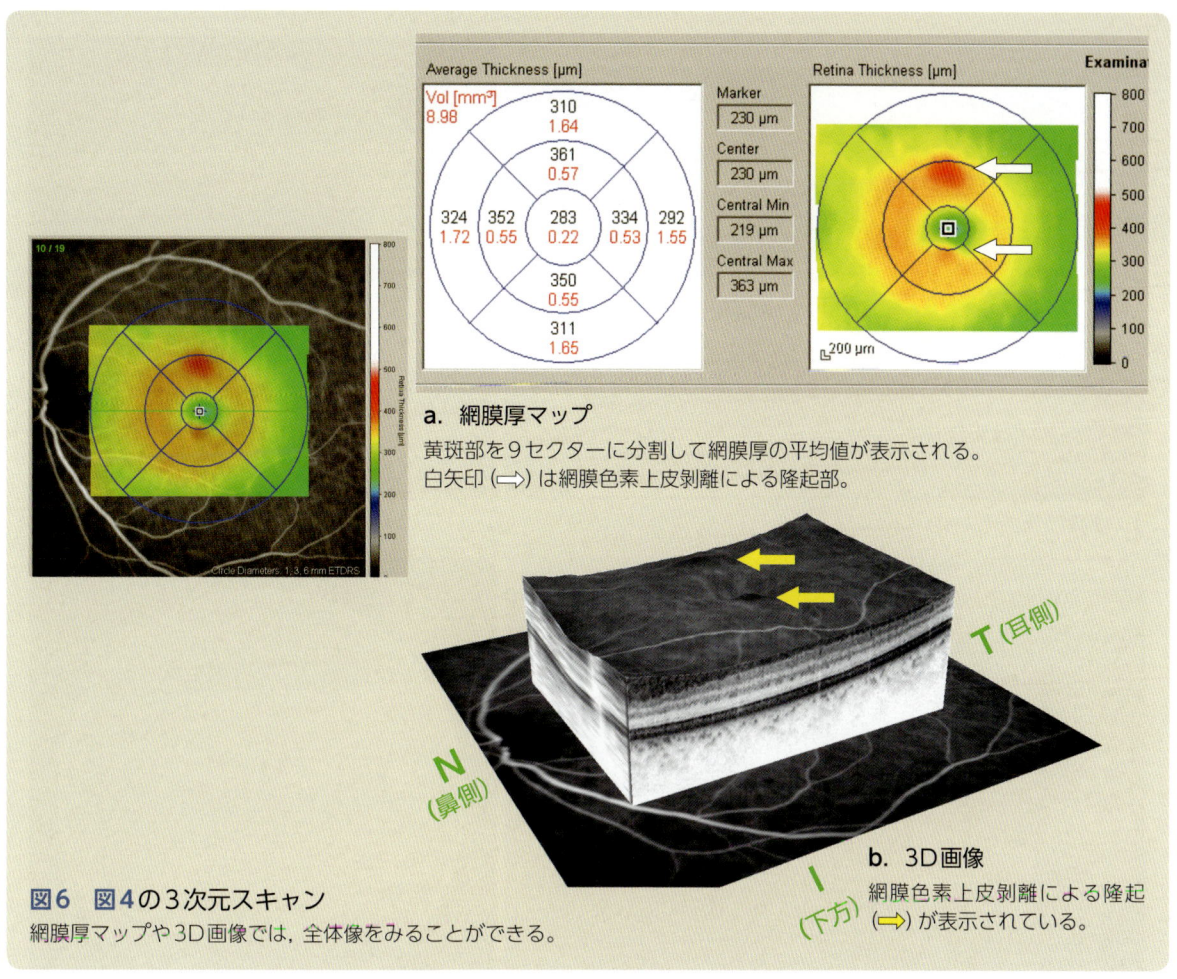

a. 網膜厚マップ
黄斑部を9セクターに分割して網膜厚の平均値が表示される。
白矢印（⇨）は網膜色素上皮剥離による隆起部。

b. 3D画像
網膜色素上皮剥離による隆起（⇨）が表示されている。

図6　図4の3次元スキャン
網膜厚マップや3D画像では，全体像をみることができる。

の平均中心窩網膜厚は222±19μmであり，男性が女性よりも厚く，各セクターの比較でも男性のほうが厚かったと報告されている[4]。また，網膜厚と眼軸長とは相関がなく，男性では年齢に相関して中心窩以外の黄斑部網膜厚は減少していたと報告されている[4]。

一方，中心窩脈絡膜厚は，報告によりかなりばらつきがある[5〜10]。脈絡膜厚は年齢，眼軸長，屈折値などと関連があり，さらに個人差が大きいことが指摘されている。Fujiwaraら[6]は日本人の正常眼における中心窩脈絡膜厚の検討を行い，平均265.5μmであったが，個人差を認め，正視眼では500μm以上，強度近視眼では100μm以下の場合もあり，眼軸長の影響が大きく，年齢と逆相関する（10年ごとに20μmずつ減少し，10歳以下の小児では他の年齢層よりも有意に厚い）と報告した。また，SS-OCTでは，脈絡膜と強膜の境界部を映し出すことができるので，脈絡膜の厚みも3次元的に評価できる（図7）。部位別の脈絡膜厚では，鼻側が最も薄く[7,8]，上方に比べて下方のほうが薄い[8]と報告されている。脈絡膜厚は日内変動があり，夕方に最も減少し，早朝に増加する傾向があり，また，全身因子との関係では，収縮期血圧と負の相関があったと報告されている[10]。脈絡膜が肥厚する疾患には，フォークト・小柳・原田病，中心性漿液性脈絡網

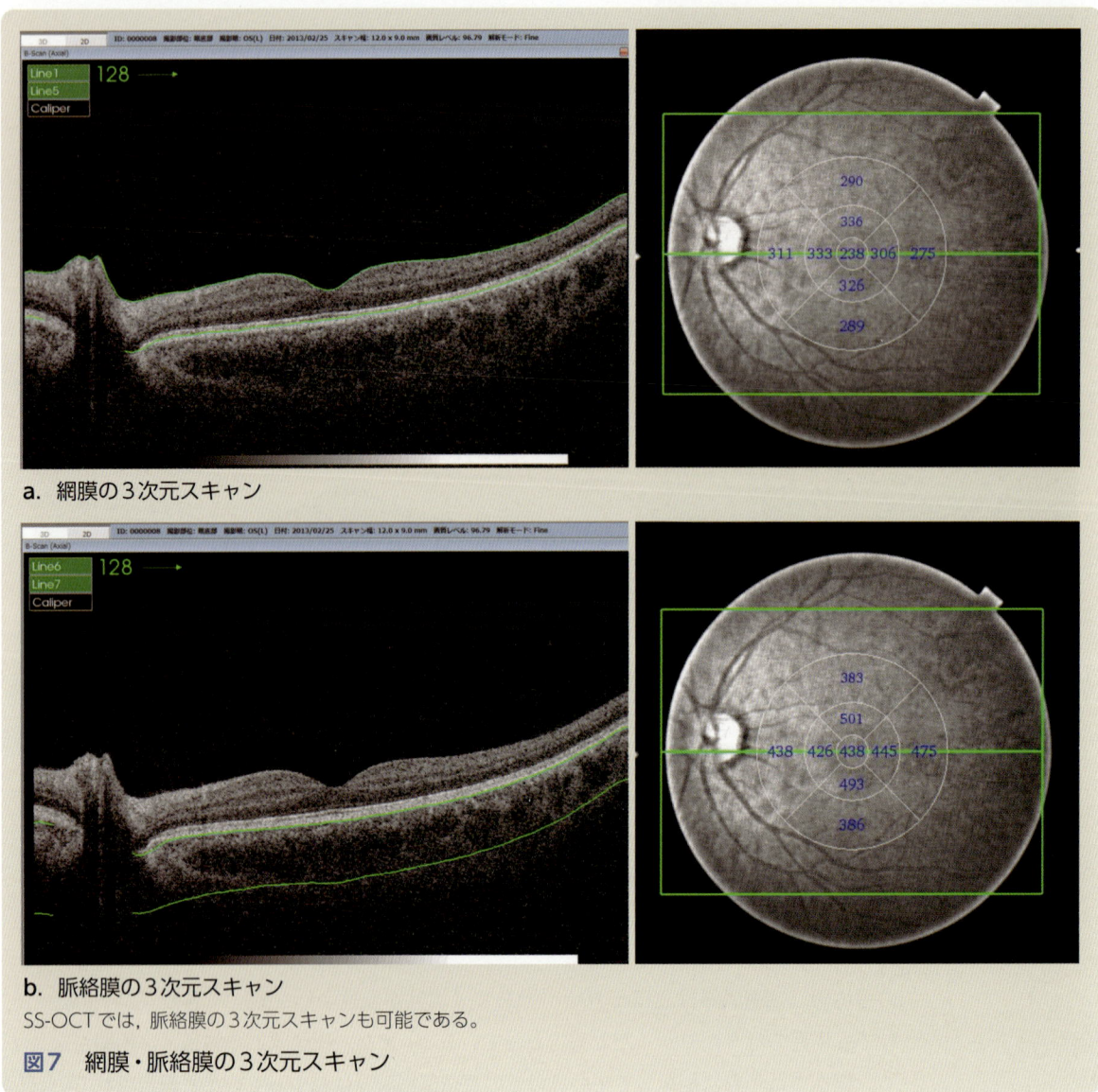

a. 網膜の3次元スキャン

b. 脈絡膜の3次元スキャン
SS-OCTでは，脈絡膜の3次元スキャンも可能である。

図7 網膜・脈絡膜の3次元スキャン

膜症（図8），後部強膜炎，ポリープ状脈絡膜血管症などがある。強度近視では，脈絡膜は菲薄化する（図9）。

5. 読影の際に注意すべき点

読影の際に知っておく必要がある基本事項について述べる。

1）縦横比

中心窩陥凹は，OCTのほうが組織切片よりもやや深くなっている。OCTの縦横比は1：1ではない。OCT画像では，縦が強調されているので注意する必要がある。縦が強

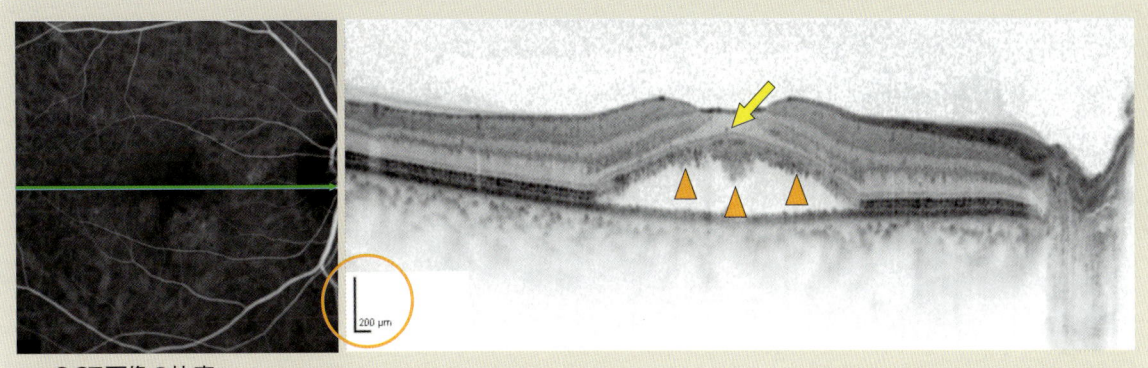

a. OCT画像の比率
網膜構造が詳細に描出されている。視細胞外節の伸長（▲），網膜内のプレシピテート（→）がみられる。

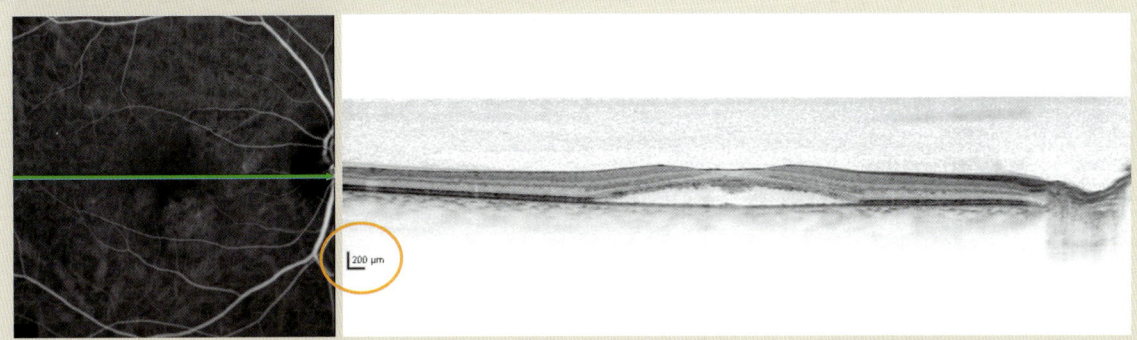

b. 実際の比率
縦横比1:1のOCT像では，浅い網膜剥離であることがわかる。

図8 中心性漿液性脈絡網膜症

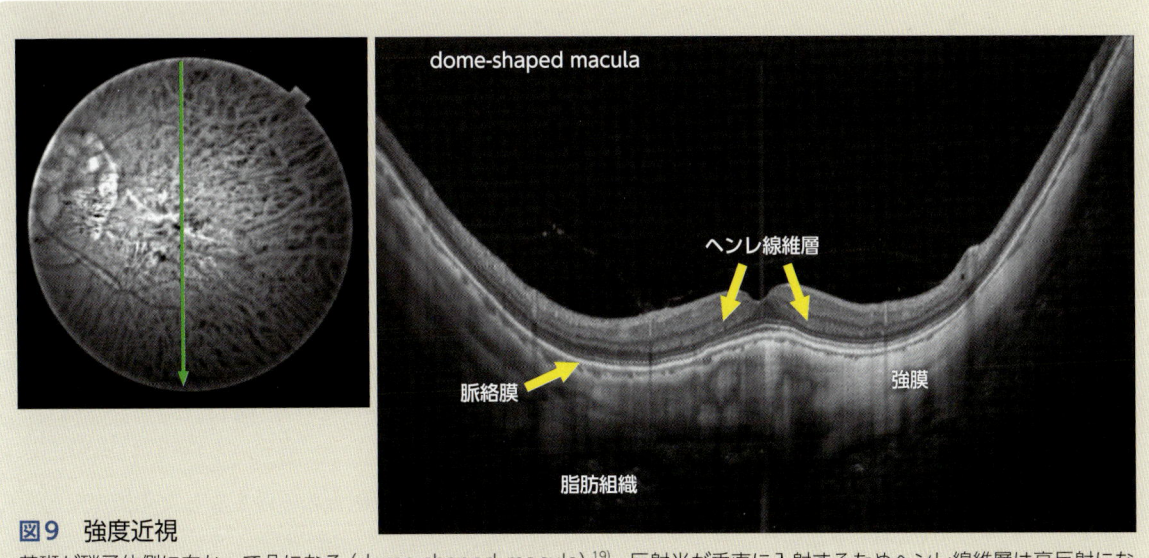

図9 強度近視
黄斑が硝子体側に向かって凸になる（dome-shaped macula）[19]。反射光が垂直に入射するためヘンレ線維層は高反射になっている。強膜が肥厚し，脈絡膜厚は非常に薄い。眼球後方の脂肪組織も描出されている。

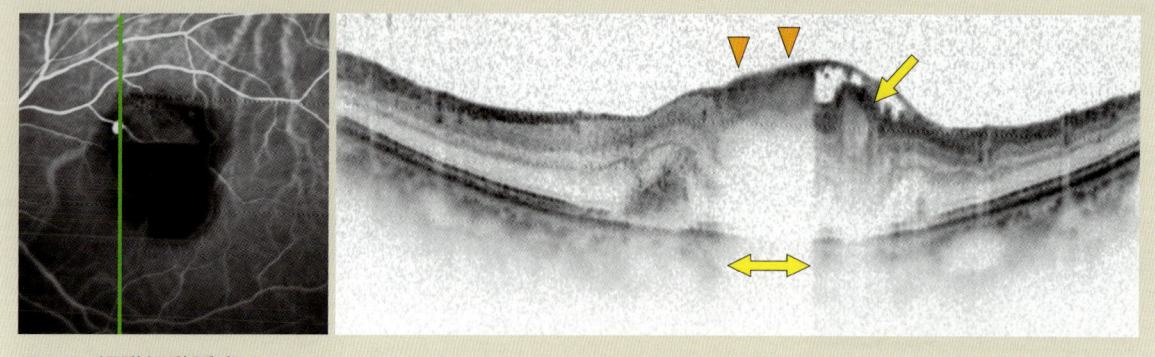

図10　網膜細動脈瘤
出血部（▼）は高反射を示し，その後方の反射信号は減衰している（⇔）。動脈瘤が描出されている（⇒）。

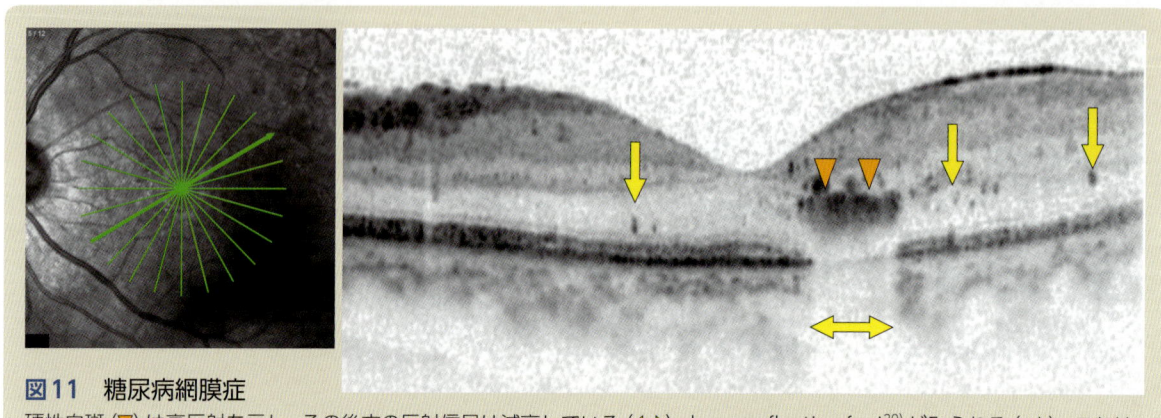

図11　糖尿病網膜症
硬性白斑（▼）は高反射を示し，その後方の反射信号は減衰している（⇔）。hyperreflective foci[20]がみられる（⇒）。これは，漏出したリポ蛋白で硬性白斑の前駆体であると考えられている。

調されているほうが網膜の層構造を観察するのに有利であり，浅い網膜剥離も丈の高い剥離として描出される（図8）。

2) アーチファクト

①測定光のブロックによるシャドー

OCTの測定光が高反射物質に当たるとその部分は高反射になるが，その後方は透過散乱光の減衰により陰影（シャドー）になったり，後方の組織の反射信号が減衰する（図10～12）。また，正常眼でも網膜大血管の後方は陰影になる（図1）。

②傾斜による低反射化

OCTの画像情報は測定光と同軸に戻ってきた反射光のみからなる。組織が反射光に対して直角に当たると信号強度が高くなる。一方，組織が傾斜していると同軸に返ってくる反射光は減弱するため信号が弱くなる（図12）。外網状層にあるヘンレ（Henle）線維は中心窩から遠心性に斜めに走行するため実際より低反射になる可能性がある。測定光の入射角度を変えてOCTを施行すると高反射になって描出される（図9，13）[11]。

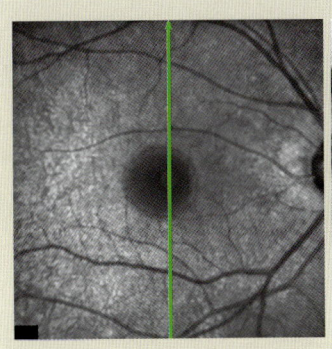
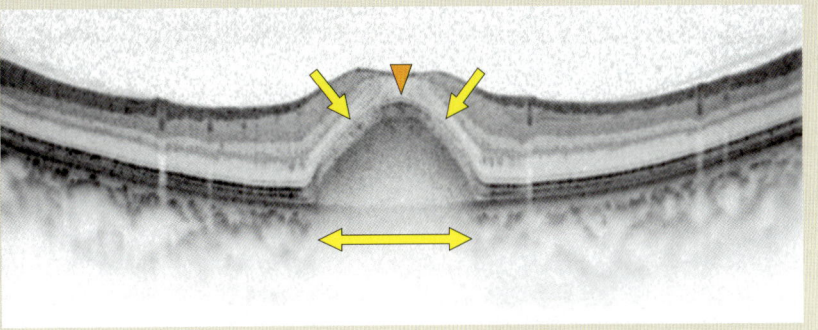

図12 卵黄様黄斑変性
視細胞層と網膜色素上皮の間に高反射帯が観察されている。後方の網膜色素上皮，脈絡膜の反射信号は減衰している（⟷）。卵黄様病巣の頂上部では，IS/OSは高反射を示している（▽）。傾斜部ではIS/OSの反射が減弱している（→）。

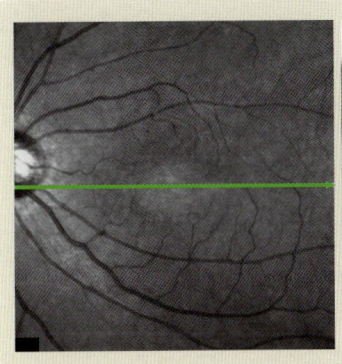
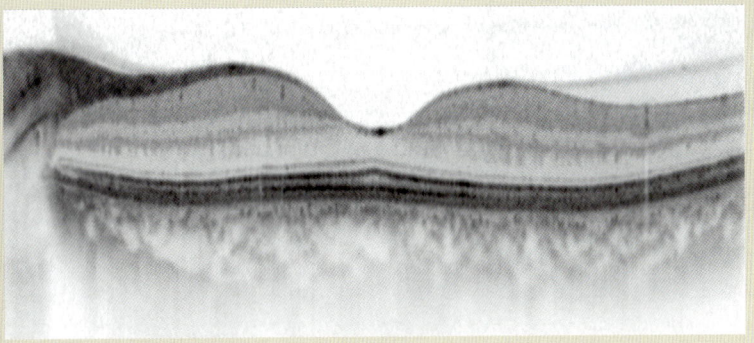

a．測定光を黄斑に垂直に入射させた場合

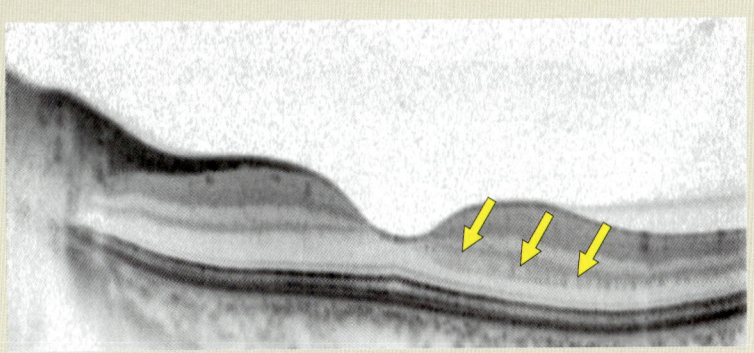

b．測定光を黄斑に斜めに入射させた場合
測定光を黄斑に斜めに入射させた場合，反射光がHenle線維層に垂直に入射するため高反射になる（→）。

図13 ヘンレ線維層

③測定光の過剰透過による高反射

網膜色素上皮は測定光のブロックが強く，その後方の脈絡膜は不鮮明になる。網膜色素上皮剝離の萎縮や脱色素があると過剰の測定光が脈絡膜に到達し，脈絡膜，強膜が高信号になる（図14，15）。

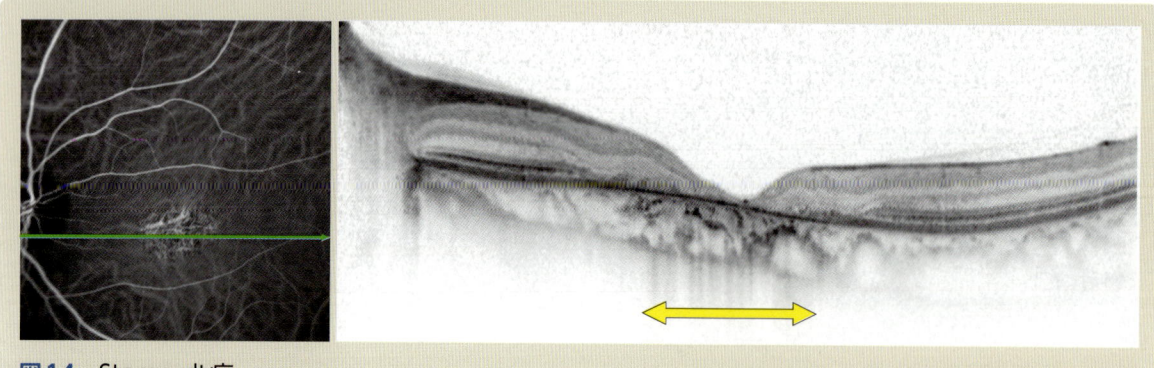

図14　Stargardt病
黄斑部のIS/OSが消失し，網膜も菲薄化している．網膜色素上皮の萎縮部では脈絡膜反射が亢進している（⇔）．

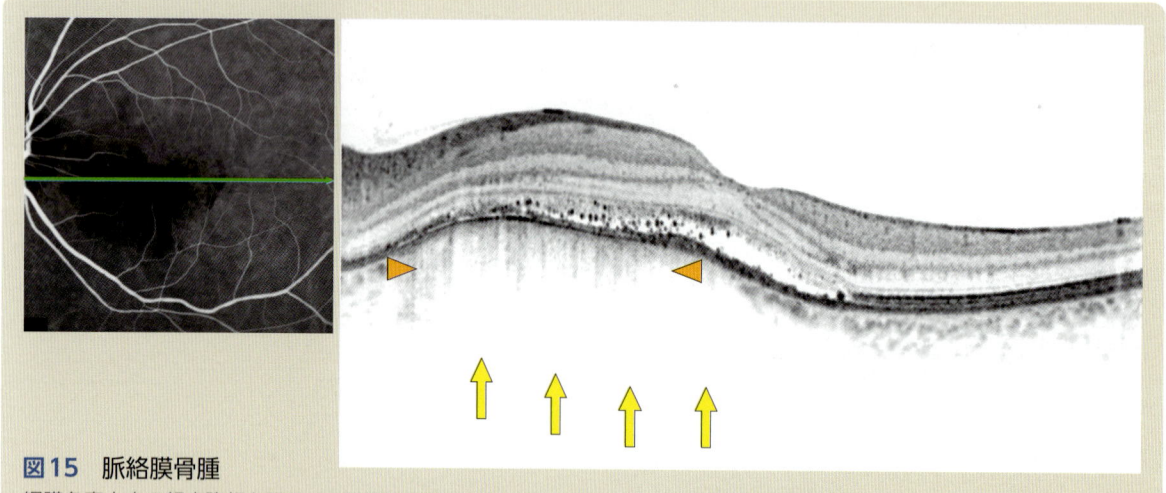

図15　脈絡膜骨腫
網膜色素上皮の軽度隆起を認める．脈絡膜骨腫は網膜色素上皮から続く低反射巣として描出される（→）．脈絡膜血管は消失している．骨腫の部では，網膜色素上皮の脱色素があるため過剰の測定光が骨腫に到達している（▽）．

④虚像の取り込み

　硝子体は固視微動により眼球に対して揺れ動いている．このため平均加算を行うと，網膜に対して絶え間なく位置を変える混濁や後部硝子体皮質は，重なったり何重にも映ったりすることもある（図16）．

⑤走査線のずれ

　小さな黄斑円孔では走査線が円孔からずれていると円孔周囲の囊胞様浮腫のみが検出され，囊胞様黄斑浮腫と誤診されることがある（図17）．黄斑部疾患，特に黄斑円孔が疑われる症例では，中心窩を中心に放射状に連続記録（star scan）するようにすると見落としが少なくなる（図18）．

6. 読影のポイント

　ここでは，代表例（図19）を提示し，読影のポイントについて述べる．

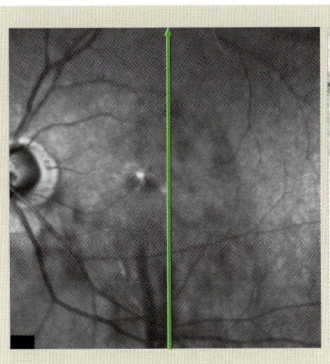
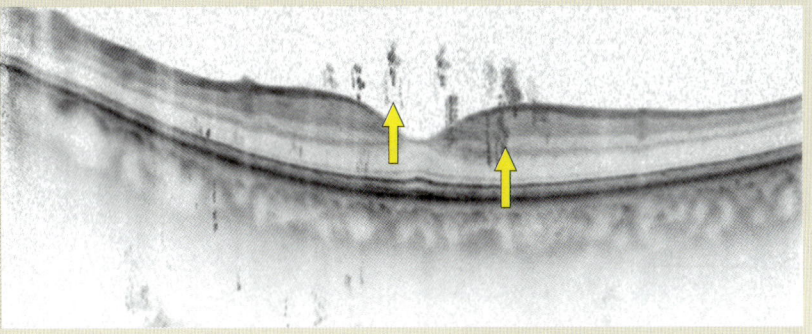

図16　星状硝子体症
星状硝子体の虚像の映り込みがみられる（→）。

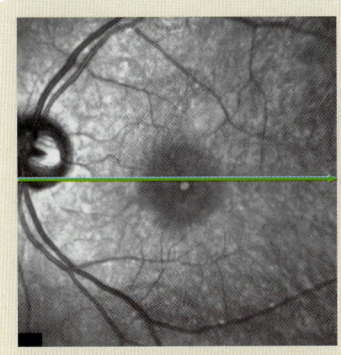
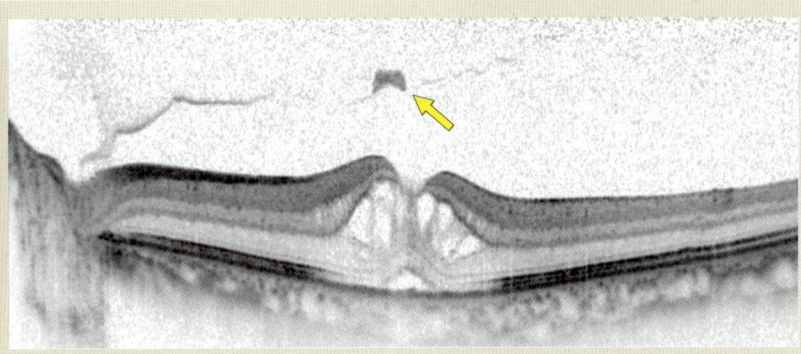

a．中心窩の上方のラインでスキャンした画像
走査線が円孔からずれていると円孔周囲の囊胞様浮腫のみが検出され，囊胞様黄斑浮腫と誤診されることがある。蓋（operculum）がみられる（→）。

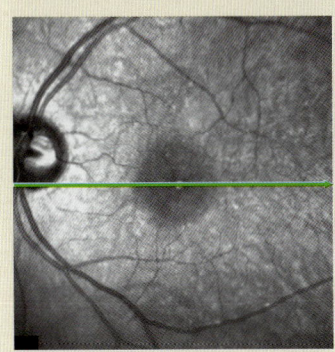
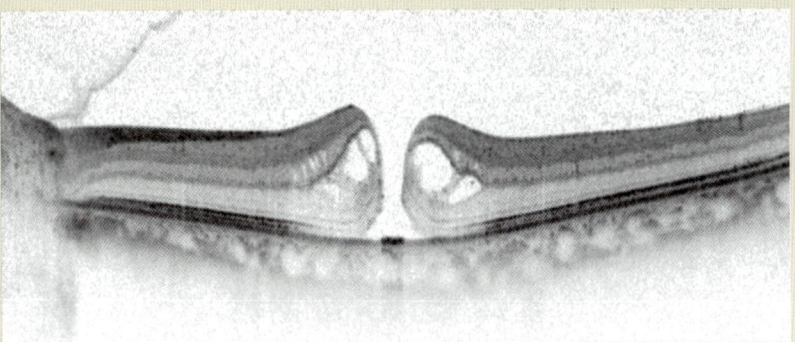

b．中心窩を通るラインでスキャンした画像
黄斑円孔を認める。

図17　黄斑円孔（stage 3）

　患者のOCT像（図19）を見たら，正常のOCT像（図1）とどこが違うか比べてみる。
　①まず，中心窩を探す。中心窩陥凹があれば，中心窩はすぐに見つかるが，図19の症例のように黄斑疾患では中心窩陥凹が消失していることも多い。また，網膜構造もゆがめられ，どの層に異常があるか判定するのは容易でないこともある。
　正常のOCT像では，網膜層構造のほぼ中間に内顆粒層の低反射が存在する（図1）。

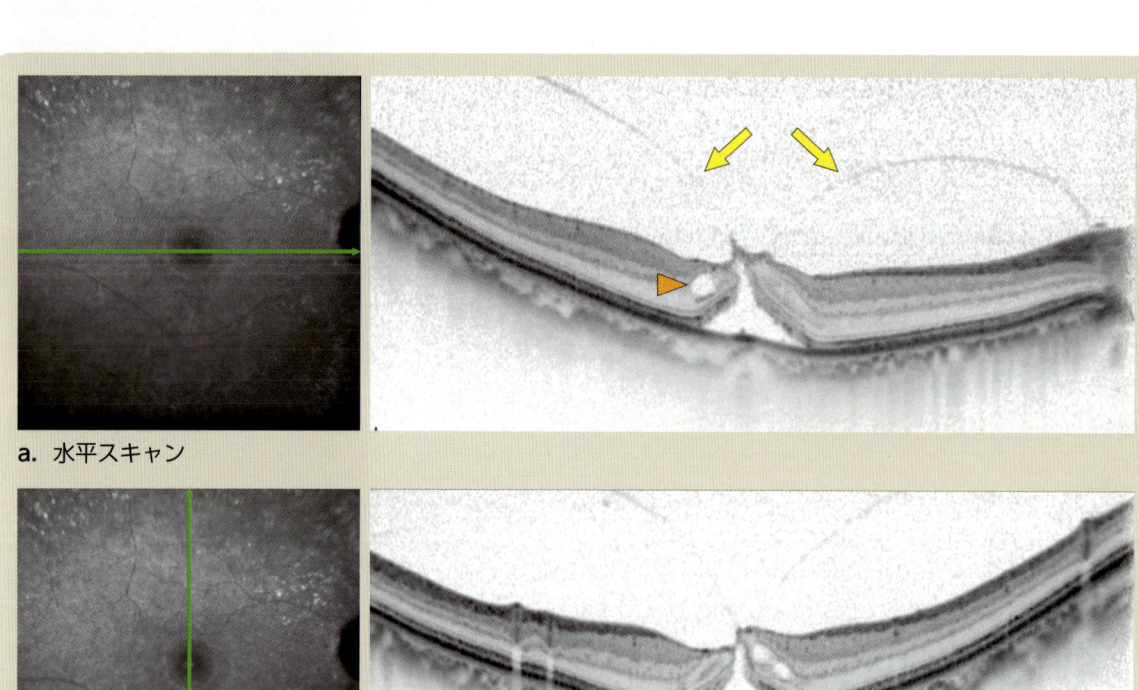

a. 水平スキャン

b. 垂直スキャン

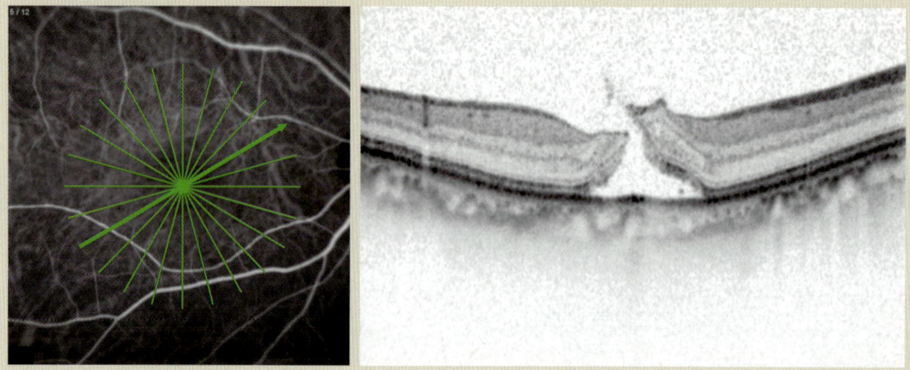

c. star scan

図18　黄斑円孔 (stage 2)
水平スキャンと垂直スキャンによりstage 1bであると診断したが，中心窩を中心に放射状に連続記録 (star scan) すると前壁に裂隙がみられstage 2であることが判明した．後部硝子体皮質が牽引している (➡)．
ヘンレ線維層に囊胞様変化 (▼) が形成されている．囊胞腔内は低反射を示す．

中心窩には内顆粒層は存在しないため，内顆粒層の低反射は中心窩付近で途切れるはずであり，図19では，白矢印 (➡) の部が中心窩であると判定される．

②次に，網膜色素上皮のラインを探す．網膜色素上皮は4本の高反射ラインの最外層に位置し，輝度の最も高い反射帯として描出されるので見つけやすい (図2)．内顆粒層と網膜色素上皮を基準にして，異常はどの層にあるか，そして異常部は高反射を示して

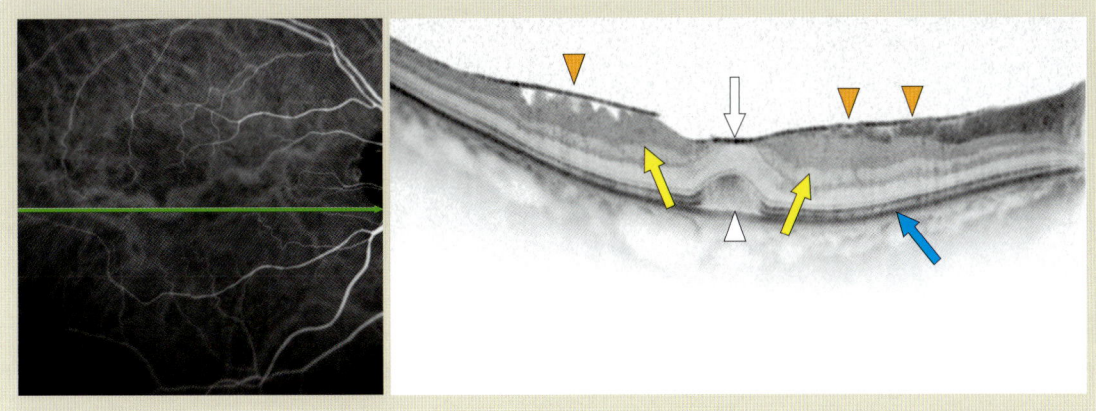

図19 網膜上膜
網膜上膜は高反射で肥厚した膜（▼）として観察される。網膜層構造のほぼ中間にみられる低反射が内顆粒層である（➡）。中心窩には内顆粒層は存在しないため，内顆粒層の低反射は中心窩付近で途切れる（⇨）。網膜色素上皮は輝度の最も高い反射帯として描出される（➡）。この症例では卵黄様病巣もみられる（▽）。

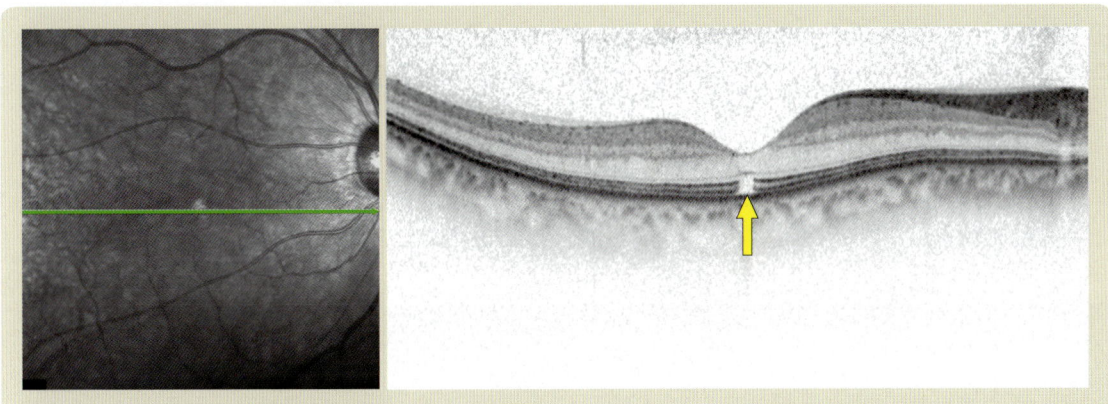

図20 macular microhole
IS/OS，COSTラインが選択的に欠損している（➡）。

いるか，低反射を示しているか調べる。図19のオレンジ色矢頭（▼）は網膜硝子体境界面にあり，白矢頭（▽）はIS/OSと網膜色素上皮の間に存在していることがわかる。そしてこれらの病変が，後述するどの疾患のOCT像に一致しているか調べれば診断の際に有用である。

③また，IS/OS，COSTのラインは，視力と関係があるので，欠損していないか，不連続になっていないかについても注意を払う必要がある（図20）。さらに，硝子体の牽引はないか（図21），脈絡膜の肥厚はないか調べる。脈絡膜の厚さは，SS-OCTやEDI-OCTで測定する（図22）。

④網膜厚マップや3D画像（図6）も活用したい。眼底疾患の多くは，網膜厚が増減するので，網膜厚マップを見ると病変部位がわかりやすい。また，断層像だけではOCTのスキャンラインに含まれない病変は検出できないので，網膜厚マップや3D画像をチェックすると見落としが少なくなる。

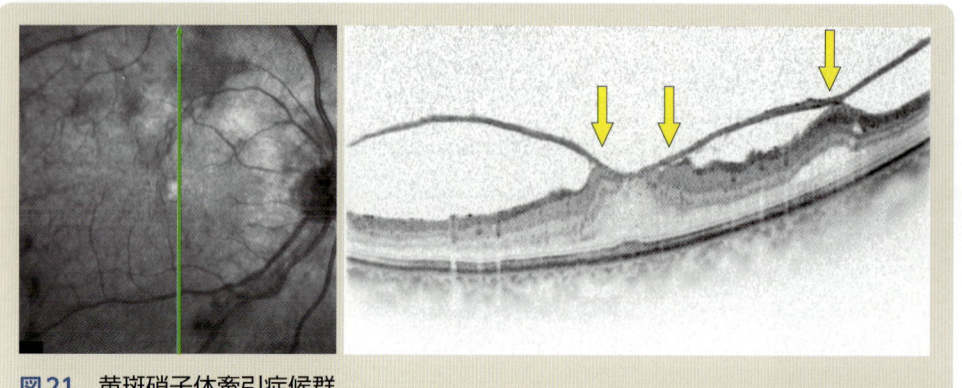

図21　黄斑硝子体牽引症候群
後部硝子体皮質が肥厚し，面状に癒着している（⇨）。

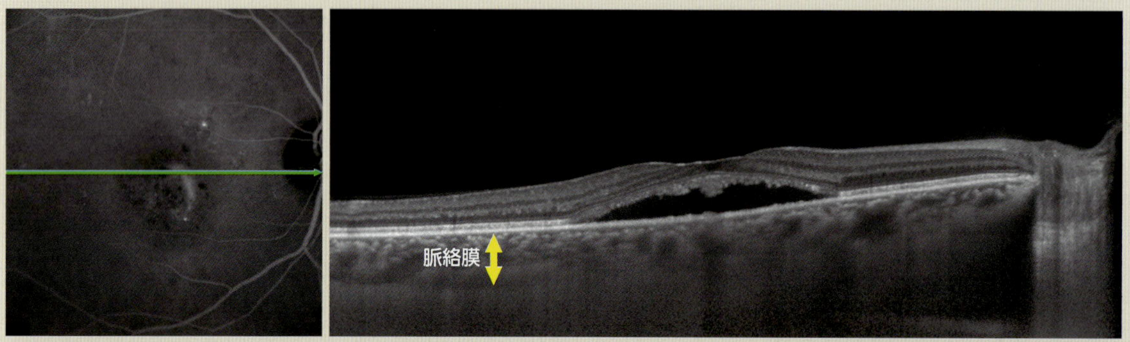

a．水平スキャン

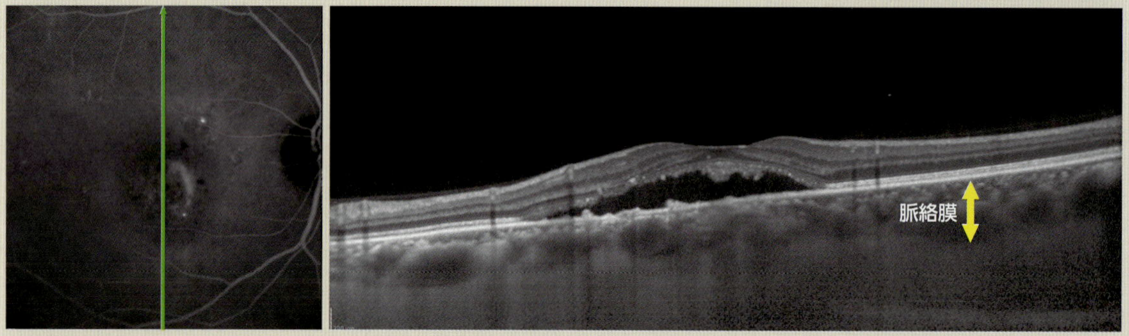

b．垂直スキャン

図22　図8のEDI-OCT
脈絡膜の厚さは，EDI-OCT，SS-OCTで測定する。図8に比べて，脈絡膜が鮮明に描出されている。

　　　　OCTでみられる異常所見については，既にすばらしい成書[12)13)]があるので，是非手元に置いて，一度，目を通しておいて頂きたい。

7. 異常所見

　ここでは，特徴的なOCT所見を示す疾患を提示し，出血，硬性白斑，軟性白斑，血管瘤，網膜色素上皮萎縮，囊胞，網膜剝離，網膜分離などの基本病変のOCT所見について解説する。

　各図を病変ごとに分けると，下記の通り。

1 網膜硝子体界面病変

　1) 黄斑円孔（図17, 18）
　2) 網膜上膜（図19）
　3) 黄斑硝子体牽引症候群（図21）
　4) 眼アミロイドーシス（図23）
　5) 網膜有髄神経線維（図24）

2 網膜病変

　1) 網膜細動脈瘤（図10）
　2) 糖尿病網膜症（図11）
　3) macular microhole（図20）
　4) 網膜静脈分枝閉塞症（図25）
　5) 黄斑部毛細血管拡張症（図26）
　6) 乳頭ピット黄斑症候群（図27）
　7) 網膜動脈分枝閉塞症（図28）
　8) 網膜色素変性症（図29）
　9) クリスタリン網膜症（図30）
　10) 急性帯状潜在性網膜外層症
　　　（acute zonal occult outer retinopathy：AZOOR）（図31）

3 視細胞・網膜色素上皮境界病変

　1) 網膜色素上皮剝離（図4）
　2) 中心性漿液性脈絡網膜症（図8, 22）
　3) 卵黄様黄斑変性（図12）
　4) Stargardt病（図14）
　5) 網膜色素上皮裂孔（図32）
　6) 軟性ドルーゼン（図33）
　7) reticular pseudodrusen（図34）
　8) 網脈絡膜襞（図35）

4 脈絡膜病変

1) 脈絡膜骨腫（図15）
2) 脈絡膜血管腫（図36）
3) フォークト・小柳・原田病（図37）
4) 脈絡膜陥凹（図38）
5) 脈絡膜破裂（図39）
6) 傾斜乳頭症候群，intrachoroidal cavitation（図40）

5 強膜病変

1) 強度近視（dome-shaped macula）（図9）

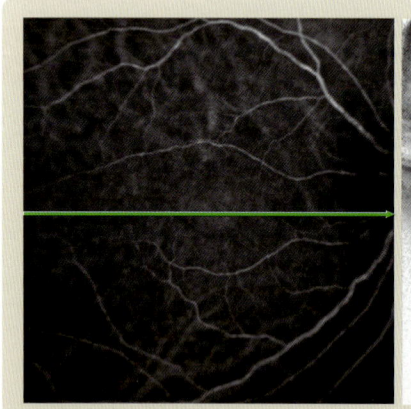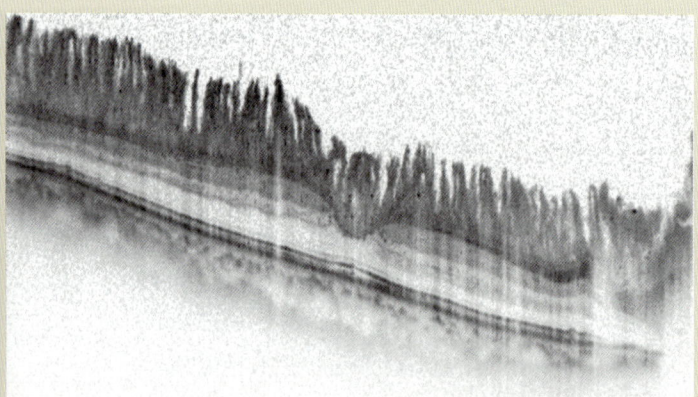

図23　眼アミロイドーシス
網膜表面に針状の沈着物がみられる[21]。

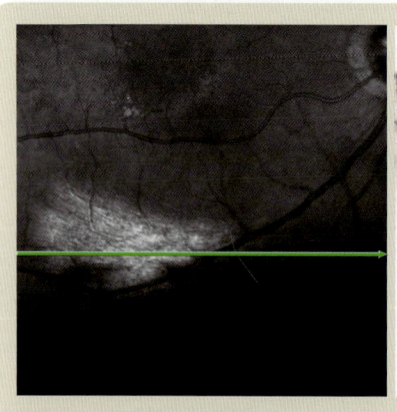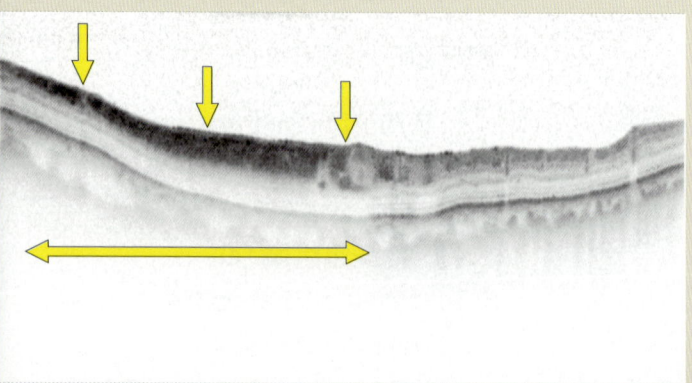

図24　網膜有髄神経線維
網膜有髄神経線維は高反射を示す（→）。網膜外層はシャドーになる（⇔）。

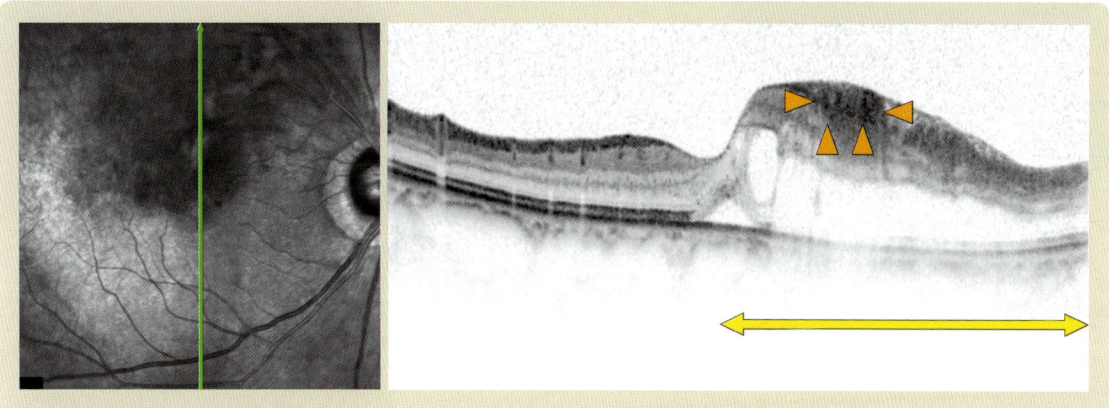

図25　網膜静脈分枝閉塞症
⇔の部では網膜の肥厚がみられる。一方，その対側は正常網膜構造を維持している。このように網膜静脈分枝閉塞症の垂直スキャンでは，黄斑部を境に所見に差を生じことが多い。軟性白斑 (▼) は神経線維層の局所的な腫脹として描出される (▼)。内部反射は，周囲より亢進する。

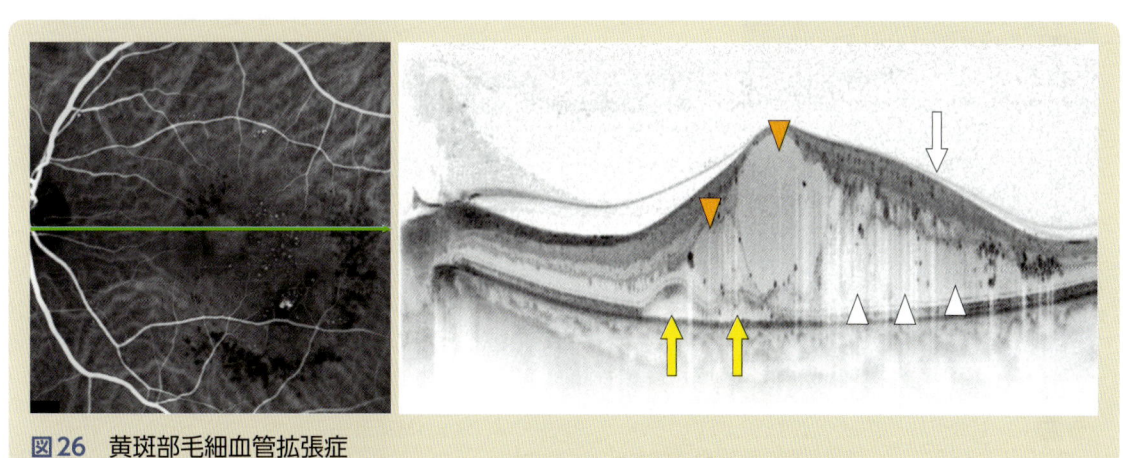

図26　黄斑部毛細血管拡張症
囊胞様黄斑浮腫が認められる。中心窩囊胞様腔 (▼)，網膜剥離 (⇒)，網膜膨化 (▽) 毛細血管瘤 (⇨)。

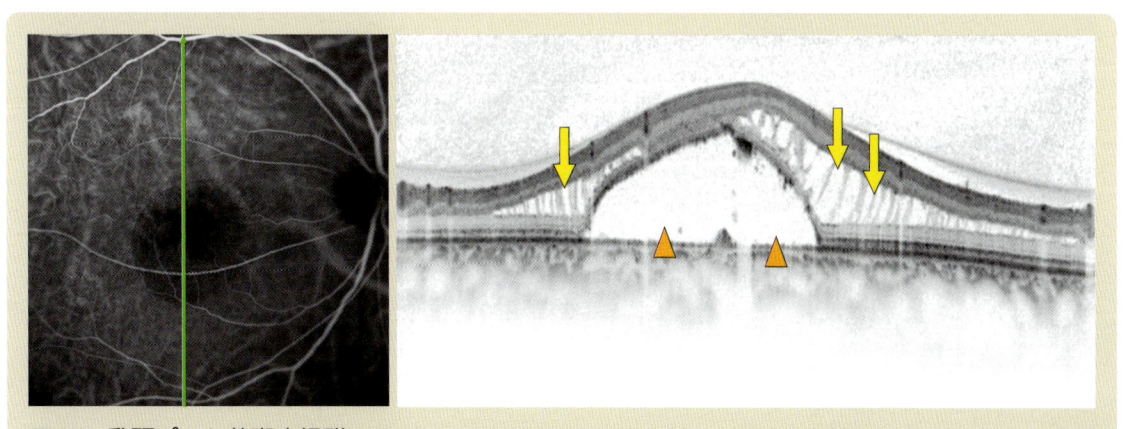

図27　乳頭ピット黄斑症候群
網膜外層の網膜分離 (⇒)，網膜剥離が認められる (▲)[22]。

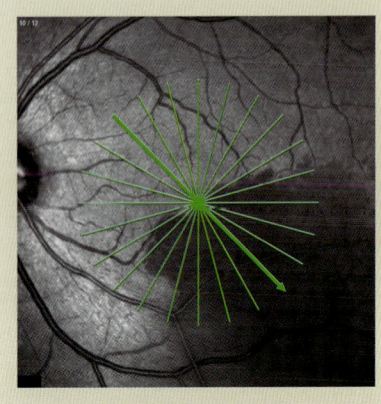

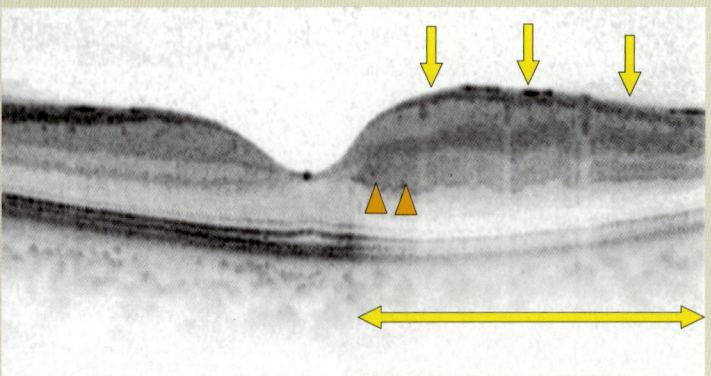

図28 網膜動脈分枝閉塞症
血管閉塞部の網膜内層の高反射化と肥厚がみられる（⇒）。正常では低反射である内顆粒層も高反射になっている（▲）。網膜外層は，高反射化した内層の測定光ブロックにより反射が低下し，不明瞭になる（⇔）。陳旧期になると動脈閉塞領域の網膜内層が萎縮して薄くなる。

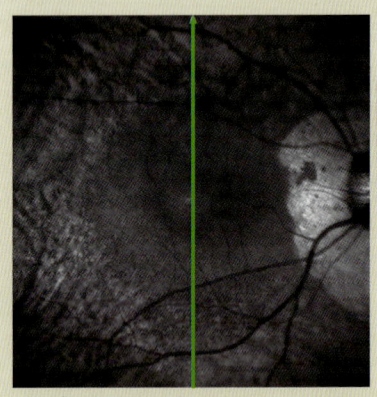

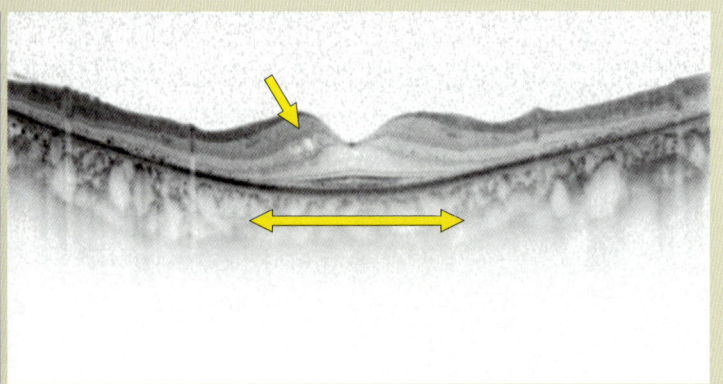

図29 網膜色素変性症
⇔の部は，網膜外層の構造が比較的保たれているが，その周囲では，網膜外層構造が障害され，IS/OS，COSTライン，外顆粒層は消失している。内顆粒層に囊胞様変化もみられる（⇒）。

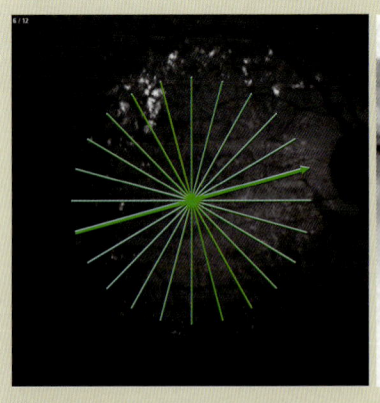

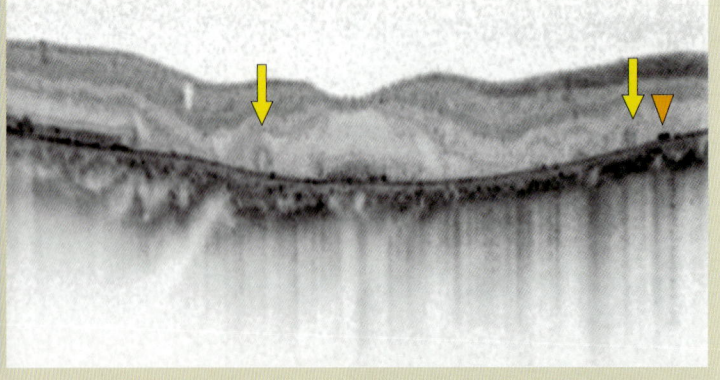

図30 クリスタリン網膜症
網膜外顆粒層に球状〜索状構造物が認められる（⇒）。これは，網膜外層の構造物であると考えられている。網膜外層，網膜色素上皮の変性疾患にみられ，outer retinal tubulation（ORT）と呼ばれている[23)24)]。クリスタリン小体（▼）も認められる。

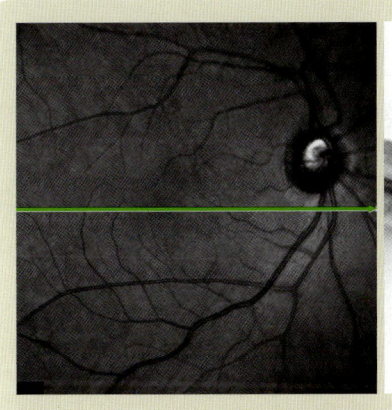

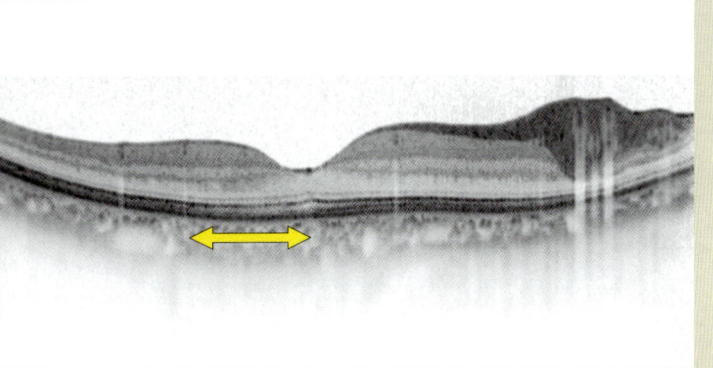

図31　急性帯状潜在性網膜外層症（AZOOR）
COSTラインの消失，IS/OSラインの不明瞭化がみられる[25]（⇔）。

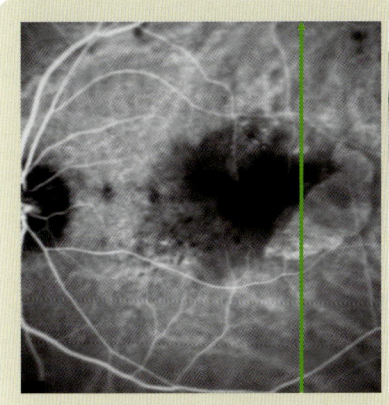

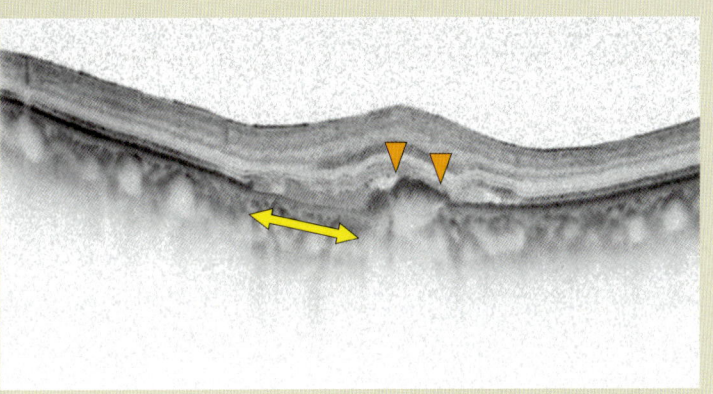

図32　網膜色素上皮裂孔
⇔の部の網膜色素上皮が欠損している。▼はロールした網膜色素上皮。

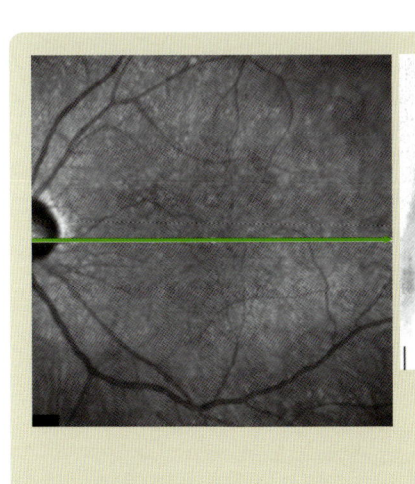

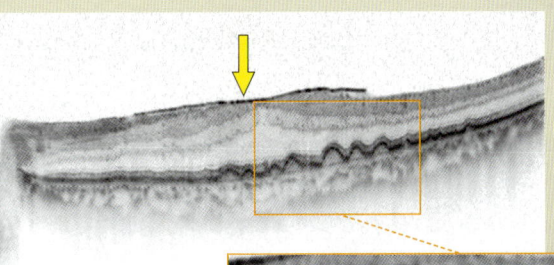

図33　軟性ドルーゼン
網膜色素上皮がドーム状に隆起している。ドーム内に内部反射を伴う（▲）。この症例では，網膜上膜も認める（→）。

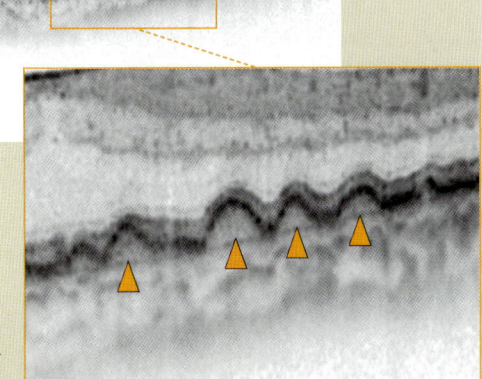

図34 reticular pseudodrusen
網膜色素上皮と神経網膜との間に高反射像を示す沈着物が描出されている[26]。外境界膜を突き抜けているようにみえるものもある（▲）。軟性ドルーゼンでは，網膜色素上皮よりも外側に沈着物を認める（図33）のに対し，reticular pseudodrusenでは，網膜色素上皮より内側に沈着物を認める点に注意。

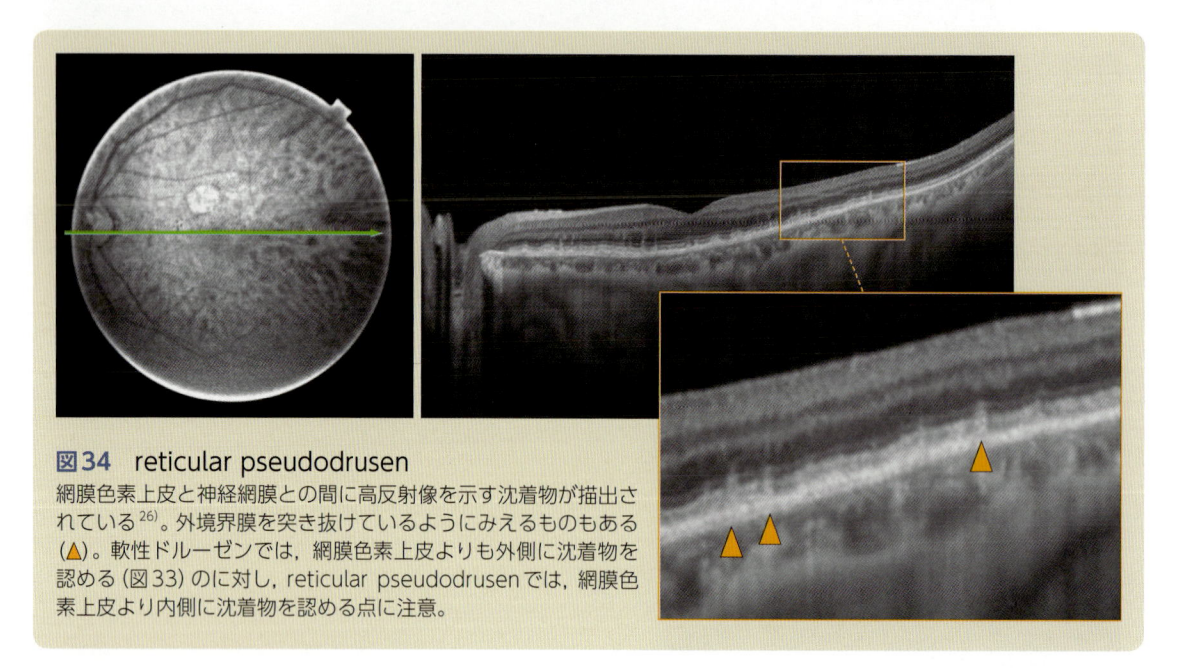

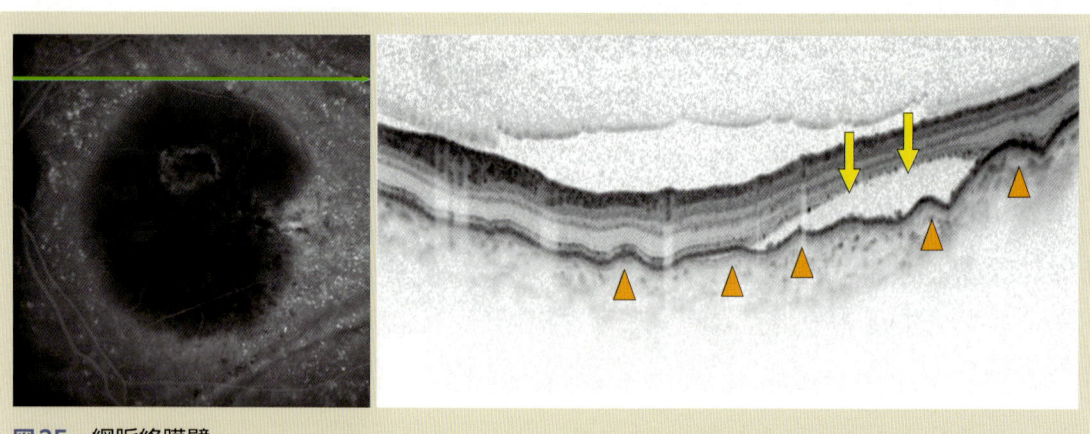

図35 網脈絡膜皺
網膜色素上皮（▲）が波打っている。網膜剝離（⇒）もみられる。

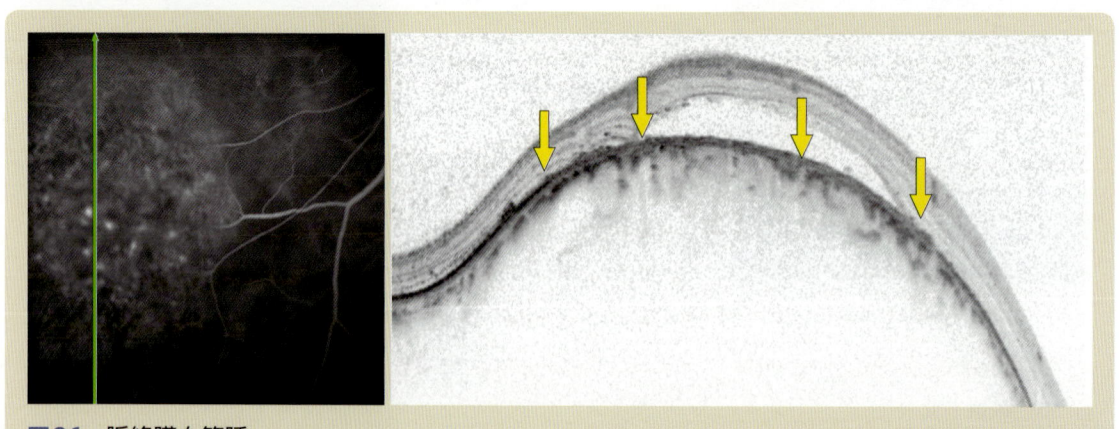

図36 脈絡膜血管腫
網膜色素上皮のドーム状隆起（⇒）を認める。網膜色素上皮下には，隆起，拡張した腫瘍血管がみられる。

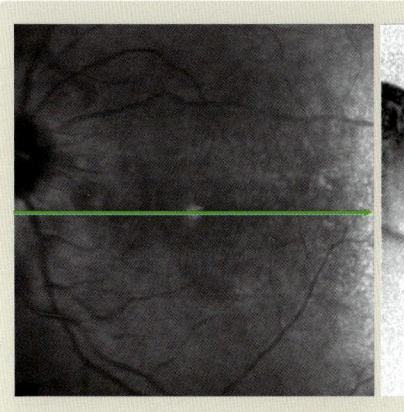

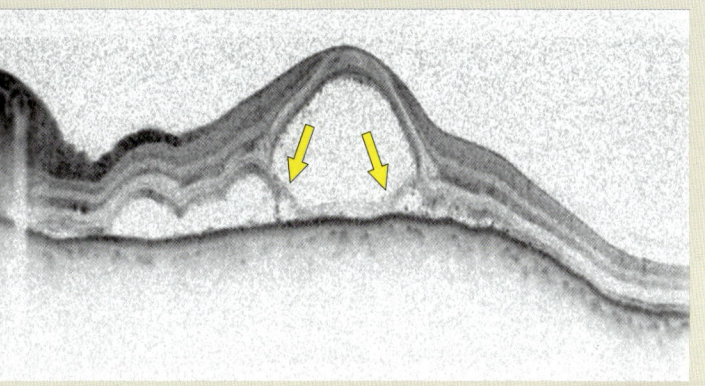

図37 フォークト・小柳・原田病
隔壁（→）を有する網膜剥離を認める。また，脈絡膜の肥厚，網膜色素上皮の隆起がみられ，脈絡膜血管信号は減少する[27)28)]。

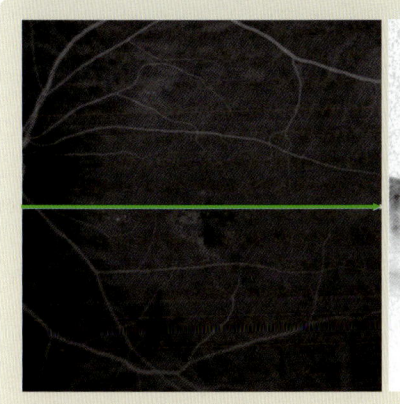

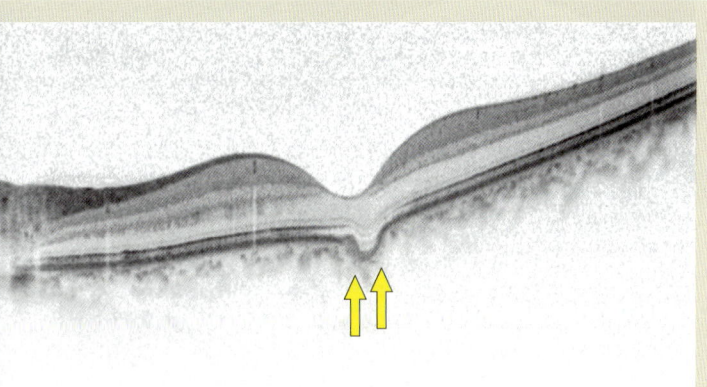

図38 脈絡膜陥凹
脈絡膜の陥凹を認める[29)]（→）。

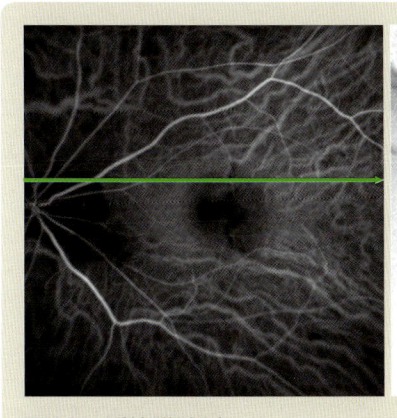

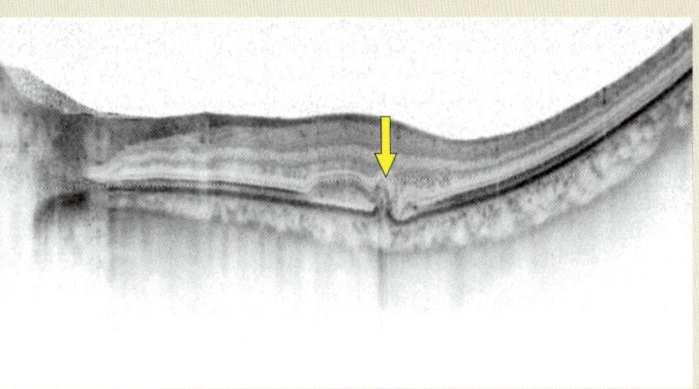

図39 脈絡膜破裂
網膜色素上皮は隆起し，断裂している（→）。

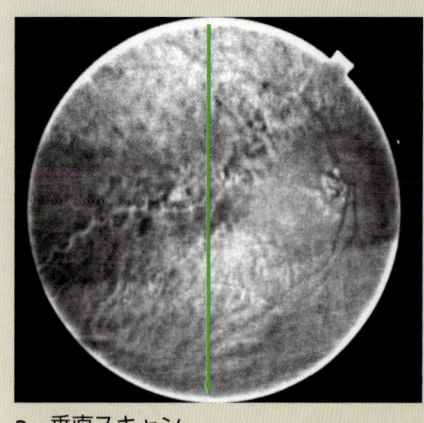

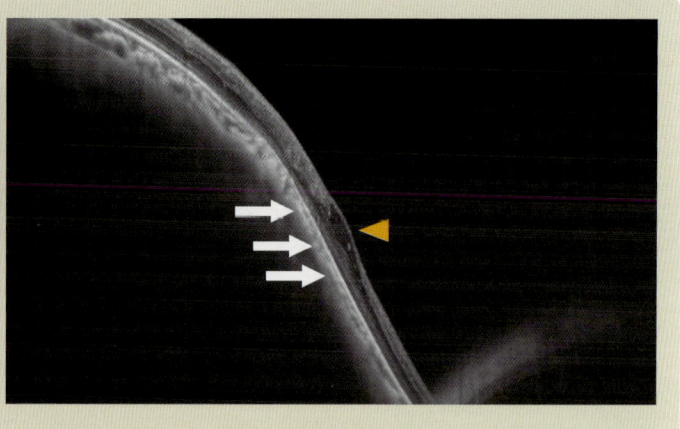

a. 垂直スキャン

下方にぶどう腫がみられる。傾斜部では脈絡膜が非常に菲薄化している（⇨）。中心窩嚢胞様腔（▽）がみられる。OCTの奥行き画角は1.9～2.6 mmであり，後部ぶどう腫が深い強度近視眼では，SS-OCTでも全体像を表示できないことがある。

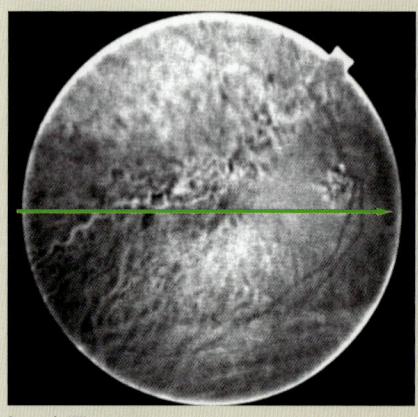

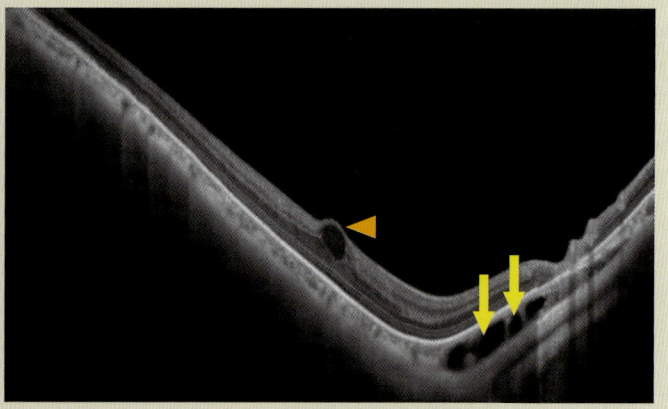

b. 水平スキャン

脈絡膜内に空洞がみられる（⇨）。これが，intrachoroidal cavitationである。視神経乳頭の下方に形成されることが多い[30]。中心窩嚢胞様腔（▽）もみられる。

図40　傾斜乳頭症候群

8. まとめ

　OCTにより，黄斑部疾患の病態解明はいっそう進んでいる。

　加齢黄斑変性に対して，抗VEGF薬の硝子体注射が行われているが，その効果判定にはOCTが用いられている。また，OCT像（IS/OS，COSTの形態）が網膜上膜術後視力および視力改善度と関連性がある[14～16]と報告され，治療を行う際にもOCTの重要性が増してきている。

　OCT画像を用いて病状，治療効果を説明すると大変わかりやすく，患者にも好評である。日本大学病院眼科の各診察室では，過去に撮影したOCT像もみられるようになっており，治療経過の説明の際にも利用している。

　このようにOCTは黄斑部疾患の診療において必須のツールになった。現在もOCT

は進化の真っ只中にあり，今後も眼科臨床・研究に欠かせないツールとしてますます重要な役割を担っていくであろう。

文 献

1) Srinivasan VJ, et al：Characterization of outer retinal morphology with high-speed, ultrahigh-resolution optical coherence tomography. Invest Ophthalmol Vis Sci. 2008；49：1571-9.
2) Spaide RF, et al：Anatomical correlates to the bands seen in the outer retina by optical coherence tomography：literature review and model. Retina. 2011；31：1609-19.
3) Spaide RF, Koizumi H, Pozzoni MC：Enhanced depth imaging spectral-domain optical coherence tomography. Am J Ophthalmol. 2008；146：496-500.
4) Ooto S, et al：Three-dimensional profile of macular retinal thickness in normal Japanese eyes. Invest Ophthalmol Vis Sci. 2010；51：465-73.
5) Margolis R, et al：A pilot study of enhanced depth imaging optical coherence tomography of the choroid in normal eyes. Am J Ophthalmol. 2009；147：811-5.
6) Fujiwara A, et al：Enhanced depth imaging spectral-domain optical coherence tomography of subfoveal choroidal thickness in normal Japanese eyes. Jpn J Ophthalmol. 2012；56：230-5.
7) Hirata M, et al：Macular choroidal thickness and volume in normal subjects measured by swept-source optical coherence tomography. Invest Ophthalmol Vis Sci. 2011；52：4971-8.
8) Ikuno Y, et al：Choroidal thickness in healthy Japanese subjects. Invest Ophthalmol Vis Sci. 2010；51：2173-6.
9) Wei WB, et al：Subfoveal choroid thickness：the beijing eye study. Ophthalmology. 2013；120：175-80.
10) Usui S, et al：Circadian changes in subfoveal choroidal thickness and the relationship with circulatory factors in healthy subjects. Invest Ophthalmol Vis Sci. 2012；53：2300-7.
11) Otani T, et al：Improved visualization of Henle fiber layer by changing the measurement beam angle on optical coherence tomography. Retina. 2011；31：497-501.
12) 岸　章治：OCT診断学. 第3版. エルゼビア・ジャパン, 2014.
13) 吉村長久, 他：OCTアトラス. 医学書院, 2012.
14) Inoue M, et al：Preoperative inner segment/outer segment junction in spectral-domain optical coherence tomography as a prognostic factor in epiretinal membrane surgery. Retina. 2011；31：1366-72.
15) Inoue M, et al：Inner segment/outer segment junction assessed by spectral-domain optical coherence tomography in patients with idiopathic epiretinal membrane. Am J Ophthalmol. 2010；150：834-9.
16) Shimozono M, et al：The significance of cone outer segment tips as a prognostic factor in epiretinal membrane surgery. Am J Ophthalmol. 2012；153：698-704.
17) 岩崎雅行, 他：中心窩（黄斑）の構築. 臨眼. 1986；40：1248-9.
18) Itakura H, et al：Aging changes of vitreomacular interface. Retina. 2011；31：1400-4.
19) Imamura Y, et al：Enhanced depth imaging optical coherence tomography of the sclera in dome-shaped macula. Am J Ophthalmol. 2011；151：297-302.
20) Bolz M, et al：Optical coherence tomographic hyperreflective foci：a morphologic sign of lipid extravasation in diabetic macular edema. Ophthalmology. 2009；116：914-20.
21) Hattori T, et al：Needle-shaped deposits on retinal surface in a case of ocular amyloidosis. Eur J Ophthalmol. 2008；18：473-5.
22) Tzu JH, et al：Clinical manifestations of optic pit maculopathy as demonstrated by spectral domain optical coherence tomography. Clin Ophthalmol. 2013；7：167-72.

23) Zweifel SA, et al : Outer retinal tubulation : a novel optical coherence tomography finding. Arch Ophthalmol. 2009 ; 127 : 1596-602.
24) Kojima H, et al : Outer retinal circular structures in patients with Bietti crystalline retinopathy. Br J Ophthalmol. 2012 ; 96 : 390-3.
25) Tsunoda K, et al : Selective abnormality of cone outer segment tip line in acute zonal occult outer retinopathy as observed by spectral-domain optical coherence tomography. Arch Ophthalmol. 2011 ; 129 : 1099-101.
26) Zweifel SA, et al : Reticular pseudodrusen are subretinal drusenoid deposits. Ophthalmology. 2010 ; 117 : 303-12.
27) Nakayama M, et al : Enhanced depth imaging optical coherence tomography of the choroid in Vogt-Koyanagi-Harada disease. Retina. 2012 ; 32 : 2061-9.
28) Nakai K, et al : Choroidal observations in Vogt-Koyanagi-Harada disease using high-penetration optical coherence tomography. Graefes Arch Clin Exp Ophthalmol. 2012 ; 250 : 1089-95.
29) Margolis R, et al : The expanded spectrum of focal choroidal excavation. Arch Ophthalmol. 2011 ; 129 : 1320-5.
30) Toranzo J, et al : Peripapillary intrachoroidal cavitation in myopia. Am J Ophthalmol. 2005 ; 140 : 731-2.

(川村昭之)

I 診断に必要な検査

❷ 蛍光眼底造影

1. 蛍光眼底造影とは

　蛍光眼底造影検査は，網膜や脈絡膜の解剖学的，病理学的，病態生理学的理解を深めるために重要な検査である．蛍光色素によってフルオレセイン蛍光造影（fluorescein angiography：FA）とインドシアニングリーン蛍光造影（indocyanine green angiography：IA）がある．FAは，網膜の血管疾患や黄斑疾患の診断・治療において欠かすことのできない検査法であり，網膜・脈絡膜循環動態，網膜血管・網膜色素上皮による内側・外側血液網膜関門の状態を把握することができる[1]．IAは脈絡膜血管造影法であり，脈絡膜血管の形態異常や循環を調べるのに用いられる．

2. フルオレセイン蛍光造影（FA）

1）原　理

　フルオレセインは黄赤色で水溶性の色素であり，静脈内投与し，青色の励起光で照射すると最大波長520nmの蛍光を発する．その蛍光を濾過フィルターに通して観察・記録する．フルオレセインは血液中では約80％が血漿蛋白と結合し[2]，高分子化する．通常では網膜血管内皮細胞の有する内側血液網膜関門機能のために網膜血管から漏出することはないが，脈絡膜血管に流入すると速やかに脈絡毛細血管板から漏出する．しかし，網膜色素上皮層に外側血液網膜関門としての作用があるため，網膜下には出てこない．つまり，内側，もしくは外側血液網膜関門に破綻が生じると，フルオレセインが漏出し，異常所見として認められる．

2）正常所見

①脈絡膜相

　脈絡膜は網膜中心動脈よりも1〜2秒早く蛍光され，短後毛様動脈から脈絡膜への充盈が始まる．脈絡毛細血管板が急速に造影され，初期脈絡膜蛍光（choroidal flush）と

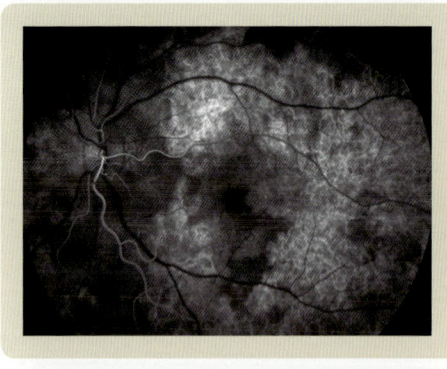

図1 初期脈絡膜蛍光 (choroidal flush) (FA, 12秒)
造影が始まって超早期の, 脈絡毛細血管板が急速に造影される時期。初期脈絡膜蛍光と呼ばれ, まだら状の, 不規則で散在性の過蛍光が観察される。

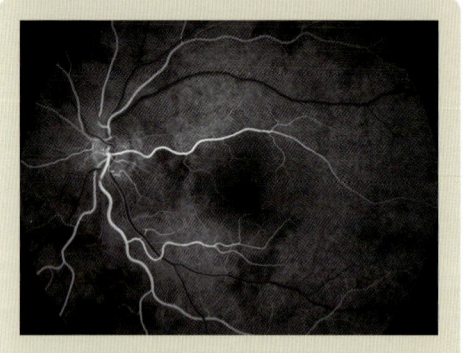

図2 網膜動脈相 (FA, 14秒)
網膜動脈分枝が過蛍光を示している。

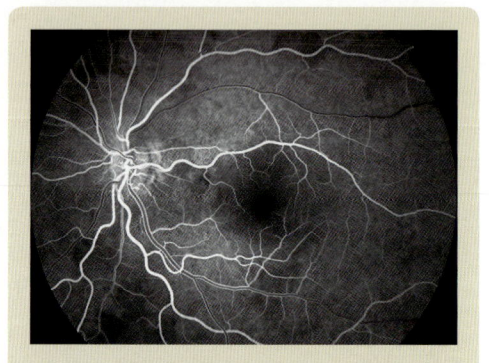

図3 網膜静脈相早期 (FA, 16秒)
網膜静脈の血管壁に沿って蛍光色素が描出される, いわゆる層流がみられる。

呼ばれるまだら状の, 不規則で散在性の蛍光所見が観察されることが多いが, すぐに全体が充盈される(図1)。

② **網膜動脈相**

乳頭上の網膜中心動脈の根幹部に蛍光が出現する。蛍光色素を注入してから, 網膜中心動脈に出現するまでの時間を腕網膜循環時間(arm-to-retina circulation time)という。若年者で10～12秒, 高齢者では12～15秒である。腕網膜循環時間は, 頸動脈と眼動脈の口径や静脈注入速度, 年齢, 全身疾患によって影響を受ける。その後は, 眼底周辺部に向かって網膜動脈分枝内に急速に造影されていく(図2)。

③ **毛細血管相**

網膜細動脈への流入に続き, 毛細血管に充盈が迅速に起こる。中心窩には直径約500μmの無血管領域(foveal avascular zone)が存在し, その周囲には傍中心窩毛細血管網(parafoveal capillary network)がみられる。糖尿病などによる網膜循環障害時には, 放射状乳頭周囲毛細血管(radial peripapillary capillaries)が観察されることもある。

④ **網膜静脈相**

造影開始から約15～20秒の早期の網膜静脈への色素流入時には, 血管壁に沿って蛍光色素が描出される, いわゆる層流がみられる(図3)。後期には層流が消失し, 網膜静脈血管腔が均一な蛍光を示す。網膜内循環時間(retinal circulation time)は, 網膜中心動脈の蛍光出現から乳頭部の網膜静脈層流出現, あるいは網膜中心静脈の完全充盈までの時間

を示し，循環障害の指標となる．

⑤**後　期**

造影開始から10分以降では，脈絡膜中大血管や網膜血管からは蛍光色素が消失するが，脈絡毛細血管板から漏出した色素によって，強膜・脈絡膜間質やブルッフ(Bruch)膜が染色される．脈絡膜中大血管は淡い陰影としてみられ，これらが背景蛍光として観察される．網膜血管の蛍光は弱くなる（図4）．

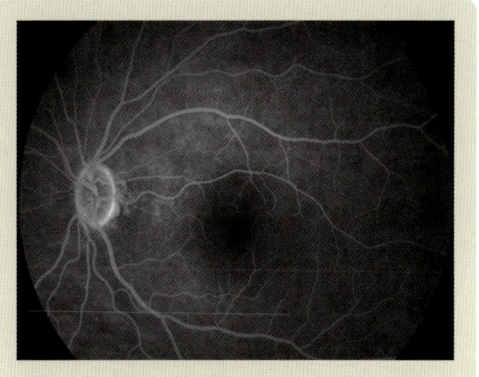

図4 網膜静脈相後期（FA，12分37秒）
網膜血管の蛍光は減弱し，強膜，脈絡膜間質やブルッフ膜による背景蛍光が観察される．

3）異常所見

異常蛍光は，低蛍光と過蛍光に分けられる（図5）．

①**低蛍光**

正常ではみられる蛍光が認められない場合，および正常よりも弱く認められる場合を低蛍光とする．蛍光遮断(blockage)と充盈遅延(欠損)(filling delay〈defect〉)に大別できる．低蛍光部位の大きさ・形・場所が一致する組織が検眼鏡的に観察できれば蛍光遮断，一致する組織が観察できなければ充盈遅延(欠損)である．

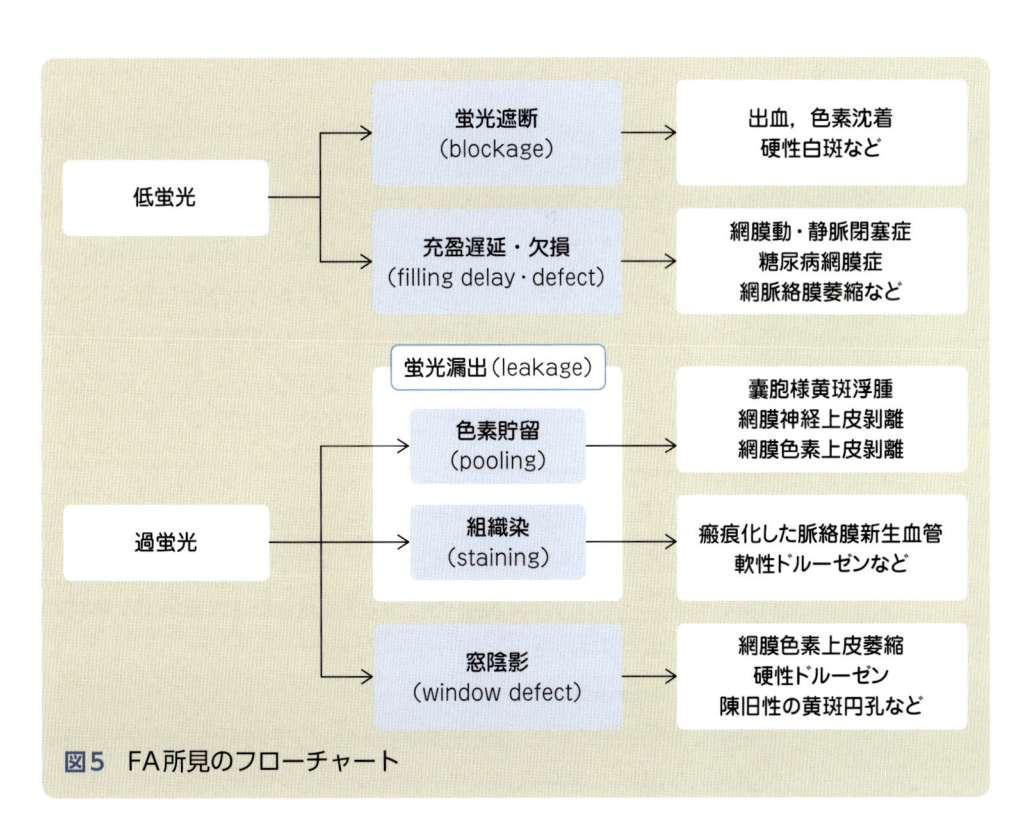

図5 FA所見のフローチャート

- 低蛍光
  - 蛍光遮断(blockage) → 出血，色素沈着，硬性白斑など
  - 充盈遅延・欠損(filling delay・defect) → 網膜動・静脈閉塞症，糖尿病網膜症，網脈絡膜萎縮など
- 過蛍光
  - 蛍光漏出(leakage)
  - 色素貯留(pooling) → 嚢胞様黄斑浮腫，網膜神経上皮剥離，網膜色素上皮剥離
  - 組織染(staining) → 瘢痕化した脈絡膜新生血管，軟性ドルーゼンなど
  - 窓陰影(window defect) → 網膜色素上皮萎縮，硬性ドルーゼン，陳旧性の黄斑円孔など

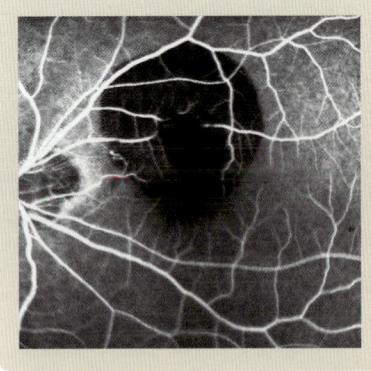

図6 出血による蛍光遮断 (blockage) (FA, 35秒)

網膜前〜網膜下に貯留した出血による蛍光遮断により低蛍光を認める。

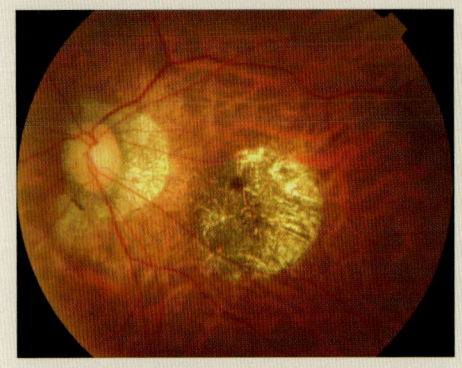

a. カラー眼底写真
中心窩を含む境界鮮明な萎縮病巣を認める。網膜色素上皮，脈絡膜の萎縮のために強膜が露出し，白色の脈絡膜中大血管が透見される。

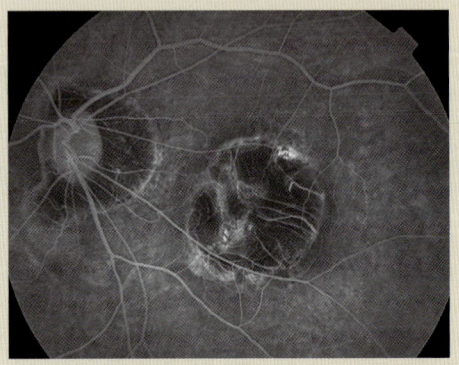

b. FA, 3分
FAでは，網脈絡膜萎縮に一致した部位では充盈欠損による低蛍光がみられる。病巣内の脈絡膜血管は細く，数が少ない。

図7 網脈絡膜萎縮による充盈欠損 (filling defect)

- **蛍光遮断 (blockage)**

  背景蛍光が手前の異常組織によって遮断されるもので，境界明瞭な低蛍光を示し，経時的に大きさは変化しない。典型的なものは出血で (図6)，その他，色素沈着 (増殖)，硬性白斑，滲出物，壊死組織などがある。異常組織が網膜血管よりも表層，あるいは硝子体中にあれば，網膜と脈絡膜の蛍光が両方とも遮断される。脈絡膜よりも上方で，網膜血管の下方にあれば，脈絡膜蛍光のみが遮断される。カラー眼底写真との対比，網膜血管のブロックによって病変の深さを推定できる。

- **充盈遅延 (filling delay)**

  網膜あるいは脈絡膜血管に不完全な血管閉塞があり，造影早期に蛍光色素の流入が遅れ，低蛍光を示す状態を充盈遅延という。網膜血管の疾患の例として網膜動脈閉塞症，糖尿病網膜症，網膜静脈閉塞症では充盈遅延あるいは充盈欠損が観察される。網膜血管の充盈遅延は，周囲の血管の造影の有無で確認する。

- **充盈欠損 (filling defect)**

  完全な血管閉塞があり，蛍光色素が流入せず造影後期まで低蛍光が持続する状態を充盈欠損という (図7)。糖尿病網膜症や網膜静脈閉塞症での毛細血管無灌流領域 (nonperfusion area：NPA）では，面状の充盈欠損がみられる。また，脈絡膜循環の充盈欠損が観察される疾患としては脈絡膜動脈閉塞症（三角症候群），脈絡膜萎縮を生じるコロイデレミアなどがある。

②過蛍光

蛍光が正常ではみられない部位に認められる場合，および正常よりも強く認められる場合を過蛍光と判断する。色素貯留（pooling），組織染（staining），窓陰影（window defect）に大別できる。色素貯留と組織染を合わせて蛍光漏出（leakage）という。

・蛍光漏出（leakage）

血液網膜関門（網膜血管内皮細胞，網膜色素上皮細胞）に障害が生じ，蛍光色素が流出して強い蛍光を示す状態である。経時的に拡大する過蛍光として，造影後期に明瞭に観察され，異常血管，主に新生血管からの血管外漏出に使われる。網膜新生血管から硝子体への血管外漏出は境界不鮮明な強い過蛍光（いわゆるcotton ball）を示す。脈絡膜新生血管（choroidal neovascularization：CNV）は，classicとoccultに分けられる。網膜色素上皮上CNVは造影早期には境界鮮明な過蛍光，後期には旺盛な色素漏出を示し，classic CNVと呼ばれる。網膜色素上皮下CNVは造影早期・後期ともCNVを示す明瞭な過蛍光はみられず，occult CNVと呼ばれる。occult CNVには後期に網膜下に色素が漏れるいわゆるoozingを示すものと，CNVから漏れた色素が網膜色素上皮を染めるfibrovascular PEDとがある。網膜色素上皮細胞（外側血液網膜関門）に障害が生じれば，網膜下への漏出が起こる（図8）。

そのほかに血管外漏出を生じる例として，網膜静脈閉塞症では血管閉塞に続発して拡張した毛細血管，糖尿病網膜症では毛細血管瘤，閉塞した毛細血管周囲の網膜血管，網膜新生血管が挙げられる。

また，黄斑部毛細血管拡張症（macular telangiectasia：MacTel）では，中心窩周囲の毛細血管の拡張や毛細血管瘤を認め，その部位から滲出が生じ，黄斑浮腫を生じる（図9～12）。

・色素貯留（pooling）

血液網膜関門の異常によって網膜内，網膜下，網膜色素上皮下などの組織間隙に蛍光色素が貯留していく状態をいう。漿液性網膜剥離では網膜下への色素貯留がみられ，早期から後期にかけて大きさと蛍光は増強する（図13）。漿液性網膜色素上皮剥離では，網膜色素上皮下への色素貯留がみられ，早期から後期にかけて大きさは不変で蛍光は増強する（図14）。

網膜内浮腫の一型である囊胞様黄斑浮腫（cystoid macular edema：CME）の場合には，ヘンレ（Henle）線維層に沿って形成された放射状の間隙に蛍光色素が貯留するため，後期には中心窩を中心に菊花状の形態を示す（図15）。糖尿病網膜症，網膜静脈閉塞症，ぶどう膜炎などでの周中心窩毛細血管網からの慢性的な漏出による。

・組織染（staining）（図16，17）

一定の組織内に色素が拡散して結合し，強い過蛍光を示す状態である。ぶどう膜炎，

a. カラー眼底写真　　　　b. FA, 17秒

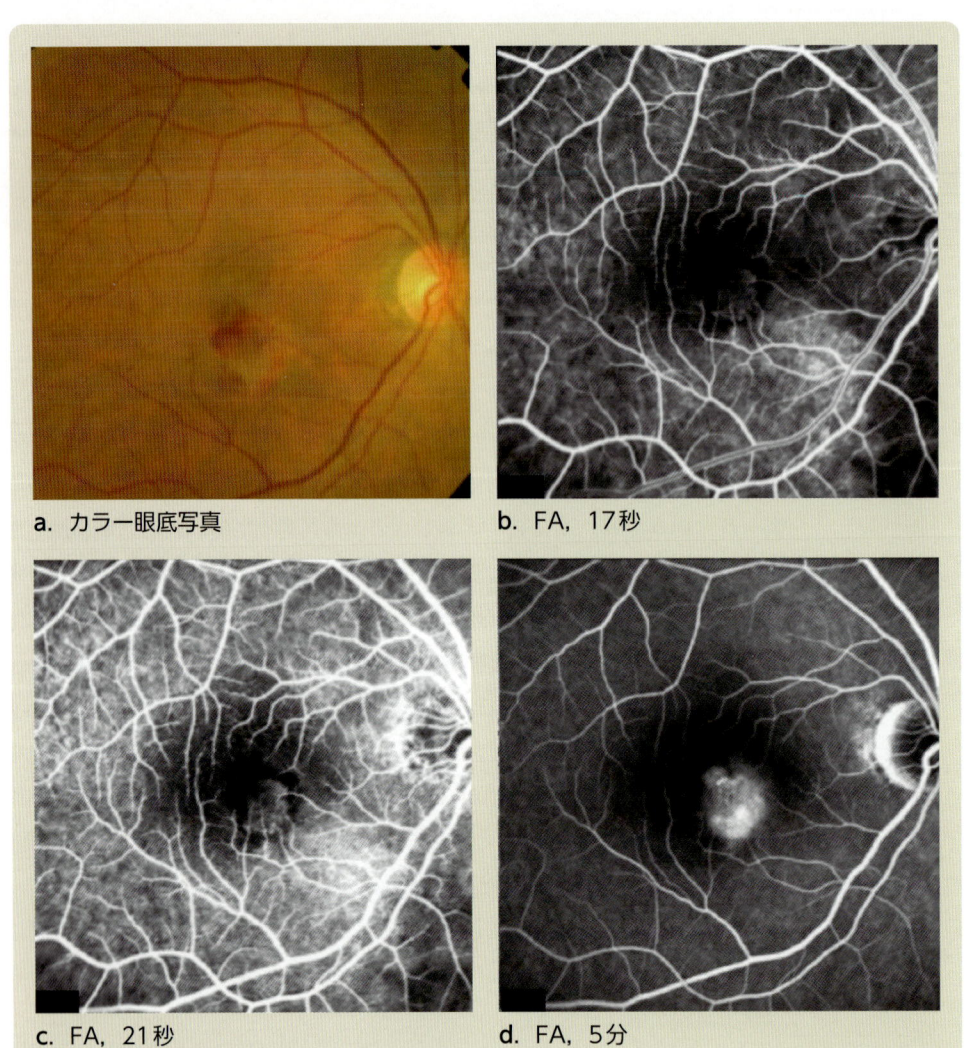

c. FA, 21秒　　　　　　d. FA, 5分

図8　脈絡膜血管新生（CNV）による蛍光漏出（leakage）
中心窩下鼻側に少量の網膜下出血を伴うCNVを認める（a）。FAでは，CNVに一致した部位では早期には境界鮮明な過蛍光（b）がみられ，造影時間の経過とともに明瞭になり（c），後期には旺盛な血管外蛍光漏出がみられる（d）。いわゆるclassic型CNVの所見を示している。

a. FA, 36秒

b. FA, 1分

c. FA, 3分

d. FA, 10分

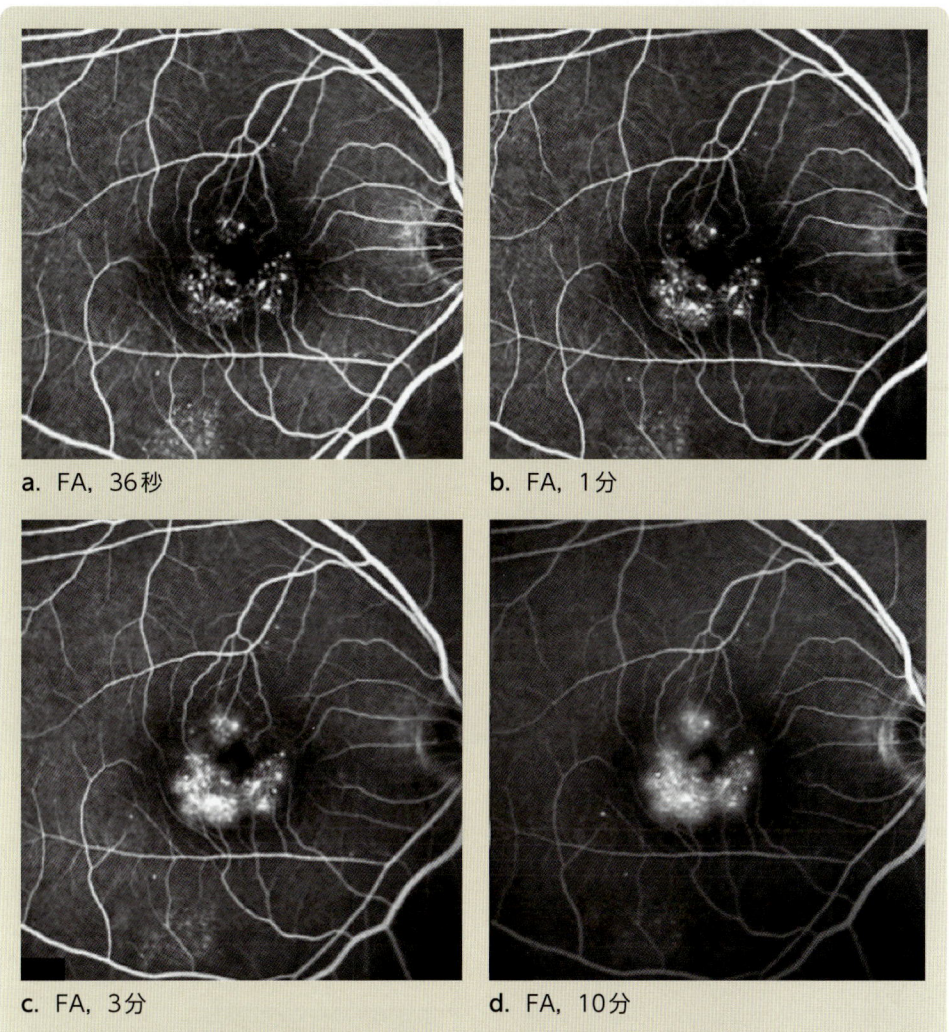

図9 黄斑部毛細血管拡張症（MacTel）による毛細血管瘤，拡張血管からの蛍光漏出（leakage）
FA早期には中心窩周囲毛細血管の拡張，間引きや毛細血管瘤を認める（a）。その部位から著明な蛍光漏出がみられ（b, c），後期には囊胞腔への色素の貯留も認める（d）。

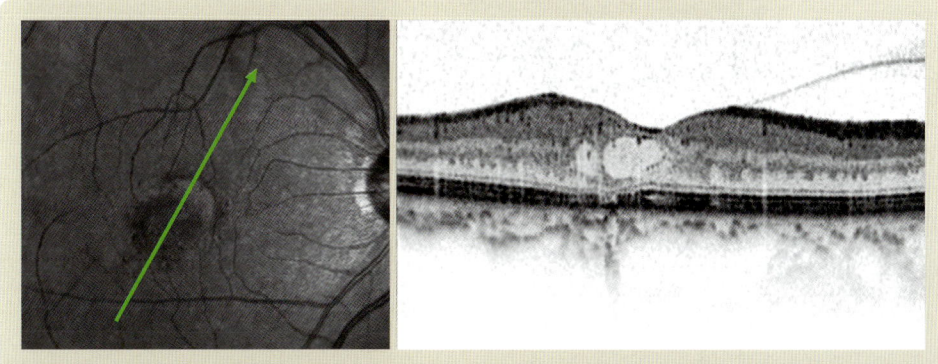

図10 黄斑部毛細血管拡張症（MacTel）による毛細血管瘤と囊胞様黄斑浮腫（図9のOCT）
拡張した毛細血管や毛細血管瘤からの滲出による囊胞様黄斑浮腫がみられる。

a. カラー眼底写真

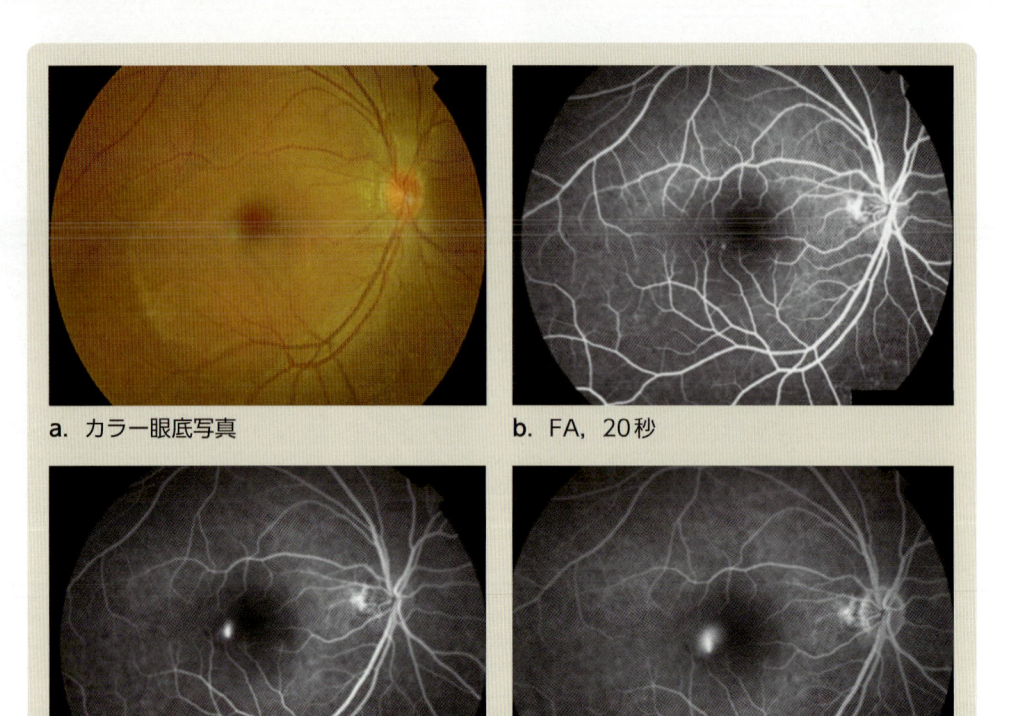

b. FA, 20秒

c. FA, 3分

d. FA, 10分

図11 中心性漿液性脈絡網膜症 (CSC) による蛍光漏出 (leakage)
黄斑に網膜剥離を認める (a)。FAでは，早期に中心窩下耳側に点状過蛍光がみられる (b)。それは拡大し (c)，後期には煙状の蛍光漏出を認める (d)。

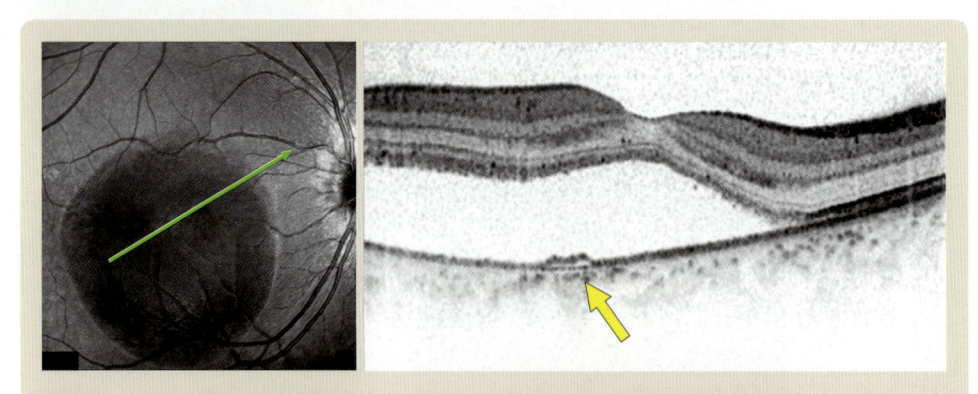

図12 中心性漿液性脈絡網膜症 (CSC) による蛍光漏出 (図11のOCT)
中心窩を含む網膜剥離を認め，小型の網膜色素上皮剥離 (⇨) もみられる。

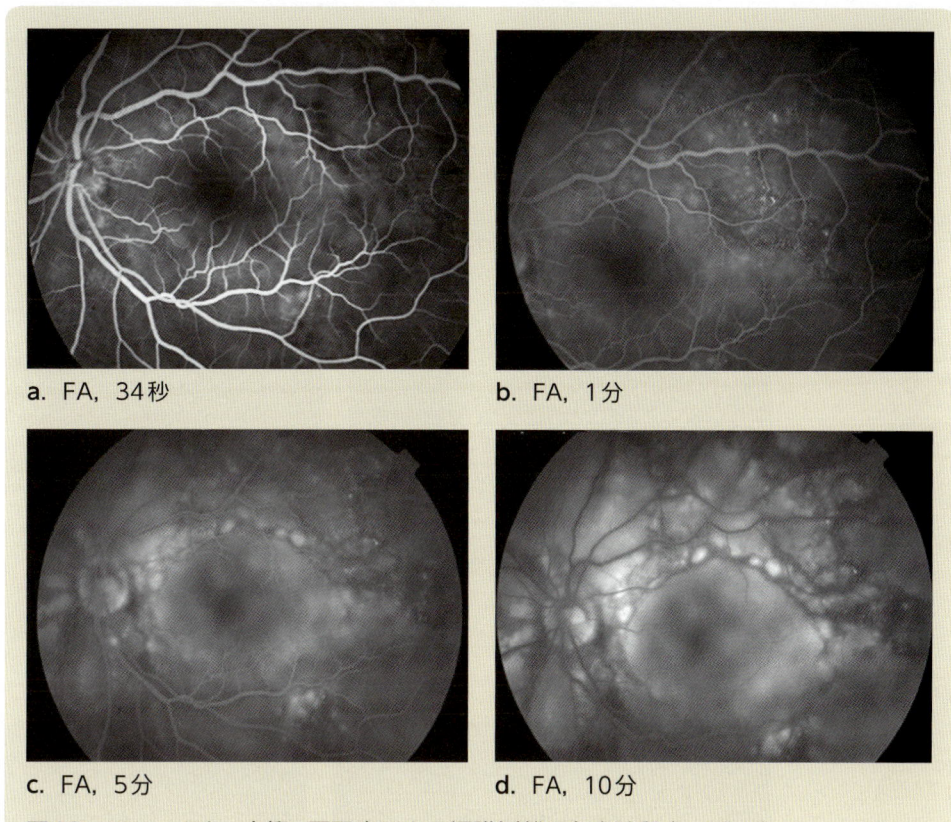

a. FA, 34秒
b. FA, 1分
c. FA, 5分
d. FA, 10分

図13 フォークト・小柳・原田病による網膜剥離の色素貯留 (pooling)
FAでは，早期には虫食い状の脈絡膜流入遅延がみられ (a)，しだいに網膜色素上皮レベルの多発性点状漏出が出現 (b)，後期には癒合し，網膜剥離に一致した網膜下への色素貯留がみられる (c, d)。

網膜静脈閉塞症での閉塞範囲の静脈壁，鎮静化したCNVの線維組織，軟性ドルーゼン，病的な網膜色素上皮細胞などでみられる。

・窓陰影 (window defect)

網膜色素上皮に存在するメラニン色素は，脈絡膜背景蛍光に対する遮断効果をもつ。網膜色素上皮の脱色素や欠損により遮断効果が減弱すると，脈絡膜背景蛍光が過蛍光として観察されることをいう。蛍光漏出とは異なり経時的な拡大はなく，脈絡膜背景蛍光の減弱につれて過蛍光も減弱する。網脈絡膜変性，硬性ドルーゼン，陳旧性の黄斑円孔などでみられる。網膜色素上皮萎縮では顆粒状の過蛍光として観察され，網膜色素上皮裂孔の急性期であれば，網膜色素上皮を欠く部位では強い面状の過蛍光として観察される。

4) 副作用

10％程度でみられる。主な副作用は悪心・嘔吐[3〜5]，瘙痒感，蕁麻疹，アレルギー症状様のくしゃみなどである。重症なものにアナフィラキシーショックがあり，頻度は1万人に1人程度である。稀な副作用ではあるが，死亡例も報告されていることから，万全のショック対策を講じておく必要がある。

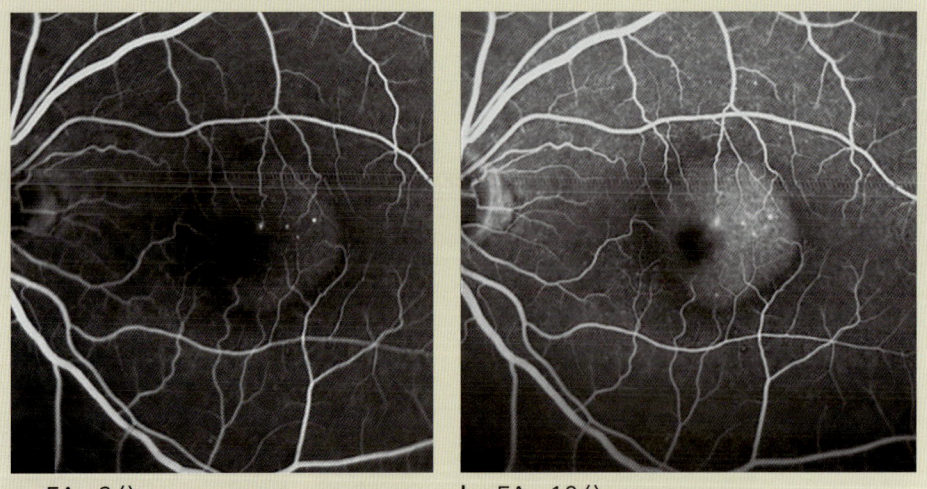

a. FA, 3分 b. FA, 10分

図14 網膜色素上皮剥離（PED）による色素貯留（pooling）
FAでは，早期にはPEDに一致した部位に蛍光色素が面状に広がり（a），後期には大きさを変えずに均一な色素貯留による過蛍光を示す（b）。黄斑耳側には央再血管瘤からの色素漏出がみられる。

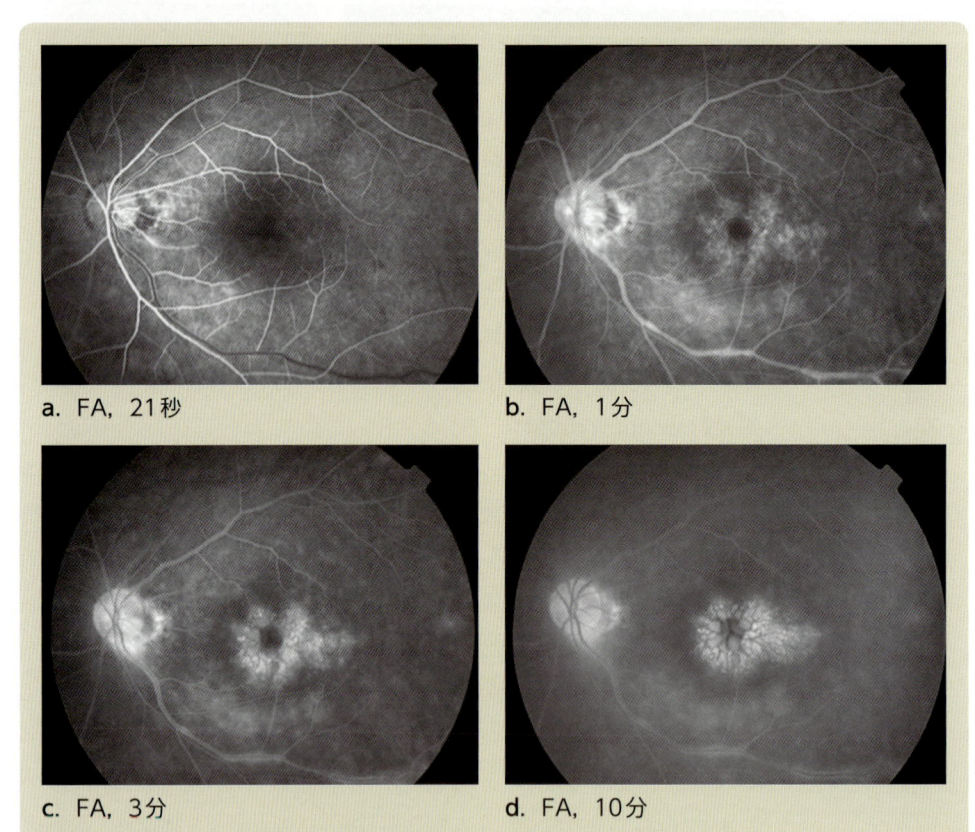

a. FA, 21秒 b. FA, 1分
c. FA, 3分 d. FA, 10分

図15 菊花状の嚢胞様黄斑浮腫（CME）における色素貯留（pooling）
FAでは，早期には中心窩周囲の毛細血管の拡張と間引き（a），やがて蛍光漏出がみられ（b），徐々に輝度が高くなり（c），後期にはヘンレ線維層に沿って形成された菊花状の造影剤の貯留がみられる（d）。また，下耳側網膜静脈の組織染がみられる。

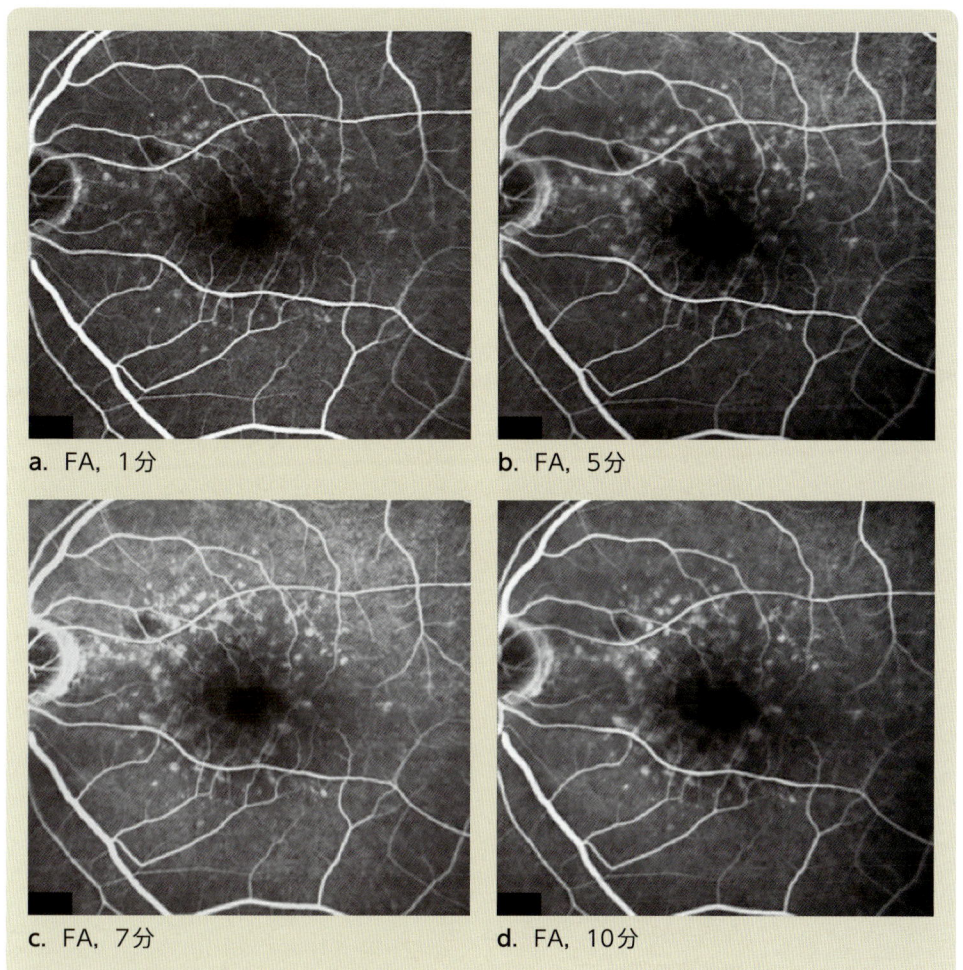

a. FA, 1分 b. FA, 5分
c. FA, 7分 d. FA, 10分

図16 軟性ドルーゼンによる組織染(staining)
FAでは，早期には黄斑周囲に組織染による過蛍光がみられ(a)，大きさは一定で，輝度が造影時間の経過に伴い高くなる(b〜d)。

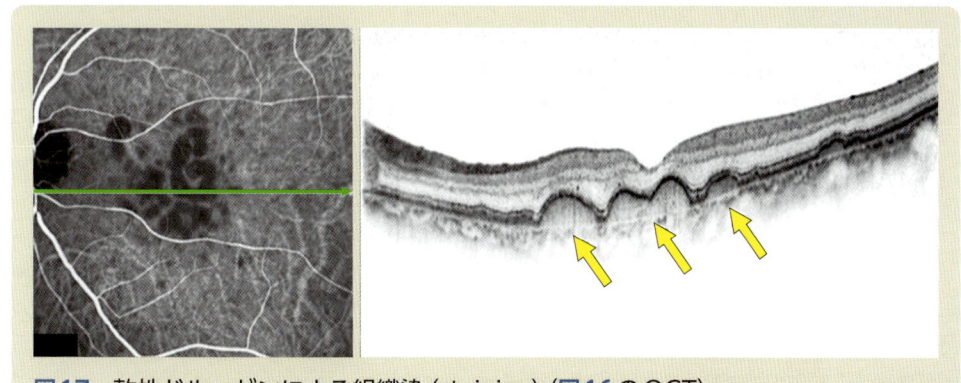

図17 軟性ドルーゼンによる組織染(staining)(図16のOCT)
軟性ドルーゼンに一致した網膜色素上皮の隆起がみられ，内部には中等度の反射がみられる(→)。

3. インドシアニングリーン蛍光造影（IA）

1）原理

インドシアニングリーン（ICG）は，暗緑青色の色素で水溶性である。ICGの最大吸収波長は，血漿蛋白と結合すると805nmで，励起されると835nmの波長をもつ蛍光を発する。この800nm付近の波長は網膜色素上皮を通過しやすく，脈絡膜血管の描出に優れている。フルオレセインより分子量が大きく[6]，血液中では98％が血漿蛋白と結合しているため[7]，脈絡毛細血管枝から漏出しにくくなる。また，フリーの色素が血管外に漏出しても蛍光輝度が低いため，脈絡膜血管の形態異常や循環障害の検出に優れている。

2）正常所見

①脈絡膜動脈相

後極部から周辺部に分枝する脈絡膜動脈が造影される時期で，短後毛様動脈の支配領域である後極部が最も早く造影される。この時期に，鼻側と耳側の後毛様体動脈の支配領域の境界部が，視神経乳頭を中心にして垂直方向に走る流入遅延部（分水嶺〈watershed zone〉）として観察されることがある（図18）。

②脈絡膜動静脈相

脈絡膜動脈が造影されてから3〜5秒後に脈絡膜静脈も造影される。脈絡膜蛍光が最も強くなる時期である（図19）。

③脈絡膜静脈相

脈絡膜動脈の蛍光が減弱して脈絡膜静脈の蛍光が優位となる時期である。脈絡膜静脈は，ICG色素の静脈注射10〜15分後まで観察できる（図20）。

④消退相

ICG色素の静脈注射15〜20分後の造影後期で，脈絡膜血管内のICGはほとんど消失し，均一なびまん性脈絡膜蛍光が認められる時期である。視神経乳頭は低蛍光を示し，黄斑部は中心窩領域に存在するキサントフィルのため蛍光遮断（blockage）による軽度の低蛍光を示す。網膜血管と脈絡膜血管は黒くシルエット様にみえる（図21）。

3）異常所見

異常所見は，低蛍光と過蛍光に分けられる。

①低蛍光

・蛍光遮断（blockage）

背景蛍光がその前方に存在する物質や病変組織によって遮断され，低蛍光となる状態である。IAは蛍光が弱いため，FAに比較してblock効果が強い。原因となる物質や病変が網膜前，網膜内，網膜下，網膜色素上皮，脈絡膜内のどこのレベルに存在するのか，カラー眼底写真，FA，光干渉断層計（OCT）の所見と組み合わせて判定する（図22，23）。

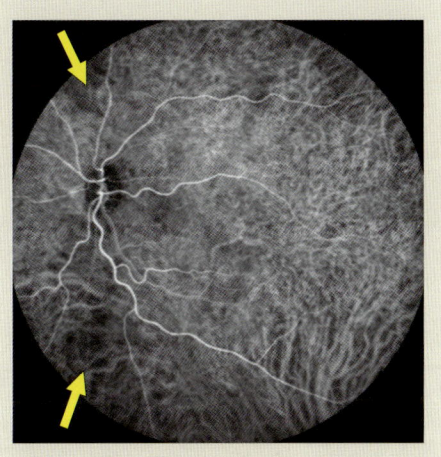

図18 脈絡膜動脈相（IA, 33秒）
後極部から周辺部に分枝する脈絡膜動脈が造影される時期。分水嶺が観察される（→）。

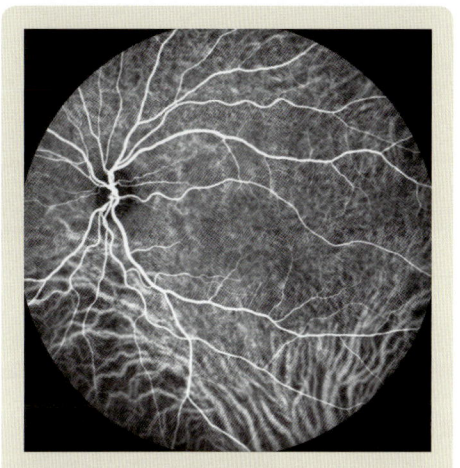

図19 脈絡膜動静脈相（IA, 51秒）
脈絡膜動脈は目立たず、脈絡膜蛍光が最も強くなる時期。

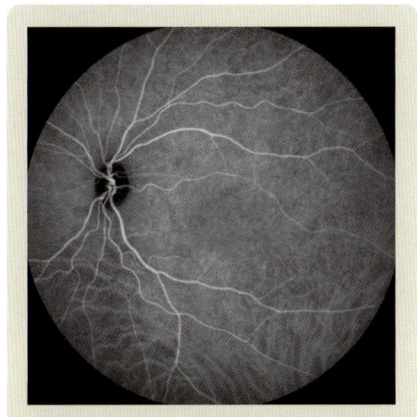

図20 脈絡膜静脈相（IA, 10分）
脈絡膜動脈の蛍光が減弱して脈絡膜静脈の蛍光が優位となる時期。

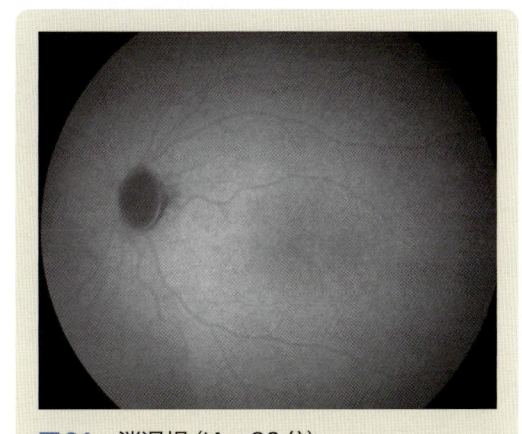

図21 消退相（IA, 20分）
脈絡膜血管はシルエット状で、視神経乳頭は低蛍光を示し、黄斑部は軽度の低蛍光を示す。

a. IA, 28秒

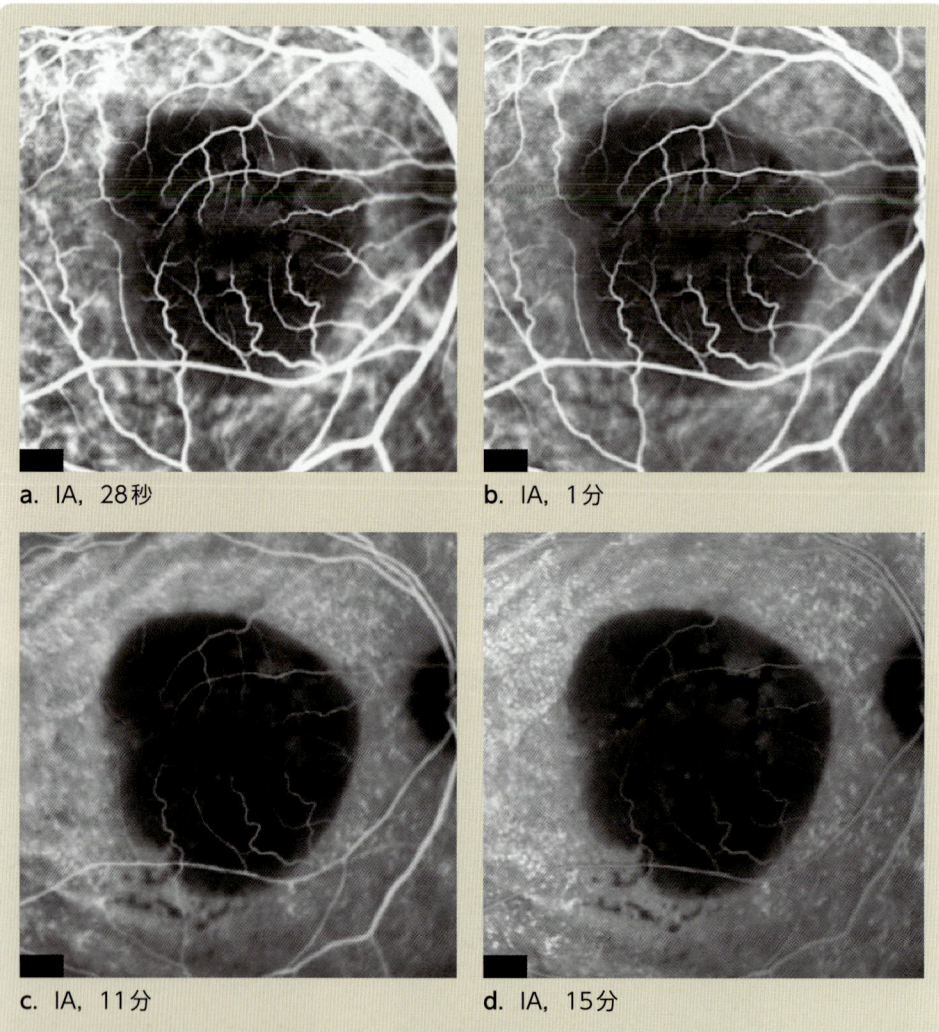

b. IA, 1分

c. IA, 11分

d. IA, 15分

図22 網膜色素上皮剥離（PED）による蛍光遮断（blockage）
IAでは，早期（a, b）から後期（c, d）にかけて，PEDに一致した蛍光遮断，樹枝状の色素沈着に一致した強い蛍光遮断がみられる。PEDの周囲には脈絡膜ひだを示す縞状の低蛍光と過蛍光がみられる。

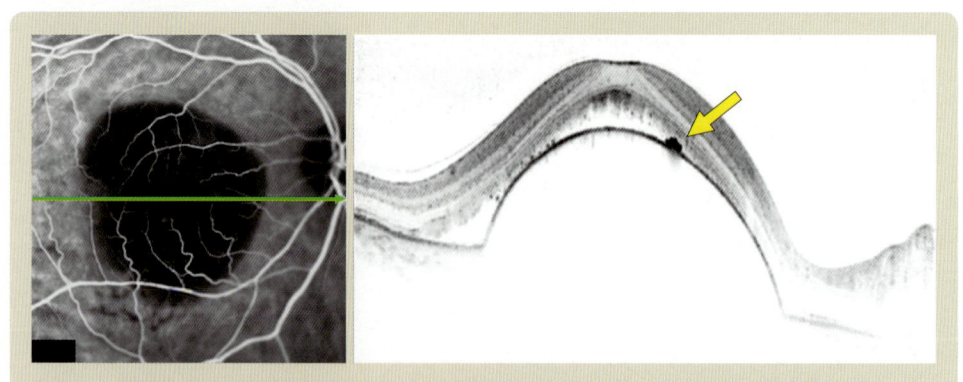

図23 網膜色素上皮剥離（PED）による蛍光遮断（blockage）（図22のOCT）
蛍光遮断に一致したPEDを認め，色素沈着に一致した網膜色素上皮上の高反射（→），また網膜剥離もみられる。

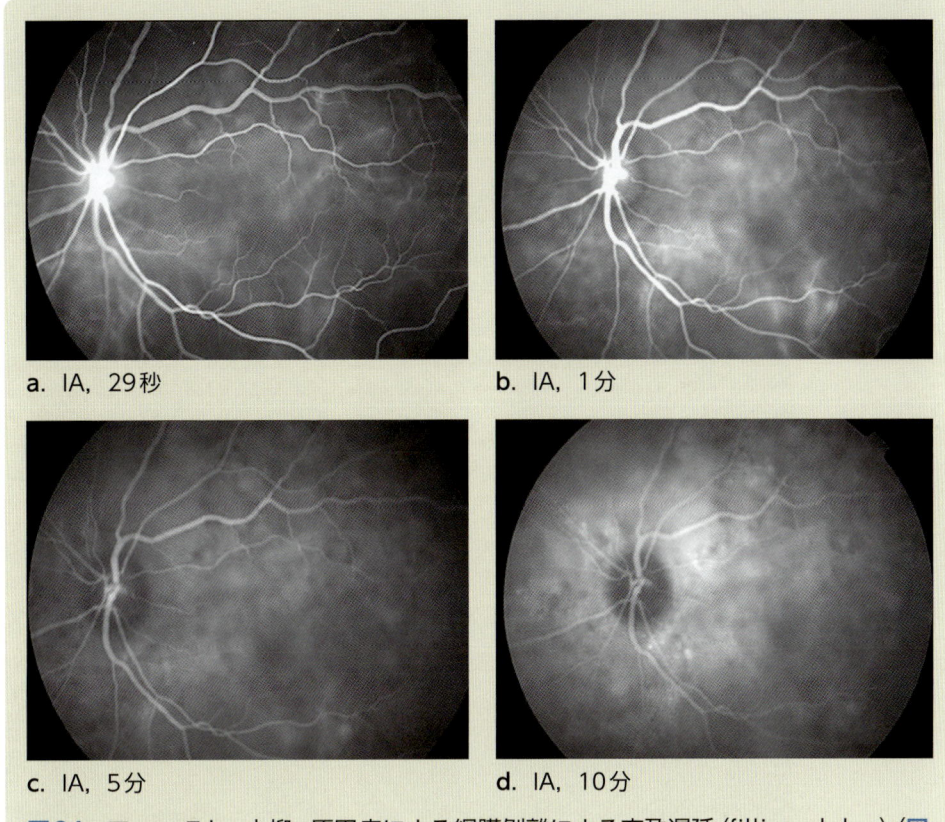

図24 フォークト・小柳・原田病による網膜剝離による充盈遅延(filling delay)(図13のIA)

IAでは脈絡膜蛍光が暗く，脈絡膜に多量の炎症細胞によるblockが存在すると考えられる．造影早期には小葉単位の脈絡毛細血管板の充盈欠損が斑状にみられ(a, b)，中期もこの低蛍光が持続する(c)．後期には，境界不明瞭な過蛍光がみられる(d)．

　蛍光遮断の原因となる物質には，出血，硬性白斑，軟性ドルーゼン，感覚網膜あるいは網膜色素上皮の下液，キサントフィル，多量のメラニンなどが挙げられる．近赤外光を使用しているIAは，FAに比べて出血を透過しやすいが，厚い出血は早期から後期まで低蛍光を示す．

　有髄神経線維，網膜上膜，線維瘢痕化したCNV，脈絡膜悪性黒色腫[8]や転移性脈絡膜腫瘍などの脈絡膜腫瘍，網膜色素上皮裂孔の際にみられるロールし重層化した網膜色素上皮などが原因の場合もある．

・充盈遅延(filling delay)

　ICGの組織への流入が通常よりも遅れて低蛍光を示すが，造影時間が経過すると蛍光が確認できる状態である．FAと異なりIAは，脈絡膜動脈，脈絡毛細血管板，脈絡膜静脈を経時的に明瞭に観察できることから，脈絡膜の循環障害を判定できる(図24)．

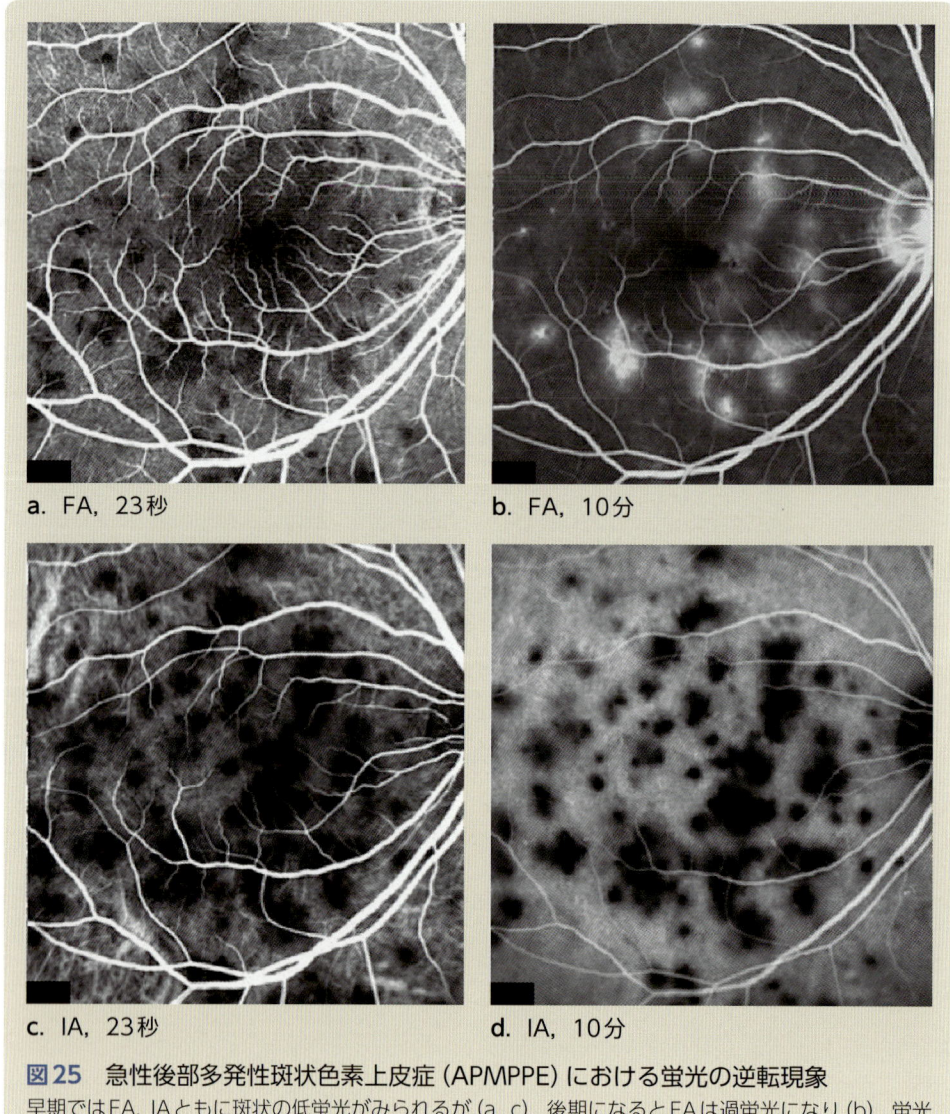

a. FA, 23秒

b. FA, 10分

c. IA, 23秒

d. IA, 10分

図25　急性後部多発性斑状色素上皮症（APMPPE）における蛍光の逆転現象
早期ではFA, IAともに斑状の低蛍光がみられるが（a, c），後期になるとFAは過蛍光になり（b），蛍光の逆転現象がみられる．IAでは脈絡毛細血管板の障害部位に一致した低蛍光が続く（d）．

・充盈欠損（filling defect）

　血管が完全に閉塞あるいは消失しているため，ICG色素が流入せず造影早期から後期まで低蛍光が持続した状態である．黄斑ジストロフィや萎縮型加齢黄斑変性，レーザー瘢痕では，脈絡毛細血管板の萎縮あるいは消失による充盈欠損による低蛍光を示す．造影時間の経過とともに周囲の脈絡毛細血管板の色素の漏出が強くなるため，後期には他の部位よりも低蛍光が明瞭となる．

　急性後部多発性斑状色素上皮症（acute posterior multifocal placoid pigment epitheliopathy：APMPPE）では，病巣に一致してFAでは早期に低蛍光，後期に過蛍光がみられるが，IAでは後期まで脈絡毛細血管板の循環障害部位に一致して多発する斑状の低蛍光が持続する（図25）．また，光線力学療法（photodynamic therapy：PDT）

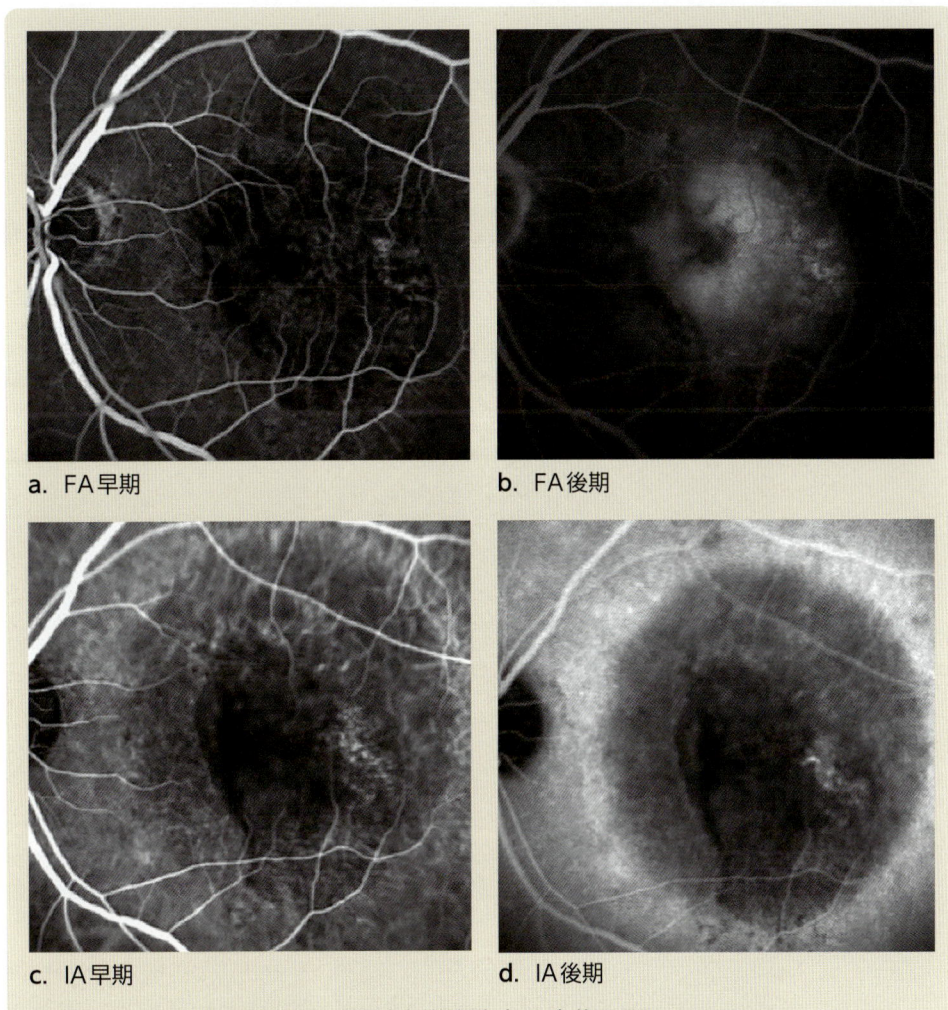

a. FA早期	b. FA後期
c. IA早期	d. IA後期

図26　classic CNVに対する光線力学療法(PDT)後のFA，IA
FA早期にはPDT照射範囲に一致した低蛍光とclassic CNVの淡い過蛍光を認め(a)，FA後期では，瘢痕化した新生血管への組織染による過蛍光がみられるが(b)，IA早期・後期ともに，FAで検出できないPDT照射部に一致した脈絡毛細血管板の充盈欠損による低蛍光がみられる(d)。

後には，FAでは検出できない脈絡毛細血管板の充盈欠損がみられる(図26)。

　FAとIAで後期の所見が異なるのは，IAは分子量が大きく脈絡膜血管から漏れにくく，漏れても蛍光が弱いためと考えられる。

②**過蛍光**

・**色素貯留(pooling)**

　色素貯留は，血液網膜関門の異常によってICGが網膜下，網膜色素上皮下の組織間隙に漏出し，貯留した状態である。ICGは分子量が大きく，さらに多くが血漿蛋白と結合していることから血液網膜関門の異常部位を透過しにくく，しかも透過するのに時間がかかるため，FAで認める漿液性網膜剥離の色素貯留による過蛍光はIAでは検出できないことが多い。IAで認められる漏出部位は，血液網膜関門の障害が強いことを示唆する(図27)。PEDでは，FA所見と同様に早期から後期まで大きさが変わらず蛍光が増強す

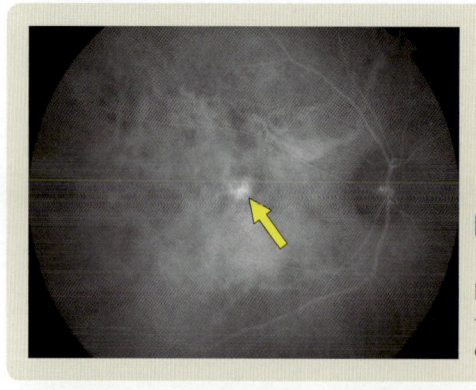

図27 中心性漿液性脈絡網膜症（CSC）の IA後期（15分）

IAでは，中心窩に蛍光色素の漏出がみられる（→）。その周囲に脈絡膜血管透過性亢進を示す過蛍光がみられる。

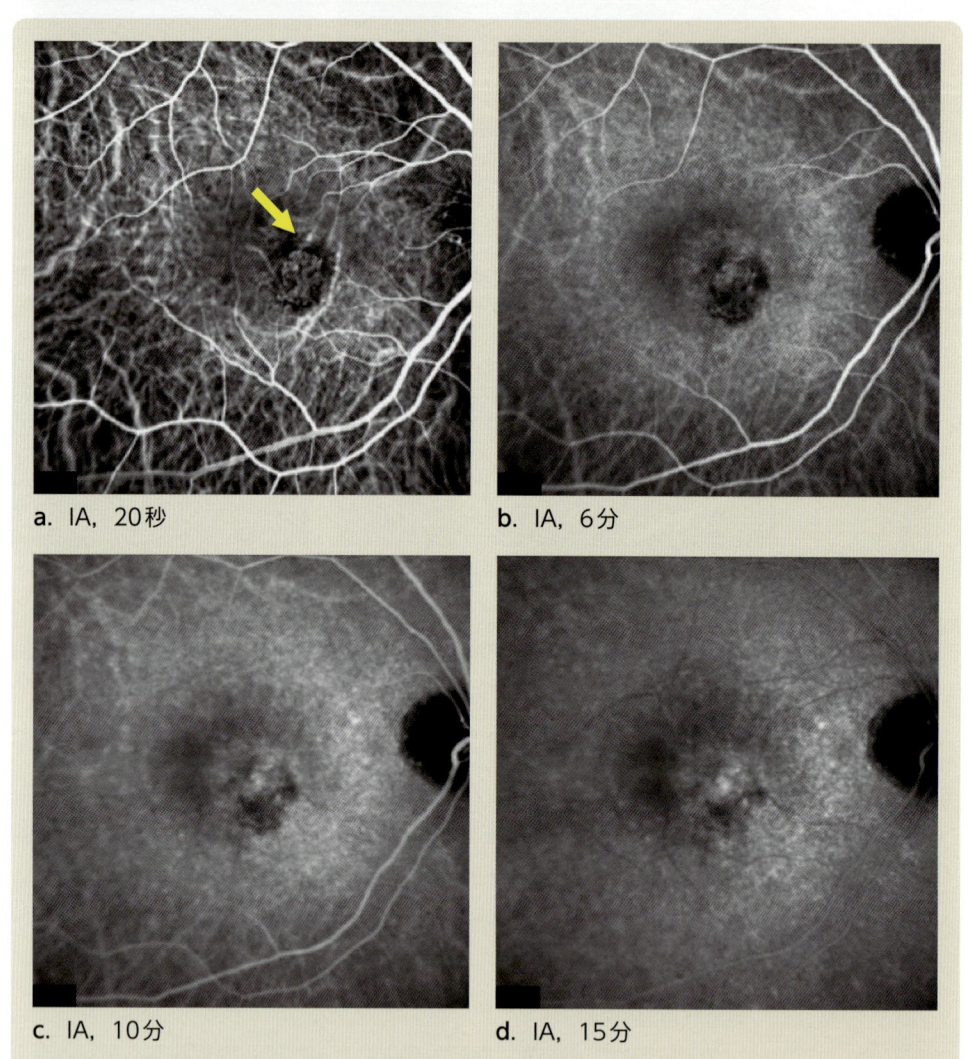

a. IA, 20秒

b. IA, 6分

c. IA, 10分

d. IA, 15分

図28 脈絡膜新生血管（CNV）による組織染（図8のIA）

IAではCNV内の血管網が認められ，栄養血管（→）も確認できる（a）。CNVのIA所見は徐々に不明瞭になり（b, c），FAに比較して蛍光漏出は少ない。

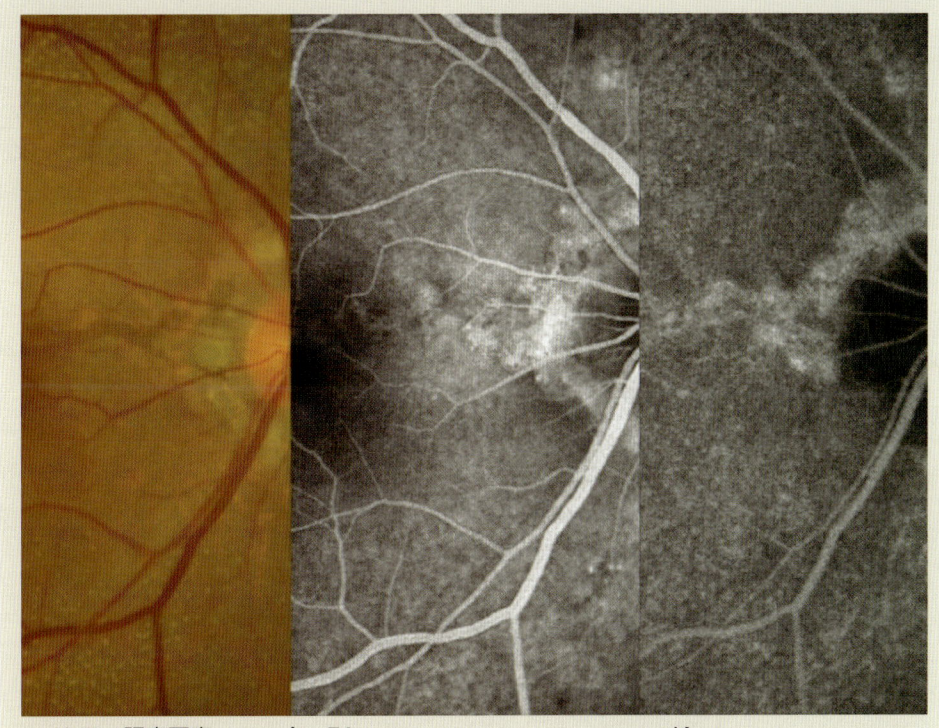

a. カラー眼底写真　　b. FA　　　　　　　　c. IA

図29 網膜色素線条症の断裂したブルッフ膜への組織染(staining)
網膜色素線条症の線条。FA, IAともに線条は組織染を示すが，IAのほうが明瞭である。

るもののほか，剥離の丈や貯留している液体によって後期まで低蛍光を示す場合や後期にのみ過蛍光を示す場合がある。

- **組織染(staining)**

  組織染はICG色素が組織を染色した状態であり，造影早期には不明瞭で後期にかけて過蛍光が強くなる。IAでは時間の経過とともに周囲の蛍光がwash outされ減弱してくると確認しやすくなる。

  線維化したCNVなど血管を含む組織は組織染を示す(図28)。しかし，線維化した組織が厚い場合には，組織自体の蛍光遮断のために低蛍光になる場合が多い。また，フォークト・小柳・原田病などにみられる病的な視神経乳頭や，血管炎を伴う網膜血管，障害された網膜色素上皮やブルッフ膜も組織染を示す。網膜色素線条症の線条は，その部位の萎縮した網膜色素上皮や脆弱・断裂したブルッフ膜に色素親和性の高い成分が増加し組織染を示すことがある(図29)[9)10)]。中心性漿液性脈絡網膜症や多発性後極部色素上皮症では，造影中期から後期に境界不鮮明な組織染がみられる。これは異常脈絡膜組織染と呼ばれ，脈絡膜血管透過性亢進の所見であると考えられている(図27)。

4) 副作用

　IAでも，FAと同様に悪心・嘔吐，瘙痒感，蕁麻疹，アレルギー症状様のくしゃみなど

の副作用がみられるが,頻度はFAに比べると低い。IAでのアナフィラキシーショックの頻度は30万人に1人程度である。また,インドシアニングリーンには,微量ではあるがヨードが含まれているため,ヨード過敏症の既往のある患者には使用しない。

文献

1) Novotny HR, et al：A method of photographing fluorescence in circulating blood in the human retina. Circulation. 1961；24：82-6.
2) Brubaker RF, et al：Measurement of fluorescein binding in human plasma using fluorescence polarization. Arch Ophthalmol. 1982；100：625-30.
3) Moosbrugger KA, et al：valuation of the side effects and image quality during fluorescein angiography comparing 2mL and 5mL sodium fluorescein. Can J Ophthalmol. 2008；43：571-5.
4) Pacurariu RI：Low incidence of side effects following intravenous fluorescein angiography. Ann Ophthalmol. 1982；14：32-6.
5) Lipson BK, et al：Complications of intravenous fluorescein injections. Int Ophthalmol Clin. 1989；29：200-5.
6) 川村昭之：インドシアニングリーン(ICG)の特性(薬理,代謝,血中での動態),眼底におけるインドシアニングリーン(ICG)の動態.インドシアニングリーン蛍光眼底アトラス―フルオレセイン蛍光眼底との比較.湯澤美都子,編著.南山堂, 1999, p9-11.
7) Cherrick GR, et al：Indocyanine green: observations on its physical properties, plasma decay, and hepatic extraction. J Clin Invest. 1960；39：592-600.
8) 川村昭之：脈絡膜悪性腫瘍.インドシアニングリーン蛍光眼底アトラス―フルオレセイン蛍光眼底との比較.湯澤美都子,編著.南山堂, 1999, p195-203.
9) Quaranta M, et al：Indocyanine green videoangiography of angioid streaks. Am J Ophthalmol. 1995；119：136-42.
10) 山西朗子：網膜色素線条症.眼科診療プラクティス 54. ICG造影所見の読み方.湯澤美都子,他編.文光堂, 2000, p66-7.

〔眞鍋　歩〕

Ⅰ 診断に必要な検査

❸ 眼底自発蛍光（FAF）

1. 眼底自発蛍光（FAF）とは

　眼底自発蛍光（fundus autofluorescence：FAF）は，フルオレセインやインドシアニングリーンといった蛍光物質を静脈注射せずに，眼底自体が発する蛍光を画像化したものであり，2012年4月に保険適用となっている。自発蛍光には，短波長（青色〜青緑色光）を励起波長とする撮影法[1]と，長波長（近赤外光）を励起波長とするnear-infrared FAFの2つの撮影法がある[2]。

　短波長で過蛍光を示すものは様々あるが，主なものは網膜色素上皮（retinal pigment epithelium：RPE）内のリポフスチンである。リポフスチンの構成成分はビタミンAサイクルで生成されるA2Eという物質であり，自発蛍光の主な源である。A2Eの前駆物質であるA2PEや，さらにその前駆物質のdihydro-A2PE，視覚サイクルを構成する全トランスレチノールなど視細胞外節に存在するこれらA2Eに至る中間代謝物質も自発蛍光を発する[3]。

　RPEにおいては，障害が軽度であれば過蛍光，リポフスチンも産生できないほど，RPEの障害が強いものは低蛍光となる。本稿では，短波長を励起波長とするFAFについて概説する。

2. 撮影装置

　FAFの撮影装置には，走査レーザー検眼鏡（scanning laser ophthalmoscope：SLO）と眼底カメラ型がある。SLOと眼底カメラ型との大きな違いは，前者が共焦点（confocal）方式をとっていることである。共焦点方式は，眼底からの反射光のうち，散乱光を検出器の前の絞り（ピンホール）で遮断して直接光のみをとらえ，焦点の合った部分以外の余分な反射光は除去されるため，より解像度の高い画像が得られる。SLOと眼底カメラ型の装置は，いずれもいくつかのメーカーから販売されているが，装置によって，励起とバリアの波長が異なり，得られる画像の所見が異なる。**図1**に，SLOのHeidelberg Retina Angiograph（HRA）（Heidelberg Engineering社）と，眼底カメラ型のTRC-50DX（TOPCON社）で撮影された正常者の同一症例を示す。HRA

55

a. FAF (HRA)　　　　　　　　　　　　b. FAF (TRC-50DX)

図1 Heidelberg Retina Angiograph (HRA) とTRC-50DXでの画像の違い
30歳，正常眼底。中心窩近傍がbよりaのほうが低蛍光にみえる。キサントフィルのブロックにより，中心窩近傍に近づくにつれ，低蛍光になる。

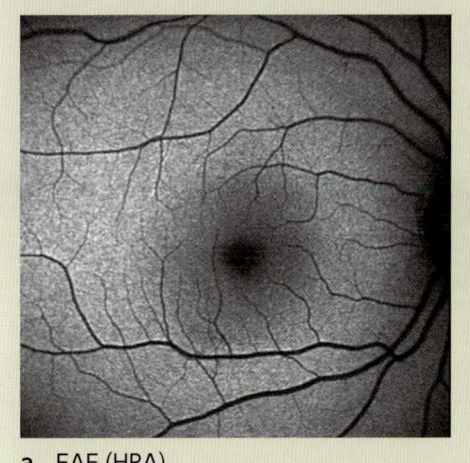

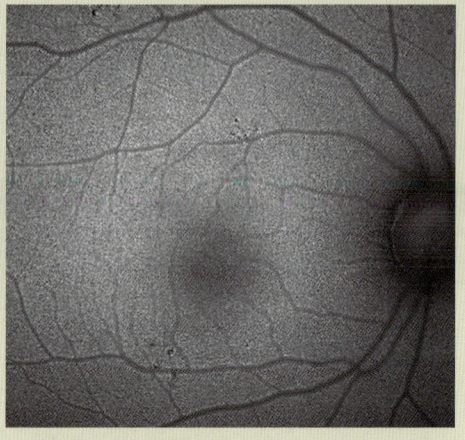

の波長は，励起488nm，撮影蛍光波長500nm以上（フルオレセイン蛍光造影〈FA〉撮影と同じ設定），眼底カメラ型の波長は，励起535〜580nm，撮影蛍光波長615〜715nmで，異なる。HRAの波長では，中心窩はキサントフィルによるブロックで眼底カメラ型のFAFよりも低蛍光となる。

3. 正常黄斑の眼底自発蛍光（FAF）

　　短波長の励起波長を用いた画像では，リポフスチンのRPEへの蓄積は眼底周辺部よりも後極部で豊富であるため，後極部で自発蛍光の輝度が高い。

　　しかし，中心窩は暗く描出され，周辺部へいくにつれ淡く蛍光の輝度が増してくる。その主な理由として，①神経網膜内にある黄斑色素の影響，②黄斑部のRPEに豊富に存在するメラニン色素による減弱，③杆体細胞より自発蛍光の弱い錐体が黄斑に多く存在する，ということが挙げられる。

　　加齢とともにリポフスチンはRPE内に蓄積され，FAFの輝度は増す[4]。量的な自発蛍光は，白人で高く，黒人やアジア人で低いといわれている[5]。また，FAFでは，網膜血管は血液内のヘモグロビンによりブロックされ暗く描出される。乳頭ではそもそも蛍光物質がないため，暗く描出される。

4. 読影のポイント

1）過蛍光にみえるもの

①キサントフィルの減少・消失

　　黄斑円孔は，キサントフィルが中心窩に存在しなくなることによって，RPEからの蛍

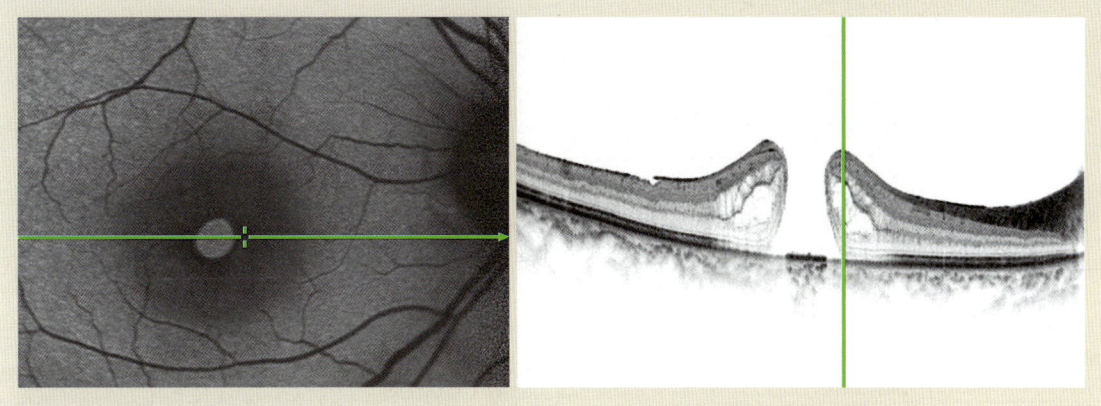

図2　黄斑円孔 (stage 4)
FAFとOCTの同時画像 (HRA)。中心窩は感覚網膜が円形に欠失してRPEが露出しており，そこに一致して強い過蛍光を認めている。OCTでは全層円孔が認められる。キサントフィルによるブロックがなく，RPEが露出してRPEの過蛍光が見えている。

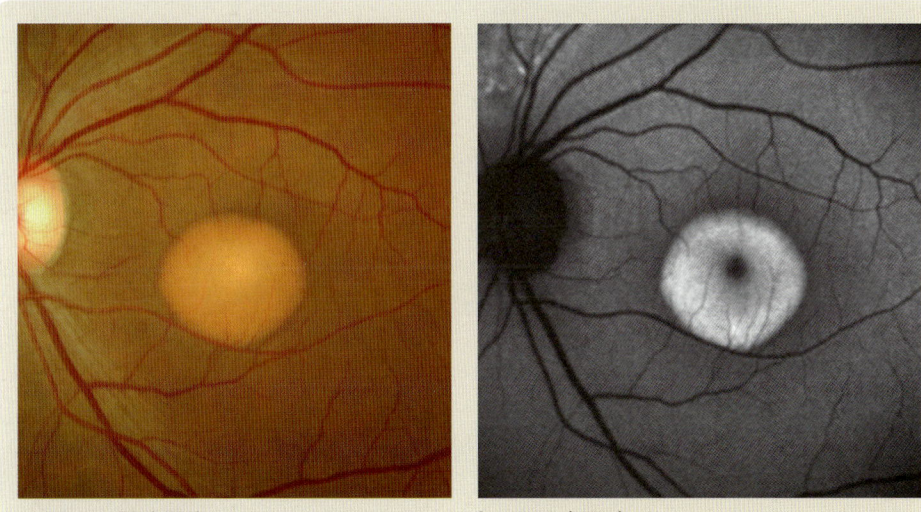

a. カラー眼底写真　　　　　　　　　　　b. FAF (HRA)

図3　卵黄様黄斑ジストロフィ
aでは黄斑部に卵黄様の円形病巣が認められる。一方，bではそれに一致して，RPE上に貯留したリポフスチンが自発蛍光を発しているが，中心窩は網膜のキサントフィルによるブロックで低蛍光を示している。

光がよく見える（図2）。

②RPE上のリポフスチンの蓄積

　卵黄様黄斑ジストロフィ（図3），成人発症型卵黄様黄斑ジストロフィや，Stargardt病ではRPE上に存在するリポフスチンは過蛍光になる。

③RPEによる増殖や貪食など代謝機能の亢進，またはRPEの排出機能障害によるRPE内にリポフスチンが増加した状態（図4）

④網膜剝離部の古い視細胞外節や視細胞外節を貪食したマクロファージの貯留[6]

　慢性中心性漿液性脈絡網膜症でみられるRPEの機能障害（図4）や陳旧性網膜剝離がみ

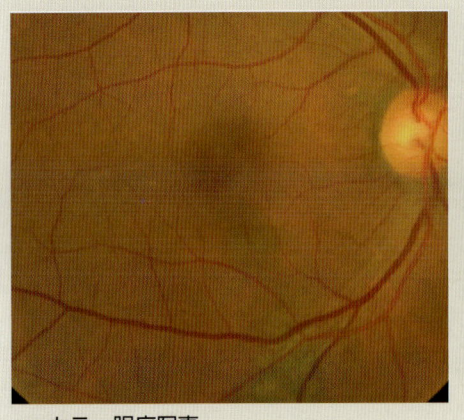

a. カラー眼底写真
中心窩よりやや下鼻側に向けて，RPEの萎縮が認められる。

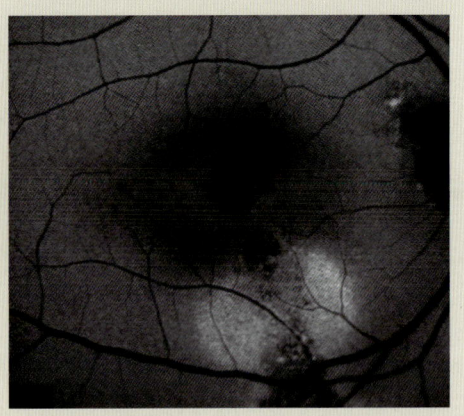

b. FAF（HRA）
RPEの機能障害でリポフスチンが増加したことによる過蛍光が一部認められる。また，RPEの萎縮の部位は低蛍光を認めている。

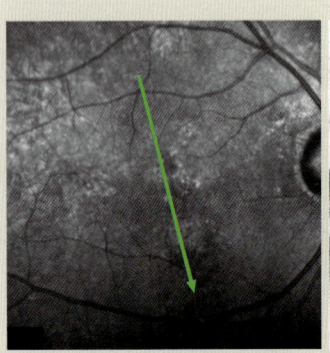

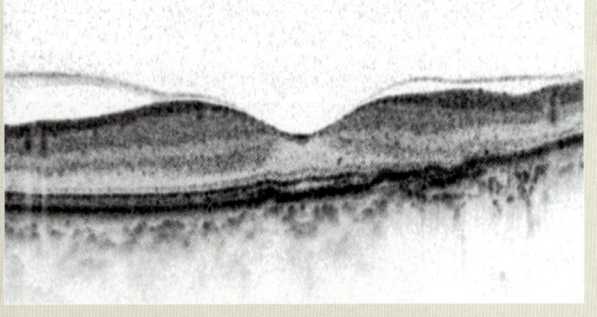

c. OCT
漿液性網膜剥離は認められず，RPEの萎縮の部位にRPEの不正を認め，一部視細胞内節外節接合部（IS/OS）ラインが消失している。

図4　網膜色素上皮（RPE）の機能障害；慢性中心性漿液性脈絡網膜症

られる[6]（図5）。

⑤ **器質化出血**[7]（図6）

　新鮮出血はFAFでは暗く見えるのに対し，器質化出血ではそれに一致して，過蛍光を示している。

⑥ **RPEの重なり**（図7）

　RPE裂孔で認められる。RPEがロールした部位は過蛍光であるが，RPE欠損の範囲は低蛍光を示す。

⑦ **その他**

・**網膜剥離・黄斑上膜**[8)9)]

　生来，網膜血管の下に位置していたRPEが，網膜ずれで網膜血管が移動したことで光に曝露されるようになり，代謝活性が上昇して自発蛍光を強く発するようになると推測されている。

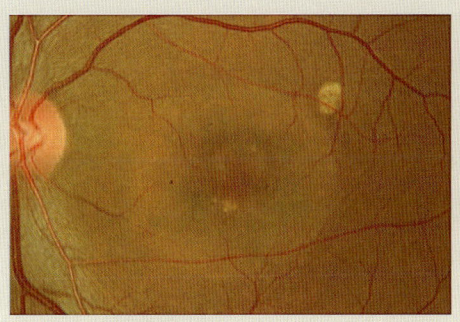

a. カラー眼底写真
黄斑部に漿液性網膜剥離（SRD）を認める。

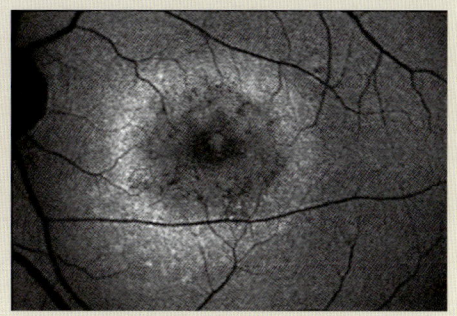

b. FAF（HRA）
aで認められるSRDの境界部に一致して，淡い過蛍光を認める。

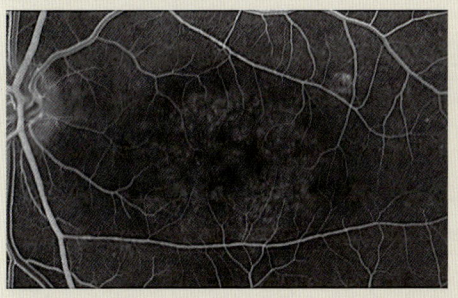

c. FA，21秒
漏出部は不鮮明で，びまん性の漏出を認めている。

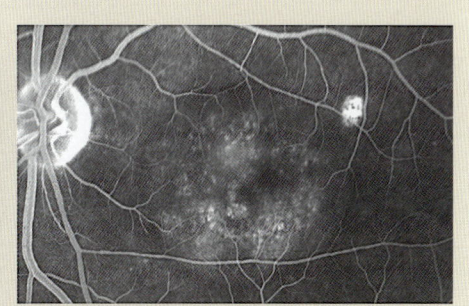

d. FA，8分
早期からのびまん性漏出の過蛍光がやや増強している。

図5 中心性漿液性脈絡網膜症

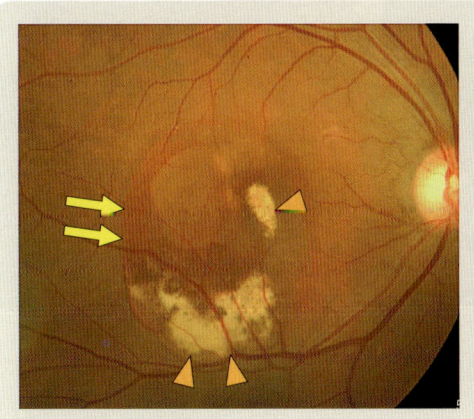

a. カラー眼底写真

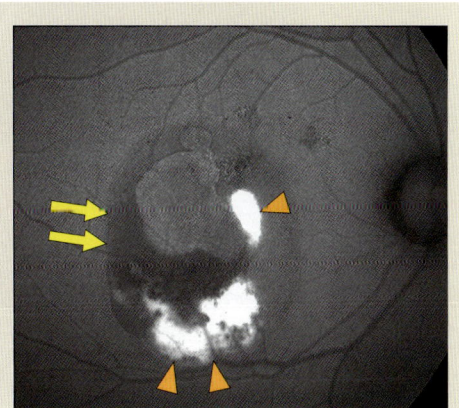

b. FAF（TRC-50DX）

図6 器質化出血
aでは黄斑部耳側に赤色の新鮮出血を認めており（⇒），黄斑部鼻側と下方には黄白色の器質化出血（▷）が認められる。新鮮出血はFAFでは暗く見える（⇒）のに対し，器質化出血ではそれに一致して，過蛍光（▷）を示している。

I-3 眼底自発蛍光（FAF）

59

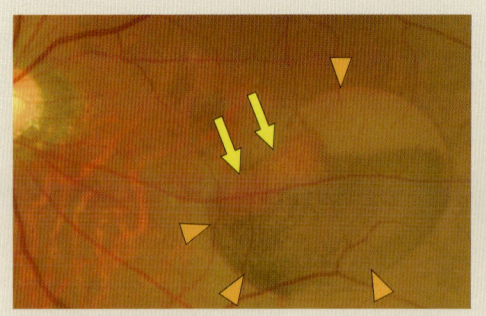

a. カラー眼底写真
中心窩耳側に橙赤色隆起病巣（⇨）と出血性網膜色素上皮剥離（PED）（▷）および網膜下出血を認める。

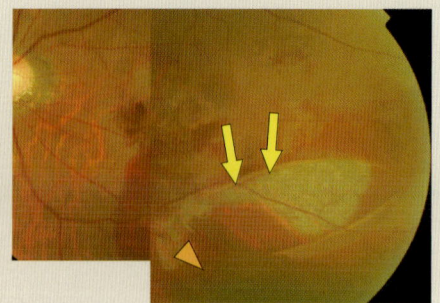

b. aの光線力学療法1カ月後のカラー眼底写真
RPE裂孔（⇨）が認められる。網膜下出血（▷）がRPE裂孔の下方に認められる。

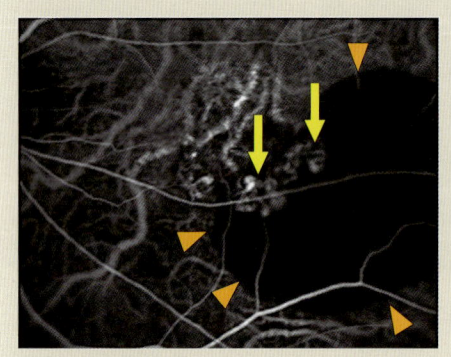

c. aと同時期のIA
ポリープ状病巣を認める（⇨）。PEDに一致して，低蛍光を認める（▷）。

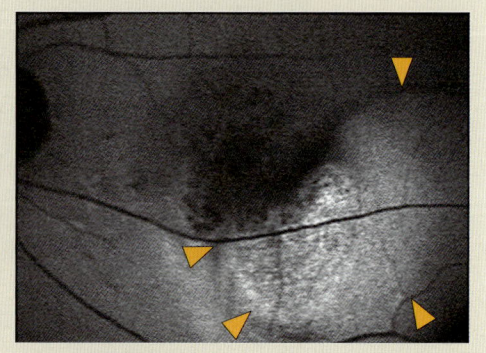

d. aと同時期のFAF
PEDは過蛍光を示している（▷）。

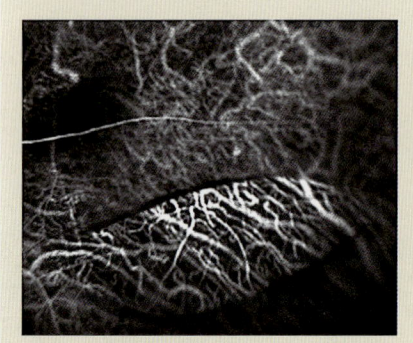

e. bと同時期のIA
RPEが欠損している部分は，脈絡膜の血管を鮮明に認める。

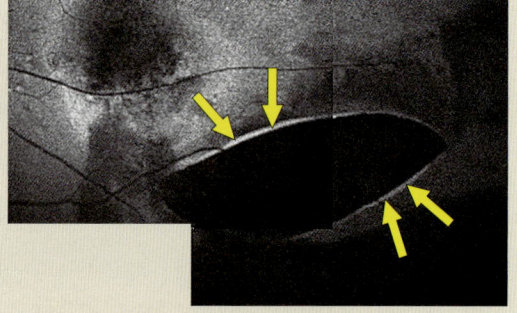

f. bと同時期のFAF
RPEがロールした部位は過蛍光（⇨）であるが，RPE欠損の範囲は低蛍光を示す。

図7 ポリープ状脈絡膜血管症の網膜色素上皮（RPE）裂孔

- **視神経乳頭ドルーゼン（図8）**

　乳頭では蛍光物質がないため暗く描出されるが，視神経乳頭ドルーゼンが存在すると，自発蛍光を認める。

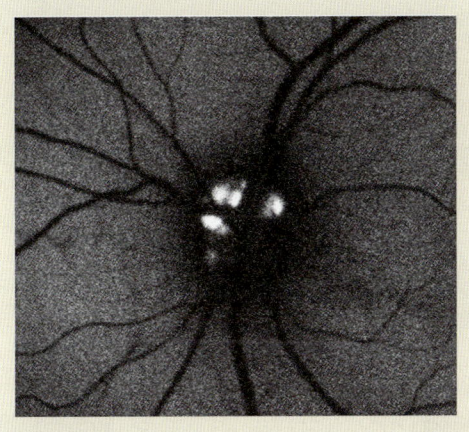

図8 視神経乳頭ドルーゼンのFAF (HRA)
乳頭には蛍光物質がないため暗く描出されるが、視神経乳頭ドルーゼンでは自発蛍光を認める。病理組織学的には、層状の無構造物質で石灰化像が特徴的である。

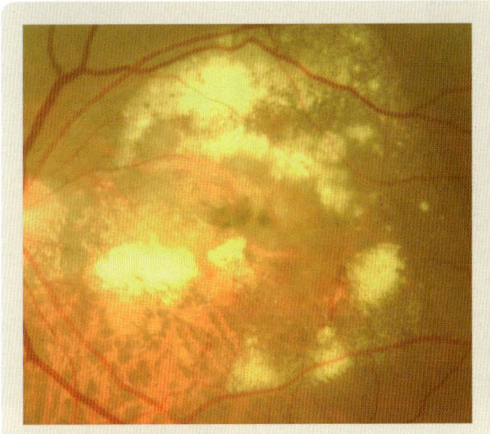

a. カラー眼底写真
多発する黄白色の硬性白斑を認める。

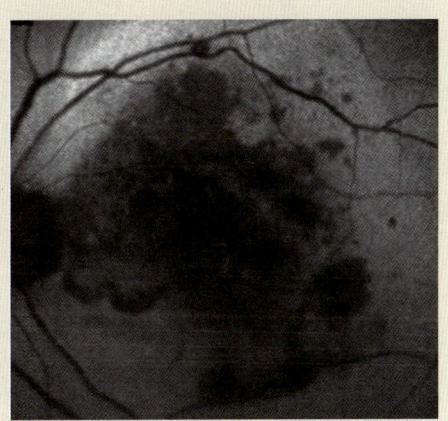

b. FAF (HRA)
それに一致して、ブロックによる低蛍光を示している。

図9 硬性白斑

2) 低蛍光にみえるもの

①**網膜血管，新鮮な出血，硬性白斑**（図9）
②**RPEの萎縮，変性，欠損部位**

中心性漿液性脈絡網膜症の漏出部位，RPE裂孔部（図7），網膜色素線条の線条部などにみられる。代表疾患は，中心性輪紋状脈絡膜ジストロフィ（図10）や，網膜色素変性（図11）がある。

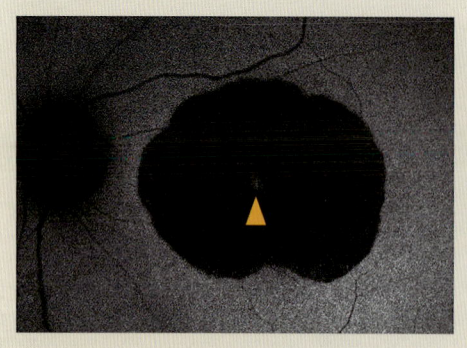

図10 中心性輪紋状脈絡膜ジストロフィのFAF（HRA）

黄斑部はRPEが消失し，低蛍光を示している。中心窩（▶）はRPEが残存し，過蛍光を示している。

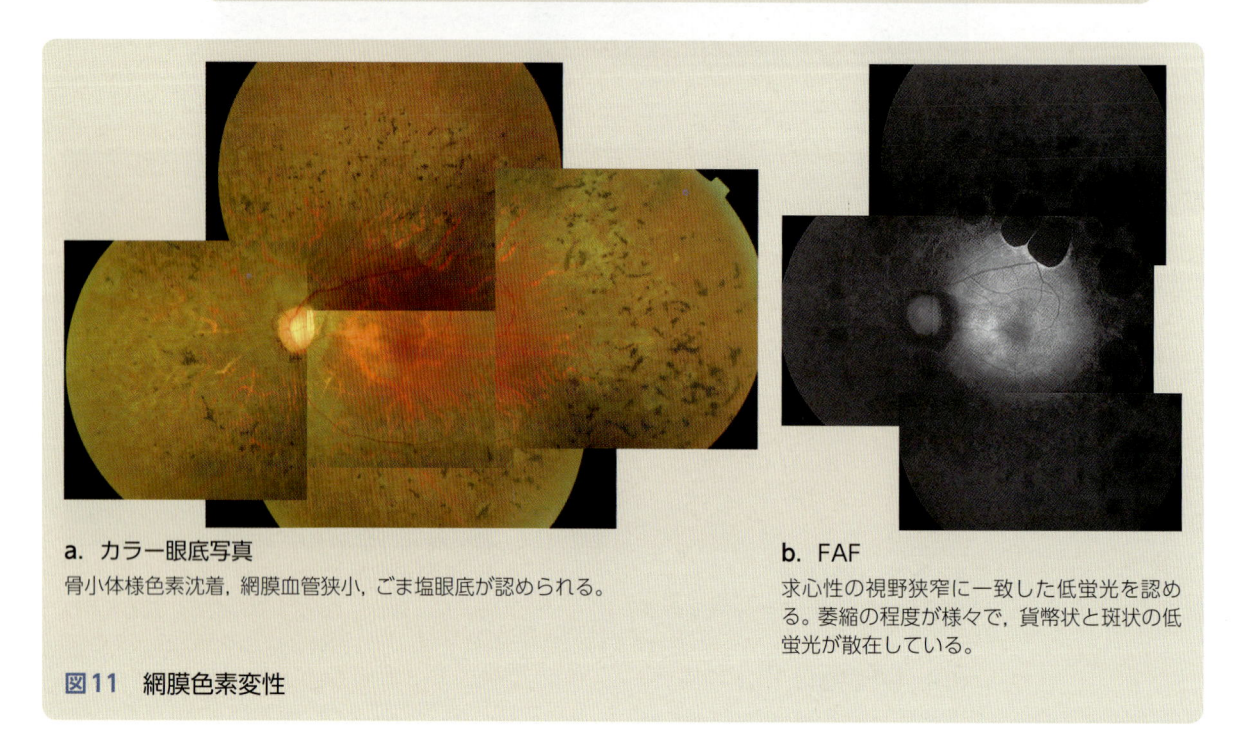

a．カラー眼底写真

骨小体様色素沈着，網膜血管狭小，ごま塩眼底が認められる。

b．FAF

求心性の視野狭窄に一致した低蛍光を認める。萎縮の程度が様々で，貨幣状と斑状の低蛍光が散在している。

図11 網膜色素変性

5. 眼底自発蛍光（FAF）にできる可能性と限界

　　　　　病巣の状態により蛍光が変化することで，病期や進行のリスクを判定できる可能性がある。

　　加齢性の臨床所見として重要な軟性ドルーゼンは，FAFで必ずしも異常を呈することはなく，ドルーゼン直上のRPEの状態でFAF所見は異なってくる（図12）。早期の加齢黄斑変性（age-related macular degeneration：AMD）でみられる異常7パターンの報告[10]があるが，このパターンにより晩期AMDへの進行のリスクを判定する。

　　萎縮型AMDの地図状萎縮では，周囲に過蛍光がみられる。萎縮の拡大が進行中の徴候で，萎縮の拡大が停止した状態ではみられない[11]。

　　蛍光色素を用いないので，安全かつ容易に行える検査であり，RPEの萎縮病巣の進行

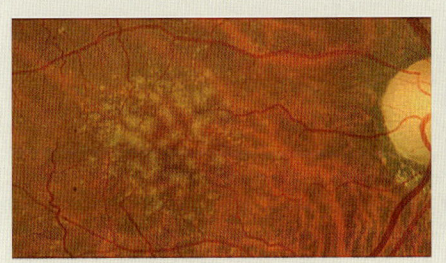

a. カラー眼底写真（68歳，男性）
軟性ドルーゼンを黄斑部に認める。

b. aのFAF
aで認められるドルーゼン部に一致して，淡いムラを認めている部分もあるが，低蛍光を示している部分もあり，一定ではない。

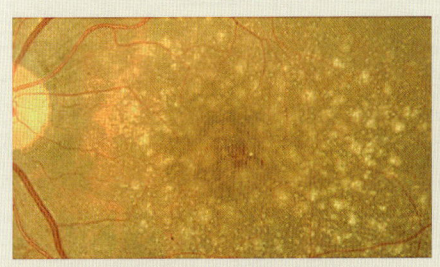

c. カラー眼底写真（73歳，女性）
軟性ドルーゼンを黄斑部に認める。

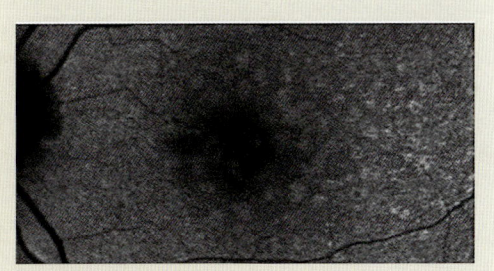

d. cのFAF
cで認められるドルーゼン部に一致して，bより高率に過蛍光を認める。

図12 異なる2症例の軟性ドルーゼン

をみる簡易的検査として，AMDのほか黄斑ジストロフィや網膜色素変性の経過観察にも不可欠な検査になると考えられる。

網膜光凝固斑のFAFは，凝固出力や時間の経過で蛍光が異なる[12)13)]。

良性の母斑と悪性の脈絡膜腫瘍との鑑別，また経過を追うのに有用であるとの報告も出ている[14)]。

過蛍光と低蛍光が混在する網膜色素変性症や悪性リンパ腫などでは，病態が変わることで過蛍光から低蛍光になることもある[15)16)]。

励起やフィルターの波長を改良することで，より鮮明な所見が得られ，新しい所見が得られる可能性がある。長波長はメラニンの発する蛍光をとらえたものであり，まだ画像上わかっていないことも多く，今後の研究によって解明されることが大いに期待される装置である。

文献

1) Schmitz-Valckenberg S, et al：Fundus autofluorescence imaging：review and perspectives. Retina. 2008；28：385-409.
2) Keilhauer CN, et al：Near-infrared autofluorescence imaging of the fundus：visualization of ocular melanin. Invest Ophthalmol Vis Sci. 2006；47：3556-64.
3) Bui TV, et al：Characterization of native retinal fluorophores involved in biosynthesis of A2E and lipofuscin-associated retinopathies. J Biol Chem. 2006；281：18112-9.

4) Delori FC, et al : Age-related accumulation and spatial distribution of lipofuscin in RPE of normal subjects. Invest Ophthalmol Vis Sci. 2001 ; 42 : 1855-66.
5) Greenberg JP, et al : Quantitative fundus autofluorescence in healthy eyes. Invest Ophthalmol Vis Sci. 2013 ; 54 : 5684-93.
6) Spaide R : Autofluorescence from the outer retina and subretinal space : hypothesis and review. Retina. 2008 ; 28 : 5-35.
7) Sawa M, et al : Autofluorescence and retinal pigment epithelial atrophy after subretinal hemorrhage. Retina. 2006 ; 26 : 119-20.
8) Shiragami C, et al : Unintentional displacement of the retina after standard vitrectomy for rhegmatogenous retinal detachment. Ophthalmology. 2010 ; 117 : 86-92.
9) Nitta E, et al : Displacement of the retina and its recovery after vitrectomy in idiopathic epiretinal membrane. Am J Ophthalmol. 2013 ; 155 : 1014-20.
10) Bindewald A, et al : Classification of fundus autofluorescence patterns in early age-related macular disease. Invest Ophthalmol Vis Sci. 2005 ; 46 : 3309-14.
11) Hwang JC, et al : Predictive value of fundus autofluorescence for development of geographic atrophy in age-related macular degeneration. Invest Ophthalmol Vis Sci. 2006 ; 47 : 2655-61.
12) Diabetic Retinopathy Research Group Vienna : Photoreceptor layer regeneration is detectable in the human retina imaged by SD-OCT after laser treatment using subthreshold laser power. Invest Ophthalmol Vis Sci. 2012 ; 53 : 7019-25.
13) Muqit MM, et al : Barely visible 10-millisecond pascal laser photocoagulation for diabetic macular edema : observations of clinical effect and burn localization. Am J Ophthalmol. 2010 ; 149 : 979-86.
14) Albertus DL, et al : Autofluorescence quantification of benign and malignant choroidal nevomelanocytic tumors. JAMA Ophthalmol. 2013 ; 131 : 1004-8.
15) Casady M, et al : Fundus autofluorescence patterns in primary intraocular lymphoma. Retina. 2014 ; 34 : 366-72.
16) Ishida T, et al : Fundus autofluorescence patterns in eyes with primary intraocular lymphoma. Retina. 2010 ; 30 : 23-32.

〔篠島亜里，森　隆三郎〕

第Ⅱ章

疾患解説

Ⅱ 疾患解説

❶ 中心性漿液性脈絡網膜症

1．中心性漿液性脈絡網膜症とは

　中心性漿液性脈絡網膜症（central serous chorioretinopathy：CSC）は，片眼あるいは両眼の黄斑部に漿液性網膜剝離が生じる疾患であり，典型（classic）CSC，慢性CSC，多発性後極部網膜色素上皮症（multifocal posterior pigment epitheliopathy：MPPE）に分類される。

　典型CSCはフルオレセイン蛍光造影（FA）で蛍光漏出点が1または数カ所で，網膜色素上皮（retinal pigment epithelium：RPE）の障害が限局しているものを指す。発症から3カ月もしくは6カ月以内の急性期のCSCと典型CSCとが同義に扱われることもあるが，患者の自覚症状の発現と疾患の発症は必ずしも一致せず発症時期の特定が難しいため，眼底所見や蛍光眼底造影で分類することが望ましい。慢性CSCはRPEの障害が広範囲に及び，FAでは障害部に一致した窓陰影（window defect）とびまん性の蛍光漏出を示す。MPPEはCSCの最重症型と位置づけられており，胞状網膜剝離がみられ体位変換で網膜下液が移動することが特徴である。

　A型気質，ストレス，過労，副腎皮質ステロイドの使用が誘因となる[1)2)]。CSCの男女比は6：1で，男性に多い[3)]。発症年齢は30～50歳代だが，慢性CSCではさらに高齢の症例がある。ほとんどが片眼性であるが，インドシアニングリーン蛍光造影（IA）で認められる脈絡膜血管の異常所見は60％で両眼性にみられると報告されている[4)]。

2．病　因

　CSCは1866年にvon Graefeがcentral recurrent retinitis（中心性再発性網膜炎）として報告したのが最初であり，当初は炎症が関連していると考えられていた。その後，FAでRPEレベルからの蛍光漏出がみられることから，RPEの異常が疾患の本態と考えられるようになった。1990年以降，IA検査の発展により，CSCでは正常眼と比較して脈絡膜静脈拡張，脈絡膜動脈と脈絡毛細血管板の充盈遅延が生じ，造影中期から後期にかけて観察される異常脈絡膜組織染がみられることが明らかとなり，脈絡膜血管異常

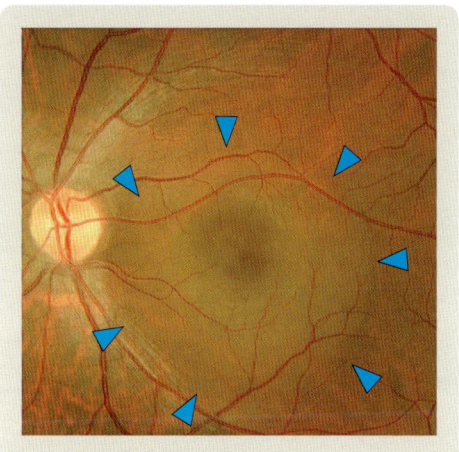

図1 漿液性網膜剥離
黄斑部に約3乳頭径の漿液性網膜剥離を認める（▲）。

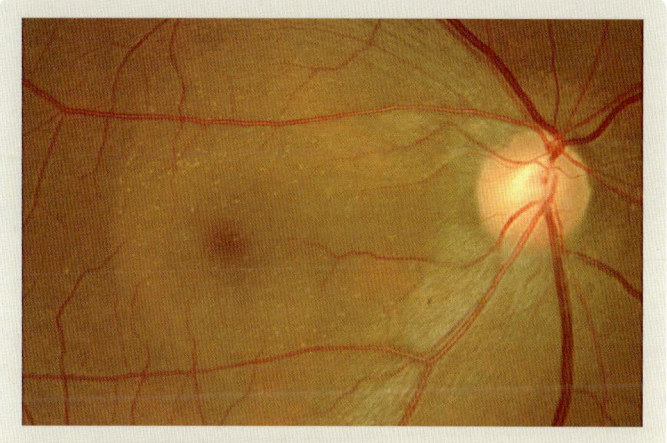

図2 黄白色沈着物を認める症例
網膜内に黄白色沈着物がみられる。

が疾患の本態であると考えられるようになった[4]。現在ではCSCでは一義的に脈絡膜血管の透過性亢進が起こり，その結果脈絡膜間質の静水圧が上昇し，RPEに影響が及び，RPEの脆弱部が破綻することで漿液性網膜剥離が生じると推測されている。また，脈絡膜循環の亢進には交感神経が関与していることがネコを用いた動物実験で明らかにされていること[5]や，CSC患者でコルチゾール値やカテコラミン値が増加していること[6,7]から，交感神経の異常亢進が脈絡膜の循環障害を引き起こすことが示唆されている。

3. 臨床症状

CSCの主症状は変視症，小視症，中心暗点，暗所での見づらさであり，視力低下を訴える患者は少ない。しかし，漿液性網膜剥離が遷延すると徐々に視力低下が起こる。

4. 臨床所見

屈折値は軽度の遠視傾向を示す。前眼部・中間透光体には異常を認めない。眼底には黄斑部に漿液性網膜剥離を認め（図1），小型の網膜色素上皮剥離を伴う症例も多い。漿液性網膜剥離には黄白色沈着物を伴うことが多く，マクロファージと考えられている[8]（図2）。MPPEは中央に透明部をもつドーナツ状のフィブリン（図3）と，眼底の下方に広がる網膜剥離がみられ，しばしば胞状となる。

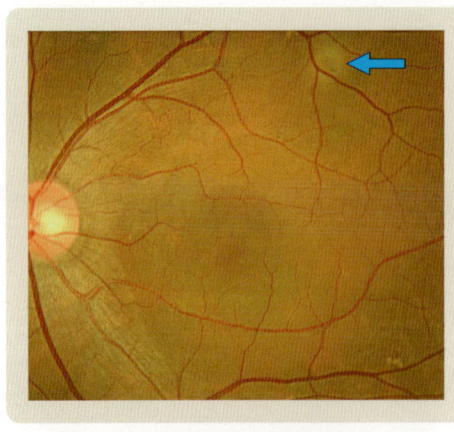

図3 多発性後極部網膜色素上皮症（MMPE）にみられるドーナツ状病巣
中心に透明部がみられるドーナツ状病巣（→）。白色の部分はフィブリン。

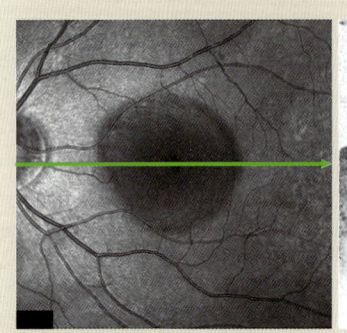

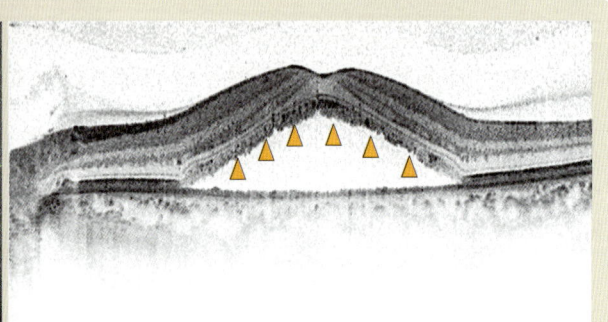

図4 視細胞外節の伸長
剥離網膜後面に伸長した外節を認める（▲）。

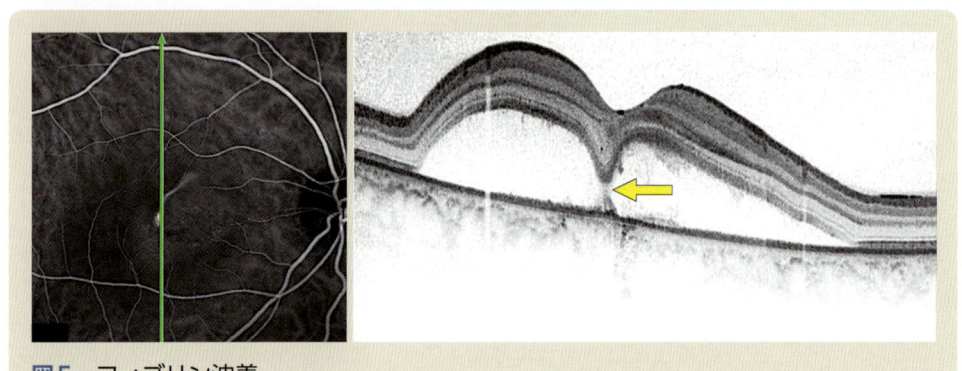

図5 フィブリン沈着
析出したフィブリンを介し，網膜外層が引き伸ばされている（→）。

5. 検査所見

1）光干渉断層計（OCT）

①典型CSC網膜の厚みは正常に保たれるが，時間の経過とともに視細胞外節の伸長がみられる（図4）。網膜色素上皮剥離がみられることがあり，フィブリン沈着も合併す

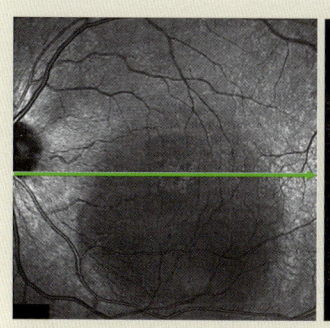

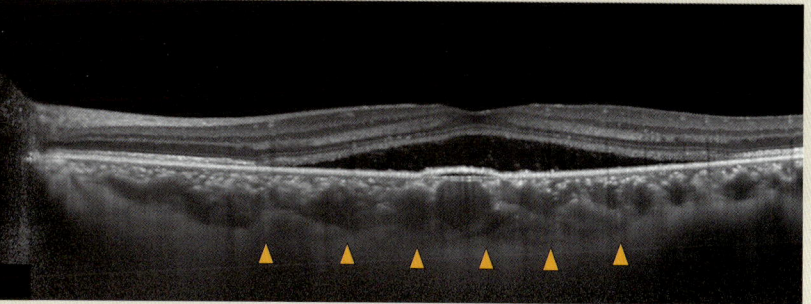

図6 脈絡膜OCT所見（EDI-OCT）
脈絡膜と強膜の境界面を▲で示した。脈絡膜は肥厚し，499μmであった。

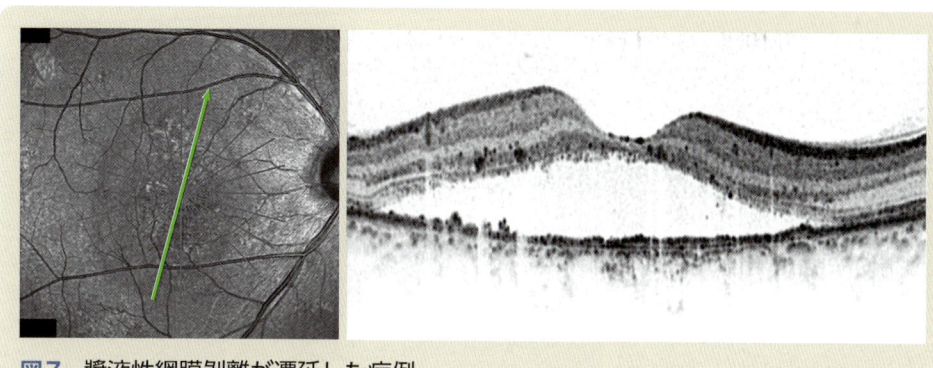

図7 漿液性網膜剥離が遷延した症例
中心窩網膜の菲薄化を認める。

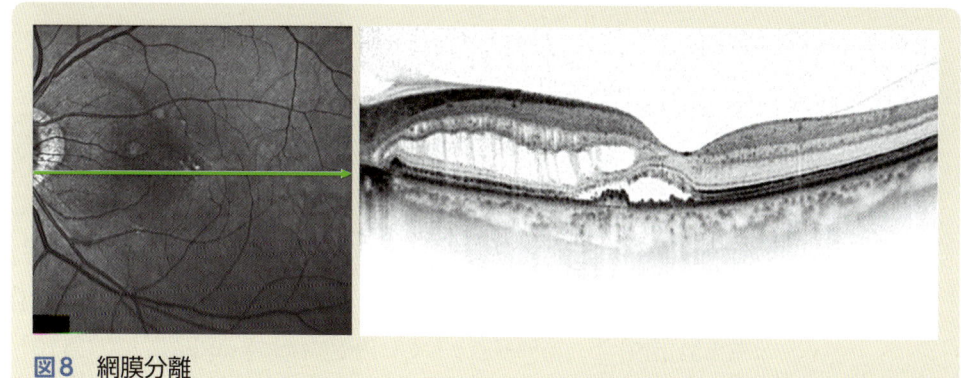

図8 網膜分離
中心窩鼻側に網膜分離を認める。

る（図5）。深部強調画像OCT（enhanced depth imaging OCT：EDI-OCT）を用いて測定した脈絡膜厚は肥厚を示す[9]（図6）。

②慢性CSC漿液性網膜剥離が遷延すると網膜厚が菲薄化する（図7）。また囊胞様黄斑浮腫や網膜分離を示す症例もある（図8）。脈絡膜厚は肥厚を示す。

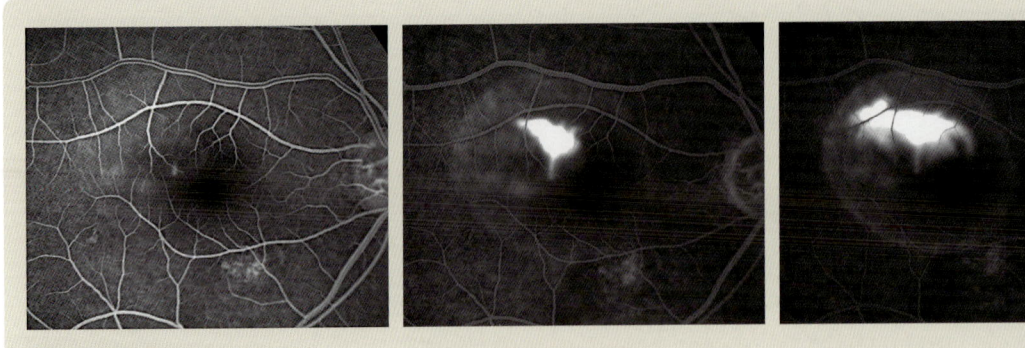

図9　噴出型
上方へ向かう蛍光色素の噴出を認める（左：20秒，中：3分，右：10分）。

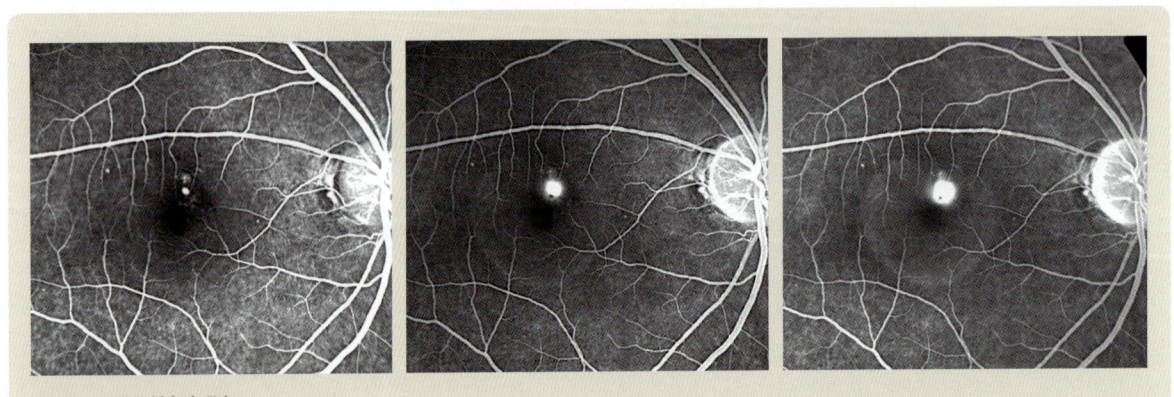

図10　円形拡大型
円形に拡大する蛍光色素の漏出を認める（左：30秒，中：5分，右：10分）。

2）フルオレセイン蛍光造影（FA）

　典型CSCのFA所見は造影早期にピンポイントで始まる蛍光漏出がみられ，時間の経過とともに拡大し，造影後期には網膜下腔に色素貯留（pooling）による過蛍光を示す。蛍光漏出のパターンには，点状で始まる蛍光漏出が時間経過とともに上方に吹き上がる噴出型（図9）と，時間経過とともに円形に拡大する円形拡大型（図10）とがある。蛍光漏出のパターンの違いは，網膜下液に含まれる蛋白質の性状や漏出点におけるRPEの形態の違いによると考えられている。また，FAでみられる蛍光漏出点をスペクトラルドメイン（SD-OCT）で観察すると，小型の網膜色素上皮剝離を伴う場合の多いことが報告されている[10]。

　慢性CSCはびまん性のRPE障害によるwindow defectによる過蛍光と，その領域内から数カ所の蛍光漏出が観察される（図11）。漿液性網膜剝離が長期にわたると，網膜下液が下方に移動し，その部に一致してatrophic tractと呼ばれるwindow defectを示すようになる（図12）。

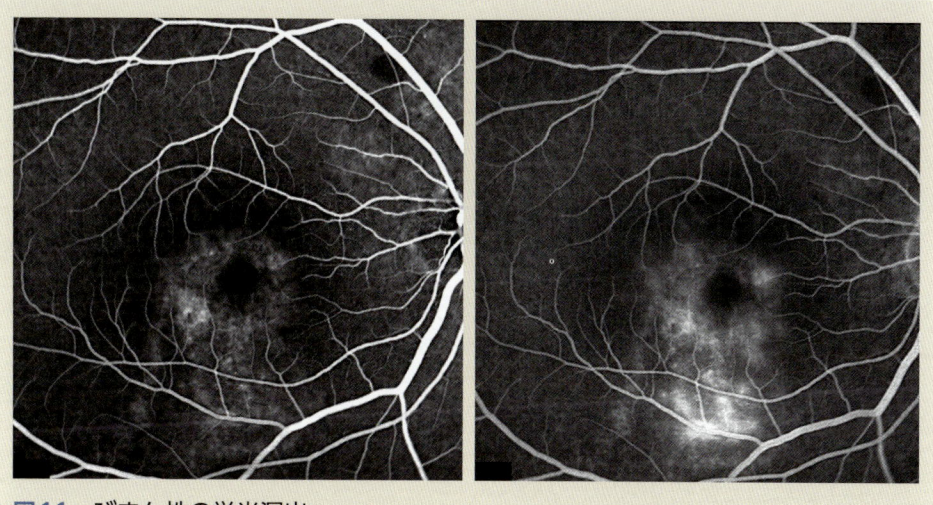

図11　びまん性の蛍光漏出
RPE萎縮部からびまん性の蛍光漏出を認める（左：42秒，右：10分）。

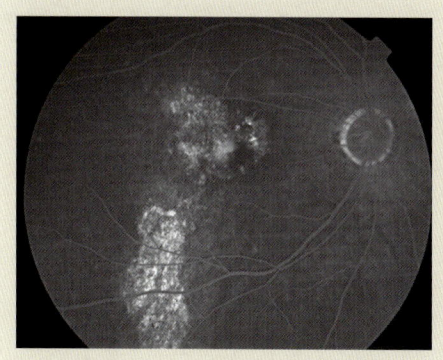

図12　atrophic tract
黄斑部から下方に伸びるwindow defectを認める。

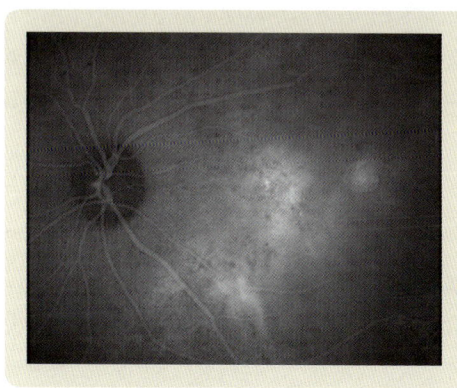

図13　異常脈絡膜組織染
IA中期像。黄斑部から下方にかけて異常脈絡膜組織染を認める。

3) インドシアニングリーン蛍光造影（IA）

　CSCのIAでは脈絡膜動脈および脈絡毛細血管板の充盈遅延，脈絡膜静脈の拡張，脈絡膜血管の透過性亢進を示す異常脈絡膜組織染がみられる（図13）。

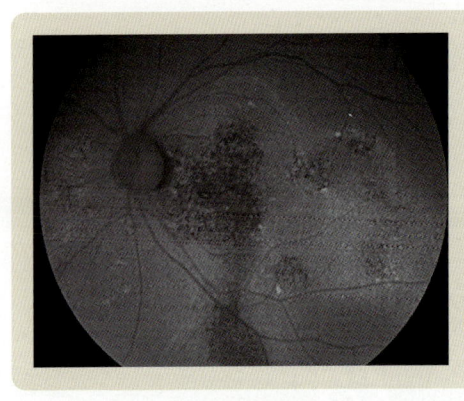

図14 慢性CSCのFAF
RPE萎縮部は低蛍光を示す。

4) 眼底自発蛍光（FAF）

典型CSCの急性期には漿液性網膜剥離部は低蛍光を示すが，時間の経過とともに淡い過蛍光を呈するようになる。FAでみられる蛍光漏出点は低蛍光を示す。網膜下沈着物は過蛍光を示す。慢性再発性CSCではRPE萎縮に一致した低蛍光領域がみられる（図14）。

6. 鑑別診断

黄斑部に漿液性網膜剥離を生じる疾患との鑑別が必要になる。

1) 加齢黄斑変性

加齢黄斑変性ではoccult typeと慢性CSCとの鑑別が困難な場合が多い。慢性CSC患者は高齢の症例も多く，既にRPEの障害が高度であるため，FAでoozingに類似した所見を呈するため両者の鑑別が困難である。加齢黄斑変性の脈絡膜厚は肥厚しないため，脈絡膜厚が肥厚するCSCとの鑑別にEDI-OCTによる脈絡膜厚測定は有用である[11)12)]。

2) ポリープ状脈絡膜血管症

ポリープ状脈絡膜血管症は異常血管網とその先端が血管瘤様に拡張したポリープ状病巣からなる。OCTでは異常血管網の部分はRPEの不規則で扁平な面状の隆起として認められ，double layer signを示す。ポリープ状病巣はRPEの高反射ラインの急峻な隆起としてみられる。double layer signはCSCでも認められ，ポリープ状病巣が検出されない異常血管網との鑑別が難しい。また，ポリープ状脈絡膜血管症はCSCと同様に脈絡膜肥厚がみられ，脈絡膜厚での鑑別も難しいため，厳重な経過観察が必要である。

3) フォークト・小柳・原田病

フォークト・小柳・原田病はメラノサイトに対する自己免疫疾患であり，脈絡膜に炎症

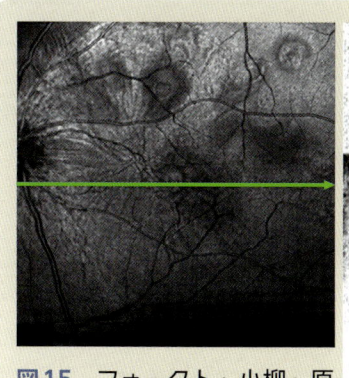

図15 フォークト・小柳・原田病のOCT
RPEの不規則な隆起(▲)がみられる。

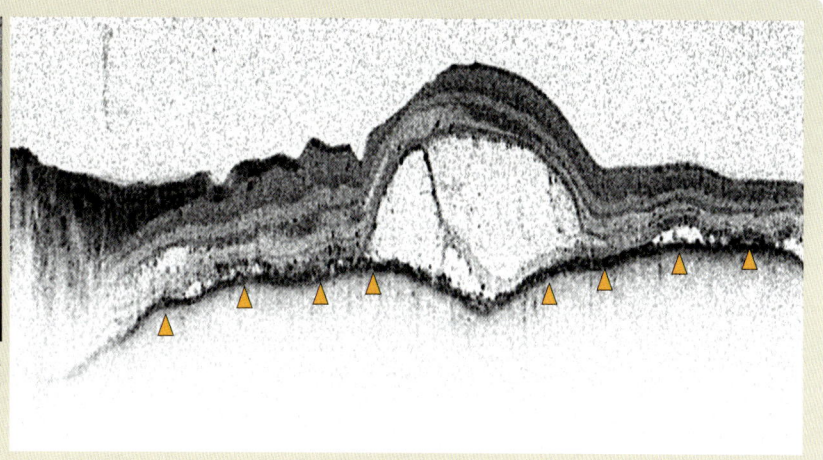

が生じる。頭痛，耳鳴りなど前駆症状がみられること，前眼部や硝子体中に炎症がみられること，眼底では癒合する漿液性網膜剥離，視神経乳頭発赤が両眼性にみられることでCSCと鑑別できる。また，フォークト・小柳・原田病ではRPEが波打つOCT所見を呈する(図15)。これは脈絡膜へ炎症細胞が浸潤し，脈絡膜血流がうっ滞することによると考えられている[13]。

4) 脈絡膜腫瘍

漿液性網膜剥離を伴う脈絡膜血管腫，脈絡膜メラノーマ，転移性脈絡膜腫瘍などの脈絡膜腫瘍との鑑別が必要である。ほとんどの場合，眼底所見，蛍光眼底造影で診断が明らかであるが，黄斑部外に腫瘍病巣があり，黄斑部には漿液性網膜剥離のみがみられる場合があるので注意を要する。また，脈絡膜腫瘍による隆起はOCTでは検出が難しいため超音波検査が有用である。

5) 乳頭ピット黄斑症候群

視神経乳頭からつながる漿液性網膜剥離がみられる。FAでは蛍光漏出がみられない。OCTでは漿液性網膜剥離と網膜分離とがみられる。

6) 自己免疫疾患や血管系の異常

脈絡膜血管に影響する全身性エリテマトーデスや結節性多発動脈炎などの自己免疫疾患，悪性高血圧，妊娠高血圧症候群，播種性血管内凝固などの疾患でも二次的に漿液性網膜剥離を生じるため，全身的な背景にも注意する。

7. 治療の適応と方針

本症は自然軽快の可能性が高いため，RPEの変性がない場合には自覚症状が出現してから数カ月は経過観察するが，神経網膜が既に菲薄化している症例や視力低下がみられ

る症例は早めに治療を考える。現在本症に対する治療としてレーザー光凝固，光線力学療法，ベバシズマブ硝子体内注射などが試みられているが，レーザー光凝固術以外は保険適用外である。

1) レーザー光凝固

レーザー光凝固はFA初期画像で認められる蛍光漏出点を直接凝固する。RPEの増殖を促すことが目的であるため，黄色や赤色の波長を選択する。スポットサイズは200μm，凝固時間は0.2秒で70〜80mWの出力から開始し，淡く弱凝固する。レーザー光凝固の適応は蛍光漏出点が中心窩外にある症例に限られる。合併症として凝固部の暗点，凝固斑の拡大があるため，事前に十分説明する。また，治療後に脈絡膜新生血管が発生することもある。レーザー光凝固は本症の主病巣である脈絡膜には影響せず脈絡膜厚は減少しないため，再発する可能性がある[14]。

2) 光線力学療法

光線力学療法（photodynamic therapy：PDT）は光感受性物質であるベルテポルフィンを静注後，半導体レーザーを照射する治療法でわが国では2004年に加齢黄斑変性に対し保険適用となった治療法である。CSCに対するPDTは2003年Yannuzziらによって初めて報告された[15]。当初は加齢黄斑変性の治療に準じた薬剤量や照射時間，出力で行われていたが，現在では治療の安全性を高めるためにより侵襲の低い方法が試みられている。Chanらはベルテポルフィンの量を半量にしたPDTを報告した[16]。結果，1年後に90％で漿液性網膜剥離が消失し，96％で視力維持もしくは改善が得られ，合併症もみられなかった。当施設で204眼に対しベルテポルフィン半量PDTを行った1年後の成績でも89.2％で漿液性網膜剥離が消失し，急激な視力低下や全身的な副作用はみられなかった[17]。当院での治療成績から，治療前の視力が0.9以下の症例，IA中期から後期にみられる異常脈絡膜組織染の程度が弱い症例は，1年後SRDが残存する可能性が高いことがわかった。Reibaldiらは低出力のPDTを行い，半量PDTと同等の効果を示した[18]。

PDTの奏効機序は，PDTによって脈絡膜の血流量が減少し，その後脈絡膜血管が再構築され，血流のうっ滞や透過性亢進が抑制されると考えられている[19]。CSCに対するPDTの長期成績はSilvaらによってPDT後4年でも効果は持続し，合併症もみられないことが報告されている[20]。

3) 抗血管内皮増殖因子硝子体内注射

慢性CSCの網膜下液吸収を促進する目的でベバシズマブ硝子体内注射が行われる。Artunayらは慢性CSCに対し，ベバシズマブ投与群とコントロール群を比較し，6カ月後にベバシズマブ群で有意に漿液性網膜剥離が消失したと報告している[21]。

文献

1) Yannuzzi LA : Type-A behavior and central serous chorioretinopathy. Trans Am Ophthalmol Soc. 1986 ; 84 : 799-845.
2) Carvalho-Recchia CA, et al : Corticosteroids and central serous chorioretinopathy. Ophthalmology. 2002 ; 109 : 1834-7.
3) Ross A, et al : Review and update of central serous chorioretinopathy. Curr Opin Ophthalmol. 2011 ; 22 : 166-73.
4) Iida T, et al : Persistent and bilateral choroidal vascular abnormalities in central serous chorioretinopathy. Retina. 1999 ; 19 : 508-12.
5) Abe S, et al : Increased and decreased choroidal blood flow elicited by cervical sympathetic nerve stimulation in the cat. Jpn J Physiol. 1995 ; 45 : 347-53.
6) Sun J, et al : Effect of catecholamine on central serous chorioretinopathy. J Huazhong Univ Sci Technolog Med Sci. 2003 ; 23 : 313-6.
7) Garg SP, et al : Endogenous cortisol profile in patients with central serous chorioretinopathy. Br J Ophthalmol. 1997 ; 81 : 962-4.
8) Maruko I, et al : Subretinal dot-like precipitates and yellow material in central serous chorioretinopathy. Retina. 2011 ; 31 : 759-65.
9) Imamura Y, et al : Enhanced depth imaging optical coherence tomography of the choroid in central serous chorioretinopathy. Retina. 2009 ; 29 : 1469-73.
10) Shinojima A, et al : Morphologic findings in acute central serous chorioretinopathy using spectral domain-optical coherence tomography with simultaneous angiography. Retina. 2010 ; 30 : 193-202.
11) Coscas F, et al : Comparison of macular choroidal thickness in adult onset foveomacular vitelliform dystrophy and age-related macular degeneration. Invest Ophthalmol Vis Sci. 2014 ; 55 : 64-9.
12) Kim SW, et al : Comparison of choroidal thickness among patients with healthy eyes, early age-related maculopathy, neovascular age-related macular degeneration, central serous chorioretinopathy, and polypoidal choroidal vasculopathy. Retina. 2011 ; 31 : 1904-11.
13) Kato Y, et al : Retinal pigment epithelium folds as a diagnostic finding of Vogt-Koyanagi-Harada disease. Jpn J Ophthalmol. 2013 ; 57 : 90-4.
14) Maruko I, et al : Subfoveal choroidal thickness after treatment of central serous chorioretinopathy. Ophthalmology. 2010 ; 117 : 1792-9.
15) Yannuzzi LA, et al : Indocyanine green angiography-guided photodynamic therapy for treatment of chronic central serous chorioretinopathy : a pilot study. Retina. 2003 ; 23 : 288-98.
16) Chan WM, et al : Safety enhanced photodynamic therapy for chronic central serous chorioretinopathy : one-year results of a prospective study. Retina. 2008 ; 28 : 85-93.
17) Fujita K, et al : One-year outcomes with half-dose verteporfin photodynamic therapy for chronic central serous chorioretinopathy. Ophthalmology. 2015 ; 122 : 555-61.
18) Reibaldi M, et al : Standard-fluence versus low-fluence photodynamic therapy in chronic central serous chorioretinopathy : a nonrandomized clinical trial. Am J Ophthalmol. 2010 ; 149 : 307-15.
19) Chan WM, et al : Choroidal vascular remodelling in central serous chorioretinopathy after indocyanine green guided photodynamic therapy with verteporfin : a novel treatment at the primary disease level. Br J Ophthalmol. 2003 ; 87 : 1453-8.
20) Silva RM, et al : Photodynamic therapy for chronic central serous chorioretinopathy : a 4-year follow-up study. Retina. 2013 ; 33 : 309-15.
21) Artunay O, et al : Intravitreal bevacizumab in treatment of idiopathic persistent central serous chorioretinopathy : a prospective, controlled clinical study. Curr Eye Res. 2010 ; 35 : 91-8.

〔藤田京子〕

◆ ポイント ◆

uveal effusion

1. 概念

　毛様体外層や脈絡膜内への漿液性滲出液の異常な貯留により，脈絡膜剥離が起こる状態をuveal effusion（ぶどう膜滲出）という。これはいくつかの眼疾患，全身疾患により引き起こされる病理解剖学的な状態の総称であり，高頻度に滲出性網膜剥離を伴う（図1）。脈絡膜内への滲出液の貯留は，強膜の異常により経強膜的な眼外への組織液の流出障害，脈絡膜のうっ滞が生じ，脈絡膜内に蛋白に富んだ液体が貯留することにより起こる。その結果，網膜色素上皮の上下で濃度勾配が変化し，色素上皮による網膜下液の吸収が阻害され，網膜下に液体が貯留するために滲出性網膜剥離が起こる。強膜の異常として，グリコサミノグリカン様沈着物の異常な蓄積が報告されている[1〜3]。

　小眼球を伴うものと伴わないものに分類される。小眼球を伴う場合には，肥厚した強膜が渦静脈を圧迫し静脈系の排出を妨げて発症する。小眼球を伴わない場合，眼球の大きさが正常で，ほかの眼疾患や全身疾患のないuveal effusionを特発性uveal effusion syndromeと呼ぶ[4]。

2. 臨床所見

　脈絡膜剥離は，茶褐色の硬く表面平滑な凸状の隆起を示し，眼球運動によって明らかには移動しない。早期〜中期には，毛様体扁平部と脈絡膜周辺部の隆起により強膜圧迫なしに鋸状縁が観察できる。滲出の悪化に伴い，小葉状の脈絡膜剥離が観察できるようになる。滲出性網膜剥離は，下方から始まることが多く，網膜下液は体動により容易に移動する（図2）。

　眼底には，慢性的な網膜下液の貯留によって生じた網膜色素上皮のびまん性の脱色素や，多発性過形成による色素ムラがみられる。

　上強膜静脈の拡張やシュレム（Schlemm）管内の出血がみられることがある。前房内に炎症所見は認められない。その他，中等度の硝子体内細胞浸潤，網膜下液の蛋白濃度の上昇[4〜6]，最近では髄液検査は行われなくなったが，脳脊髄圧の上昇や髄液中の蛋白濃度の上昇などが認められる。

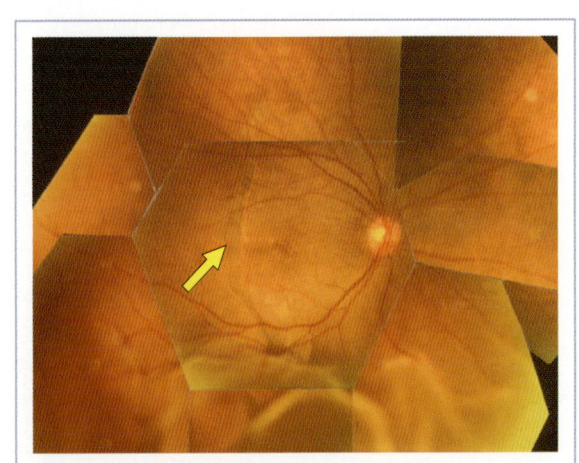

下方に胞状網膜剥離が認められる。黄斑部耳側には弧状に網膜色素上皮裂孔（➡）がみられる。

図1 特発性uveal effusion syndromeの眼底全体像（パノラマ合成写真）

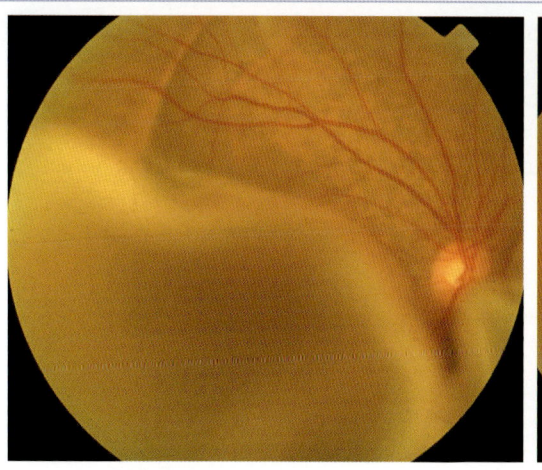

a. カラー眼底写真
坐位では下方に胞状網膜剥離が認められる。

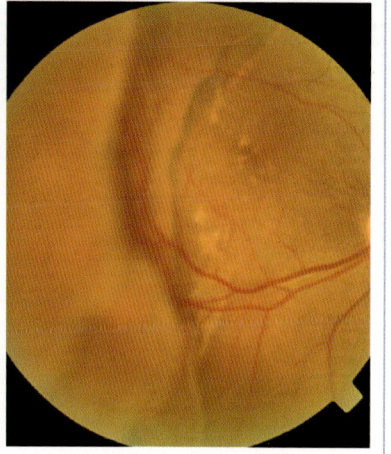

b. aの右側臥位での眼底写真
下方にあった胞状の網膜剥離が，右側臥位では耳側に移動しているのがわかる。

図2　uveal effusion

3. 診　断

　特発性uveal effusion syndromeの診断は，特徴的な眼底臨床所見と，uveal effusionを起こす他疾患を除外することにより行う。健康な中年男性に好発し，多くは両側性であるが，片側性は高齢男性に多い。

　フルオレセイン蛍光造影（FA）検査では，窓陰影（window defect）による過蛍光とblockによる低蛍光の混じり合ったleopard spot patternがみられる（図3）。明らかな蛍光漏出は認めない。インドシアニングリーン蛍光造影（IA）検査では，早期から脈絡膜血管の透過性亢進によるびまん性顆粒状の過蛍光がみられ，後期により著しくなる[2]。

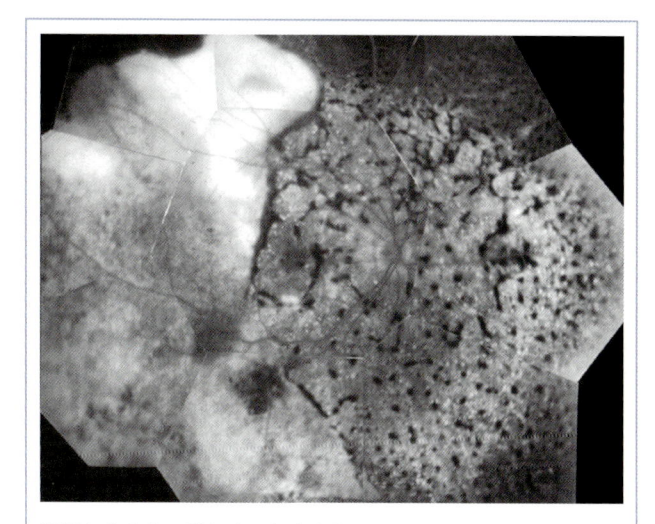

網膜色素上皮の脱色素と色素沈着によるleopard spot patternを示している。

図3　特発性uveal effusion syndromeのFA（パノラマ合成写真）

4. 治　療

　脈絡膜のうっ滞を改善し，眼外への組織液の流出障害を改善する目的で，部分強膜切除術や強膜開窓術などが行われる。

◆ ポイント ◆

文 献

1) Forrester JV, et al：The uveal effusion syndrome and trans-scleral flow. Eye(Lond). 1990；4：354-65.
2) Uyama M, et al：Uveal effusion syndrome：clinical features, surgical treatment, histologic examination of the sclera, and pathophysiology. Ophthalmology. 2000；107：441-9.
3) Ward RC, et al：Abnormal scleral findings in uveal effusion syndrome. Am J Ophthalmol. 1988；106：139-46.
4) Gass JD, et al：Idiopathic serous detachment of the choroid, ciliary body, and retina(uveal effusion syndrome). Ophthalmology. 1982；89：1018-32.
5) Brockhurst RJ, et al：Uveal effusion. Ⅱ. Report of a case with analysis of subretinal fluid. Arch Ophthalmol. 1973；90：399-401.
6) Gass JD：Uveal effusion syndrome：a new hypothesis concerning pathogenesis and technique of surgical treatment. Trans Am Ophthalmol Soc. 1983；81：246-60.

（眞鍋　歩）

❷ 加齢黄斑変性

1. 加齢黄斑変性とは

　加齢黄斑変性（age-related macular degeneration：AMD）は老化に基づく黄斑異常の総称である。年齢は50歳以上，黄斑は中心窩を中心に直径6,000μmの領域を指し，黄斑異常の所見には，わが国のAMDの診断基準に示すものが含まれる[1]（表1，2）。

　AMDには遺伝的要因があり，環境要因の修飾によって発病する。感受性遺伝子としてはage-related maculopathy susceptibility 2（*ARMS2*），complement factor H（*CFH*），*C2-CFB-RDBP-SKIV2L*（complement component 2-complement factor B-RNA binding protein-superkiller viralicidic activity 2-like），*C3*（complement component 3），*CF1*（complement factor 1）の遺伝子多型が報告されているが，日本人では*ARMS2*，白人では*CFH*の関連が深く，AMD感受性遺伝子における一塩基多型の存在部位に人種差がある（「トピックス　遺伝子と加齢黄斑変性」参照）。

　環境要因としては喫煙，日光曝露，高血圧，肥満などが報告されている。その中で喫煙は唯一の確実なリスクファクターであり，喫煙者は非喫煙者に比較して3～5倍発病のリスクが高く，用量依存性である。

表1　加齢黄斑変性の分類

1. 前駆病変	1) 軟性ドルーゼン
	2) 網膜色素上皮異常
2. 加齢黄斑変性	1) 滲出型加齢黄斑変性*
	2) 萎縮型加齢黄斑変性
＊滲出型加齢黄斑変性の特殊型　①ポリープ状脈絡膜血管症　②網膜血管腫状増殖	

（厚生労働省網膜脈絡膜・視神経萎縮症調査研究班加齢黄斑変性診断基準作成ワーキンググループ：加齢黄斑変性の分類と診断基準. 日眼会誌. 2008；112：1076-84より引用）

表2　加齢黄斑変性の診断基準

年齢50歳以上の症例において，中心窩を中心とする直径6,000μm以内の領域に以下の病変がみられる。
1. 前駆病変
    軟性ドルーゼン，網膜色素上皮異常が前駆病変として重要である。
2. 滲出型加齢黄斑変性
    主要所見：以下の主要所見の少なくとも1つを満たすものを確診例とする。
            ①脈絡膜新生血管
            ②漿液性網膜色素上皮剝離
            ③出血性網膜色素上皮剝離
            ④線維性瘢痕
    随伴所見：以下の所見を伴うことが多い。
            ①滲出性変化：網膜下灰白色斑（網膜下フィブリン），硬性白斑，網膜浮腫，漿液性網膜剝離
            ②網膜または網膜下出血
3. 萎縮型加齢黄斑変性
    脈絡膜血管が透見できる網膜色素上皮の境界鮮明な地図状萎縮を伴う。
4. 除外規定
    近視，炎症性疾患，変性疾患，外傷などによる病変を除外する。

(厚生労働省網膜脈絡膜・視神経萎縮症調査研究班加齢黄斑変性診断基準作成ワーキンググループ：加齢黄斑変性の分類と診断基準. 日眼会誌. 2008；112：1076-84より引用)

2. 厚生労働省網膜脈絡膜・視神経萎縮症調査研究班の提唱した分類と診断基準

1) 分類（表1）[1]

　　　　AMDは前駆病変とAMDにわけられている。前駆病変は軟性ドルーゼンと網膜色素上皮（retinal pigment epithelium：RPE）の異常である。AMDは滲出型と萎縮型にわけられ，滲出型AMDの特殊型としてポリープ状脈絡膜血管症（polypoidal choroidal vasculopathy：PCV）と網膜血管腫状増殖（retinal angiomatous proliferation：RAP）がある。欧米での疫学研究では前駆病変は早期加齢黄斑症，AMDは晩期加齢黄斑症と分類されることがある。

2) 診断基準（表2）[1]

　　　　診断基準は，前駆病変，滲出型AMD，萎縮型AMDと除外規定からなっている。

①前駆病変

　　　　軟性ドルーゼンは直径63μm以上の大きさと定義されている（図1a）。63μmは視神経乳頭を横切る網膜静脈の直径125μmの半分を目安にする。軟性ドルーゼンが1個以上みられれば前駆病変と診断される。対側眼が既に脈絡膜新生血管（choroidal neovascularization：CNV）を発症している場合や癒合性の軟性ドルーゼンは，滲出型

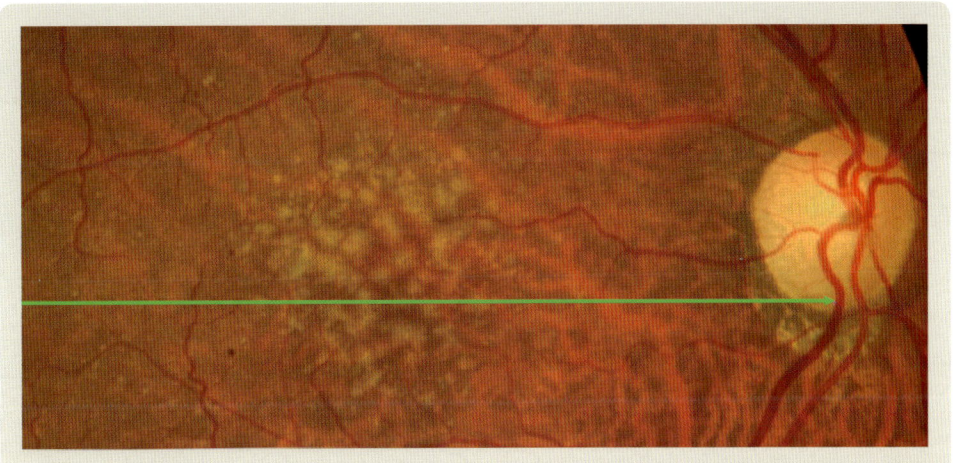

a. カラー眼底写真
黄斑部に灰白色の軟性ドルーゼンが多発してみられる。

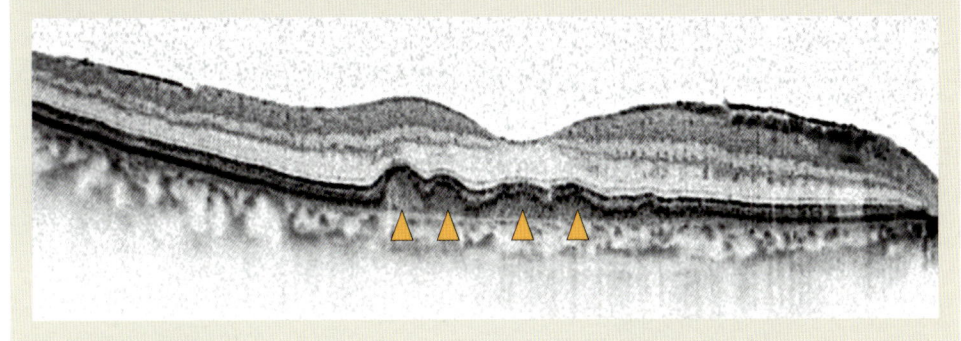

b. OCT（水平断）
ドルーゼンは均一な高反射を示し（▲），その上の網膜色素上皮は不規則な隆起を示す。

図1 軟性ドルーゼン

AMDへ移行する可能性が高いため注意が必要である。RPEの異常は，色素脱出，色素沈着，色素ムラに加え小型（1乳頭径未満）の漿液性網膜色素上皮剥離（retinal pigment epithelial detachment：PED）が含まれる（図2a）。色素脱出は，境界不鮮明で脈絡膜血管が透見できない程度のRPEの萎縮と定義されている。軟性ドルーゼンと小型のPEDの画像診断上の鑑別点は，フルオレセイン蛍光造影（FA）では，軟性ドルーゼンは早期から後期まで拡大しない組織染による淡い過蛍光，小型のPEDは色素貯留による過蛍光を示すことである。光干渉断層計（OCT）では両者ともRPEがドーム状に隆起するが，軟性ドルーゼンではドーム内に内部反射を伴い，小型のPEDでは内部反射を伴わない（図1b，2b）。

＜付＞そのほかのドルーゼン

　　ドルーゼンと類似の外観を示し，最近AMDの前段階として注目されている病変としてreticular pseudodrusenとcuticular（basal laminar）drusenとがある。

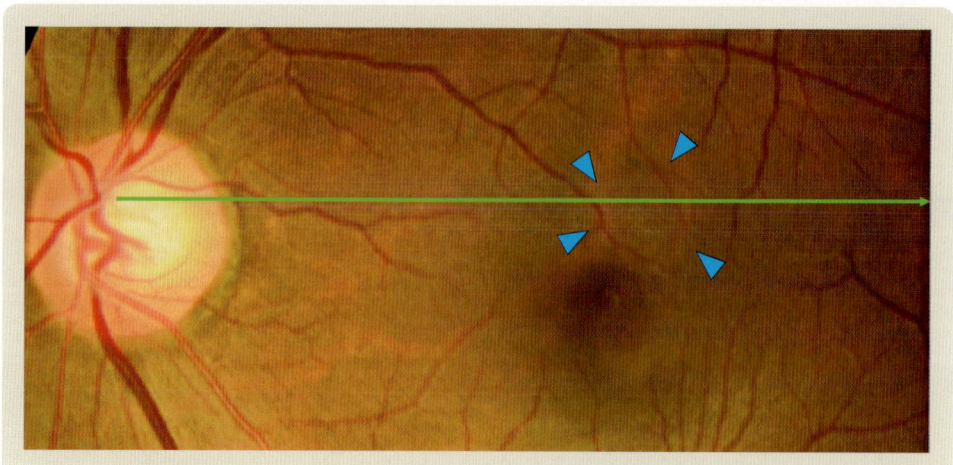

a. カラー眼底写真
黄斑部の上方に1乳頭径未満の小型の漿液性PEDがみられる（▲）。

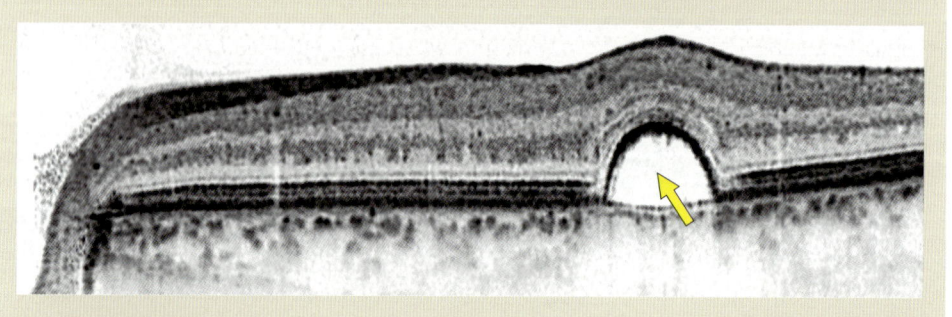

b. OCT（水平断）
網膜色素上皮がドーム状に隆起し，内部反射を伴わない（⇨）。

図2 小型の漿液性網膜色素上皮剥離（PED）

- reticular pseudodrusen

　近年OCT画像の進歩によって普及した概念であり，AMD，特にRAPの前段階として注目されている[2)3)]（図3）。黄色の小点状病巣で，黄斑の耳上側に現れる。やがてほかの象限にも現れ，周辺部に拡大する。レッドフリーや青色光の撮影によって最もよく認められ，FAでは低蛍光を示す。OCTでは視細胞内節外節接合部（junction between photoreceptor inner and outer segment tip：IS/OS）ラインとRPEの間の上方に凸の三角形の高反射として認められ，さらに突出して外境界膜上に達するものもある[4)]。網膜下にドルーゼン様の多形性のdebrisが沈着したものと考えられている。

- cuticular (basal laminar) drusen

　初期には小さな均一の丸い硬性ドルーゼン様の白色病変としてみられ，加齢に伴い増加し，個々の大きさも大きくなり，癒合性になる（図4）。cuticular drusenは，Gassがbasal laminar drusenとして報告している[5)]。病理組織学的にはブルッフ（Bruch）膜の肥厚した内側が結節様に突出したもので，CNVあるいは偽卵黄様剥離（pseudo-vitelliform macular detachment lesion）を合併しやすい[6)]。FAでは，"stars-in-the-sky"あるいは"milky-way"様の多数の過蛍光点がみられる。眼底自発蛍光（FAF）では過蛍光のリングに囲まれた低蛍光を示す。OCTではRPEを鋸歯様に押し上げる

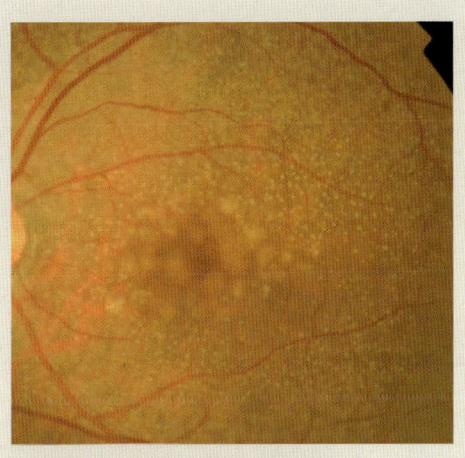

a. カラー眼底写真
黄斑の軟性ドルーゼンの周りに無数の白色点状病巣 (reticular pseudodrusen) がみられる。

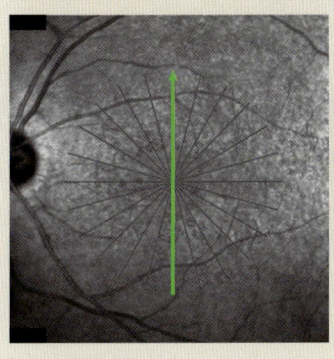

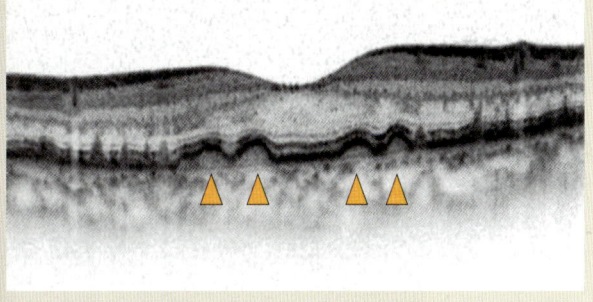

b. a の OCT
軟性ドルーゼンは，内部に中等度反射を有する網膜色素上皮の隆起としてみられる（▲）。

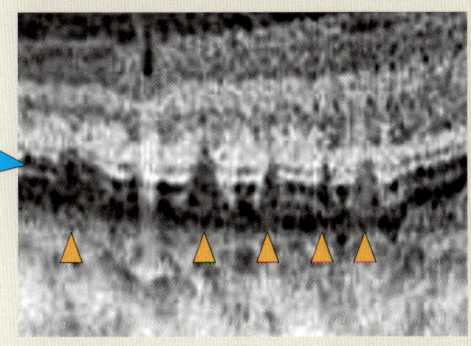

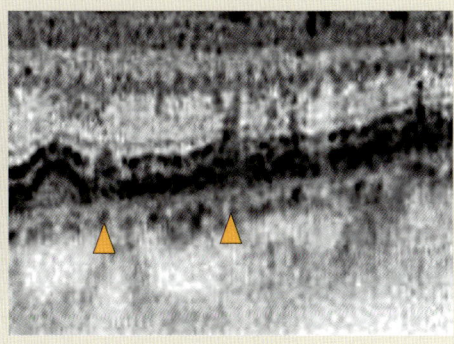

c. b の拡大
reticular pseudodrusen は網膜色素上皮を基底とし上方に向かう三角形を示している。IS/OS接合部を越え（▲），外境界膜の上方にまで達しているものも多い（▲）。

図3 軟性ドルーゼンと reticular pseudodrusen

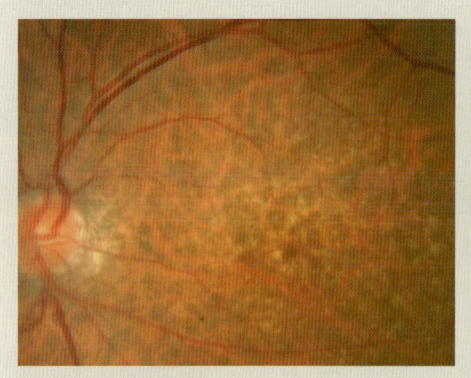

a. カラー眼底写真
後極に無数の黄白色病巣を認める。

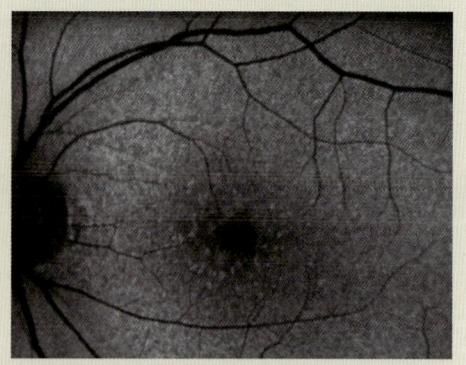

b. aのFAF
cuticular drusenに一致して無数の低蛍光がみられる。

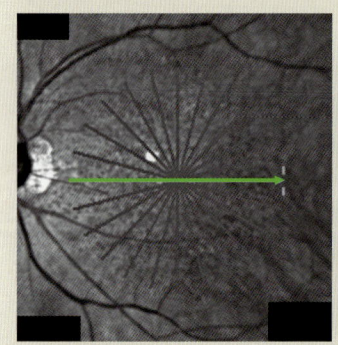

c. aのOCT
様々な丈の高さの癒合した隆起性病変が網膜色素上皮を押し上げている。sawtooth patternと呼ばれる。

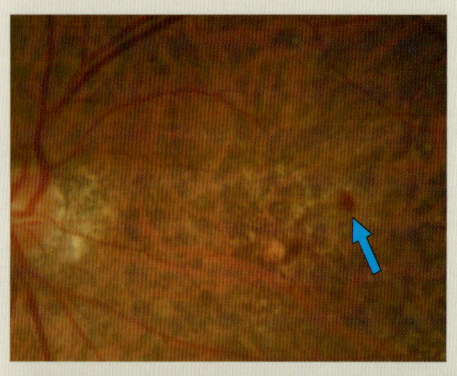

d. aの12カ月後
黄斑耳側に網膜出血を認め、網膜血管腫様増殖（➡）になった。

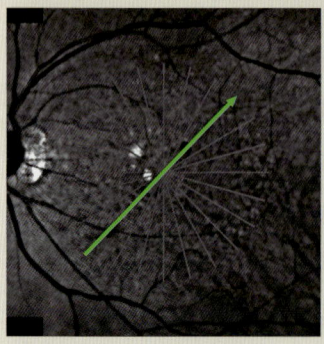

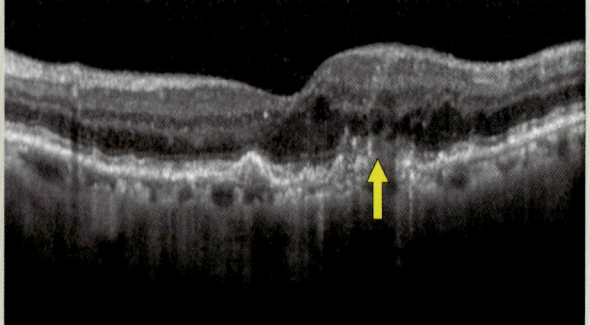

e. dのOCT；出血を含む
網膜色素上皮が欠損し、その上下にまたがる中等度反射があり（➡）、網膜血管腫状増殖と診断できる。囊胞様黄斑浮腫を示す囊胞腔と網膜浮腫がみられる。

図4 cuticular (basal laminar) drusen

sawtooth patternの高反射として認められる[7]。

②滲出型加齢黄斑変性（滲出型AMD）

確診例となる主要所見と，高頻度にみられるが確診例とならない随伴所見とがある[1]。主要所見としてCNV，漿液性PED，出血性PED，線維性瘢痕が挙げられ，少なくとも1つを満たせば確診例となっている。CNVは蛍光眼底造影検査の所見に基づくものだけでなく，検眼鏡的に網膜下に灰白色または橙赤色隆起病巣を認めれば，蛍光眼底造影検査を行わなくても確診例となる（図5a）。PCVの診断基準[8]でも橙赤色隆起病巣を認めれば，ポリープ状病巣をインドシアニングリーン蛍光造影（IA）で確認しなくても確診例となるのと同様である。漿液性PEDはCNVを伴わなくても1乳頭径以上であれば主要所見となる（図6）。出血性PED（図7）と線維性瘢痕（図8）は滲出型AMDの特異度の高い所見であることから，確診例の主要所見となっている。出血性PEDの大きさは問わない。

随伴所見として網膜下灰白色斑，硬性白斑，網膜浮腫，漿液性網膜剥離などの滲出性変化と，網膜または網膜下出血が挙げられている。これらはCNVに伴う所見として高頻度にみられるが，網膜静脈閉塞症や網膜細動脈瘤などの網膜疾患にも認められることがある。これらの所見があれば，CNVの存在を疑うが，他の網膜疾患との鑑別も必要である。

③萎縮型加齢黄斑変性（萎縮型AMD）[9]（図9）

萎縮型AMDは，高齢者の黄斑部に，加齢によるRPE・視細胞・脈絡膜毛細血管の萎縮性変化，ブルッフ膜の肥厚・変性に伴って視機能低下をきたす疾患と定義されている。この萎縮型AMDの新たな診断基準では，大きさを含め次の5つの必須所見がある。①直径250μm以上，②円形，卵円形，房状または地図状の形態，③境界鮮明，④RPEの低色素または脱色素変化，⑤脈絡膜中大血管が明瞭に透見可能。除外規定の中に，先天性・遺伝性疾患，強度近視における網脈絡膜萎縮，慢性中心性漿液性脈絡網膜症，外傷性網膜・脈絡膜打撲壊死の陳旧期があり，滲出型AMDの臨床所見として認める網膜色素上皮裂孔，光凝固瘢痕，治療後に生じた地図状萎縮も除外項目となる。萎縮からCNVを生じたものは滲出型AMDに分類する。重症度分類では，中心窩を含む地図状萎縮を認めるものは重症としている。

④除外規定

続発性にCNVを伴う可能性のある疾患を除外している。強度近視，特発性のCNVなどの炎症性疾患，網膜色素線条症などの変性疾患，外傷などである。

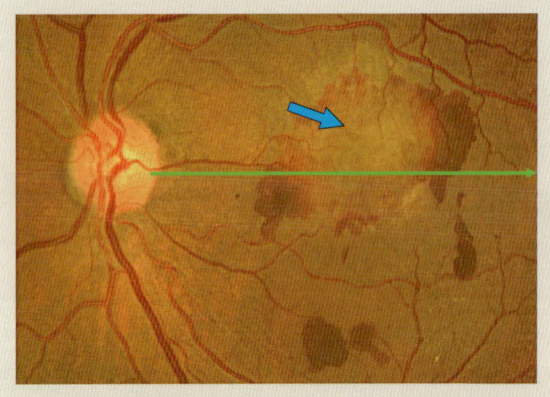

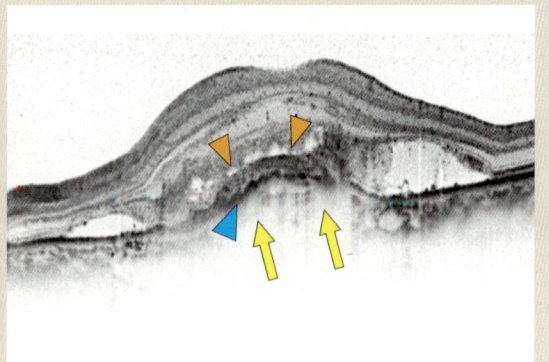

a. カラー眼底写真
中心窩に周囲に網膜下出血を伴う灰白色隆起病巣がみられる（→）。

b. OCT（水平断）
網膜色素上皮のライン（▲）の上に type 2 CNV（▲），下に type 1 CNV（→）が高反射塊として検出される。type 1 CNV は type 2 CNV よりも反射は減弱している。

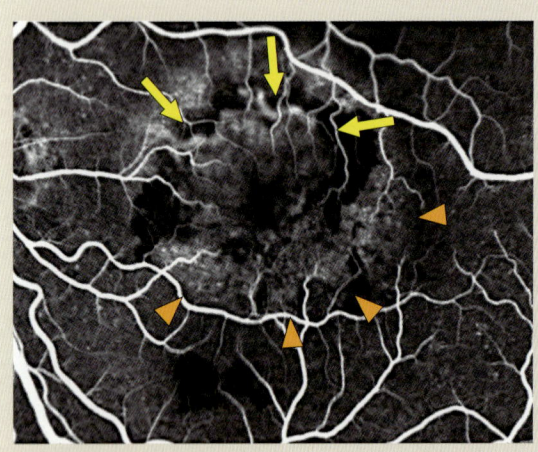

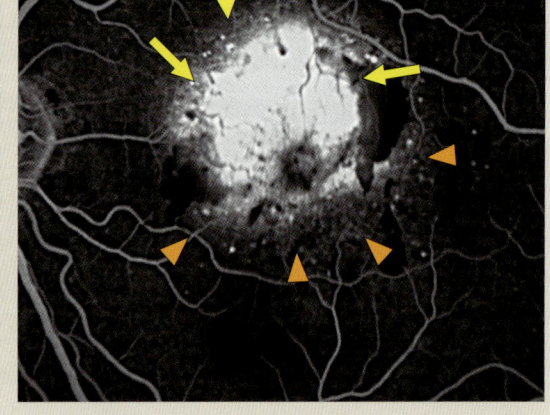

c. FA早期

d. FA後期

白色隆起病巣は，classic CNV の所見を示す。造影早期から網目状の過蛍光がみられ，後期には旺盛な色素漏出がみられる（→）。その周囲は，occult CNV の所見を示す（▲）。

図5 脈絡膜新生血管（CNV：type 1 CNV + type 2 CNV）

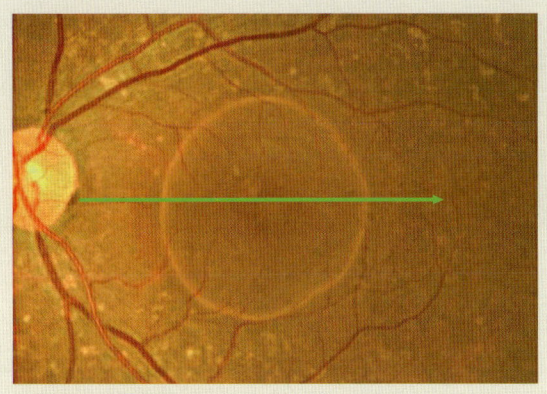

a. カラー眼底写真
黄斑部の上方に1乳頭径以上の大型の漿液性PEDがみられる。

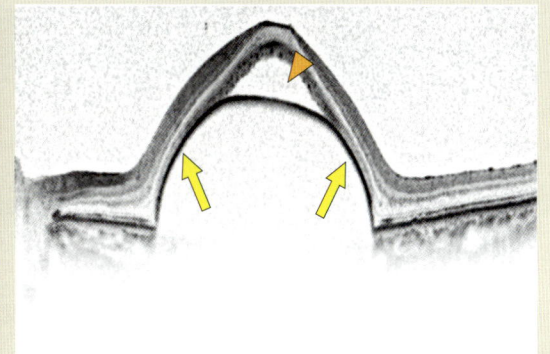

b. OCT（水平断）
網膜色素上皮がドーム状に隆起し，内部反射を伴わない（⇨）。中心窩下に漿液性網膜剥離がみられる（▲）。

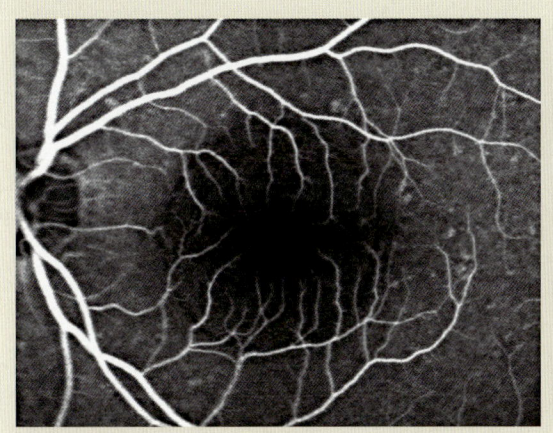

c. FA早期

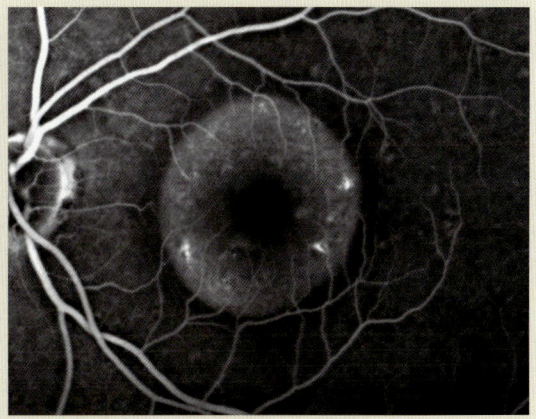

d. FA後期

PED内は時間の経過とともにpoolingによる過蛍光を示す。

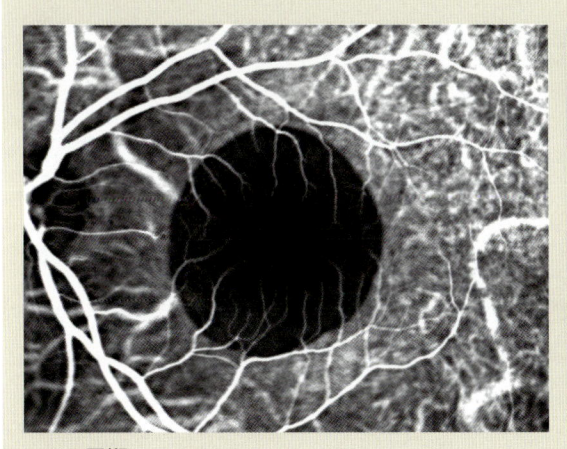

e. IA早期

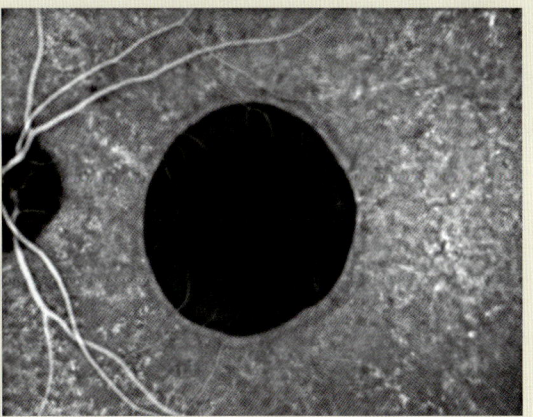

f. IA後期

PED内は下液と色素沈着のblockによる低蛍光がみられ，CNVを示唆する過蛍光を認めない。

図6 漿液性網膜色素上皮剥離（PED）：脈絡膜新生血管（CNV）を伴わない1乳頭径以上のPED

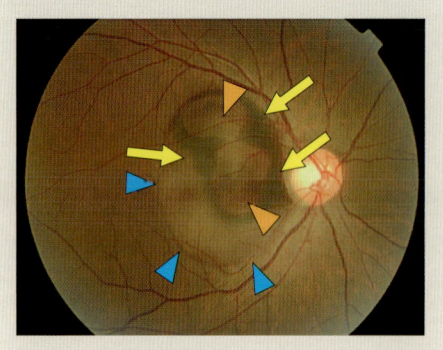

図7　出血性網膜色素上皮剥離（HPED）
カラー眼底写真。黄斑部上方と鼻側にHPED（▲）とその周囲に網膜下出血（⇒）を認め，黄斑部には漿液性網膜剥離（▲）を認める。

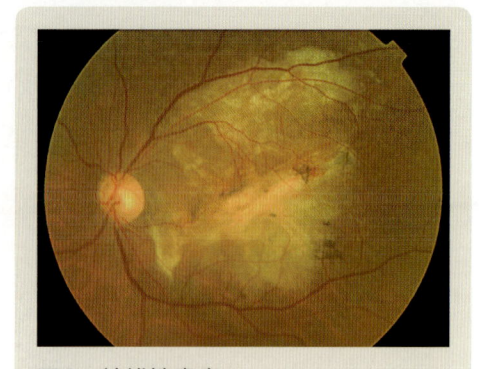

図8　線維性瘢痕
カラー眼底写真。黄斑部に脈絡膜新生血管を認める。

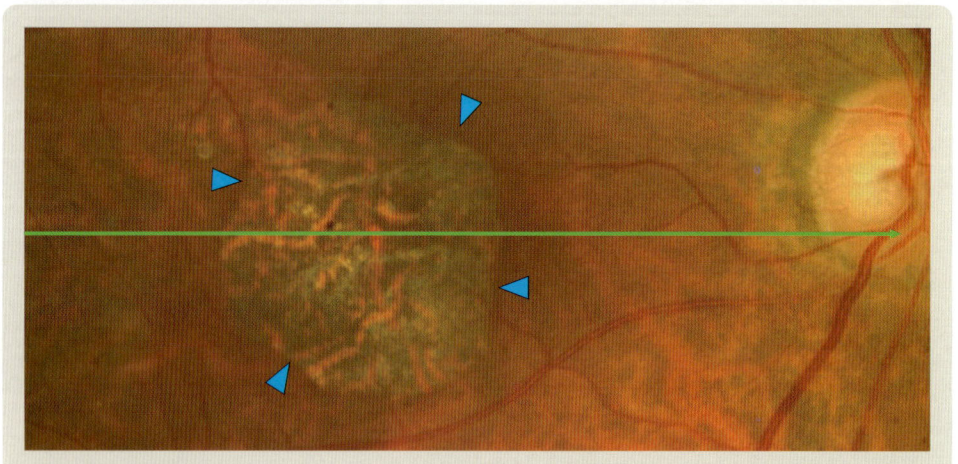

a．カラー眼底写真
境界鮮明な円形の地図状の形態を示す（▲）。網膜色素上皮の脱色素変化を伴い脈絡膜中大血管が明瞭に透見可能である。

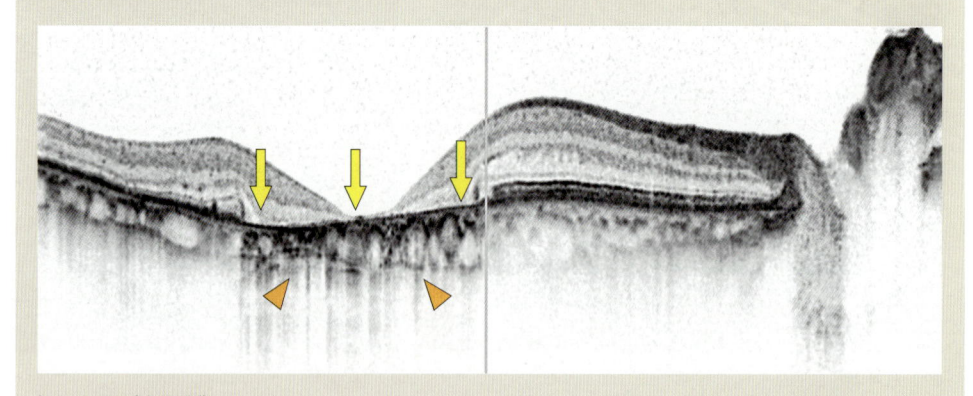

b．OCT（水平断）
地図状萎縮の範囲は網膜色素上皮の高反射のラインが周囲より薄くなり脈絡膜の反射が強くなる（▲）。またその範囲に一致してIS/OSの欠損がみられる（⇒）。

図9　萎縮型加齢黄斑変性

3. 有病率

わが国の3つの疫学研究の結果を**表3**に示す[10]。

久山町研究での50歳以上の有病率は前駆病変12.7％，AMD 0.87％で，AMDは滲出型AMD 0.67％，萎縮型AMD 0.2％にわけられる[11]。アジア人の40～79歳のAMDの有病率は早期AMDが6.8％，晩期AMDが0.56％であり，白人の早期AMD 8.8％，晩期AMD 0.59％と比較し，早期AMDは白人より低いものの，晩期AMDには差がないことが示された[12]。日本では滲出型は萎縮型の約3倍で，アジア人では滲出型が萎縮型よりも多かった。わが国では男性は女性の約3倍で，年齢が上がるほど有病率が増加し，両眼性が多かった。

表3 わが国の主な疫学調査のまとめ

	久山町研究	舟形町研究	長浜研究
初回調査	1998年 50歳以上 1,486人	2000～2002年 35歳以上 1,652人	2008～2010年 50歳以上 5,595人
有病率	前駆病変：12.7％ AMD：0.87％ （滲出型0.67％，萎縮型0.2％）	前駆病変：3.5％ AMD：0.5％	前駆病変：22.3％ AMD：0.52％
追跡調査	第2回 2003年 第3回 2007年 第4回 2014年		
発病率＊	5年：8.5％／0.8％ 9年：10.0％／1.4％		
危険因子 　年齢	有病：1.03～1.04倍	有病：2.27倍／10歳	50～59歳：16.1％／0.27％＊ 70歳以上：32.1％／0.98％＊
性別		男性0.8％／女性0.2％	男性0.81％／女性0.36％
喫煙	有病：1.01～1.13倍	有病：5.03倍	有病：2.27倍 （Brinkman index≧500）

＊前駆病変／加齢黄斑変性
（厚生労働省網膜脈絡膜・視神経萎縮症調査研究班加齢黄斑変性診断基準作成ワーキンググループ：加齢黄斑変性の分類と診断基準．日眼会誌．2008；112：1076-84を元に作成）

4. 診　断

1）脈絡膜新生血管（CNV）

　　CNVの有無，CNVの位置と活動性を確認するために，カラー眼底写真とOCTに加え，FAとIAを行う。OCTでは網膜浮腫や漿液性網膜剥離などの随伴所見を確認し，CNVがRPEより上に存在するか，下に存在するかを判定する。網膜色素上皮下CNVはtype 1 CNV（図10），網膜色素上皮上CNVはtype 2 CNV（図11）に分類されるが（Gass分類）[5]，type 1 CNVとtype 2 CNVが混在する症例が多い（図5）。FAではCNVが明瞭にとらえられるclassic CNVと，明瞭にとらえられないoccult CNVに分類される。classic CNVはtype 2 CNVが多いが（図11），RPEの萎縮が強いとtype 1 CNVでも同様の所見となる。occult CNVはfibrovascular PED（線維血管性色素上皮剥離）とlate leakage of undetermined source（起源不明の後期の色素漏出）があるが，type 1 CNVを示す所見である。IAは，FAで検出できない網膜色素上皮下のCNVを検出できる（図10）。

2）ポリープ状脈絡膜血管症（PCV）

　　PCVでは後極部を超える範囲や乳頭周囲にも病巣を認めることがあるため，倒像鏡で眼底全体を観察して，ついで前置レンズを用いて詳細を観察する。診断基準にある橙赤色隆起病巣は，PCVの病巣の本体であり，RPEが限局性に隆起している（図12）。網膜下出血を伴う場合や出血性PEDの辺縁に存在する場合には検出できないこともある。また，橙赤色隆起病巣がフィブリンに覆われると辺縁が不整な灰白色隆起病巣として認められる。辺縁が明瞭で小さいRPEの丈の低い白色隆起病巣は，橙赤色隆起病巣が退縮した状態であり，さらに時間が経過し，色素沈着を伴い茶褐色になる場合もある。異常血管網の範囲に一致してRPEの萎縮がみられるが，異常血管網自体によるRPEの変化なのか，異常血管網の滲出性変化による二次的な変化であるかは判別できない。

　　PCVは網膜色素上皮下の病変であるためIA所見が重要となる。ポリープ状病巣はIA中期から後期にみられる瘤状病巣である。造影開始と同時あるいはやや遅れて造影が始まるが，ポリープ状病巣は脈絡膜血管の形態異常を示すもの（図12），内部に毛細血管瘤様の過蛍光点を認めることもある。それらの異常部から色素が漏れ，後期にポリープ状病巣内は均一な過蛍光を示すものが多い（図12）。輪状の過蛍光を示すものもある。異常血管網はIAでよくわかる。近年，PCVを脈絡膜血管異常である狭義PCVと，CNVの先端がポリープ状病巣になったものにわける考え方が提唱されている[13,14]。異常血管網の部分に一致してFAで色素の漏れがみられないのは前者，みられるのは後者という考え方は，治療法を考えるときに有用である。

　　OCTではポリープ状病巣や異常血管網の特徴的な3次元的構造を描出できるが，PCVの診断基準にはOCT所見は含まれていない。ポリープ状病巣は，病巣がRPEを

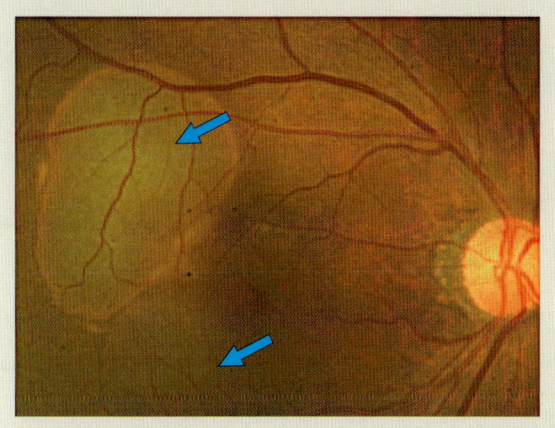

a. カラー眼底写真
黄斑部の上耳側と下耳側に大型の漿液性網膜色素上皮剝離（PED）がみられる（➡）。

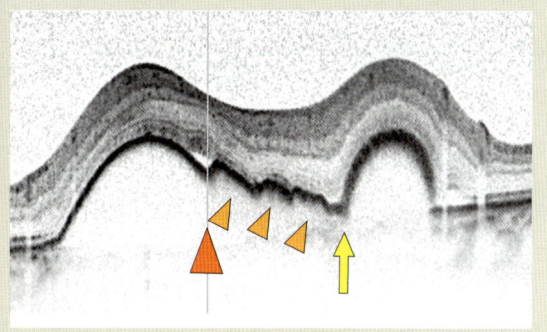

b. OCT（垂直断）
網膜色素上皮の不規則な隆起（▲）は網膜色素上皮下のCNVの存在を示唆するが、その直下のCNVの反射は強くない（▲と➡はIAと同じ部位）。

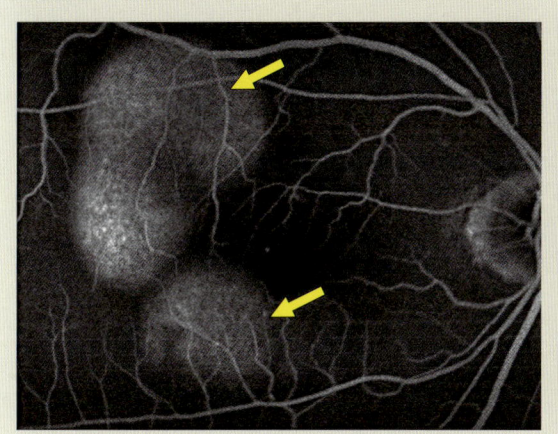

c. FA後期
PED内は時間の経過とともにpoolingによる過蛍光を示す（➡）。CNVを示唆する所見は確認できない。

d. IA後期
PED内は下液のblockによる低蛍光がみられ、その中央の範囲に網膜色素上皮下のCNVを示唆する過蛍光を認める（▲）（▲と➡はOCTと同じ部位）。

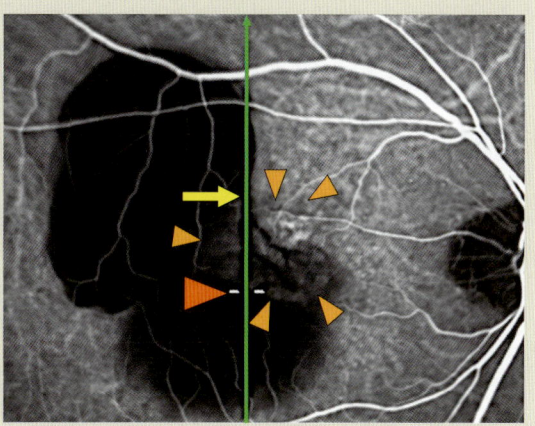

図10 網膜色素上皮下脈絡膜新生血管（type 1 CNV）

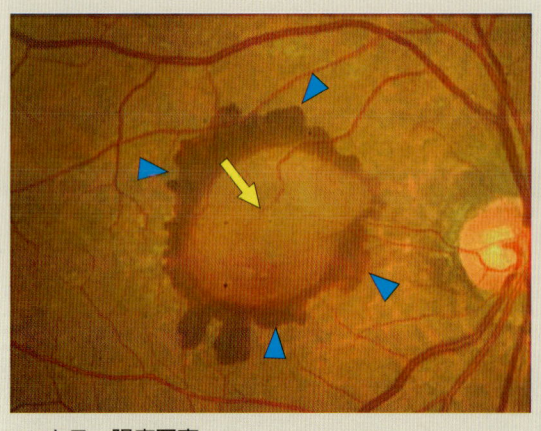

a. カラー眼底写真
黄斑部に灰白色の隆起病巣（⇒）と網膜下出血を認める（▲）。

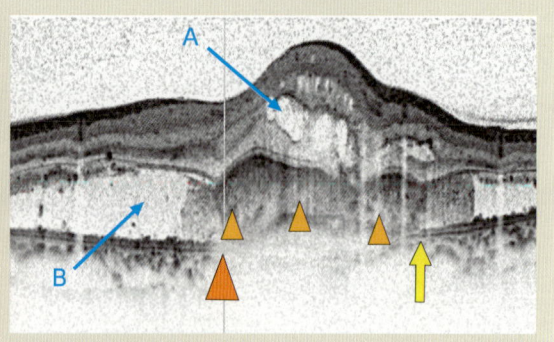

b. OCT（垂直断）
網膜色素上皮上のCNVを示唆する高反射塊がみられる（▲）。CNVの随伴所見である囊胞様黄斑浮腫（A），漿液性網膜剝離（B）がみられる（▲と⇒はFA後期と同じ部位）。

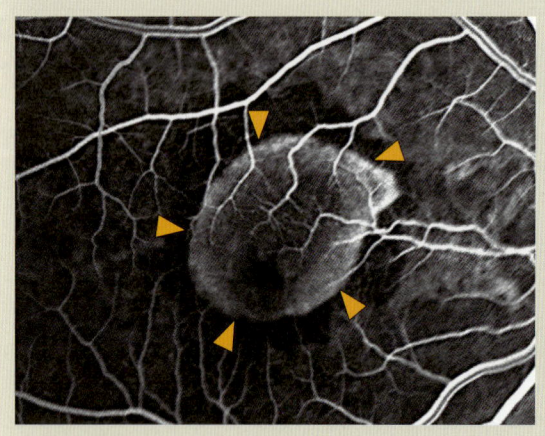

c. FA早期
d. FA後期 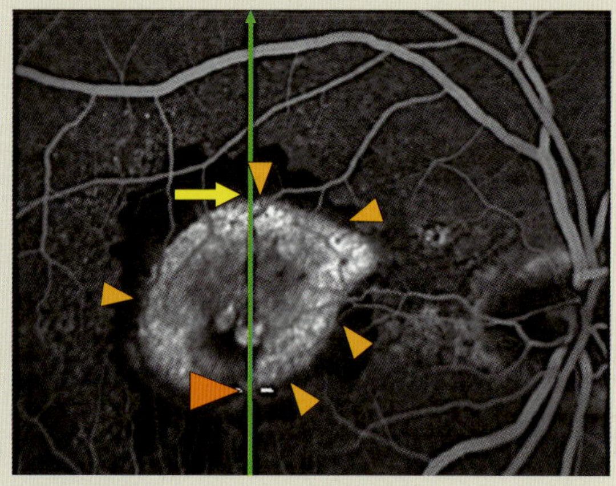
早期に境界鮮明な過蛍光を示し（小矢印），後期には増強するclassic CNVの造影パターンがみられる（▲）。その周囲の低蛍光は，網膜下出血に伴う蛍光遮断である（▲と⇒はOCTと同じ部位）。

図11 網膜色素上皮上脈絡膜新生血管（type 2 CNV）

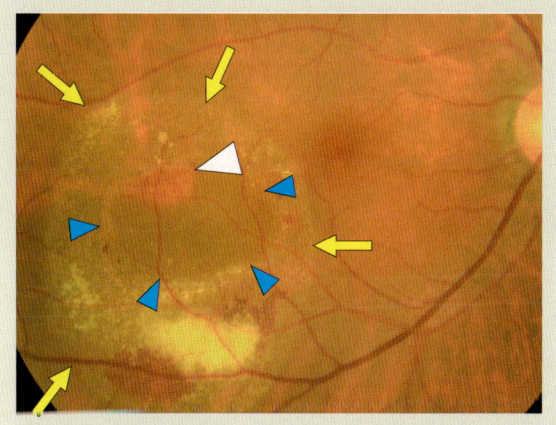

a. カラー眼底写真
黄斑部に橙赤色隆起病巣（△）と漿液性網膜剥離（⇒），網膜色素上皮剥離（▲）を認める。

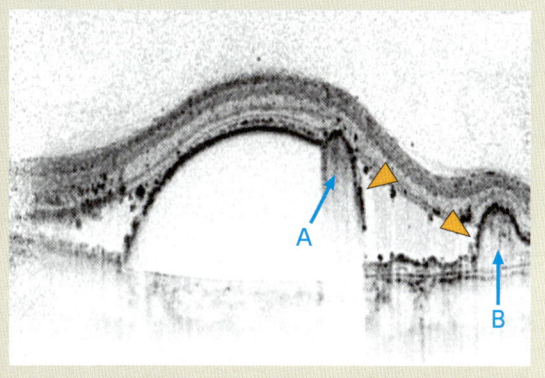

b. OCT（垂直断）
網膜色素上皮の急峻な立ち上がり（▲）と網膜色素上皮を押し上げるポリープ状病巣を示唆する高反射塊がみられる（tomographic notch sign）（→A, BはIAのポリープ状病巣と同じ位置）。

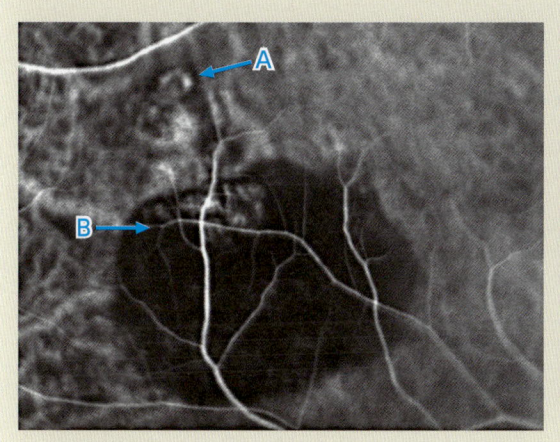

c. IA早期
ポリープ状病巣の内部は脈絡膜血管の形態異常を示唆する瘤状の過蛍光を示す（→A, B）。

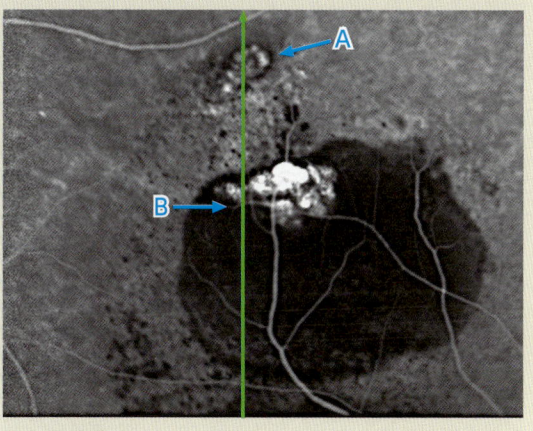

d. IA後期
ポリープ状病巣の内部に蛍光色素が貯留し過蛍光を示している。網膜色素上皮剥離の部位は蛍光遮断による低蛍光を示す。

図12 ポリープ状脈絡膜血管症（PCV）

a. IA早期
ポリープ状病巣の内部に蛍光色素が貯留し過蛍光を示し，後期に増強し（▲），その周囲の過蛍光は網膜色素上皮剥離内の蛍光色素の貯留を示す（→）。異常血管網は後期に面状の過蛍光を示す（▲）。網膜色素上皮剥離の部位は蛍光遮断による低蛍光を示す。

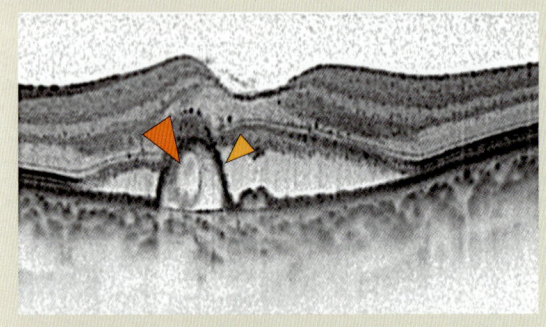

b. IA後期

c. OCT：ポリープ状病巣
網膜色素上皮（▲）を押し上げるポリープ状病巣は血管瘤の形態を示す（▲）。

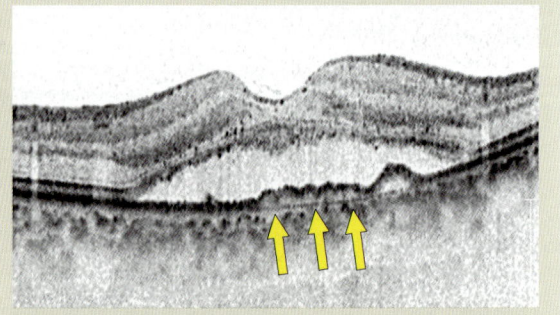

d. OCT：異常血管網
網膜色素上皮を示す高反射帯とそれより外層にみられる高反射帯の間に間隙が認められる場合があり，その所見はdouble-layer signと呼ばれる（→）。

図13　ポリープ状脈絡膜血管症（PCV）

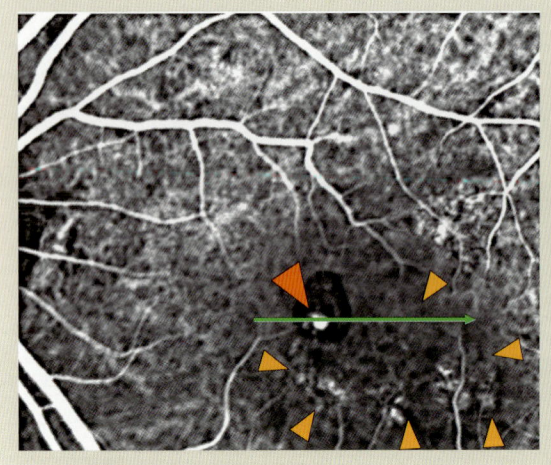

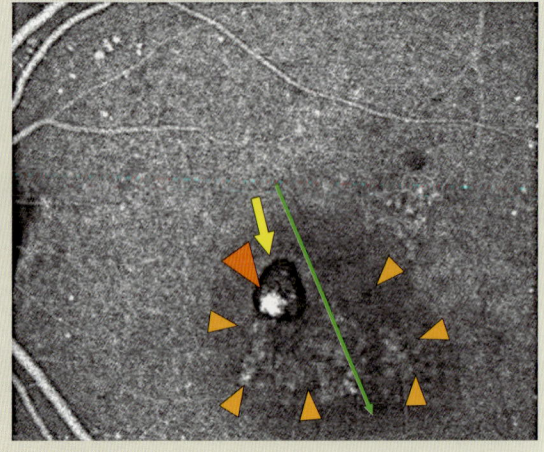

押し上げるために，RPEが急峻な立ち上がりを示す隆起性高反射として認められる（図13）[15)16)]。PEDの辺縁に連なる不整なRPEの隆起として認められる場合もあり[17)]，tomographic notch signと呼ばれる[18)]（図12）。

ポリープ内の瘤状の血管も確認できることがある（図13）。ポリープ状病巣がフィブリンに覆われる場合にはRPEの隆起性高反射の上に厚い高反射の所見がみられる。また，多量の網膜下出血によりIAでポリープ状病巣が検出できない場合でも，出血下のRPEの急峻な立ち上がりを示すポリープ状病巣をとらえることができることもある。異常血管網はRPEを示す高反射帯とそれより外層にみられる高反射帯の間に間隙が認められ，2層が分離してみえる所見はdouble-layer signと呼ばれる（図13）[19)]。

3）網膜血管腫状増殖（RAP）

RAPは，網膜内の新生血管がCNVと吻合する稀な病態である。FAあるいはIAで網膜血管と吻合する新生血管を認めると診断できる（図14）。通常FAでは新生血管からの漏れがみられる後期には血管の状態が不明瞭になるため，IAのほうが網膜血管と吻合する異常血管を認めやすい。進行すると網膜内の新生血管はCNVと吻合する。OCTでは病態の進行に応じて囊胞様黄斑浮腫やPEDが認められる。進行期にはRAPの部に一致してRPEの欠損部があり，その部では上下に連なる高反射がみられる（図15）。

4）萎縮型加齢黄斑変性（萎縮型AMD）

萎縮型AMDは，カラー眼底写真で脈絡膜血管が透見できるRPEの境界鮮明な地図状萎縮を示す（図9a，16c）ものである。OCTではRPEの高反射のラインが周囲よりも薄くなり，脈絡膜の強い反射が透見できる。その範囲に一致してIS/OSの欠損を認める場合がある（図9b，16e）。FAFではRPEの萎縮部に一致して低蛍光がみられることから，萎縮病巣の経時的拡大を知るのに有用である（図16d）。

5. VEGFと発症病理

血管内皮増殖因子（vascular endothelial growth factor：VEGF）は生理的あるいは病的な状態で産生されるサイトカインである。VEGFファミリーにはVEGF-A，VEGF-B，VEGF-C，VEGF-D，VEGF-E，胎盤増殖因子（placental growth factor：PlGF）-1，PlGF-2の7つがある。

VEGFと呼ぶ場合には，一般的にはVEGF-Aを指す。VEGF-Aには少なくとも8種のアイソフォームが存在するが，眼内で主に産生されるアイソフォームはVEGF-A$_{121}$とVEGF-A$_{165}$である。VEGF-A$_{121}$とVEGF-A$_{165}$は，いずれも生理学的作用と病的作用とをもっている。生理学的作用としては血管生存因子としての作用があり，胎生期の正常血管の発育に不可欠である。また，神経保護，脈絡膜毛細血管の窓（fenestration）形成にも関与する。病的作用としては，血管新生，血管透過性亢進，炎症がある。VEGF-A$_{165}$はVEGF-A$_{121}$に比較して，強力な血管新生作用と血管透過性作用をもつ。眼内では血管周皮細胞，ミュラー（Müller）細胞，網膜色素上皮細胞などが産生の場として報告されている。

VEGFは，外傷，細胞虚血炎症などの病的状態が起こると，細胞内のシグナルによって組織中に分泌される。分泌されたVEGFが血管内皮細胞上にあるレセプターに結合すると，チロシンキナーゼのリン酸化が生じ，その後種々のカスケードを経て血管新生が誘導される[20]。AMDでは，視細胞-RPE細胞-ブルッフ膜の加齢変化と慢性炎症などにより，主にRPE細胞からVEGFが産生される。

VEGFは脈絡膜血管の内皮細胞のレセプター（VEGFレセプター2）に結合し，血管の

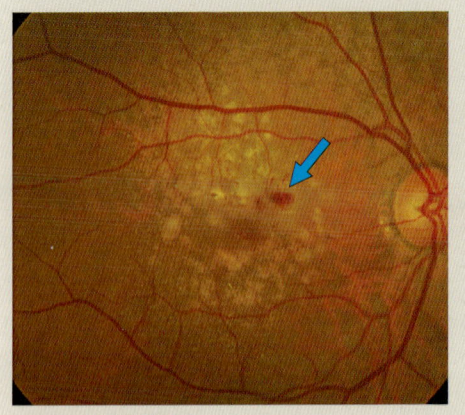

a. カラー眼底写真
多発する軟性ドルーゼンに網膜浅層出血（→）がみられる。

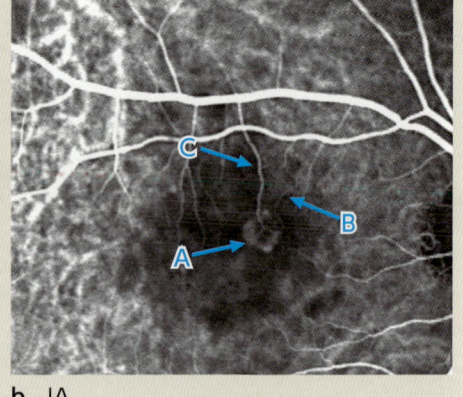

b. IA
網膜内新生血管（A）と網膜血管の吻合（流入血管〈B〉，流出血管〈C〉）が検出される。

図14 網膜血管腫状増殖（RAP）

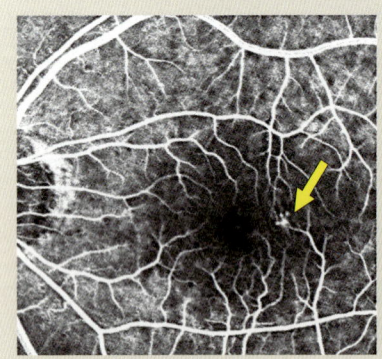

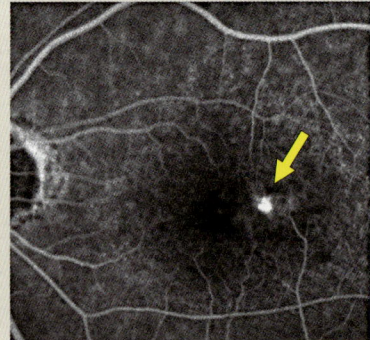

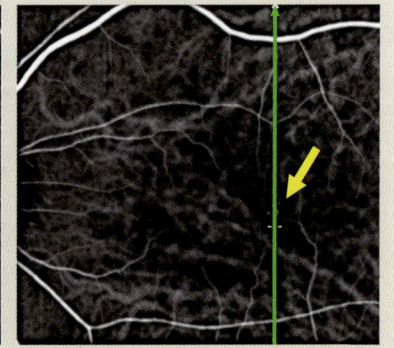

a. FA早期
b. FA後期
網膜血管と吻合する網膜内および網膜下新生血管を示唆する瘤状過蛍光を認める（→）。

c. IA早期
網膜内および網膜下新生血管を示唆する瘤状過蛍光を認める（→）。

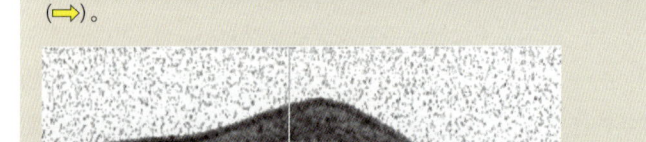

d. OCT（垂直断）
網膜内新生血管が網膜外層に進展し網膜下新生血管と一体となり高反射所見としてみられる（▲）。その下の網膜色素上皮は断裂している（→）。網膜色素上皮と脈絡毛細血管板の間に認める均一な高反射はドルーゼンである（＊）。

図15 stage 2 網膜内および網膜下新生血管

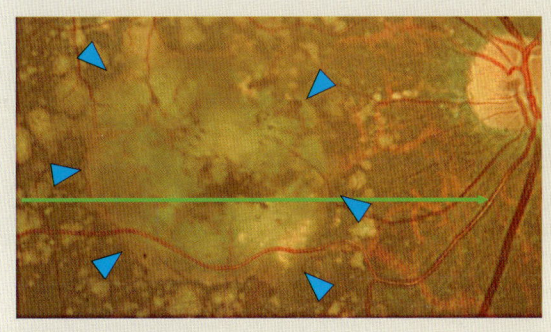

a. カラー眼底写真
黄斑部に drusenoid PED を認め（▲），黄斑部周囲に軟性ドルーゼンが多発している。

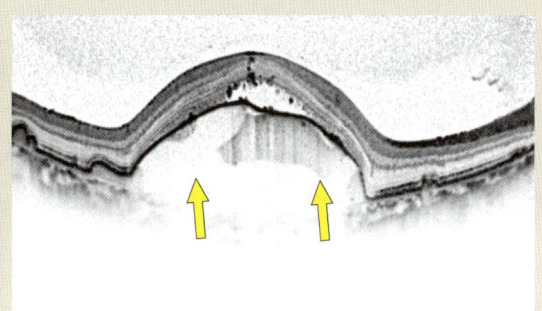

b. a の OCT（水平断）
drusenoid PED は網膜色素上皮のドーム状隆起病巣として認める（⇒）。内部構造は高反射と低反射の領域が混在する。

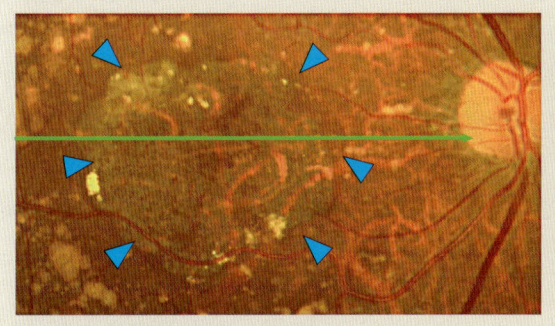

c. カラー眼底写真（a の 2 年後）
drusenoid PED が虚脱し，地図状萎縮となる（▲）。

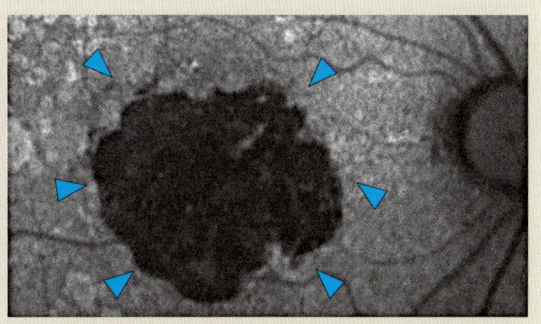

d. c の FAF
地図状萎縮の範囲は，境界鮮明な低蛍光を示す（▲）。

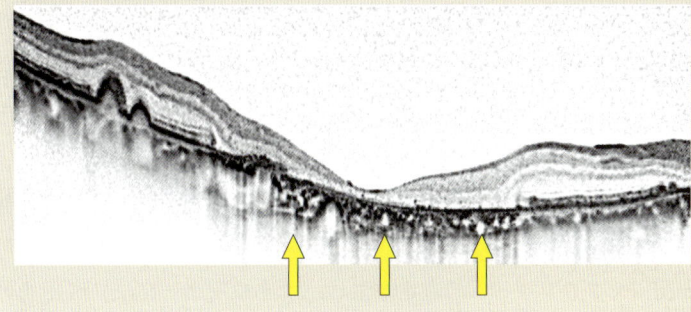

e. c の OCT（水平断）
地図上萎縮の範囲は網膜は菲薄化し，網膜色素上皮の高反射のラインが周囲より薄くなり脈絡膜の反射が強くなる（⇒）。

図16 drusenoid PED からの地図状萎縮

II-2 加齢黄斑変性

発芽，増殖を起こす。病理組織学的にはマクロファージがCNVの発生に強く関わることが示されている。

CNVの抑制因子として注目されている色素上皮由来因子（pigment epithelium-derived factor：PEDF）はRPEから産生される糖蛋白で，血管内皮細胞に対し特異的に増殖抑制作用を示す。CNVはPEDFとVEGFの均衡が破れたときに発生すると考えられる。

VEGF増加の主原因と考えられる炎症はブルッフ膜の加齢変化によって起こるbasal depositと関連が深い。RPEは視細胞外節を貪食消化しているが，未消化なものはRPEの細胞膜と基底膜の間，基底膜とブルッフ膜の内側膠原線維層の内にbasal depositとして沈着する。これらが慢性の持続性の炎症を起こす。CNVの起源は脈絡膜動脈，脈絡膜静脈，脈絡毛細血管板である。それらはブルッフ膜の断裂部から網膜側に伸展する。Gassは病理組織学的に網膜色素上皮下，すなわちRPEとブルッフ膜の間のCNVをtype 1（図10），網膜色素上皮上，すなわちRPEと感覚網膜との間のCNVをtype 2（図11）と分類した[21]。高齢者ではRPEとブルッフ膜の癒着が粗であるため，type 1を発生しやすいが，臨床的にはtype 1とtype 2の混合型が多い（図5）。

筆者らはPCVを2型にわけている[13,14]。第1は脈絡膜の血管異常に基づくもので，病理組織学的にはヒアリン化血管がブルッフ膜の下方に観察された（狭義のPCV）。ヒアリン化血管は血管の内圧上昇による血管壁細胞の細胞死，線維化が生じ，これに続く強い血漿成分の滲出と定義され，脳や腎動脈の小血管にもみられる動脈硬化の一型とされる所見であり，脈絡膜血管における動脈硬化の関与を示唆している[22]。ポリープ状病巣は1つの拡張血管である場合や小さな血管の集簇である場合があり，いくつかの形態をとる可能性がある。

第2はCNVの変形であり，ブルッフ膜の上に存在し1型CNVが発育し，やがて辺縁の血管がポリープ状に拡張したと考えられる（polypoidal CNV）。

RAPは網膜血管周囲にマクロファージの遊走が生じ，マクロファージがVEGFを分泌して網膜新生血管をRPEに向かって伸展させると考えられる[23]。臨床的にはまず最初に網膜内に新生血管ができるもののほか，RPE下CNVができるもの，最初から両方ともにみられるものが報告されている。Yannuzziらはtype 1，type 2のCNVに対し，RAPの新生血管の発育様式をtype 3 CNVと提唱している[24]（図17）。

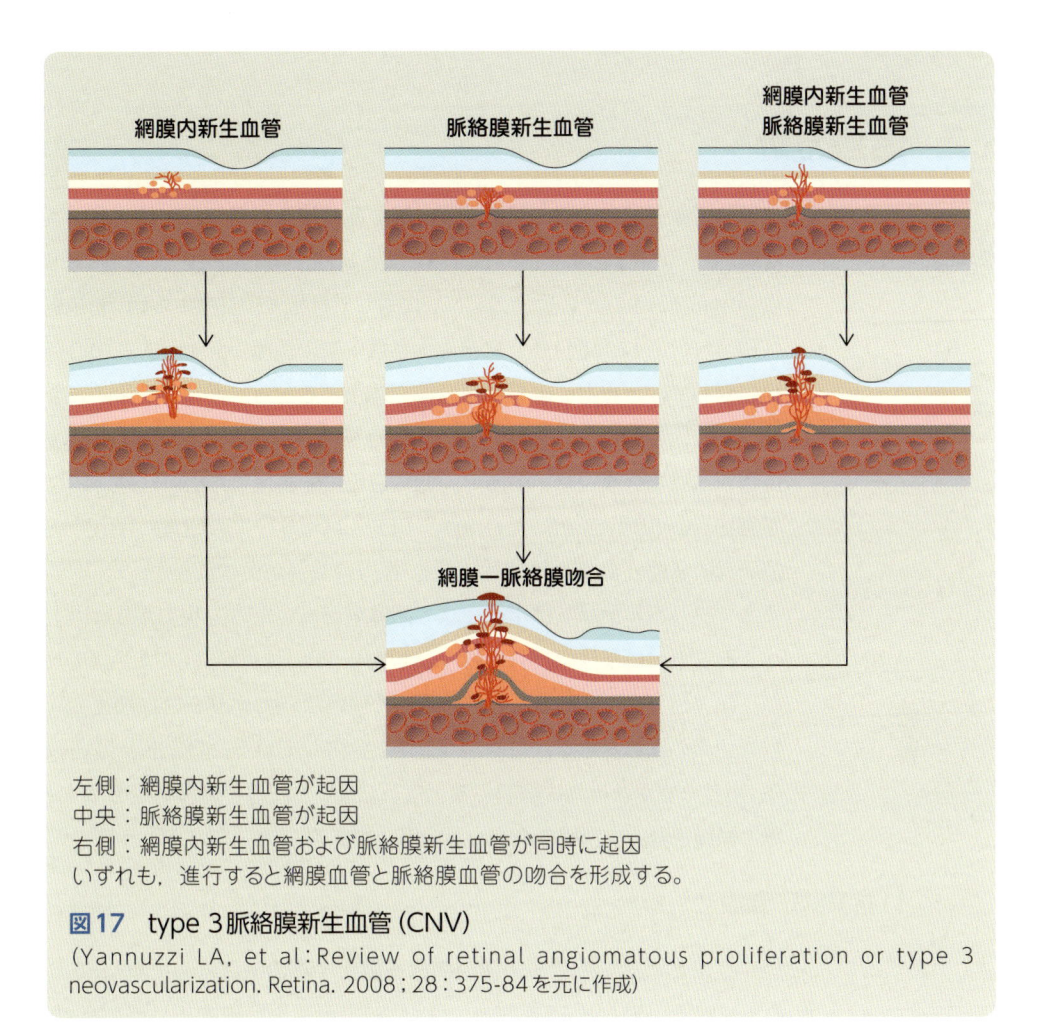

左側：網膜内新生血管が起因
中央：脈絡膜新生血管が起因
右側：網膜内新生血管および脈絡膜新生血管が同時に起因
いずれも，進行すると網膜血管と脈絡膜血管の吻合を形成する。

図17　type 3脈絡膜新生血管（CNV）
(Yannuzzi LA, et al：Review of retinal angiomatous proliferation or type 3 neovascularization. Retina. 2008；28：375-84を元に作成)

6. 鑑別診断

　黄斑に出血，滲出を生じる疾患としては，CNVに由来する網膜色素線条症，近視性CNVなど，また網膜静脈分枝閉塞症，網膜細動脈瘤，黄斑部毛細血管拡張症など網膜血管の異常に基づく疾患が挙げられる。特に網膜色素線条に基づくものは弾力線維性仮性黄色腫，高血圧，狭心症の全身所見を伴うことがあるため注意を要する。黄斑部静脈閉塞症では多数の硬性白斑と多量の網膜出血や網膜剥離を伴う場合には診断が難しいことがある。鑑別には細隙灯顕微鏡による網膜血管の走行異常の有無，FA，IA，OCTが有用である。

　また，中心性漿液性脈絡網膜症（central serous chorioretinopathy：CSC）は近年発症年齢が高齢化しており，滲出型AMD，特にPCV類似の所見を示すことがある。CSCではFAで，点で始まる過蛍光がみられること，IA早期にはCNVを示す異常血管がなく，中期から後期に脈絡膜血管の透過性亢進がみられることによって鑑別する。

7. 治療方針

　厚生労働省特定疾患網膜脈絡膜・視神経萎縮調査研究班が提唱したAMDの治療指針を図18[25]に示す。中心窩外CNVでは熱レーザー光凝固を行う。レーザー光凝固が行えない中心窩およびその近傍のCNVに対しては抗VEGF薬の硝子体内投与を行う。

　PCVについては図19[26]に日本大学病院での治療指針を示す。中心窩を含む網膜下出血に対しては，出血による網膜変性を防止するためにガス硝子体注入を行い，黄斑下血腫移動を緊急で行う。血腫移動の適応は発症から2週以内，2乳頭径以上，脈絡膜中大血管が透見できない厚い出血で，既に白色に器質化した出血は適応にならない。光線力学療法（photodynamic therapy：PDT）はポリープの閉塞に有用であるが[27]，臨床治療研究の長期成績ではPDTによって視力の改善が得られなかった[27,28]。抗VEGF薬のうちアフリベルセプトはポリープの閉塞率が高いため，視力が0.6以上であればアフリベルセプトの硝子体内投与を行う。視力0.5以下の場合もアフリベルセプトを投与するが，抗VEGF薬とPDTとの併用療法の適応は，①ポリープに加えて異常血管網からの蛍光色素の漏れがある，②2型CNVを合併している，③CNVの辺縁にポリープがある（ポリープがなければ網膜色素上皮下CNVと同様の造影所見を示すもの），④網膜剥離と網膜色素上皮剥離の両方がある場合である。

1）抗VEGF薬療法

　VEGFによって生じる一連の病態を阻止する治療法として抗VEGF薬療法は理にかなっている。抗VEGF薬療法には「VEGF産生を抑制する」「産生されたVEGFがレセプターに結合するのを阻害する」「VEGFがレセプターに結合した後，シグナルに伝達されるのを阻止する」の3つのターゲットが考えられる。VEGF産生抑制を目的としたものには，チロシンキナーゼインヒビターが注目されている。

　VEGFがレセプターに結合するのを阻害するために現在使用できる薬剤には，ペガプタニブ，ラニビズマブ，アフリベルセプトが承認されている。これらは分子量，デザイン，阻害分子などが異なる（表4）。

　わが国のAMDの治療指針によると，中心窩下CNVに基づくAMDでは，視力にかかわらず抗VEGF薬，ラニビズマブあるいはアフリベルセプトの硝子体内投与（intravitreal ranibizumab：IVR）が第一選択になっている[25]。ラニビズマブの第Ⅲ相試験（MARINA[29]，ANCHOR[30]）およびわが国での臨床治療研究（EXTEND-1[31]）の結果，4週ごと0.5mgのIVRは24カ月間平均視力を改善できる治療であることが明らかにされた（図20）。これまでAMDのCNVに対して視力改善の得られた治療法はなかった。IVRは導入療法として1カ月ごとに3回，その後は維持期として1カ月おきに視力検査，眼底検査，OCT検査を行いつつ経過観察し，再治療が必要と判断された場合には再治療（0.5mg IVR）を行う方法（pro re nata：PRN）が一般的である。1カ月ごと，3回連続IVRによって視力が改善した後は，厳格なPRNによる投与によって毎月1

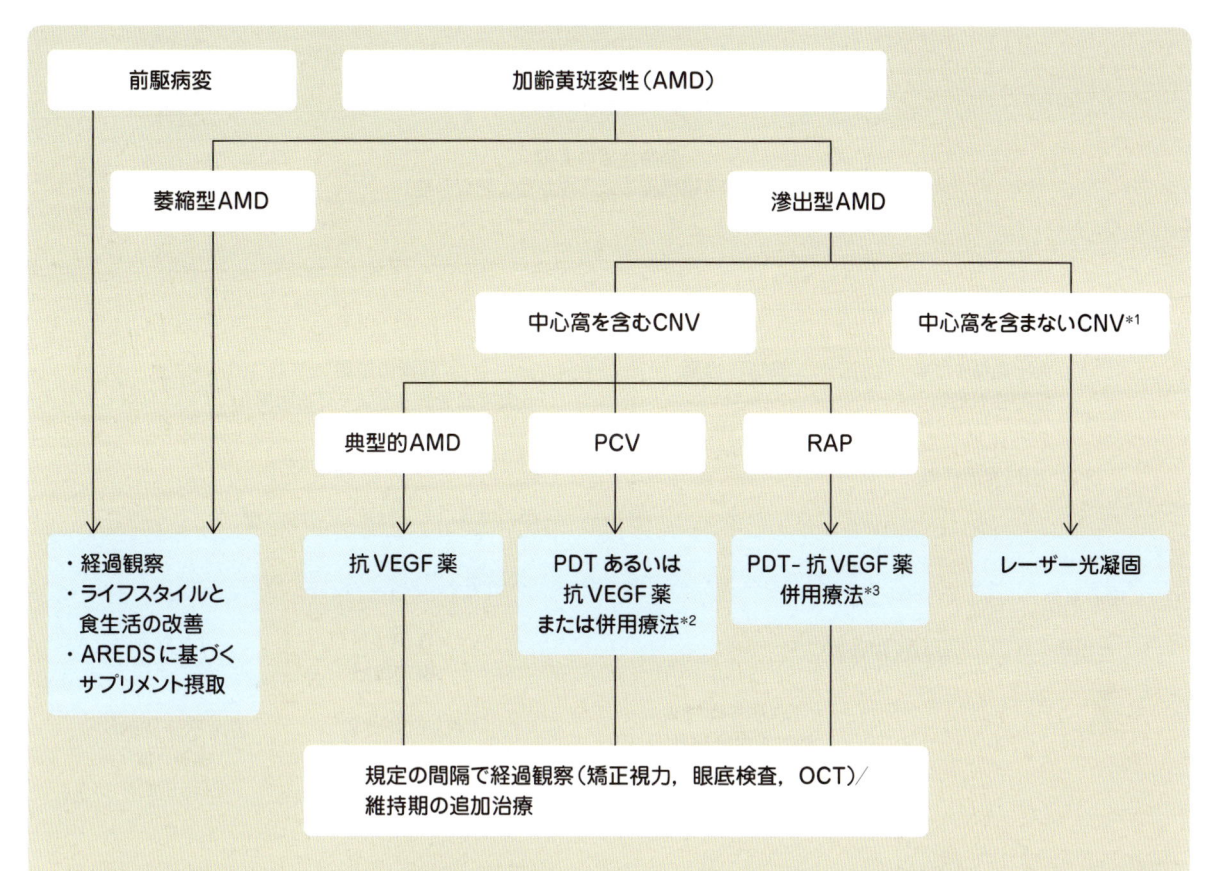

*1：特に中心窩外CNVのことを指す。傍中心窩CNVに対しては，治療者自身の判断で中心窩を含むCNVに準じて治療を適宜選択する。
*2：視力0.5以下の症例では，PDTを含む治療法（PDT単独またはPDT-抗VEGF薬併用療法）が推奨される。視力0.6以上の症例では抗VEGF薬単独療法を考慮する。
*3：治療回数の少ないPDT-抗VEGF薬併用療法が主として奨励される。視力良好眼では抗VEGF薬単独療法も考慮してよい。
CNV：脈絡膜新生血管，PCV：ポリープ状脈絡膜血管症，RAP：網膜血管腫状増殖，VEGF：血管内皮増殖因子，PDT：光線力学的療法，OCT：光干渉断層計，AREDS：Age-Related Eye Disease Study

図18　加齢黄斑変性の治療方針のアルゴリズム
（厚生労働省網膜脈絡膜・視神経萎縮症調査研究班加齢黄斑変性治療指針作成ワーキンググループ：加齢黄斑変性に対する治療の選択 加齢黄斑変性の治療指針. 日眼会誌. 2012；116：1150-5より引用）

回のIVRと同等の視力を2年後に維持できることが示されたためである［HARBOR[32]，CATT[33]）（図21）］。PCVでも2年後に視力が維持できることが示されている[34]。

アフリベルセプトの第Ⅲ相ランダム化試験（VIEW1，2）では，2mgを4週ごと，3回硝子体内投与後，16週後からは2カ月ごとの投与で，1年後にラニビズマブ0.5mg毎月投与と同等の視力改善が得られたと報告された[35]。PCVでも1年後に視力が維持できることが示されている[36]。以来，わが国ではアフリベルセプトが多く用いられている。

ラニビズマブは脳血管障害の既往のある患者はそれを再発させる可能性が指摘されている。アフリベルセプトでは投与により脳血管障害を起こす可能性がある[37,38]。そこで脳血管障害の既往のある患者ではVEGF-A$_{165}$のみを選択的に阻害するペガプタニブを

```
                    適応：滲出性所見を伴う活動性のあるPCV
                                    │
                         緊急治療の必要
                  （出血に伴う視機能の低下を早急に防ぐ必要）
                    ┌───────────────┴───────────────┐
                   あり                              なし
          ┌─────────┴─────────┐                     │
     大出血をきたす        黄斑下血腫           病巣の位置
     可能性が高い                            （異常血管網とポリープ状病巣）
          │                  │               ┌──────┴──────┐
     出血原因病巣             │             中心窩外        中心窩
     ┌────┴────┐              │              │         ┌────┴────┐
   中心窩外  中心窩            │            光凝固    0.6以上   0.5以下
     │        │                │                    視力良好   視力不良
   光凝固  抗VEGF注射*1         │                      │         │
                        ガス硝子体注入              抗VEGF注射*1  抗VEGF注射*1
                        黄斑下血腫移動術                         あるいは
                        （抗VEGF注射*1併用）                     PDT併用*2
```

＊1：抗VEGF注射：抗血管内皮増殖因子（VEGF）硝子体注射
＊2：PDT：光線力学的療法

図19 ポリープ状脈絡膜血管症（PCV）の治療アルゴリズム
（森 隆三郎：ポリープ状脈絡膜血管症．眼科手術．2013；26：358-65より引用）

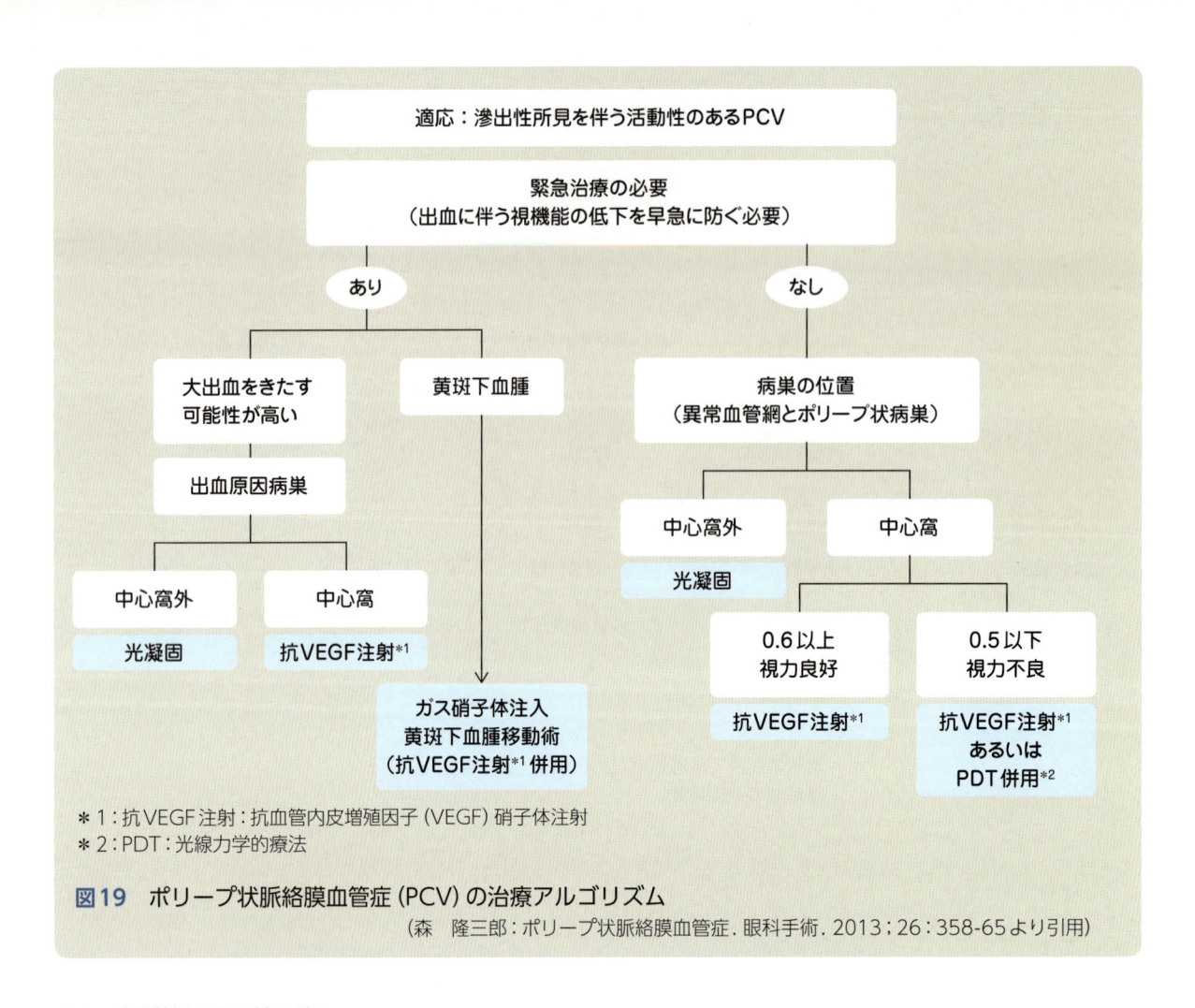

表4 各種抗VEGF薬の違い

薬剤名	分子量（kD）	創薬デザイン	阻害分子
ペガプタニブ（マクジェン®）	50	アプタマー	VEGF-A$_{165}$
ラニビズマブ（ルセンティス®）	50	中和抗体断片	VEGF
アフリベルセプト（アイリーア®）	110	VEGF受容体融合蛋白	VEGF PlGF

用いたほうがよい．ペガプタニブは0.3mgを6週ごとに硝子体内投与した場合，sham群に比較して1年間視力低下を有意に遅らせることができることが示されている（VISION[39]）．わが国での多施設共同臨床試験でも，投与後1年間，視力は維持されていた．ラニビズマブの導入療法後，維持期にペガプタニブの6週ごとの投与を行い，悪化したときにのみ強力な抗VEGF薬を用いる方法の有用性も報告されている[40,41]．

実臨床では毎月投与，2カ月ごとの投与，厳密なPRN（必要なときに投与する）は継続

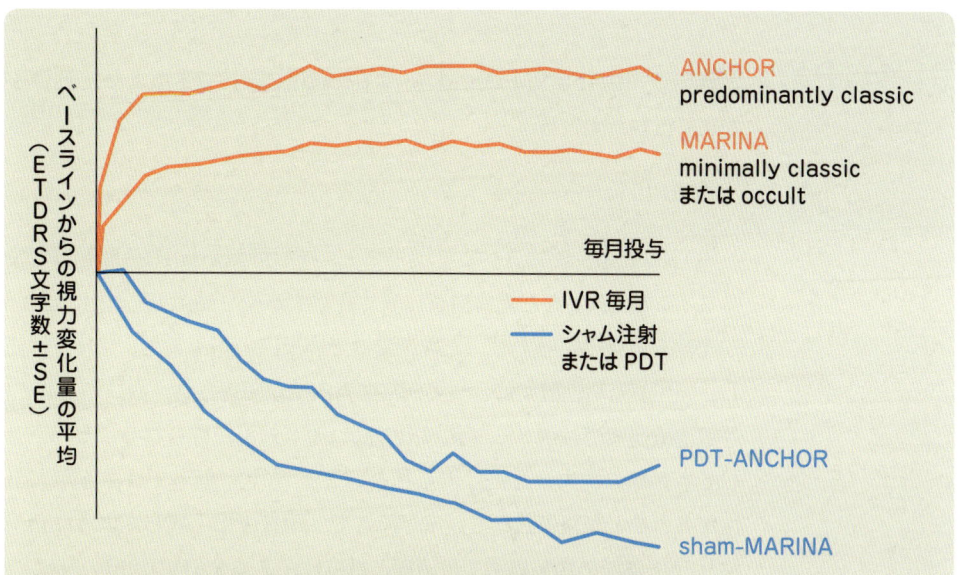

図20 MARINA試験とANCHOR試験：視力変化量の推移

中心窩下に絡膜新生血管（CNV）のある加齢黄斑変性では，FAのpredominantly classic CNV（ANCHOR）。minimally classicまたはoccult CNV（MARINA）に対してラニビズマブ0.5mg毎月投与で24カ月後も視力改善が得られていた。

(Rosenfeld PJ, et al：Ranibizumab for neovascular age-related macular degeneration. N Engl J Med. 2006；355：1419-31./Brown DM, et al：Ranibizumab versus verteporfin photodynamic therapy for neovascular age-related macular degeneration：Two-year results of the ANCHOR study. Ophthalmology. 2009；116：57-65を元に作成)

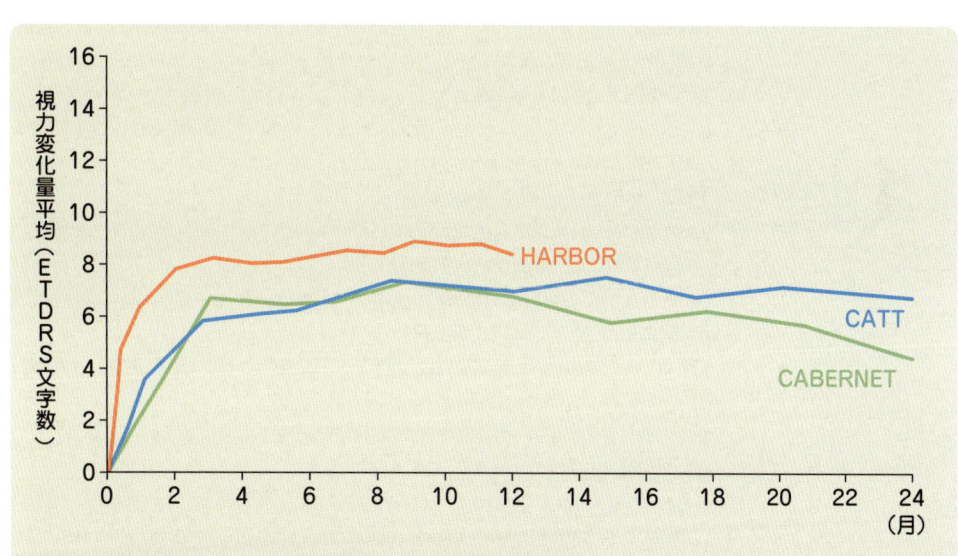

図21 最近実施されたPRN試験：視力変化量の推移

CABERNET以外の最近のPRN試験では，導入期後に得られた視力がほぼ維持・改善できた（理由：再投与基準が見直され，OCTの滲出の有無が重視されるようになったため）。

(Boyer DS, et al：Ophthalmology. 2009；116：1731-9./Brown DM, et al：Ophthalmology. 2009；116：57-65./Chakravarthy U, et al：Ophthalmology. 2012；119：1399-411./Dugel PU, et al：Data presented at Angiogenesis, Exudation and Degeneration, Feb 2-4, 2012, Miami. FL, USA/Holz EG, et al：Ophthalmology. 2011；118：663-71./Lalwani GA, et al：Am J Ophthalmol. 2009；148：43-58./Martin DF, et al：Ophthalmomogy. 2012；119：1388-98./Rosenfeld PJ, et al：N Engl J Med. 2006；355：1419-31.以上の文献より作成されたノバルティスファーマ社のパンフレット掲載図より引用)

が難しく，treat and extend（ドライな網膜を維持できるよう投薬間隔を延ばしていく）が主に行われている。

2）光線力学療法（PDT）

　　　　PDTは光感受性物質ベルテポルフィンを肘静脈から10分間かけて投与し，ベルテポルフィンがCNVなど異常血管に多く貯留する投与開始15分後に波長689nmのレーザー光線を病巣に照射する。光線を受けて病巣内のベルテポルフィンは光化学反応を起こし，発生した活性酸素によって異常血管内壁が障害され，血栓が生じて血管が閉塞する。診療治療研究ではポリープ状病巣の高い閉塞効果が得られること[27]，出血・滲出は吸収しても長期の視力の改善は得られないこと[28,42]，低率ではあるが大出血を起こす可能性があることが報告されている。そこで，現在では上述したようにPCVの一部および，抗VEGF療法の単独療法では治療に抵抗性があるRAPの治療の際に，抗VEGF療法との併用療法に用いられている[25]。

文　献

1) 厚生労働省網膜脈絡膜・視神経萎縮症調査研究班加齢黄斑変性診断基準作成ワーキンググループ：加齢黄斑変性の分類と診断基準．日眼会誌．2008；112：1076-84.
2) Cohen SY, et al：Prevalence of reticular pseudodrusen in age-related macular degeneration with newly diagnosed choroidal neovascularisation. Br J Ophthalmol. 2007；91：354-9.
3) Sawa M, et al：Incidence and characteristics of neovascularization in fellow eyes of Japanese patients with unilateral retinal angiomatous proliferation. Retina. 2014；34：761-7.
4) Zweifel SA, et al：Prevalence and significance of subretinal drusenoid deposits (reticular pseudodrusen) in age-related macular degeneration. Ophthalmology. 2010；117：1775-81.
5) Gass JD：Stereoscopic atlas of macular disease：diagnosis and treatment. 2nd ed, CV Mosby, 1977, p46.
6) Gass JD, et al：Adult vitelliform macular detachment occurring in patients with basal laminar drusen. Am J Ophthalmol. 1985；99：445-59.
7) Leng T, et al：Spectral domain optical coherence tomography characteristics of cuticular drusen. Retina. 2009；29：988-93.
8) 日本ポリープ状脈絡膜血管症研究会：ポリープ状脈絡膜血管症の診断基準．日眼会誌．2005；109：417-27.
9) 厚生労働省網膜脈絡膜・視神経萎縮症調査研究班萎縮型加齢黄斑変性診断基準作成ワーキンググループ：萎縮型加齢黄斑変性の診断基準．日眼会誌．2015；119：671-7.
10) 斉藤公子，他：日本人の加齢黄斑変性の疫学的特徴と予防的治療．OCULISTA. 2014；18：5-11.
11) Oshima Y, et al：Prevalence of age related maculopathy in a representative Japanese population：the Hisayama study. Br J Ophthalmol. 2001；85：1153-7.
12) Kawasaki R, et al：The prevalence of age-related macular degeneration in Asians：a systemic review and meta-analysis. Ophthalmology. 2010；117：921-7.
13) Yuzawa M, et al：The origins of polypoidal choroidal vasculopathy. Br J Ophthalmol. 2005；89：602-7.
14) Kawamura A, et al：Indocyanine green angiographic and optical coherence tomographic findings support classification of polypoidal choroidal vasculopathy into two types. Acta Ophthalmol. 2013；91：e474-81.

15) Iijima H, et al : Optical coherence tomography of idiopathic polypoidal choroidal vasculopathy. Am J Ophthalmol. 1999 ; 127 : 301-5.
16) Iijima H, et al : Optical coherence tomography of orange-red subretinal lesions in eyes with idiopathic polypoidal choroidal vasculopathy. Am J Ophthalmol. 2000 ; 129 : 21-6.
17) Tsujikawa A, et al : Pigment epithelial detachment in polypoidal choroidal vasculopathy. Am J Ophthalmol. 2007 ; 143 : 102-11.
18) Sato T, et al : Tomographic features of branching vascular networks in polypoidal choroical vasculopathy. Retina. 2007 ; 27 : 589-94.
19) Sato T, et al : Correlation of optical coherence tomography with angiography in retinal pigment epithelial detachment associated with age-related macular degeneration. Retina. 2004 ; 24 : 910-4.
20) 石田　晋：加齢黄斑変性に対する抗VEGF療法. 臨眼. 2012 ; 66 : 132-7.
21) Gass JD : Biomicroscopic and histopathologic considerations regarding the feasibility of surgical excision of subfoveal neovascular membranes. Am J Ophthalmol. 1994 ; 118 : 285-98.
22) Nakashizuka H, et al : Clinicopathological findings of polypoidal choroidal vasculopathy. Investigate Ophthalmol & Visual Science. 2008 ; 49 : 4729-37.
23) Shimada H, et al : Clinicopathological findings of retinal angiomatous proliferation.Graefes Arch Clin Exp Ophthalmol. 2007 ; 245 : 295-300.
24) Yannuzzi LA, et al : Review of retinal angiomatous proliferation or type 3 neovascularization. Retina. 2008 ; 28 : 375-84.
25) 厚生労働省網膜脈絡膜・視神経萎縮症調査研究班加齢黄斑変性治療指針作成ワーキンググループ：加齢黄斑変性に対する治療の選択 加齢黄斑変性の治療指針. 日眼会誌. 2012 ; 116 : 1150-5.
26) 森　隆三郎：ポリープ状脈絡膜血管症. 眼科手術. 2013 ; 26 : 358-65.
27) Koh A, et al : EVEREST study : efficacy and safety of verteporfin photodynamic therapy in combination with ranibizumab or alone versus ranibizumab monotherapy in patients with symptomatic macular polypoidal choroidal vasculopathy. Retina. 2012 ; 32 : 1453-64.
28) Akaza E, et al : Role of photodynamic therapy in polypoidal choroidal vasculopathy. Jpn J Ophthalmol. 2007 ; 51 : 270-7.
29) MARINA Study Group : Subgroup analysis of the MARINA study of ranibizumab in neovascular age-related macular degeneration. Ophthalmology. 2007 ; 114 : 246-52.
30) Kaiser PK, et al : Ranibizumab for predominantly classic neovascular age-related macular degeneration : subgroup analysis of first-year ANCHOR results. Am J Ophthalmol. 2007 ; 144 : 850-7.
31) EXTEND-I Study Group : Long-term efficacy and safety of ranibizumab administered pro re nata in Japanese patients with neovascular age-related macular degeneration in the EXTEND-I study. Acta Ophthalmol. 2011 ; 89 : 208-17.
32) HARBOR Study Group : Twenty-four-month efficacy and safety of 0.5 mg or 2.0 mg ranibizumab in patients with subfoveal neovascular age-related macular degeneration. Ophthalmology. 2014 ; 121 : 2181-92.
33) CATT Research Group : Ranibizumab and bevacizumab for treatment of neovascular age-related macular degeneration : two-year results. Ophthalmology. 2012 ; 119 : 1388-98.
34) Hikichi T, et al : Results of 2 years of treatment with as-needed ranibizumab reinjection for polypoidal choroidal vasculopathy. Br J Ophthalmol. 2013 ; 97 : 617-21.
35) VIEW 1 and VIEW 2 Study Groups : Intravitreal aflibercept (VEGF trap-eye) in wet age-related macular degeneration. Ophthalmology. 2012 ; 119 : 2537-48.
36) Yamamoto A, et al : One-year results of intravitreal aflibercept for polypoidal choroidal vasculopathy. Ophthalmology. 2015 ; 122 : 1866-72.

37) Ueta T, et al : Cerebrovascular accidents in ranibizumab. Ophthalmology. 2009 ; 116 : 362.
38) Bressler NM, et al : Cerebrovascular accidents in patients treated for choroidal neovascularization with ranibizumab in randomized controlled trials. Retina. 2012 ; 32 : 1821-8.
39) VEGF Inhibition Study in Ocular Neovascularization (V.I.S.I.O.N.) Clinical Trial Group : Year 2 efficacy results of 2 randomized controlled clinical trials of pegaptanib for neovascular age-related macular degeneration. Ophthalmology. 2006 ; 113 : 1508. e1-25.
40) Friberg TR, et al : Pegaptanib sodium as maintenance therapy in neovascular age-related macular degeneration : the LEVEL study. Br J Ophthalmol. 2010 ; 94 : 1611-7.
41) Ishibashi T, et al : Maintenance therapy with pegaptanib sodium for neovascular age-related macular degeneration : an exploratory study in Japanese patients (LEVEL-J study). 2013 ; 57 : 417-23.
42) Lee WK, et a : Photodynamic therapy for polypoidal choroidal vasculopathy : vaso-occlusive effect on the branching vascular network and origin of recurrence. Jpn J Ophthalmol. 2008 ; 52 : 108-15.

〔森　隆三郎，湯澤美都子〕

◆ トピックス ◆

遺伝子と加齢黄斑変性

　加齢黄斑変性（age-related macular degeneration：AMD）のリスクファクターとして，加齢，喫煙，遺伝的要因，性別，栄養不足などが報告されている．その中で関与が確実なのは加齢，喫煙と遺伝的要因である．遺伝的要因の関与度は約23％との報告[1]があり，AMDを診療する上で遺伝的要因は必須の知識である．

1．関与が明らかな遺伝子

　AMDで関与が明らかな主な遺伝子としては，*CFH*（complement factor H：補体H因子）と*ARMS2*（age-related maculopathy susceptibility 2）/*HTRA1*（high-temperature requirement factor A1）の2つがある．これらの遺伝的要因はSNP（single nucleotide polymorphism，一塩基多型：図1）と呼ばれる塩基配列の違いによって生じると考えられている．たとえば，*ARMS2*遺伝子におけるA69S（*ARMS2*遺伝子の69番目のアミノ酸がalanine→serineになっている）多型の場合，AMDの患者はTT（両親から1つずつTを受け継ぐ）が多く，患者でない人はGG（両親から1つずつGを受け継ぐ）が多い．

　このように疾病群で多い多型をリスクホモと呼び，我々の研究でもリスクホモをもっている人は，もっていない人と比べて5.7倍AMDのリスクが高いという結果が出ている．喫煙歴のリスクが2～4倍程度であることを考えると比重がかなり高いことがわかる．

①*CFH*遺伝子

　1番染色体長腕（1q32）に存在する．補体経路のC3bの制御に関連すると報告されている．代表的SNPは，rs1061170（Y402H），rs800292（I62V）で，欧米人ではY402Hの関連が強く，日本人ではI62Vと関連が強い[2,3]．

②*ARMS2*遺伝子/*HTRA1*遺伝子

　両遺伝子は遺伝子の場所が近く，一方の多型ともう一方の多型が連動しやすいため，まとめて呼称されることが多い．ともに10番染色体長腕（10q26）に存在するが，機能はまだよくわかっていない．世界中で

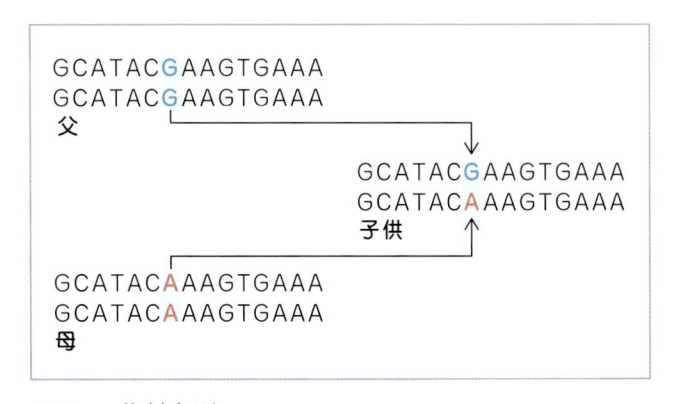

```
GCATACGAAGTGAAA
GCATACGAAGTGAAA
父
                  GCATACGAAGTGAAA
                  GCATACAAAGTGAAA
                  子供
GCATACAAAGTGAAA
GCATACAAAGTGAAA
母
```

図1　一塩基多型
この図では父がGGという塩基をもっているのに対して，母はAAという塩基をもっている．その1つずつが子どもに受け継がれることになり，各々配列が変わってしまうことになる．その結果，病気になりやすい/なりにくいという「個性」が生まれる．

◆ トピックス ◆

関連が確定的とされている遺伝子[4)5)]で，代表的SNPには，rs10490924（*ARMS2*；A69S），rs11200638（*HTRA1*）がある。

③その他の遺伝子

補体関連では*C2*，*CFB*遺伝子も関連が強いと報告されており，保護遺伝子（この遺伝子多型があるとAMDになりにくい）として報告されている[6)7)]。しかし，上記2つの遺伝子と比較すると関連の度合いは低い。2011年には，日本のグループが8番染色体に*TNFRSF10A*遺伝子という新たな関連遺伝子を発見し，話題になった[8)]。

2. AMDの特殊型と遺伝子

AMDを典型AMD（tAMD），ポリープ状脈絡膜血管症（polypoidal choroidal vasculopathy：PCV），網膜血管腫状増殖（retinal angiomatous proliferation：RAP）に分類した場合，*ARMS2*遺伝子では，RAP＞tAMD＞PCVの順に関連が強いとの報告（表1）[9)]が複数ある。

3. PCVと*ARMS2*遺伝子

AMDの特殊型であるPCVは，インドシアニングリーン蛍光造影（IA）で典型AMDと似た特徴をもつpolypoidal CNVと狭義PCVに大別される。我々の研究，および追試では*ARMS2*遺伝子は，polypoidal CNVとは関連があるが，狭義PCVとは関連がなかった（表2）[10)11)]。PCVにはIA所見も遺伝的にも異なる2つの病態が含まれている可能性がある。

4. 遺伝子多型と治療

遺伝子多型に基づく個別治療の可能性を示唆する報告も出てきている。*ARMS2*遺伝子のリスクホモ（TT）をもっていると，自然の視力予後が悪い，PDTや抗VEGF療法後の視力予後が悪いといった報告がある[12)13)]。また，*CFH*のY402Hでは，リスクホモを持つと抗VEGF療法の追加回数が増加し，視力予後も悪いという報告がある[14)]。一方で，遺伝子多型による治療効果の差はないとの報告[15)]もあり，今後のさらなる研究が待たれる。

表1　*ARMS2*遺伝子と*CFH*（I62V）の各病型のオッズ比

遺伝子名	AMD全体	tAMD	PCV	RAP
ARMS2	5.74	7.03	3.37	22.18
CFH	2.71	2.90	2.32	2.09

表2　*ARMS2*遺伝子と*CFH*（I62V）の各病型のオッズ比

遺伝子名	PCV全体	polypoidal CNV	狭義PCV
ARMS2	2.47	10.87	1.11
CFH	3.03	2.95	2.36

文献

1) Klaver CC, et al：Genetic risk of age-related maculopathy. Population-based familial aggregation study. Arch Ophthalmol. 1998；116：1646-51.
2) Klein J, et al：Complement factor H polymorphism in age-related macular degeneration. Science. 2005；308：385-9.
3) Kondo N, et al：Coding variant I62V in the complement factor H gene is strongly associated with polypoidal choroidal vasculopathy. Ophthalmology. 2009；116：304-10.
4) Rivera A, et al：Hypothetical LOC387715 is a second major susceptibility gene for age-related macular degeneration, contributing independently of complement factor H to disease risk. Hum Mol Genet. 2005；14：3227-36.
5) Yoshida T, et al：HTRA1 promoter polymorphism predisposes Japanese to age-related macular degeneration. Mol Vis. 2007；13：545-8.
6) Spencer K, et al：Protective effect of complement factor B and complement component 2 variants in age-related macular degeneration. Hum Mol Genet. 2007；16：1986-92.
7) Thakkinstian A, et al：The association between complement component 2/complement factor B polymorphisms and age-related macular degeneration：a HuGE review and meta-analysis. Am J Epidemiol. 2012；176：361-72.
8) Arakawa S, et al：Genome-wide association study identifies two susceptibility loci for exudative age-related macular degeneration in the Japanese population. Nat Genet. 2011；43：1001-4.
9) Tanaka K, et al：Analysis of candidate genes for age-related macular degeneration subtypes in the Japanese population. Mol Vis. 2011；17：2751-8.
10) Tanaka K, et al：Associations of complement factor H(CFH)and age-related maculopathy susceptibility 2(ARMS2)genotypes with subtypes of polypoidal choroidal vasculopathy. Invest Ophthalmol Vis Sci. 2011；52：7441-4.
11) Miki A, et al：The association of age-related maculopathy susceptibility 2(ARMS2)and complement factor H(CFH)Variants with two angiographic subtypes of polypoidal choroidal vasculopathy. Ophthalmic Genet. 2013；34：146-50.
12) Taper SJ, et al：Involvement of genetic factors in the response to a variable-dosing ranibizumab treatment regimen for age-related macular degeneration. Mol Vis. 2010；16：2598-604.
13) Bessho H, et al：The association of age-related maculopathy susceptibility 2 polymorphisms with phenotype in typical neovascular age-related macular degeneration and polypoidal choroidal vasculopathy. Mol Vis. 2011；17：977-82.
14) Lee AY, et al：Pharmacogenetics of complement factor H(Y402H)and treatment of exudative age-related macular degeneration with ranibizumab. Br J Ophthalmol. 2009；93：610-3.
15) Yamashiro K, et al：Factors associated with the response of age-related macular degeneration to intravitreal ranibizumab treatment. Am J Ophthalmol. 2012；154：125-36.

〔田中公二〕

◆ ポイント ◆

血管内皮増殖因子と抗VEGF薬

　滲出型加齢黄斑変性（age-related macular degeneration：AMD）に対する治療の主役は，抗血管内皮増殖因子（vascular endothelial growth factor：VEGF）薬の硝子体内投与となっている。わが国の眼科領域における抗VEGF薬は，まず大腸癌への治療として適用となったベバシズマブ（アバスチン®）が未認可のまま最初に広まり，その後2008年にペガプタニブ（マクジェン®），2009年にラニビズマブ（ルセンティス®）がAMD治療薬として認可された。それらの中で，ラニビズマブはAMD治療において平均視力を唯一改善することのできた治療薬として脚光を浴び，ここ4年あまりのAMD治療の主役を担ってきた。しかし，長期成績が明らかになり，再発を繰り返す症例，治療抵抗性の症例が問題となってきた[1]。そんな中，2012年末からアフリベルセプト（アイリーア®）が認可され，新規症例だけでなく，ラニビズマブ耐性例に対して有効な成績が報告されている[2]（図1）。

1. 血管内皮増殖因子（VEGF）

　VEGFは，主に血管新生，炎症，リンパ管新生に関与する糖蛋白で，血管内皮細胞表面にある血管内皮細胞増殖因子受容体（VEGF receptor：VEGFR）にリガンドとして結合して作用する。作用としては，血管新生，微小血管の血管透過性亢進のほか，マクロファージ系の炎症細胞の活性化を担っている。

　VEGFにはVEGF-A，VEGF-B，VEGF-C，VEGF-D，VEGF-F，胎盤成長因子（placental growth factor：PlGF）があり，その亜型としてアイソフォーム（構造は異なるが機能はほぼ同一の蛋白）が存在する。眼内で主に産生されるVEGF-AアイソフォームにはVEGF-A$_{121}$とVEGF-A$_{165}$（121，165はアミノ酸の数）がある。これらに対するVEGFRはVEGFR-1，VEGFR-2，VEGFR-3があり，血管新生，炎症に関与するのはVEGFR-1（マクロファージ，単球に発現）とVEGFR-2（血管内皮細胞に発現）である。VEGF-AはこのVEGFR-1と2を受容体とし，VEGF-BおよびPlGFは

・2008年　ペガプタニブ
・2009年　ラニビズマブ
・2012年　アフリベルセプト

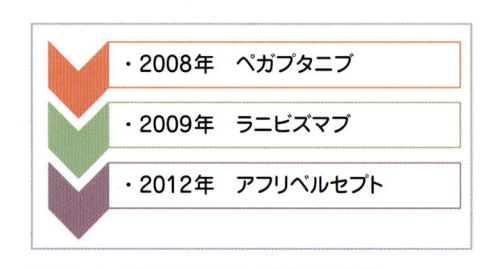

図1　わが国の抗VEGF薬の変遷

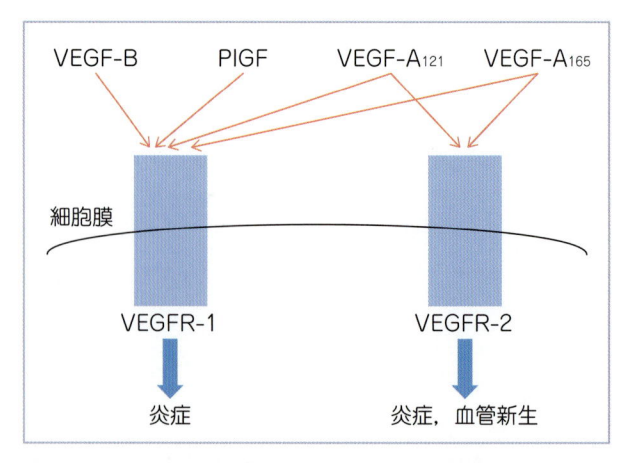

図2　VEGFとレセプターの関係性と生物活性

VEGFR-1を受容体としている。したがって，抗VEGF薬は，血管新生，炎症に関与するVEGFR-1，VEGFR-2を受容体とするVEGF-Aのアイソフォーム，VEGF-B，PlGFをターゲットとして創薬デザインされている(図2)。

2．抗VEGF薬

上述のようにAMDの脈絡膜新生血管(CNV)の発生・発育にはVEGFが強く関連する。このVEGFの受容体をブロックすることで，CNVを退縮させることができ，またVEGFの血管透過性亢進作用の阻害により，漿液性網膜剥離を減少させる効果をもつ。滲出型AMDに対する抗VEGF薬として現在3種類が保険適用となっており，それぞれ異なる創薬デザインをもっている(表1)。

①ペガプタニブ

VEGF-AアイソフォームのVEGF-A$_{165}$を選択的に阻害する核酸アプタマーである。アプタマーの特徴として，抗体などと異なり，免疫反応を有さないことが挙げられ，全身に移行したとしても比較的安全といえる。ただ，治療成績はラニビズマブと比較すると視力改善とまでいかず，維持にとどまる。

②ラニビズマブ

VEGFに対するマウスモノクローナル抗体のFab断片(Fc領域をもたないため，免疫反応が起きにくい)で，ベバシズマブと同様にすべてのVEGF-Aアイソフォームを阻害する。分子量が抗VEGF薬の中では最も小さく，網膜移行性が高いとされている。治療成績

表1 抗VEGF薬の種類と特徴

	ペガプタニブ (マクジェン®)	ラニビズマブ (ルセンティス®)	アフリベルセプト (アイリーア®)
創薬デザイン	アプタマー	抗体断片	受容体合成蛋白
標的分子	VEGF-A$_{165}$	VEGF-A全アイソフォーム	VEGF-A全アイソフォーム VEGF-B PlGF
分子量(D)	50,000	48,000	115,000
眼内半減期 (眼内投与時：ウサギ)	6.3日	2.9日	4.8日
血中半減期 (眼内投与時：ヒト)	9.61日	7.85日	5〜6日
薬価(円)	126,984	181,270	163,840
特徴	全身安全性が高い	効果が強い	効果が強い 隔月投与可能 ポリープ消失効果が強い？

は良好で，アフリベルセプト登場前まで唯一視力改善効果があるとされていた[3]。

③アフリベルセプト

VEGFR-1，VEGFR-2の両者のドメインをヒトIgGのFc領域に融合させた受容体合成蛋白で，すべてのVEGF-AアイソフォームのほかにVEGF-B，PlGFにも結合する。治験では，96週までラニビズマブと同等の視力改善効果を少ない注射回数で達成できたと報告された[4]。導入期3回の注射後，2カ月に1回の注射が推奨されている。最近1年の治療成績が報告され，典型AMD，ポリープ状脈絡膜血管症（PCV）ともに有効とされている[5]。特にPCVのポリープ閉塞率は55％と高く，PCV治療の第一選択となっている[6]。

④投与方法

抗VEGF薬は，眼球に30Gの細い針を用いて無菌的に硝子体内へ注入する。0.3％程度の低率で感染による眼内炎の危険があるものの，外来で10〜20分ほどの手技で行えるため普及してきている。

⑤合併症

抗VEGF薬の重篤な合併症として，脳梗塞，心筋梗塞といった血栓・塞栓イベントがある。その比率は3％程度であり，自然発生と比較して有意差はないとする報告があるが，脳梗塞の既往のある患者，85歳以上の高齢者ではリスクとベネフィットを考えて適応を決める。

2013年8月にはラニビズマブが，網膜静脈閉塞症に伴う黄斑浮腫および病的近視に伴う脈絡膜新生血管に対して投与可能になった。11月にはアフリベルセプトが網膜中心静脈閉塞症に伴う黄斑浮腫に対して投与可能となった。また，欧米で糖尿病黄斑浮腫に対して抗VEGF薬の投与が承認され良好な成績を挙げ，2014年にはわが国でも適応拡大された。抗VEGF薬の硝子体内投与は，今後，眼科網膜疾患に対する治療薬の中心となることが予測される。しかし，症例の増加に伴い，耐性症例，高価な薬価，合併症などが問題になってくると考えられる。

文献

1) Keane PA, et al : Quantitative subanalysis of optical coherence tomography after treatment with ranibizumab for neovascular age-related macular degeneration. Invest Ophthalmol Vis Sci. 2008 ; 49 : 3115-20.
2) Kumar N, et al : Visual and anatomical outcomes of intravitreal aflibercept in eyes with persistent subfoveal fluid despite previous treatments with ranibizumab in patients with neovascular age-related macular degeneration. Retina. 2013 ; 33 : 1605-12.
3) Rosenfeld PJ, et al : Ranibizumab for neovascular age-related macular degeneration. N Engl J Med. 2006 ; 355 : 1419-31.
4) Schmidt-Erfurth U, et al : Intravitreal aflibercept injection for neovascular age-related macular degeneration : ninety-six-week results of the VIEW studies. Ophthalmology. 2014 ; 121 : 193-201.
5) Oishi A, et al : One-year result of aflibercept treatment on age-related macular degeneration and predictive factors for visual outcome. Am J Ophthalmol. 2015 ; 159 : 853-60.
6) Yamamoto A, et al : One-year results of intravitreal aflibercept for polypoidal choroidal vasculopathy. Ophthalmology. 2015 ; 122 : 1866-72.

〔田中公二〕

◆ ポイント ◆

硝子体内注射

　硝子体内に薬物を注射して，眼内病変を治療する方法は，以前から行われている。主なものとしては，抗VEGF（血管内皮増殖因子）薬，副腎皮質ステロイド，t-PA（組織プラスミノゲンアクチベータ），抗菌薬，抗真菌薬，抗ウイルス薬，免疫抑制薬などである。本項では，抗VEGF薬の硝子体内注射について述べる。

1．硝子体内注射の利点

　硝子体に薬剤を移行させる方法には，点眼，内服，静脈注射，硝子体内注射といった方法が行われている。硝子体への移行濃度は，点眼を1とすれば，内服10，静脈注射100，硝子体内注射1,000の比率である[1]。このように，硝子体内注射の利点は，①安全で有効な濃度の薬剤を確実に投与できること，②投与された薬剤はゆっくりと血液に流出するため，1〜2カ月間，薬効を維持できること，③硝子体4.5mLに投与された薬剤は，全身血液5,000mLに希釈されるため全身合併症が少ないことである。

2．抗VEGF薬の特徴，適応拡大

　ラニビズマブ（ルセンティス®），ペガプタニブ（マクジェン®），アフリベルセプト（アイリーア®），ベバシズマブ（アバスチン®）の分子量，創薬デザイン，阻害分子，注射量を表1に示す。特徴は，ラニビズマブは最高血中濃度が低い点，ペガプタニブは血管閉塞イベントが少ない点，アフリベルセプトはVEGFへの親和性が高く[2]，VEGF-Aに加えてVEGF-BとPlGF（胎盤成長因子）も阻害する点，ベバシズマブは適応外使用で安

表1 眼科で使用されている抗VEGF薬

	ラニビズマブ	ペガプタニブ	アフリベルセプト	ベバシズマブ
分子量	48,000	50,000	115,000	150,000
創薬デザイン	中和抗体断片	アプタマー	遺伝子組み換え融合糖蛋白質	中和抗体
阻害分子	VEGF-A	VEGF-A$_{165}$	VEGF-A VEGF-B PlGF	VEGF-A
注射量	0.5mg/0.05mL	0.3mg/0.09mL	2mg/0.05mL	1.25mg/0.05mL
特徴	最高血中濃度が低い	血管閉塞イベントが少ない	VEGFへの親和性が高い	安価，適応外

価な点である．ラニビズマブとアフリベルセプトの適応疾患は，中心窩下脈絡膜新生血管を伴う滲出型加齢黄斑変性，網膜静脈分枝閉塞症と網膜中心静脈閉塞症に伴う黄斑浮腫，病的近視に伴う脈絡膜新生血管，糖尿病黄斑浮腫に及ぶ．したがって，適応外使用で用いられているベバシズマブは，増殖糖尿病網膜症，血管新生緑内障，未熟児網膜症，加齢黄斑変性と近視性黄斑症以外の新生血管黄斑症などに限定される．

3. 抗VEGF薬の薬物動態

抗VEGF薬の研究では，ウサギ，ヒトを対象にしたものが多い．硝子体の体積はウサギ1.5mLに対して，ヒト4.5mL，全血液量はウサギ180mL（60mL/kg）に対して，ヒト5,000mL（80mL/kg）である．ウサギでは，ヒトと比べて強膜が薄いことなどの理由で薬物の硝子体半減期は短くなり，全血液量が少ないため血中濃度は高くなる．このため，ラニビズマブの硝子体半減期はウサギ2.8日[3]に比べて，ヒトでは7.19日[4]と長い（表2）．抗VEGF薬は，500ng/mL以上の濃度で薬効を示す[5]．ヒト硝子体内に注射されたラニビズマブは，硝子体半減期7.2日で計算すると，60日程度は薬効が期待できることになる．臨床的な効果持続期間はラニビズマブ68日，アフリベルセプト73日という結果に近似している[6]．

抗癌剤治療で使用されているベバシズマブの最高血中濃度は，120,000ng/mLにも達する．この濃度と比べれば，4製剤の最高血中濃度はいずれも低値である．特にラニビズマブ，ペガプタニブは血液中VEGF濃度を抑制しないため，全身合併症のリスクが少なく，対側眼への影響も少ないといえる[7,8]．アフリベルセプトも，最高血中濃度が低いため，血液中VEGF濃度を抑制せず，全身合併症のリスクが少なく，対側眼への影響も少ないと考えてよい．ベバシズマブは，血液VEGF濃度を抑制するため，対側眼に影響を及ぼす[5,7,8]．薬剤構造においてFc領域のないラニビズマブは，Fc領域のあるアフリベルセプトやベバシズマブより全身合併症が少ないと考えられている[9]．しかし，これまでの臨床研究で心・脳血管事象の頻度に4製剤で有意差は認められていない[10〜12]．

表2 抗VEGF薬の硝子体内半減期，血中最高濃度

ヒト	ラニビズマブ	ペガプタニブ	アフリベルセプト	ベバシズマブ
硝子体半減期	7.19日	10日	8〜9日	9.82日
血中半減期	7.9日	9.6日	5〜6日	7〜21日
最高血中濃度	1.86ng/mL	11.96ng/mL	19.3ng/mL	>22ng/mL
血液VEGF濃度	不変	不変	不変？	低下
Fc領域	−	−	+	+
対側眼への影響	−	−	−	+

◆ ポイント ◆

4. 無硝子体眼への抗VEGF薬硝子体内注射

　ベバシズマブを正常眼に注射すると，硝子体半減期4.2日，無硝子体眼2.3日，ラニビズマブを正常眼に注射すると硝子体半減期2.8日，無硝子体眼2.1日である[13]。いずれも半減期は，55％，75％で維持されている。抗VEGF薬を無硝子体眼へ硝子体内注射しても効果が得られると考えてよい。

5. 抗VEGF薬硝子体内注射の副作用

　抗VEGF薬の適応拡大に伴い，50歳未満の人にも使用されるようになるため注意が必要である。アフリベルセプトは，妊婦および妊娠している可能性のある女性には使用禁忌である。妊娠可能な女性には，本剤投与中（最終投与後3カ月以上）は適切な避妊法を用いること，授乳中の女性には本剤投与中は授乳を避けることが添付文書に明記されている。明確な基準はないが，筆者らは治療後6カ月間で抗VEGF薬の影響は体内から消失すると考えている。

　ラニビズマブ，アフリベルセプト，ベバシズマブは，脳卒中，一過性脳虚血発作の既往歴，脳卒中の危険因子のある患者，動脈血栓塞栓に関連する有害事象（血管死，心筋梗塞，虚血性脳卒中，出血性脳卒中）が発現する可能性がある。ペガプタニブは，上記事象への影響が少ないと考えられており，脳卒中，一過性脳虚血発作，心筋梗塞の既往のある患者には選択しやすいという利点がある。緑内障，高血圧症の患者では，前房穿刺の併用が推奨されている。

6. 抗VEGF薬硝子体内注射後眼内炎の原因と予防

　眼内炎の頻度は，白内障手術（0.029〜0.052％）[14〜16]と抗VEGF薬硝子体内注射（0.048％）[17]は近似している。抗VEGF薬硝子体内注射後眼内炎は，白内障手術後眼内炎と比べて，①眼内炎は短期間に生じ，②視力予後不良例の比率が高く，③視力改善症例の比率が低いという特徴がある[18]。硝子体内注射は，1眼に数回行うことが多く，硝子体内注射の適応症例が拡大することから，さらなる感染症対策が必要である。

　2014年に米国では，硝子体内注射ガイドラインが示されている[19]（表3）。このガイドラインでは，2004年ガイドラインでは指摘されていなかった2つの点，すなわち，①ポビドンヨードの適切な使用，②医師・患者のマスク使用について言及している。

　硝子体内注射後眼内炎の原因は，①注射針への結膜常在細菌の付着[20]（術野のヨード洗浄で予防できる），②マスク非使用時の口腔内常在細菌の術野・針先への落下[21,22]（患者・医師・看護師のマスクの使用で予防できる）とされている。術野の細菌汚染を軽減する因子として有用性が確認されているのは，①術野をポビドンヨード洗浄する，②マスクを使用する，③マスク非使用時に会話をしないという3点のみである（図1）。し

たがって，硝子体内注射後眼内炎の予防のポイントは，マスクを使用して，ポビドンヨード洗浄（図2）することである[17]。

表3 硝子体内注射ガイドライン（2014年，米国）[19]と推奨事項

	硝子体内注射ガイドライン （2014年，米国）	推奨事項
注射前	・抗菌薬点眼3日間（1日4回）は不要	
注射時	・散瞳薬の点眼，点眼麻酔 ・ポビドンヨードによる術野点眼・洗浄 ・眼瞼マッサージはしない ・開瞼器の設置 ・注射部位にポビドンヨードの点眼 ・針先が睫毛や眼瞼に触れないように注意 ・ゆっくりと硝子体内注射 ・滅菌綿棒で注射部位を圧迫，薬物の硝子体reflux予防 ・眼圧・指数弁の確認	・医師・看護師・患者は，マスクを着用，あるいは会話を慎む ・開瞼器を設置後に，ヨード点眼。30秒待ち，結膜のヨードを介して，硝子体内注射する
注射後	・水晶体損傷・網膜動脈の拍動の確認 ・抗菌薬点眼3日間（1日4回）は不要 ・眼内炎・注意事項の説明	

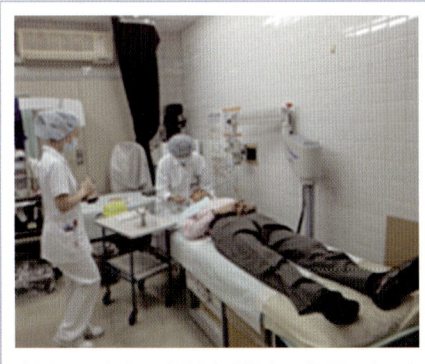

図1 抗VEGF薬の硝子体内注射後眼内炎の予防

人通りの少ない部屋（手術室の必要はない）に患者は私服で，靴を履いたまま入室する。医師・看護師は帽子とマスクを着用。患者は帽子，口はマスクの代わりにドレープで覆う。マスクなしの会話，咳，くしゃみを避け，上気道感染者は注射に従事しない。

図2 抗VEGF薬硝子体内投与

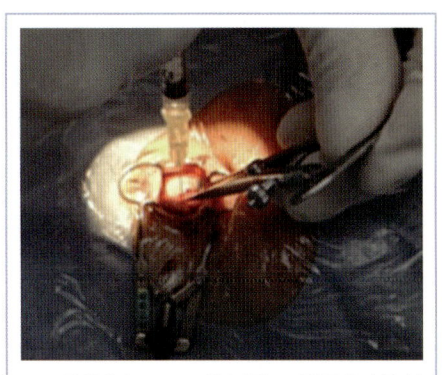

ヨード洗浄し，ヨードを通して硝子体内注射する。4mm計測したカリパーで眼球固定している。注射時，水晶体への接触を予防するため，注射針の先端は確認していない。

◆ ポイント ◆

　結膜常在細菌は，複雑なヒダ構造に潜んでいるため，十分な殺菌が必要である。消毒薬が殺菌に影響する因子には，濃度，温度，接触時間，洗浄量がある。眼組織に安全で殺菌効果の高いポビドンヨードの濃度は，0.05〜0.5％[23]（中央値0.25％）である。結膜細菌減少のための洗浄量として，2滴点眼より10mL洗浄のほうが有意な効果がある[24]。殺菌に要する時間は，2.5〜10％で30〜120秒，0.1〜1.0％で15秒である[25]。したがって，0.25％ヨードで，術野を10mLで洗浄し，30秒待って，硝子体内注射するのが十分な殺菌が期待できる方法である。

文献

1) Costello P, et al：Vitreous penetration of topical moxifloxacin and gatifloxacin in humans. Retina. 2006；26：191-5.
2) Papadopoulos N, et al：Binding and neutralization of vascular endothelial growth factor（VEGF）and related ligands by VEGF Trap, ranibizumab and bevacizumab. Angiogenesis. 2012；15：171-85.
3) Christoforidis JB, et al：PET/CT imaging of I-124-radiolabeled bevacizumab and ranibizumab after intravitreal injection in a rabbit model. Invest Ophthalmol Vis Sci. 2011；52：5899-903.
4) Krohne TU, et al：Intraocular pharmacokinetics of ranibizumab following a single intravitreal injection in humans. Am J Ophthalmol. 2012；154：682-6.
5) Wang Y, et al：Biological activity of bevacizumab, a humanized anti-VEGF antibody in vitro. Angiogenesis. 2004；7：335-45.
6) EMA：European public assessment report（Aflibercept）. [http://www.ema.europa.eu/ema/]
7) Bakbak B, et al：Comparison of the effect of unilateral intravitreal bevacizumab and ranibizumab injection on diabetic macular edema of the fellow eye. J Ocul Pharmacol Ther. 2013；29：728-32.
8) Zehetner C, et al：Plasma levels of vascular endothelial growth factor before and after intravitreal injection of bevacizumab, ranibizumab and pegaptanib in patients with age-related macular degeneration, and in patients with diabetic macular oedema. Br J Ophthalmol. 2013；97：454-9.
9) Reff ME, et al：Future of monoclonal antibodies in the treatment of hematologic malignancies. Cancer Control. 2002；9：152-66.
10) Christoforidis JB, et al：Anatomic and pharmacokinetic properties of intravitreal bevacizumab and ranibizumab after vitrectomy and lensectomy. Retina. 2013；33：946-52.
11) Curtis LH, et al：Risks of mortality, myocardial infarction, bleeding, and stroke associated with therapies for age-related macular degeneration. Arch Ophthalmol. 2010；128：1273-9.
12) Campbell RJ, et al：Stroke rates after introduction of vascular endothelial growth factor inhibitors for macular degeneration：a time series analysis. Ophthalmology. 2012；119：1604-8.
13) Matsuyama K, et al：Effects of intravitreally injected bevacizumab on vascular endothelial growth factor in fellow eyes. J Ocul Pharmacol Ther. 2011；27：379-83.
14) Oshika T, et al：Incidence of endophthalmitis after cataract surgery in Japan. Acta Ophthalmol Scand. 2007；85：848-51.
15) Lundström M, et al：Endophthalmitis after cataract surgery：a nationwide prospective study evaluating incidence in relation to incision type and location. Ophthalmology. 2007；114：866-70.

16) Friling E, et al：Six-year incidence of endophthalmitis after cataract surgery：Swedish national study. J Cataract Refract Surg. 2013；39：15-21.
17) Shimada H, et al：Minimizing the endophthalmitis rate following intravitreal injections using 0.25％ povidone-iodine irrigation and surgical mask. Graefes Arch Clin Exp Ophthalmol. 2013；251：1885-90.
18) Simunovic MP, et al：Endophthalmitis following intravitreal injection versus endophthalmitis following cataract surgery：clinical features, causative organisms and post-treatment outcomes. Br J Ophthalmol. 2012；96：862-6.
19) Avery RL, et al：Intravitreal injection technique and monitoring：updated guidelines of an expert panel. Retina. 2014；suppl 12：S1-18.
20) de Caro JJ, et al：Bacterial contamination of ocular surface and needles in patients undergoing intravitreal injections. Retina. 2008；28：877-83.
21) Doshi RR, et al：Reducing oral flora contamination of intravitreal injections with face mask or silence. Retina. 2012；32：473-6.
22) McCannel CA：Meta-analysis of endophthalmitis after intravitreal injection of anti-vascular endothelial growth factor agents：causative organisms and possible prevention strategies. Retina. 2011；31：654-61.
23) Trost LW, et al：The effect of intravitreally injected povidone-iodine on Staphylococcus epidermidis in rabbit eyes. J Ocul Pharmacol Ther. 2007；23：70-7.
24) Miño de Kaspar H, et al：Prospective randomized comparison of 2 different methods of 5％ povidone-iodine applications for anterior segment intraocular surgery. Arch Ophthalmol. 2005；123：161-5.
25) Berkelman RL, et al：Increased bactericidal activity of dilute preparations of povidone-iodine solutions. J Clin Microbiol. 1982；15：635-9.

（島田宏之）

◆トピックス◆

iPS細胞の加齢黄斑変性への臨床応用

1. iPS細胞の臨床応用

　幹細胞は無限に増殖できる能力（自己複製能）と他の細胞に変化することができる能力（分化能力）をもつ細胞である。iPS（induced pluripotent stem）細胞（人工多能性幹細胞）は，あらゆる種類の細胞に分化することができる能力（分化多能性）をもっている幹細胞である。

　そこで，皮膚や血液の細胞に初期化遺伝子を導入し作製されたiPS細胞を分化誘導して治療に用いるのがiPS細胞の臨床応用である。iPS細胞の利点は，自己細胞であり，安全性と適合性が高く，細胞源として容易に取り出せることである[1]。

2. 加齢黄斑変性（AMD）の脈絡膜新生血管（CNV）抜去とiPS細胞を用いた網膜色素上皮（RPE）細胞移植

　網膜色素上皮（retinal pigment epithelium：RPE）は，脈絡膜血管から視細胞への酸素や栄養の供給，外側血液網膜関門，視細胞外節貪食などの機能を有する。RPEの老化は滲出型加齢黄斑変性（AMD）と密接な関係があり，RPEから発現した血管内皮増殖因子（VEGF）は脈絡膜新生血管（CNV）を誘発する。

　1988年にde JuanとMachemerによって滲出型AMDに対するCNV抜去術が報告された[2]。しかし，CNVとともにRPEも同時に抜去され，概して術後視力は良くなかった。滲出型AMDにおけるiPS細胞を用いたRPE細胞の移植は，患者自身の皮膚線維組織芽細胞からiPS細胞を作製し，分化誘導してできたRPE細胞シートをCNV抜去後RPE欠損部に移植する治療法である。RPE細胞シートに免疫拒絶反応がないこと[3]と，細胞シートを吸引・保持し，網膜下に挿入するための移植用ハンドピースの開発と手術手技については既に検討が進んでいる[4]。滲出型AMDではCNV抜去後に必要とされるRPE細胞は小さいため，必要とされるRPEシートは3mm^{2}あればよく[5]，眼底検査によってRPEの生着状況，腫瘍化を含めた安全性を容易に確認できる。また，機能の良いRPEシートの移植によって視細胞の機能の改善を期待できる。臨床応用は，まず治療の安全性の確認が主な目的であり，現段階での臨床治療研究の適応は以下の通りである。
①少なくとも一眼が滲出型AMD（特殊型を含む）と診断されている患者
②同意取得時の年齢が50歳以上の患者
③中心窩下にCNV，瘢痕形成または網膜色素上皮裂孔を認める滲出型AMDの患者

④被験眼の矯正視力が手動弁以上0.3未満の患者
⑤被験眼が標準治療（目安として，ラニビズマブ〈ルセンティス®〉投与を，導入を含め4回以上実施）後も滲出性変化が残存する，もしくは再発を繰り返す患者
⑥マイクロペリメトリー（MP-1）による視感度測定において，中心半径4°以内の平均感度が5dB以下の患者

　滲出型AMDでは，抗VEGF薬の硝子体内投与によって視力の維持・改善が得られるようになったが，それらが無効で視機能の悪化する症例は存在する。それらに対し，iPS細胞の臨床応用が成功すれば，進行期の滲出型AMD，さらにRPEの変性と視機能の障害を生じる萎縮型AMD，滲出型AMDで大型の網膜色素上皮剥離後に網膜色素上皮裂孔を生じた場合などに対しても適応は拡大すると考えられる。

文献

1) 平見恭彦：網膜色素上皮の再生医療．眼科手術．2013；26：566-71．
2) de Juan E Jr, et al：Vitreous surgery for hemorrhagic and fibrous complications of age-related macular degeneration. Am J Ophthalmol. 1988；105：25-9．
3) 鎌尾浩行，他：iPS細胞由来網膜色素上皮細胞の免疫原性．厚生労働科学研究費補助金難治性疾患克服研究事業　網膜脈絡膜・視神経萎縮症に関する調査研究　平成23年度統括分担研究報告書．2012；85-6．
4) 鎌尾浩行，他：iPS細胞由来網膜色素上皮細胞シートの移植用ハンドピースの開発と移植方法の検討．厚生労働科学研究費補助金難治性疾患克服研究事業　網膜脈絡膜・視神経萎縮症に関する調査研究　平成24年度総括・分担研究報告書．2013；113-4．
5) 万代道子，他：網膜の再生医療．日医師会誌．2013；142：781-5．

〔湯澤美都子〕

◆ポイント◆

サプリメントとAge-Related Eye Disease Study (AREDS)

　加齢黄斑変性(age-related macular degeneration：AMD)は，欧米では失明原因の大きな割合を占めており，米国では中途失明原因の1位である．日本では有病率は低いとされてきたが，ライフスタイルの欧米化，高年齢化に伴い近年では中途失明原因の第4位であり[1]，患者数は増加傾向にある．

　AMDは今のところ，完治させる手立てはなく治療の主な目的は進行防止でしかない．そのため発症の予防が非常に重要である．従来，AMDとサプリメントについての研究は行われてきたが，ここでは米国で行われた大規模前向き研究であるAge-Related Eye Disease Study (AREDS)とその追加研究であるAREDS2について解説する．

1. AREDS

　米国において55～80歳の4,757人を対象に6年間行った多施設ランダム化比較試験(RCT)であり，EBMのグレード1に分類される研究で信頼性は高い．亜鉛および抗酸化物質が白内障とAMDの進行および予防に影響するかを調べた．当初は抗酸化物質としてビタミンCおよびEとβ-カロテンが投与されたが，喫煙者においてβ-カロテン投与が肺癌のリスクを上げることがわかったため喫煙者に対しては投与中止，もしくはβ-カロテン以外の投与が続けられた．主な結果は2001年に発表されており，AMDのハイリスク群(AMDのカテゴリー3・4に相当〈表1〉)において抗酸化物質と亜鉛の両

表1　AMDのリスク分類

カテゴリー1	63μm以下の小型ドルーゼンが5個以内のみで両眼視力が20／32以上のもの
カテゴリー2	境界型AMD(多数の小型ドルーゼン，中型〈63～124μm〉ドルーゼン，色素異常，もしくはこれらの組み合わせ)
カテゴリー3	両眼に重症型AMDを認めず，片眼視力が20／32以上で少なくとも1個以上の大型(124μm以上)ドルーゼン，中心窩外の地図状萎縮，もしくはこれらの組み合わせ
カテゴリー4	片眼には重症AMDを認めず，視力は20／32以上，他眼は重症AMDおよび視力は20／32未満で眼底写真にてAMDによる異常が明らかなもの

(Age-Related Eye Disease Study 2 Research Group：Lutein ＋ Zeaxanthin and omega-3 fatty acids for age-related macular degeneration：the Age-Related Eye Disease Study 2 (AREDS2) randomized clinical trial. JAMA. 2013；309 (19)：2005-15を元に作成)

方を摂取することによりAMDの発症，進行の予防効果があると結論された(図1)。白内障に関しては進行の予防効果は認められなかった[2]。その後，参加者からアンケートをとることにより，ルテインやゼアキサンチン等のカロテノイド，ドコサヘキサエン酸(DHA)やイコサペンタエン酸(EPA)といったn−3系長鎖不飽和脂肪酸の，日常の食事からの摂取量を計算したところ，これらの成分の摂取量とAMDの発症，進行予防との相関が認められた[3〜5]。

2. AREDS2

AREDSの結果を受け黄斑色素であるルテイン・ゼアキサンチンおよびDHA・EPAによるAMDの発症，進行予防の検証のため，2006年からAREDS2が開始された[5]。

AREDS2は，AREDSの参加者のうち両眼に大型のドルーゼンがあるか，僚眼に進行したAMDをもつAMDのハイリスク群4,203人を対象にしたRCTである。同時に副試験としてAREDSの処方を改変したものとの組み合わせを行い，5年間経過を観察した。

主試験は「ルテイン(L) 10mg・ゼアキサンチン(Z) 2mg」，「DHA 350mg・EPA 650mg」および「その両方」をAREDS処方に加えたもの，「プラセボ(AREDS処方のみ)」の4群に振り分けた(図2の上方)。

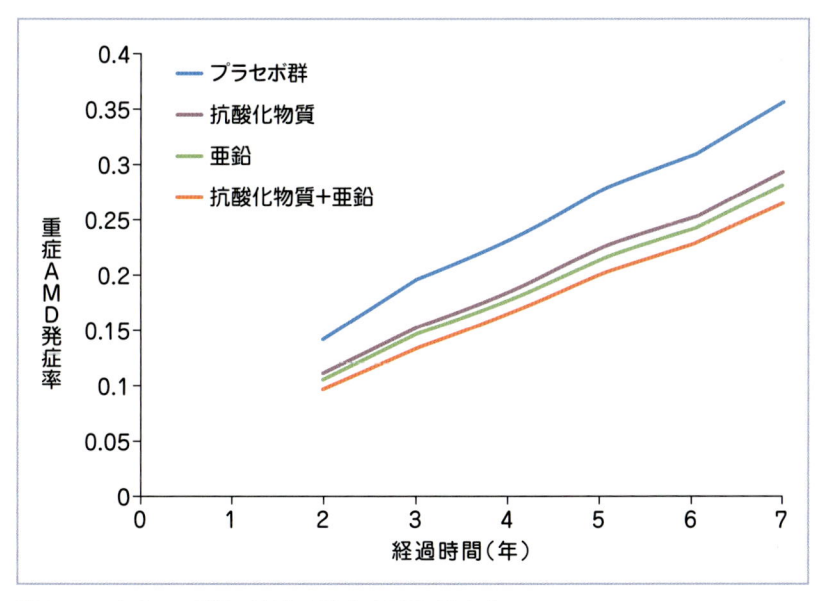

図1 ハイリスク群における重症AMD発症率
(Age-Related Eye Disease Study Research Group：A randomized, placebo-controlled, clinical trial of high-dose supplementation with vitamin C and E, beta carotene, and zinc for age-related macular degeneration and vision loss：AREDS report No.8. Arch Ophthalmol. 2001；119 (10)：1417-36より引用)

◆ ポイント ◆

　副試験ではAREDS処方の内容を改変し「AREDS処方そのもの」，AREDS処方から「亜鉛を減量（80→25mg）」，「β-カロテンを抜いたもの」および「亜鉛を減量しβ-カロテンを抜いたもの」を投与する4群に振り分けた（図2の下方）。つまり，どの群でもAREDS処方もしくはその改変処方は投与され，さらにそこに抗酸化物質を追加することにより効果を底上げすることができるかを検討した[6]。

主試験（新規追加の成分）

プラセボ群	n-3群	L-Z群	両方投与群
n-3	n-3	n-3	n-3
L-Z	L-Z	L-Z	L-Z
n-3 L-Zなし	n-3のみ	L-Zのみ	n-3 L-Z

副試験（AREDSベース）

AREDSオリジナル	亜鉛減量	β-カロテン除去	β-カロテン除去亜鉛減量
β-C	β-C		
Zn	Zn	Zn	Zn
Cu	Cu	Cu	Cu
Vit-E	Vit-E	Vit-E	Vit-E
Vit-C	Vit-C	Vit-C	Vit-C

AREDS2に基づいて推奨される新処方
ルテイン（10mg）・ゼアキサンチン（2mg）
亜鉛（80mg）・銅（2mg）
ビタミンE（400IU）・ビタミンC（500mg）

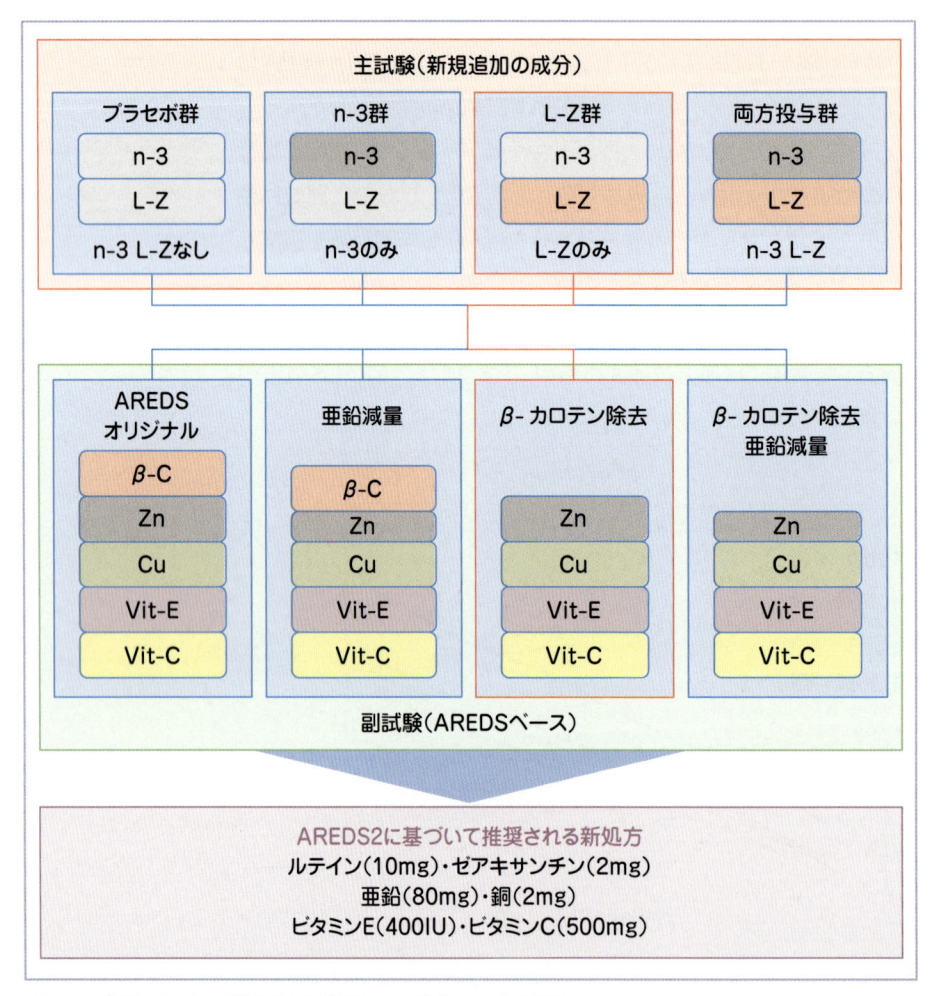

図2　AREDS2（主試験と副試験）のデザインと結果
（Age-Related Eye Disease Study Research Group：The relationship of dietary lipid intake and age-related macular degeneration in a case-control study：AREDS Report No. 20. Arch Ophthalmol. 2007；125：671-9を元に作成）

① 主解析の結果

　5年間におけるAMDの発症率はプラセボ群（オリジナルのAREDS処方）で29％，「L・Z」追加群が27％（プラセボと比較して$p = 0.12$），「DHA・EPA」追加群29％（$p = 0.70$），「その両方」追加群で27％（$p = 0.10$）であった。追加処方によりAMD進行リスク軽減傾向はあるが，有意差は認められなかった。ここで注目すべきは，新規のAREDS2処方に効果がないというわけではなく，AREDS処方に対して追加の処方の底上げ効果がみられなかったと解釈する必要がある点である。

② サブ解析の結果

- β-カロテンの有無では，肺癌発症率の有意な上昇（0.8％→2.0％）が認められ，さらにAMD進行リスクにおいて有意な差は示せなかった。
- L・Zの有無では，摂取群と非摂取群の比較においてAMD進行リスクが10％減少した。AREDS処方からβ-カロテンを除去しL・Zを追加した群と，AREDS処方の群との比較ではAMD進行リスクが18％減少した。
- 普段の食事でほとんどL・Zを摂らない群では，L・Zの摂取によりAMD進行リスクが18％減少した。

　これらの結果を受けて推奨される処方はAREDS処方からβ-カロテンを抜いてルテイン・ゼアキサンチンを加えたもので，ビタミンC 500mg，ビタミンE 400IU，ルテイン10mg，ゼアキサンチン2mg，亜鉛80mg，銅2mgを含むものとなった（図2）。

3．サプリメントとしてのAREDS2処方

　厚生労働省網膜・脈絡膜神経萎縮調査研究班が提唱した「加齢黄斑変性の治療指針」に示されたように，発症予防のためにはライフスタイルと食生活の改善がまず重要である。依然として高い喫煙率を有する日本ではまずは禁煙が課題となる。そして，AMD発症のリスクが高い者には眼科医が積極的にAREDS2処方のサプリメントを長期にわたって服用することを勧める必要があると考えられる。

文　献

1) 中江公祐, 他：わが国における視覚障害の現状. 厚生労働科学研究 網膜脈絡膜・視神経萎縮症に関する研究 平成17年度総括・分担研究報告書. 2006, p263-7.
2) Age-Related Eye Disease Study Research Group：A randomized, placebo-controlled, clinical trial of high-dose supplementation with vitamins C and E, beta carotene, and zinc for age-related macular degeneration and vision loss：AREDS report No.8. Arch Ophthalmol. 2001；119：1417-36.
3) Age-Related Eye Disease Study Research Group：The relationship of dietary lipid intake and age-related macular degeneration in a case-control study：AREDS Report No. 20. Arch Ophthalmol. 2007；125：671-9.

◆ ポ イ ン ト ◆

4) Age-Related Eye Disease Study Research Group：The relationship of dietary carotenoid and vitamin A, E, and C intake with age-related macular degeneration in a case-control study：AREDS Report No. 22. Arch Ophthalmol. 2007；125：1225-32.
5) Age-Related Eye Disease Study Research Group：The relationship of dietary omega-3 long-chain polyunsaturated fatty acid intake with incident age-related macular degeneration：AREDS report No. 23. Arch Ophthalmol. 2008；126：1274-9.
6) Age-Related Eye Disease Study 2 Research Group：Lutein + zeaxanthin and omega-3 fatty acids for age-related macular degeneration：the Age-Related Eye Disease Study 2 (AREDS2) randomized clinical trial. JAMA. 2013；309：2005-15.

〔山本篤志〕

ロービジョンケア

　ロービジョンケアとは視覚に障害があるため生活に何らかの支障をきたしている人に対する医療的，教育的，職業的，社会的，福祉的，心理的支援の総称であり，よりよく見る工夫，視覚以外の感覚の活用，生活改善，視覚障害者同士の情報交換等様々な情報を患者や家族に提供し，諸種の助言，指導あるいは訓練を行う。

　加齢黄斑変性では中心暗点，視力低下のために日常生活行動，特に「読字」が不自由になるため，ロービジョンケアでは拡大鏡など近見用補助具の選定が中心になる（図1）。ロービジョンエイドの必要倍率は読書検査の結果，最大読書速度が得られる最小の文字サイズと患者が読みたいと希望する文字サイズとの比から算出し，その倍率を有するエイドの種類を決める（図2）。また，加齢黄斑変性では「記入箇所が見えない」，「文章をま

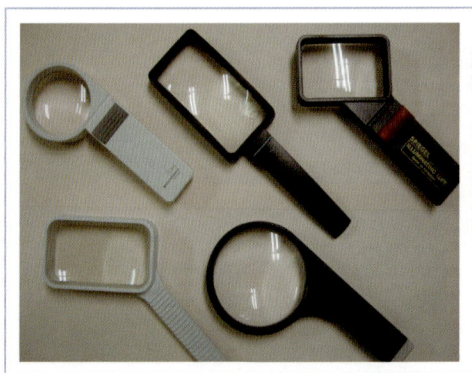

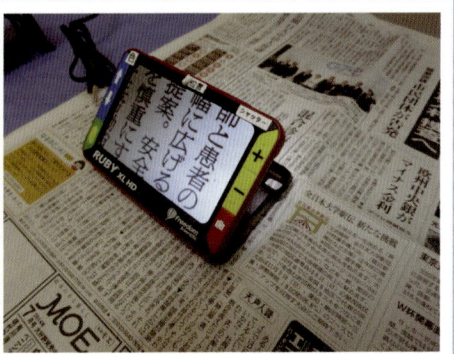

図1　拡大鏡（左），携帯型拡大読書器（右）

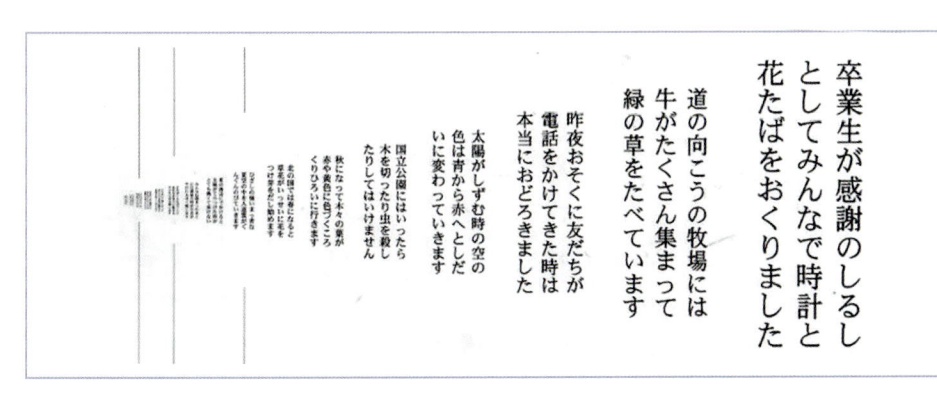

図2　読書チャート
　読書チャートの大きな文字サイズから順に音読してもらう。読むのにかかった時間と読み損じた文字数から読書速度を算出し，最大読書速度が得られる最小の文字サイズを求める。

◆ ポイント ◆

っすぐ書くことができない」など,「書字」にも支障が出る。そのような場合にはタイポスコープが有用である(図3)。タイポスコープには手紙用のほか,サインガイド,捺印ガイドもある。そのほか,ロービジョンケアでは照明や羞明に対するアドバイスや便利グッズの紹介も併せて行う。羞明を軽減し,コントラストを上げるためには遮光眼鏡が有用である(図4)。加齢黄斑変性に有用な遮光眼鏡の色や濃さに決まったものはなく,個人の見やすさや好みが優先される。日常生活を送りやすくする音声付時計,音声付タイマー,目盛りが見えなくても使える計量カップ,コントラストを上げて見やすくする用具なども紹介する(図5)。

ロービジョンケアは患者本人だけでなく,家族や介護者にも必要である。「何がどう見えないのかわからない」,「不安ばかりを口にして毎日が暗い」など,家族が患者を理解できず,患者が孤立する場合がある。診察やロービジョンケアにはできるだけ家族に同席してもらい,どのようなことに不自由を感じ,実際にはどのように見えているのかを理解してもらうことが必要である。また,「見ようとするところは見えないが,周りの視野は保たれるので慣れた場所の移動には支障がない」ことなど,患者が自身でできることと周りの助けが必要なことを具体的に説明する。

(藤田京子)

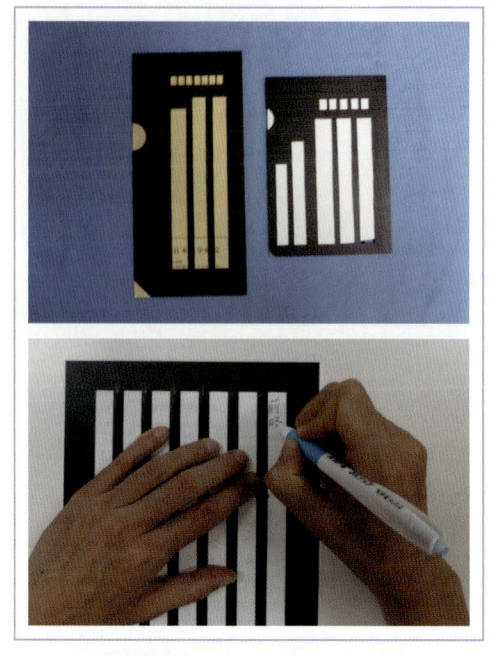

図3 タイポスコープ

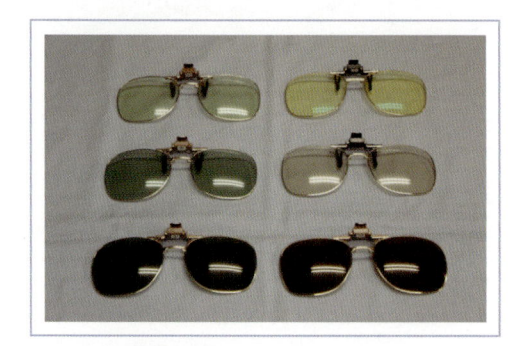

図4 遮光眼鏡

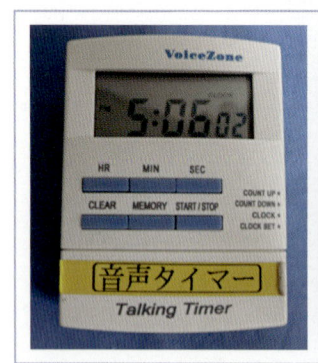

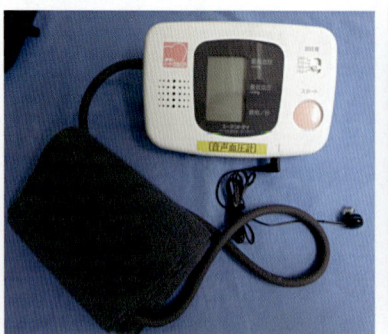

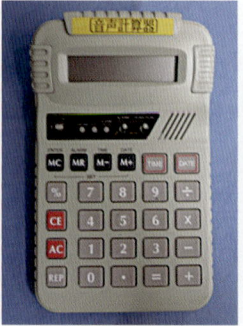

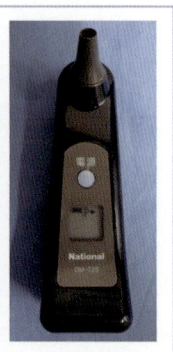

図5 音声グッズ(左からタイマー,血圧計,計算機,体温計)

Ⅱ 疾患解説

❸ 新生血管黄斑症

❶ 特発性脈絡膜新生血管

1. 病態概要

　脈絡膜新生血管（choroidal neovascularization：CNV）を有する50歳未満の患者のうち，病的近視，pseudo-presumed ocular histoplasmosis syndrome（pseudo-POHS），網膜色素線条，外傷，遺伝性疾患，炎症性疾患などの，どの原因とも関連のないCNVは特発性（idiopathic）とみなされる[1]。

　特発性脈絡膜新生血管（ICNV）のCNVはGass分類のtype 2である。片眼性が多い[2]。活動性のCNVはやがて網膜色素上皮（retinal pigment epithelium：RPE）に覆われ自然退縮する[3]。

2. 症　状

　視力低下，変視症を生じる。

3. 臨床所見（検眼鏡所見）

　CNVは灰白色病巣を示し，通常，1乳頭径大よりも小さい[4]（図1）。自然退縮したCNVの周囲にはリング状の色素沈着がみられるが，明瞭に認められない場合もある[3]。

4. 診　断

1）フルオレセイン蛍光造影（FA）

　早期に境界明瞭な血管網を認め，後期には血管網からの色素漏出がみられる，いわゆるclassic CNVを示す（図2）。

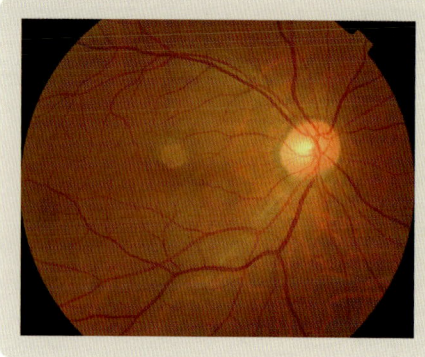

図1 特発性脈絡膜新生血管（ICNV）
カラー眼底写真では中心窩上方に約1/2乳頭径大の灰白色病巣を認める。

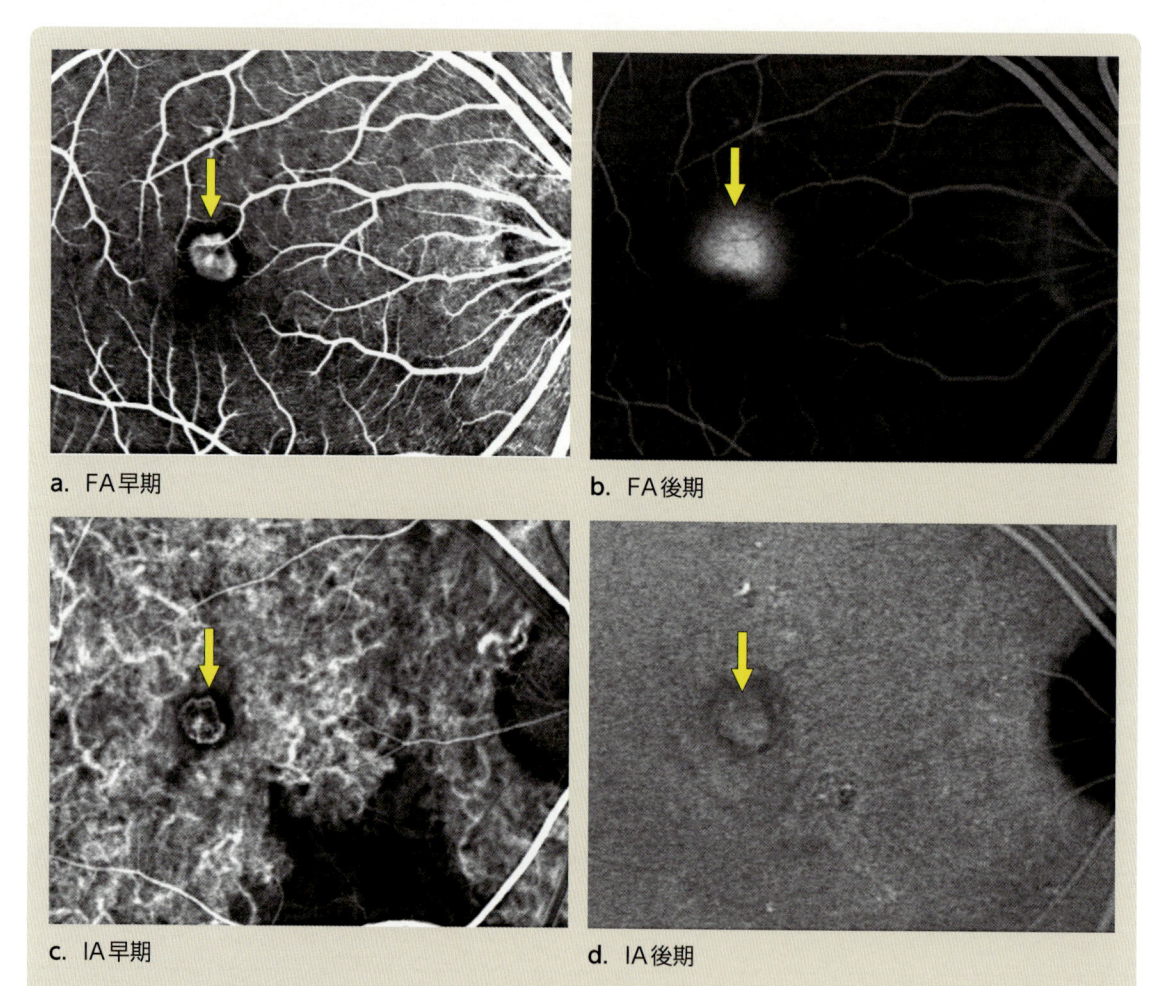

a. FA早期

b. FA後期

c. IA早期

d. IA後期

図2 特発性脈絡膜新生血管（ICNV）（図1の蛍光造影）
FA早期では境界明瞭な血管網がみられ，後期には蛍光漏出を認め，classic CNVを示す。IA早期でも境界明瞭な血管網がみられる。早期から後期までCNV周囲に低蛍光輪（dark rim）がみられる。

2) インドシアニングリーン蛍光造影（IA）

CNV周囲に低蛍光輪（dark rim）がみられることがある。このdark rimは，CNVを取り囲むように重層した網膜色素上皮細胞による脈絡膜背景蛍光の遮断による所見である[5]（**図2**）。FAでも観察されるが，網膜下出血や色素漏出により覆われた場合にはIAが有用である。

3) 光干渉断層計（OCT）

活動期ではRPEの上方に中〜高反射を示すCNVがみられ，周囲に網膜剥離や囊胞様黄斑浮腫（cystoid macular edema：CME）を伴う（**図3**）。

安定期ではOCTではCNVがRPEに覆われ，type 1 CNVに類似する（**図4**）。

5. 鑑　別

POHS，点状脈絡膜内層症（punctate inner choroidopathy：PIC），多発消失性白点症候群（multiple evanescent white dot syndrome：MEWDS）など（「Ⅱ-3　新生血管黄斑症-3．その他」**表1**参照）。

6. 治　療

1) 適応と方針

5〜230カ月，平均87カ月経過観察した中心窩下CNVを有する19眼のICNVの自然経過では，95％が視力の維持または改善，5％で視力低下を示した[2]と報告されており，視力予後はほかの新生血管黄斑症と比べ悪くない。しかし，現在ではCNVの早期退縮による視力改善を目的に，抗VEGF療法が行われている。

抗VEGF療法の適応はCNVが中心窩，傍中心窩にあり，黄斑部に滲出が認められる症例である。ICNVに対しては保険適用の抗VEGF薬が使用できないことから，日本大学病院では倫理委員会の承認を得て，患者にインフォームド・コンセントを得た上で，ベバシズマブを使用している。

2) 治療成績

中心窩下CNVを有する40眼のICNVに対するベバシズマブ1.25mg硝子体内投与によって，12カ月後，視力は100％が維持または改善したと報告されている[6]。

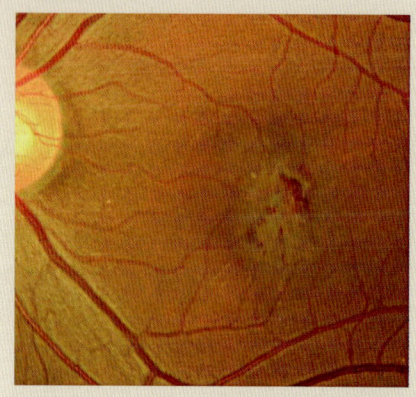

a. カラー眼底写真

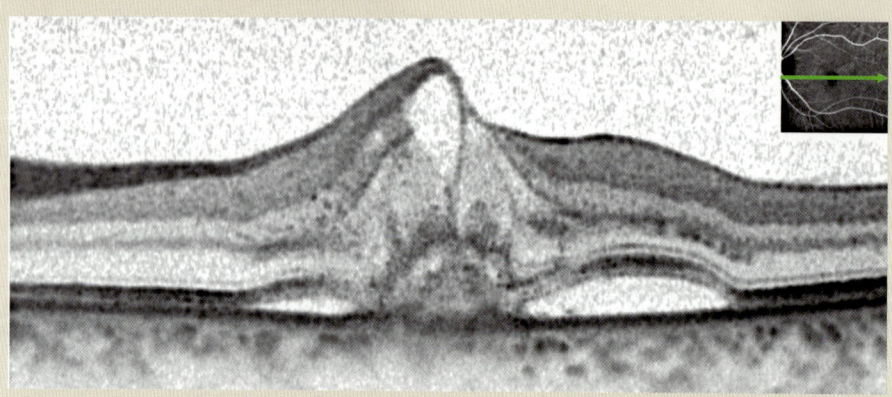

b. OCT

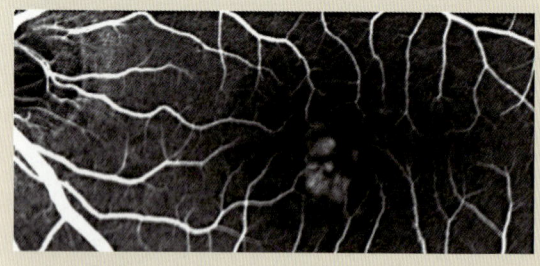

c. FA早期

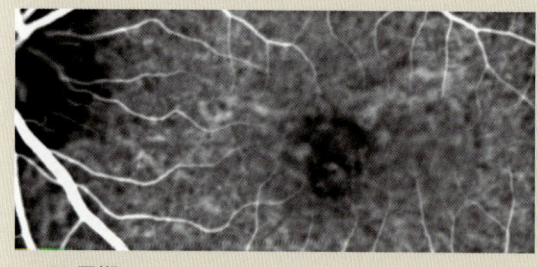

d. FA後期

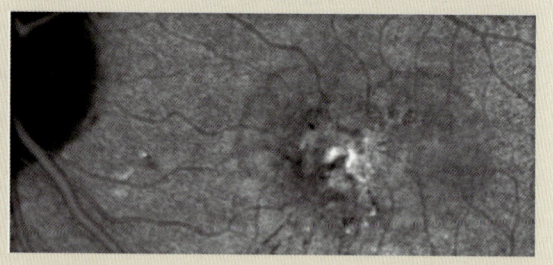

e. IA早期

f. IA後期

図3 活動期の特発性脈絡膜新生血管（ICNV）
カラー眼底写真では黄斑部にフィブリンと出血がみられ，その周囲に網膜剥離を認める。
OCTでは網膜色素上皮（RPE）ラインの上にCNVを認め，周囲に網膜剥離や嚢胞様黄斑浮腫（CME）がみられる。
FA早期ではフィブリンのため，境界明瞭な血管網は確認できない。後期には旺盛な蛍光漏出を認める。
IA早期では境界明瞭な過蛍光領域を認め，後期に蛍光漏出がみられる。

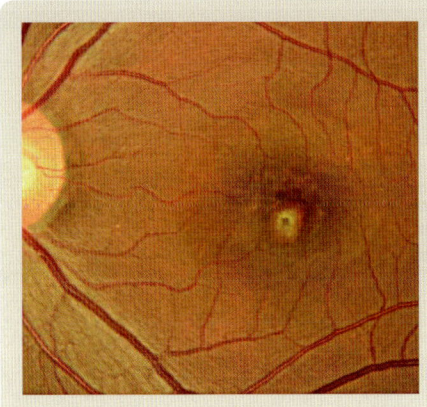

a. カラー眼底写真

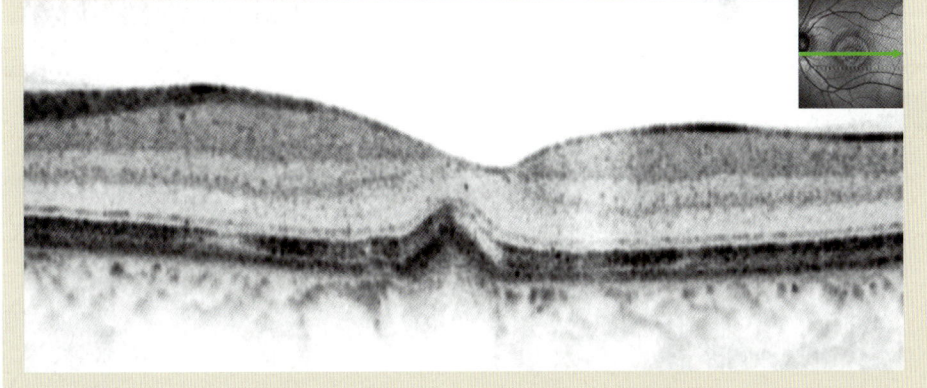

b. OCT

図4 安定期の特発性脈絡膜新生血管（ICNV）（図3の安定期）
カラー眼底写真では周囲に色素沈着を伴う瘢痕病巣を認める。OCTではCNVが網膜色素上皮（RPE）に被われ，type 1 CNVに類似している。網膜剥離や嚢胞様黄斑浮腫（CME）は吸収した。

文献

1) Cohen SY, et al：Etiology of choroidal neovascularization in young patients. Ophthalmology. 1996；103：1241-4.
2) Ho AC, et al：The natural history of idiopathic subfoveal choroidal neovascularization. Ophthalmology. 1995；102：782-9.
3) Campochiaro PA, et al：Spontaneous involution of subretinal neovascularization. Am J Ophthalmol. 1990；109：668-75.
4) Cleasby GW：Idiopathic focal subretinal neovascularization. Am J Ophthalmol. 1976；81：590-9.
5) 福島伊知郎，他：インドシアニングリーン螢光眼底造影でみられる脈絡膜新生血管周囲の低螢光輪．日眼会誌．1995；99：1262-70.
6) Zhang H, et al：Intravitreal bevacizumab for treatment of subfoveal idiopathic choroidal neovascularization：result of a 1-year prospective trial. Am J Ophthalmol. 2012；153：300-6.

（春山美穂）

❸ 新生血管黄斑症
❷ 網膜色素線条

1. 病態概要

　　1889年Doyneにより最初に記載された網膜色素線条は，視神経乳頭から周辺網膜へ伸びる不規則で放射状の線である[1]。1892年Knappにより，その形態が血管に似ていることで，angioid streaksと命名された[2]。病理学的には変性，石灰化したブルッフ（Bruch）膜の弾力線維の断裂である。単独でみられることがあるが，全身の弾力線維にも異常がみられ，弾力線維性仮性黄色腫（pseudoxanthoma elasticum：PXE），Paget病，Ehlers-Danlos症候群，鎌状赤血球症，先端肥大症，Marfan症候群などの合併も約50％で報告されている。

2. 臨床症状と病態

　　黄斑部に影響が及ぶまでは無症状である。しかし，脈絡膜新生血管（choroidal neovascularization：CNV），脈絡膜破裂，地図状網脈絡膜萎縮[3]により黄斑部が影響を受けると，変視症，視力低下を自覚する。

　　最も重要な合併症はCNVであるので，それについて記載しておく。CNVは片眼には72～86％で生じ，両眼には49％で生じる。風戸ら[4]はブルッフ膜の欠損を伴った網膜色素線条のCNVを抜去し，免疫組織学的検討を行い，ブルッフ膜にはカルシウムが強く沈着し，欠損したブルッフ膜から網膜色素上皮（retinal pigment epithelium：RPE）上に血管を伴う組織が侵入している所見を確認した。また，基底膜の破壊や血管新生を誘導する蛋白質分解酵素であるMMP9（matrix metalloproteinase 9）に対する染色陽性をCNVの血管内皮細胞，線維芽細胞に確認した。さらに炎症と低酸素の指標となるHIF-2α（hypoxia-inducible factor 2α）の血管内皮細胞と周囲組織への染色陽性を示し，MMP9やHIF-2αが欠損したブルッフ膜を介してCNVが進展することを示唆した。

　　網膜色素線条のCNVの多くは，Gass分類のtype 2であるが，type 1がみられることもある。

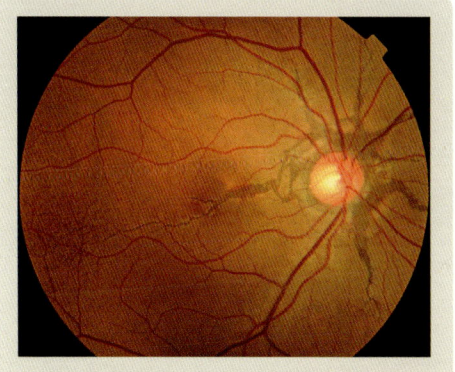

図1 色素線条・梨子地眼底
視神経乳頭を輪状に囲み，さらに周辺網膜へ伸びる黒色の線条がみられる。また，黄斑から耳側には色素性の斑点がみられ，梨子地眼底と呼ばれる。

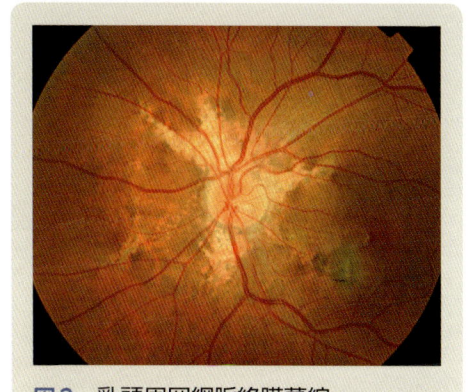

図2 乳頭周囲網脈絡膜萎縮
乳頭を取り囲む，火炎状，ヒトデ型の網脈絡膜萎縮巣がみられる。

脈絡膜破裂は，ブルッフ膜の脆弱性のため，軽度の頭部・眼部の外傷後に生じ，その結果，網膜下出血を起こす。そのため，接触するスポーツへの参加や外傷に注意を与えることが必要である。

3. 臨床所見[5]

1) 検眼鏡所見

①色素線条（図1）
　輪状に視神経乳頭を囲み，視神経乳頭から放射状に伸びる，不規則な線条で，直径は50～500μmである。周辺に向かうに従い細くなる。新しい線条は古い線条に隣接して生じ，隣接した網膜色素上皮と脈絡毛細血管板は萎縮する。

②梨子地眼底（peau d'orange, mottled fundus）（図1）
　梨のざらざらした皮の外観に似た，RPEレベルの色素性の斑点で，黄斑部の耳側から赤道部にみられる。

③乳頭周囲網脈絡膜萎縮（図2）
　乳頭を取り囲む，火炎状，ヒトデ型の網脈絡膜萎縮巣。

④salmon spot（図3）
　周辺にみられる局所的なサーモン色の網脈絡膜瘢痕。

⑤視神経乳頭ドルーゼン

⑥paired red spot（暗赤色斑）（図4）
　1/2乳頭径以下の大きさの随伴線の外側にみられる暗赤色斑で，線条の左右で対になる。

⑦地図状脈絡膜萎縮（図5）
　PXEでは，地図状脈絡膜萎縮が報告されている。

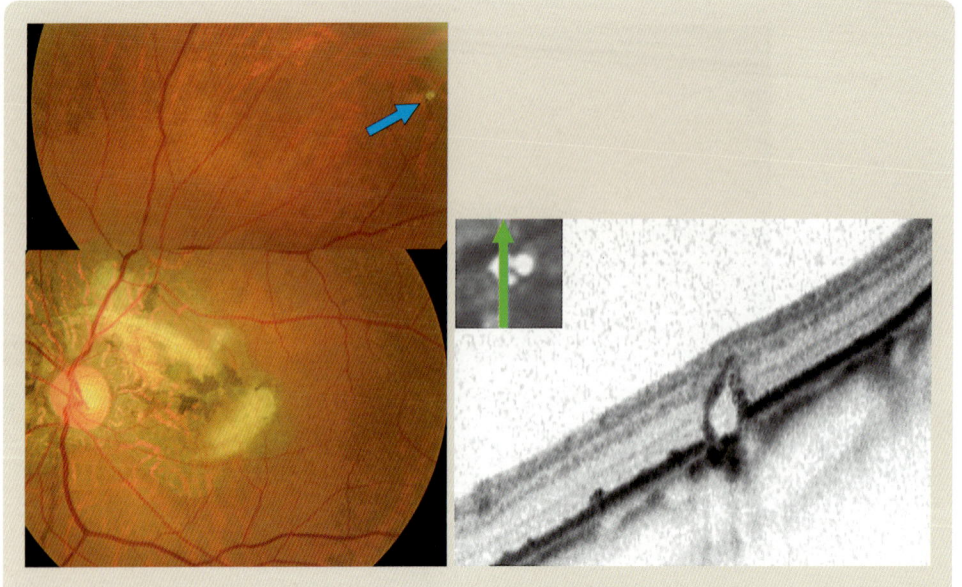

図3　salmon spot
カラー眼底写真では視神経乳頭下方に線条がみられる。上耳側の赤道部付近にsalmon spot（➡）がみられる。salmon spotは，OCTで網膜外層に低反射領域を示す。

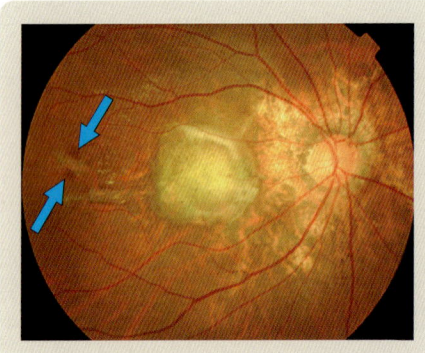

図4　paired red spot（暗赤色斑）
paired red spotが随伴線の外側に，線条の左右で対としてみられる（➡）。

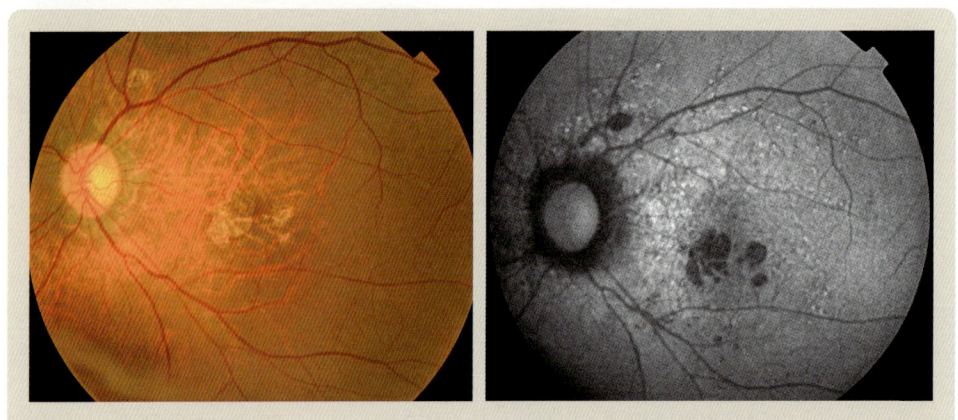

図5　地図状脈絡膜萎縮
カラー眼底写真で黄斑部に萎縮がみられる。眼底自発蛍光（FAF）では萎縮部は低蛍光を示す。

4. 診　断

1) フルオレセイン蛍光造影（FA）

　　網膜色素線条のCNVの多くは，Gass分類のtype 2であるためCNVは通常FAで明らかに造影される（図6）。type 1の場合は通常FAではoozingを示す（図7）。

　　線条は，多くは早期から後期まで過蛍光（早期はwindow defectによる過蛍光，後期はstainingによる過蛍光）を示すが（図7b），早期から後期まで低蛍光，早期に低蛍光で後期に過蛍光を示す場合もある[6]。

2) インドシアニングリーン蛍光造影（IA）[7]

　　CNVは通常IA早期に造影され，後期には不明瞭になる。

　　線条は，多くは早期には不明瞭で，造影10～15分の中期に過蛍光がはじまり，後期にstainingによる過蛍光がみられるが（図7b），後期に低蛍光を示すものもある。

　　梨子地眼底はFAよりもIAでよりはっきりみられる。典型的には耳側に生じると報告されているが，IAでは後極部全体や視神経鼻側にもみられる。

3) 光干渉断層計（OCT）

　　ブルッフ膜の断裂やブルッフ膜の波打ち様の変化がみられる[8]（図8，9）。線維化したCNVは，高反射層としてみられる（図9，10）。outer retinal tubulation（ORT）は，外網状層の下にみられ，高反射の円形または卵形の輪状の線で構成される[8]（図9）。salmon spotは，中にRPEレベルの沈着物を含む網膜外層の低反射領域で，その内側はわずかに高反射のラインを示す[9]（図3，8）。梨子地眼底はRPE-ブルッフ膜複合体に高反射を示す[8]。

5. 鑑　別

　　加齢黄斑変性，脈絡膜硬化，lacquer cracks，ヒストプラズマ症，トキソプラズマ症，網膜血管炎と乳頭浮腫，外傷性出血，脈絡膜破裂，脈絡膜ひだなどとの鑑別に注意を要する。

6. 治　療

1) 適応と方針

　　網膜色素線条では未治療のCNVは予後不良なため，できるだけ早期に治療を開始する。現在，抗VEGF（vascular endothelial growth factor）療法が，効果的な治療法

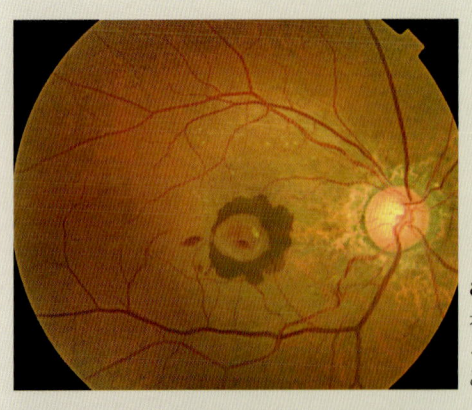

a. カラー眼底写真

視神経乳頭と，周辺網膜へ伸びる線条がみられる。黄斑部にはCNVとその周囲に網膜下出血がみられる。

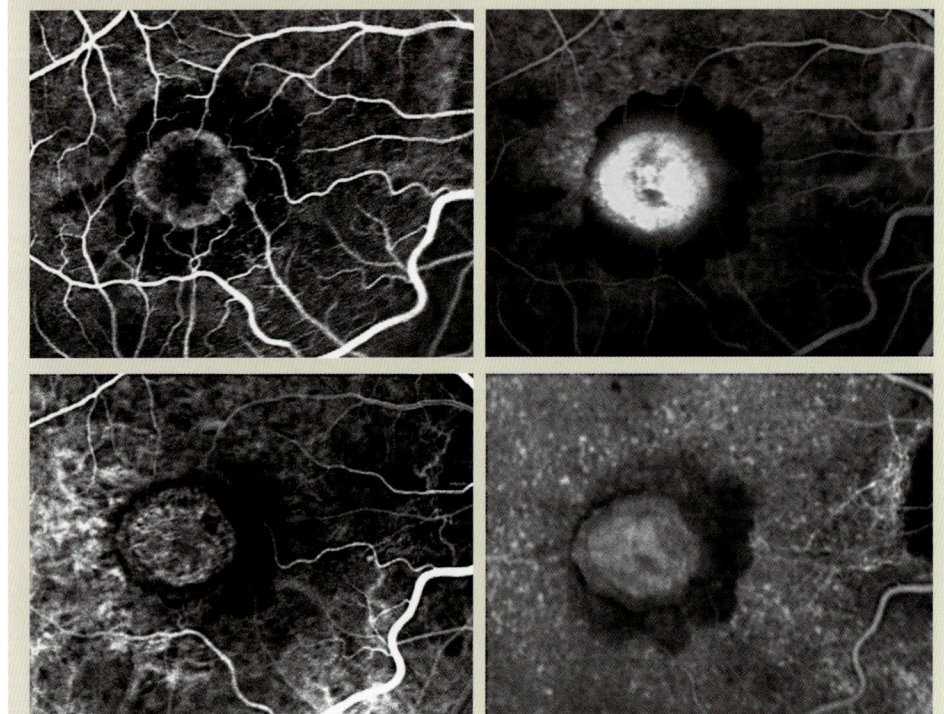

b. aの蛍光眼底造影

上段左がFA早期，右がFA後期。早期に境界明瞭な過蛍光領域，後期にstainingによる過蛍光がみられ，classic CNVを示す。
下段左がIA早期，右がIA後期。早期から後期までCNVによる過蛍光がみられる。

図6 網膜色素線条の脈絡膜新生血管（CNV）（type 2）

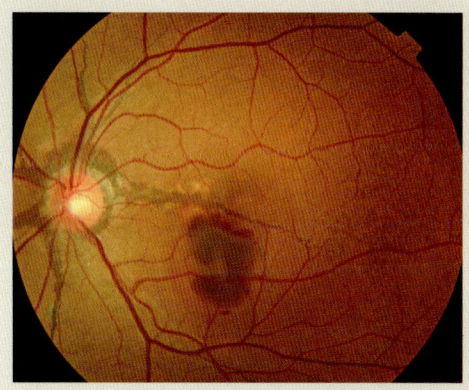

a. カラー眼底写真

視神経乳頭と，周辺網膜へ伸びる線条がみられる。また，黄斑から耳側に梨子地眼底と呼ばれる色素性の斑点がみられる。黄斑部には網膜下出血，その下方には出血性網膜色素上皮剥離がみられる。

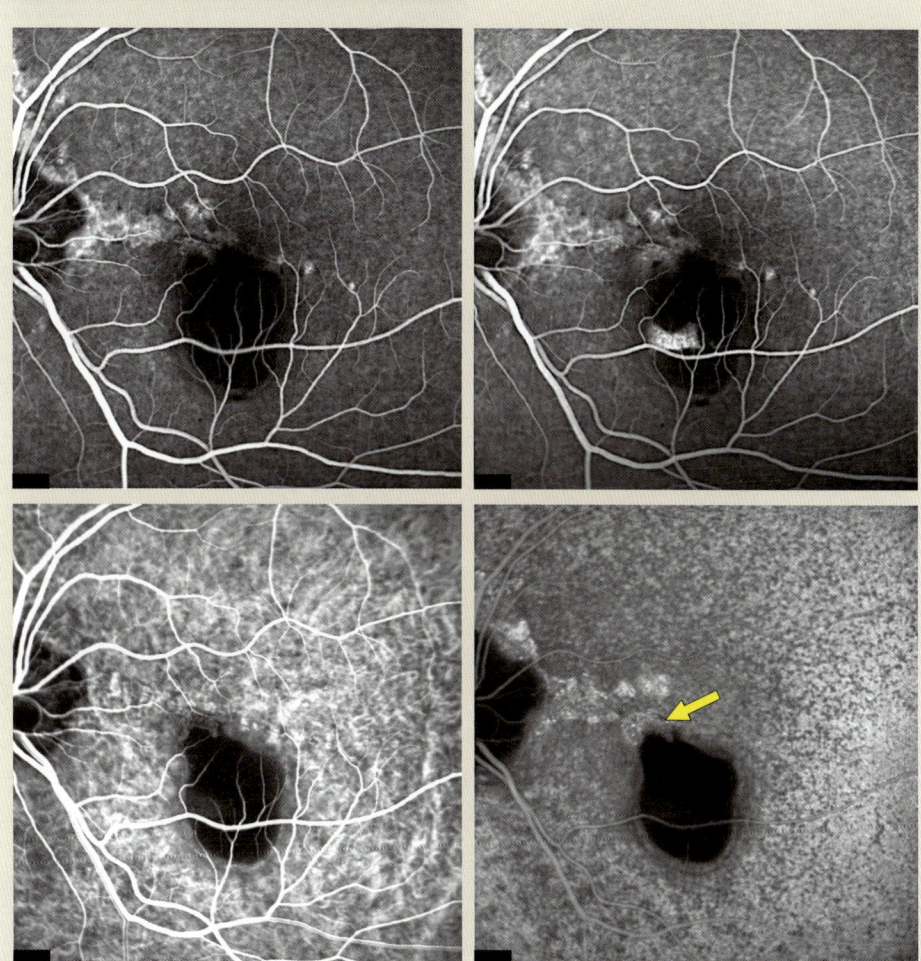

b. aの蛍光眼底造影

上段左がFA早期，右がFA後期。早期から後期まで線条に一致してwindow defectによる過蛍光がみられる。後期には中心窩鼻側にoozingによる過蛍光がみられ，occult CNVが示唆される。
下段左がIA早期，右がIA後期。後期には線条に一致してstainingによる過蛍光がみられ，またその下方にはCNV（→）による過蛍光がみられる。

図7　網膜色素線条の脈絡膜新生血管（CNV）（type 1）

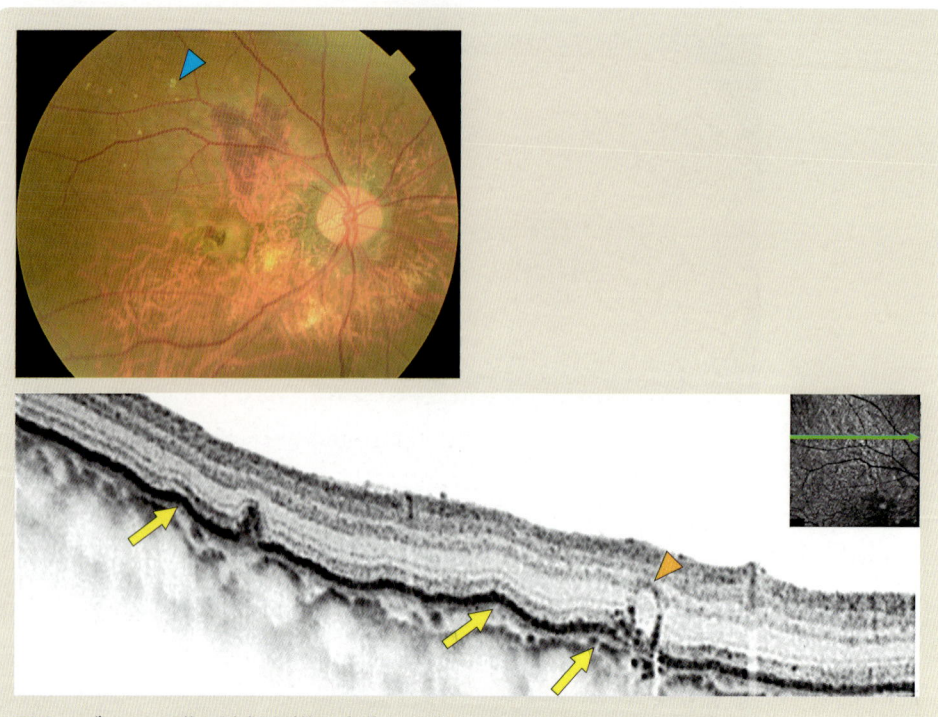

図8 ブルッフ膜の波打ち様の変化，salmon spot
OCTでブルッフ膜の波打ち様の変化がみられる（⇨）。
アーケード上方にsalmon spotがみられる（▶）。OCTでは網膜外層に低反射領域を示す（▷）。

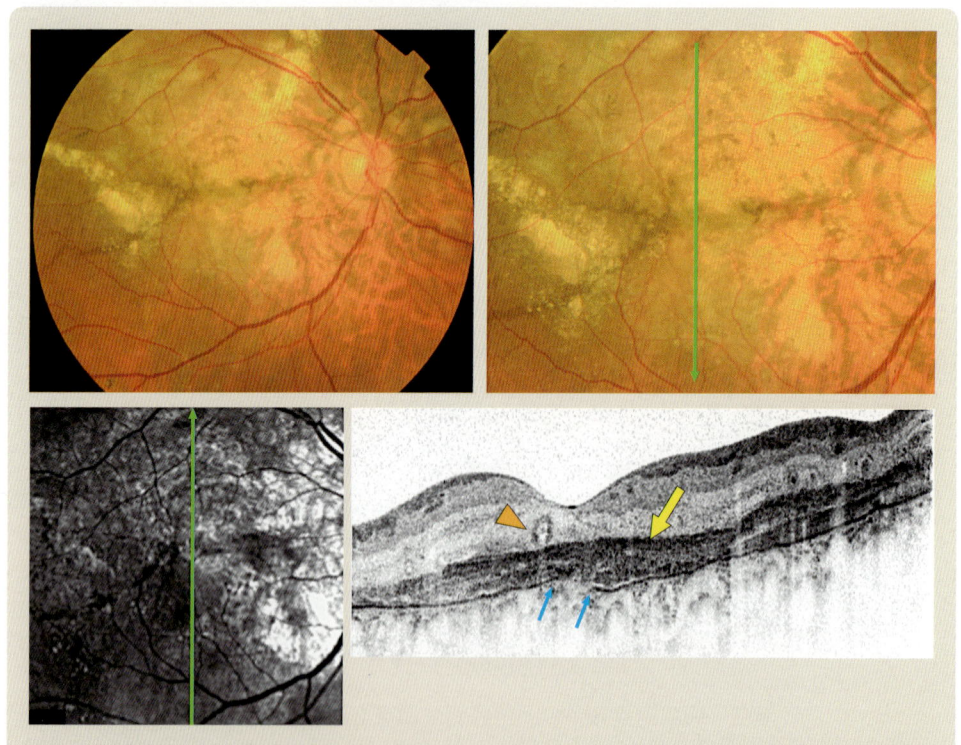

図9 線維化した脈絡膜新生血管（CNV），outer retinal tubulation（ORT），ブルッフ膜の断裂
線維化したCNVは，OCTで高反射層としてみられる（⇨）。ORTが，外網状層の下に，高反射の卵形の輪状の高反射ラインとしてみられる（▶）。CNVの下にブルッフ膜の断裂がみられる（→）。

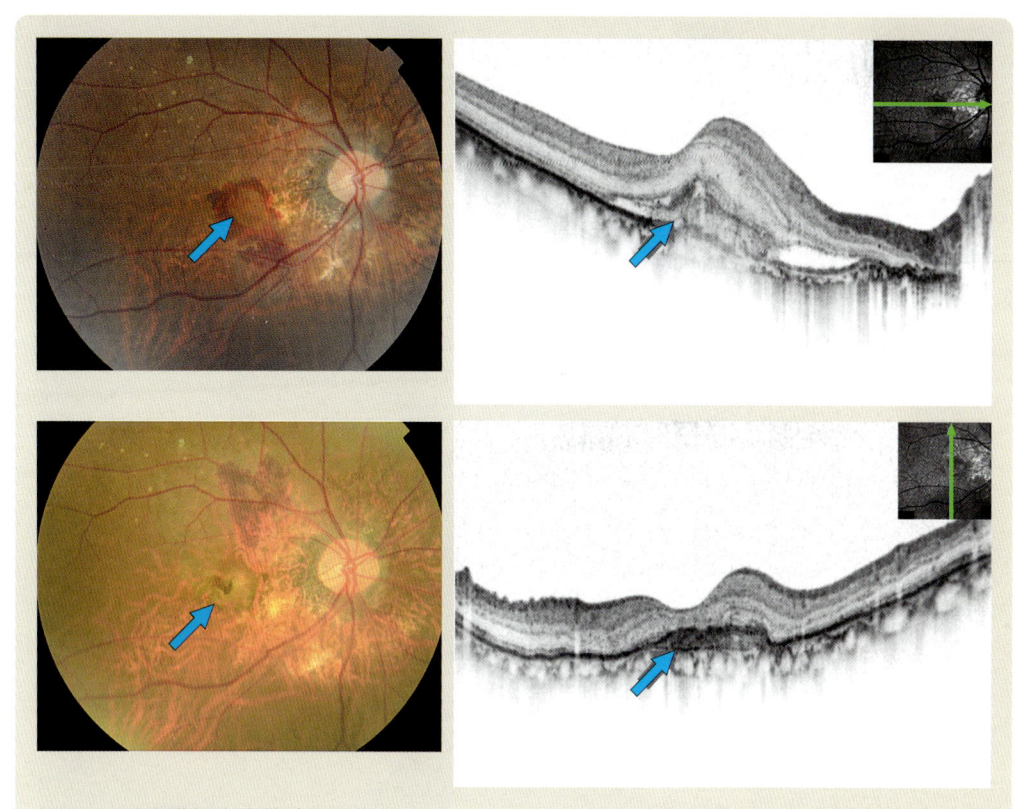

図10 脈絡膜新生血管（CNV）
上段は2010年6月のカラー眼底写真とOCT。
カラー写真では黄斑部に出血を伴う灰白色病巣がみられる（➡）。OCTでは神経網膜下にCNVを示す中等度反射がみられ（➡），その周囲に漿液性網膜剝離がみられる。
下段は2015年4月のカラー眼底写真とOCT。
カラー写真では黄斑部のCNVは線維化し（➡），OCTでは高反射を示している（➡）。その上方に再発CNVを示す灰白色病巣と網膜下出血がみられる。

である。適応はCNVが中心窩，傍中心窩，外中心窩にあり，黄斑部に滲出が認められる症例である。しかし，網膜色素線条症は現在，保険適用の抗VEGF薬が使用できないため，当院では倫理委員会の承認を得て，患者にインフォームド・コンセントを行い，ベバシズマブを使用している（図11）。

2) 治療成績

ベバシズマブによる治療後10～39カ月の経過観察では，視力は87～100％が維持または改善したと報告されている[10～14]。

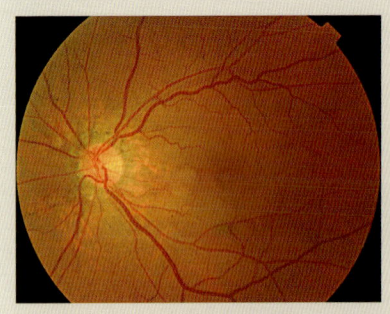

a. カラー眼底写真

視神経乳頭と，周辺網膜へ伸びる線条がみられる。中心窩鼻側にはCNVを示唆する灰白色病巣がみられる。

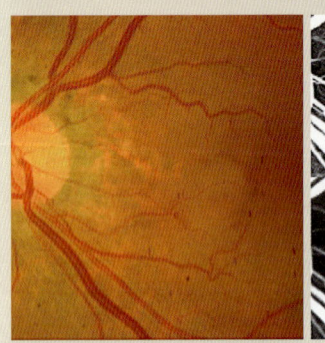

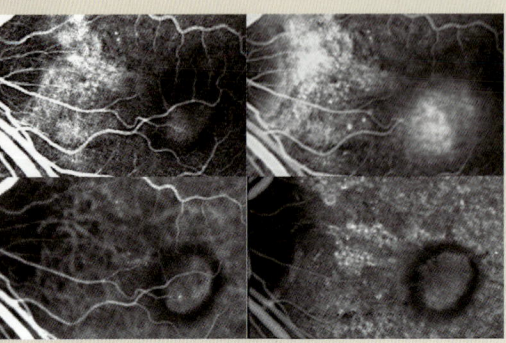

b1	b2	b3
	b4	b5
b6		

b. aの蛍光眼底造影・OCT（治療前）

b1：b2：FA早期，b3：FA後期。後期にはCNVからの旺盛な蛍光漏出がみられる。
b4：IA早期，b5：IA後期。CNVによる過蛍光がみられる。
b6：OCTではRPEを越えて，神経網膜下にCNVがみられる。その左右に漿液性網膜剝離を認める。

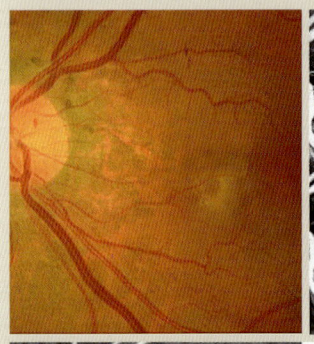

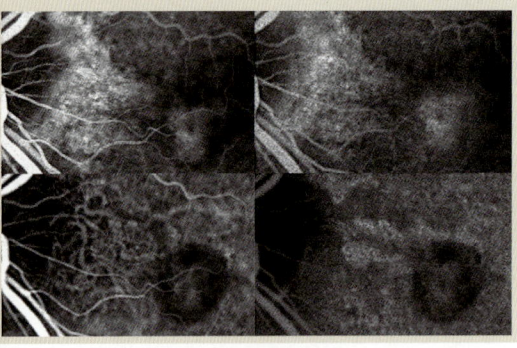

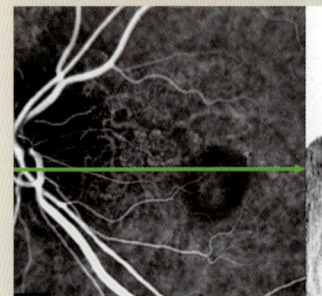

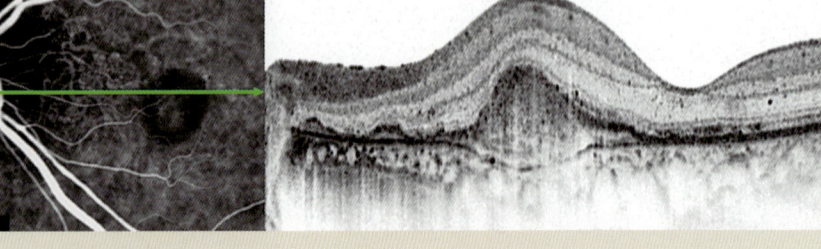

c1	c2	c3
	c4	c5
c6		

c. aの治療後（ベバシズマブ投与後）

c1：カラー眼底写真。CNVは縮小し，FA後期の蛍光漏出は減少した。
c2：FA早期，c3：FA後期。
c4：IA早期，c5：IA後期。
c6：OCTでは，漿液性網膜剝離は吸収した。

図11 網膜色素線条

文献

1) Doyne RW : Choroidal and retinal changes : the result of blows on the eyes. Trans Ophthalmol Soc. 1889 ; 9 : 128.
2) Knapp H : On the formation of dark angioid streaks as an unusual metamorphosis of retinal hemorrhage. Arch Ophthalmol. 1892 ; 21 : 289-92.
3) Schoenberger SD, et al : Geographic chorioretinal atrophy in pseudoxanthoma elasticum. Am J Ophthalmol. 2013 ; 156 : 715-23.
4) Kazato Y, et al : Immunohistochemical findings of a Bruch's membrane defect and active choroidal neovascularization in angioid streaks. Jpn J Ophthalmol. 2010 ; 54 : 172-4.
5) Shields JA, et al : Angioid streaks. Ⅰ. Opthalmoscopic variations and diagnostic problems. Br J Ophthalmol. 1975 ; 59 : 257-66.
6) 日比野久美子, 他：網膜色素線条症 蛍光眼底所見を中心として. 日眼紀. 1986 ; 37 : 901-7.
7) Pece A : Angioid streaks. Indocyanine Green Angiography. Mosby, 1997, p319-28.
8) Ellabban AA, et al : Tomographic fundus features in pseudoxanthoma elasticum : comparison with neovascular age-related macular degeneration in Japanese patients. Eye(Lond). 2012 ; 26 : 1086-94.
9) Charbel Issa P, et al : Multimodal imaging including spectral domain OCT and confocal near infrared reflectance for characterization of outer retinal pathology in pseudoxanthoma elasticum. Invest Ophthalmol Vis Sci. 2009 ; 50 : 5913-8.
10) Wiegand TW, et al : Intravitreal bevacizumab (Avastin) treatment of choroidal neovascularization in patients with angioid streaks. Br J Ophthalmol. 2009 ; 93 : 47-51.
11) Sawa M, et al : Long-term results of intravitreal bevacizumab injection for choroidal neovascularization secondary to angioid streaks. Am J Ophthalmol. 2009 ; 148 : 584-90.
12) Teixeira A, et al : Clinical course of choroidal neovascularization secondary to angioid streaks treated with intravitreal bevacizumab. Ophthalmic Surg Lasers Imaging. 2010 ; 41 : 546-9.
13) El Matri L, et al : Intravitreal bevacizumab for the treatment of choroidal neovascularization secondary to angioid streaks : one year of follow-up. Acta Ophthalmol. 2011 ; 89 : 641-6.
14) Finger RP, et al : Long-term effectiveness of intravitreal bevacizumab for choroidal neovascularization secondary to angioid streaks in pseudoxanthoma elasticum. Retina. 2011 ; 31 : 1268-78.

〈春山美穂〉

Ⅱ 疾患解説

❸ 新生血管黄斑症
❸ その他

1. 病態概要

　新生血管黄斑症は黄斑部に脈絡膜新生血管（choroidal neovascularization：CNV）が発生し，網膜色素上皮下，ついで網膜下に発育，増殖し，出血や滲出を起こして視機能が低下する病態の総称である。

　CNVの発生には慢性の虚血，炎症，栄養血管欠乏など様々な病的状態において網膜色素上皮あるいは網膜から生じる血管内皮増殖因子（vascular endothelial growth factor：VEGF）が関与する。VEGFは脈絡膜細血管の内皮細胞のレセプターに結合しCNVの発生・発育を促進する。CNVの網膜色素上皮下への発育にはブルッフ（Bruch）膜の脆弱化が関与する。たとえばぶどう膜炎ではブルッフ膜への炎症の波及，外傷ではブルッフ膜の物理的損傷が挙げられる。表1に原因疾患を示した。Gassは病理組織学的

表1　新生血管黄斑症をきたす疾患

(1) 特発性	特発性脈絡膜新生血管	(5) 外傷	脈絡膜破裂
(2) 変性	加齢黄斑変性（滲出型）		眼内異物
	強度近視（変性近視）	(6) 医原性	過剰な黄斑の光凝固
	網膜色素線条	(7) 炎症	フォークト・小柳・原田病
	卵黄様黄斑ジストロフィ（Best病）		眼トキソプラズマ症
	網膜色素変性症		眼ヒストプラズマ症
	全脈絡膜萎縮症（コロイデレミア）		眼サルコイドーシス
	黄色斑眼底		地図状脈絡膜炎
(3) 先天異常	傾斜乳頭症候群		散弾状脈絡網膜症
	視神経乳頭ドルーゼン		急性後部多発性斑状色素上皮症
	網膜色素上皮過誤腫		風疹網膜症
	脈絡膜欠損（脈絡膜コロボーマ）		真菌性眼内炎
(4) 腫瘍	脈絡膜骨腫		点状脈絡膜内層症（PIC）
	脈絡膜母斑		多巣性脈絡膜炎
	脈絡膜悪性黒色腫	(8) 不明	黄斑部毛細血管拡張症（MacTel）type 2
	脈絡膜血管腫		

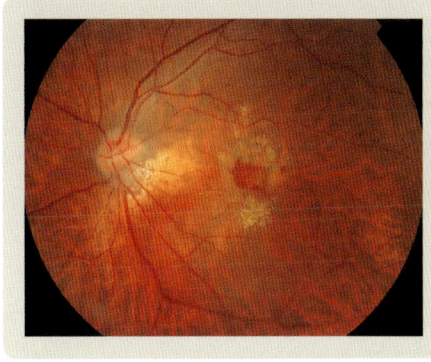

図1 傾斜乳頭症候群にみられた新生血管黄斑症
傾斜乳頭，下方コーヌス，後部ぶどう腫を伴う典型的な傾斜乳頭症候群。黄斑部に網膜下出血，網膜剥離，硬性白斑を認める。出血の中にCNVを示唆する灰白色病巣を認める。

にCNVの発育場所によって1型（網膜色素上皮下）と2型（網膜色素上皮上すなわち網膜下）に分類したが[1]，ここでとりあげるCNVでは2型が多く，前項であげた加齢黄斑変性，網膜色素線条のCNVを除くと1乳頭径以上の大型になることはない（図1〜5）。

2. 臨床症状

急速に低下する変視，中心暗点，視力低下。1型に比べて2型CNVの増殖，出血，滲出は視細胞に対する影響が強いため，自覚症状の進行が速く，中心窩あるいはその近傍のものは中心窩から遠いものより症状が強い。

3. 眼底所見

原因疾患によって様々な所見を伴う（図1〜6）。CNVは黄斑部の網膜深層に小型の灰白色病巣として認められる。その周りには網膜下出血，網膜剥離を伴う。時間が経つと硬性白斑や嚢胞様黄斑浮腫を伴う。CNVは自然寛解傾向があり，やがて色素を伴う線維性瘢痕になり，出血，滲出は吸収する。脈絡膜炎におけるCNVは炎症が鎮静化した後の瘢痕病巣の辺縁に生ずる。卵黄様黄斑ジストロフィでは卵黄様病巣の吸収が進んでから生じる。レーザー光凝固後に生ずるCNVの光凝固条件は，ブルッフ膜が穿孔するような長波長，短時間，小スポットサイズ，高出力であることが報告されており，凝固条件には注意を要する。

4. 診 断

網膜色素上皮上に発育したCNVは，フルオレセイン蛍光造影（FA）では造影早期には境界鮮明な過蛍光，後期には色素の漏れを示すclassic CNVの所見を示す（図2b，3b，4b）。網膜色素上皮上CNVの検出にはFAのほうが優れているが，インドシアニングリーン蛍光造影（IA）はCNVの原因病変であるブルッフ膜や脈絡膜の状態を調べるのに適している（図2c）。光干渉断層計（OCT）では急性期のCNVは境界不鮮明な高反射（図2d，4c，7b），退縮すると境界鮮明な高反射を示す（図7d）。OCTは中心窩との位置

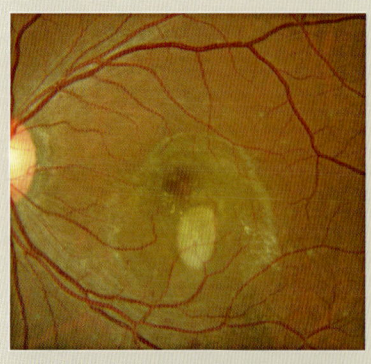

a. カラー眼底写真
中心窩下耳側の灰白色病巣の周りに網膜剥離がみられる。後極部の網膜内に小白色斑が散在している。

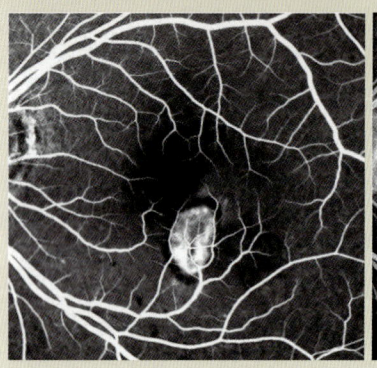

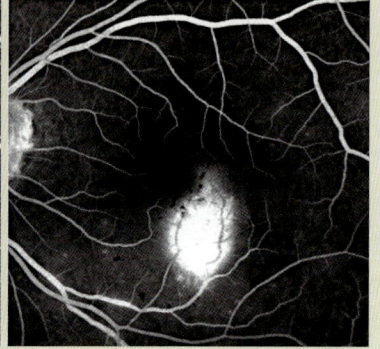

b. aのFA
灰白色病巣に一致して早期（左）に境界鮮明な過蛍光，後期（右）に旺盛な色素の漏れがみられる。

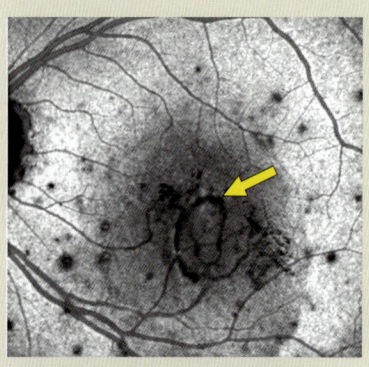

c. aのIA
造影後期には灰白色病巣に一致して低蛍光に縁取られた過蛍光斑がみられる。散在する小白色斑に一致して低蛍光がみられる。

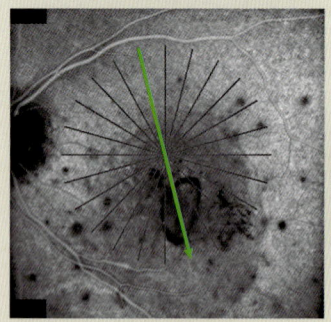

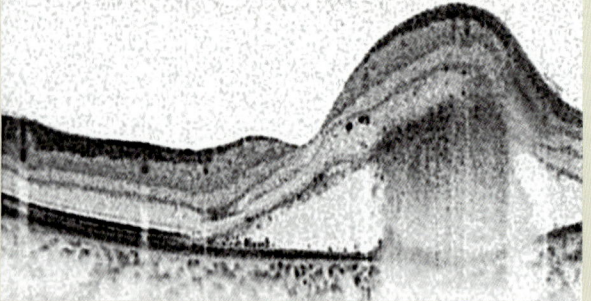

d. aのOCT
中心窩を含む網膜剥離と中心窩の下耳側に網膜色素上皮上に突き出た中等度の反射を示すCNVがあることがわかる。

図2 点状脈絡膜内層症（PIC）にみられた新生血管黄斑症

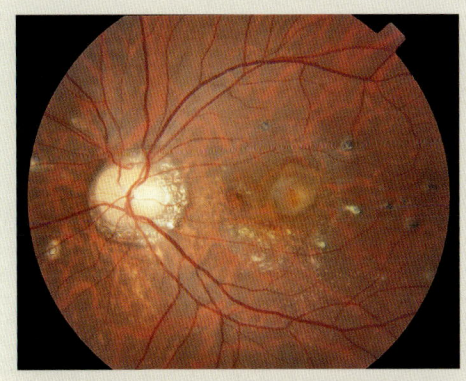

a. カラー眼底写真
後極部の網膜深層に色素沈着を伴う小白点状瘢痕病巣が散在している。中心窩を含んで灰白色の病巣があり，鼻側縁と上縁に出血，下方に硬性白斑を認める。

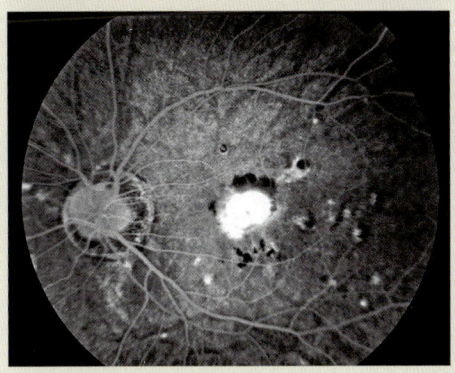

b. aのFA
中心窩を含んでCNVを示す過蛍光がみられる。周りの瘢痕病巣に一致したところにも組織染による過蛍光がみられる。

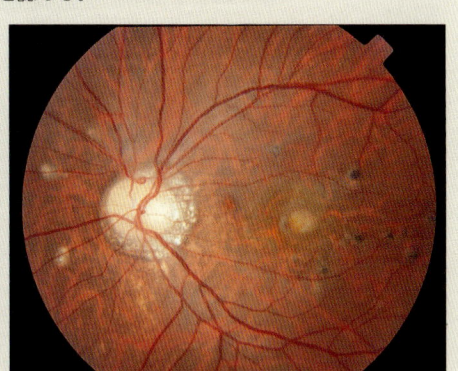

c. aの経過（ベバシズマブ投与後）
網膜下のCNVが退縮し中心窩に線維組織がみられる。

図3 多巣性脈絡膜炎

関係，CNV由来の網膜剥離や網膜浮腫，特に囊胞様黄斑浮腫の消退を調べるにも有用である（図2d，4c）。

5. 鑑別

黄斑に出血，滲出を生じる疾患の鑑別が必要であり，陳旧性の黄斑静脈分枝閉塞症，黄斑部毛細血管拡張症のほか，加齢黄斑変性，特発性CNVなどのCNVを示す各種疾患や網膜血管腫状増殖やポリープ状脈絡膜血管症が挙げられる。

6. 治療

中心窩から離れている小さな網膜色素上皮上CNVであれば，自然寛解傾向があることから経過をみる。中心窩，傍中心窩のCNVに対しては抗VEGF薬の硝子体内投与が行われる。現在認可されている抗VEGF薬はいずれも加齢黄斑変性と強度近視のCNVのみが対象であるため，そのほかの血管新生黄斑症ではベバシズマブ（アバスチン®）が

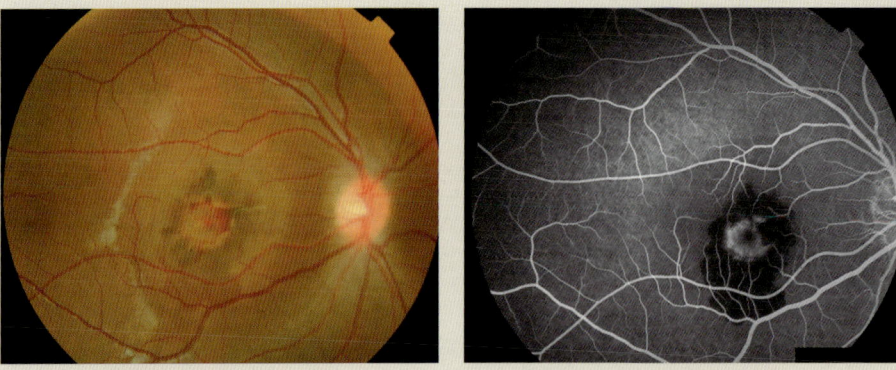

a.　カラー眼底写真
黄斑部に出血を伴った灰白色病巣が認められる。

b.　aのFA
CNVが造影されている。

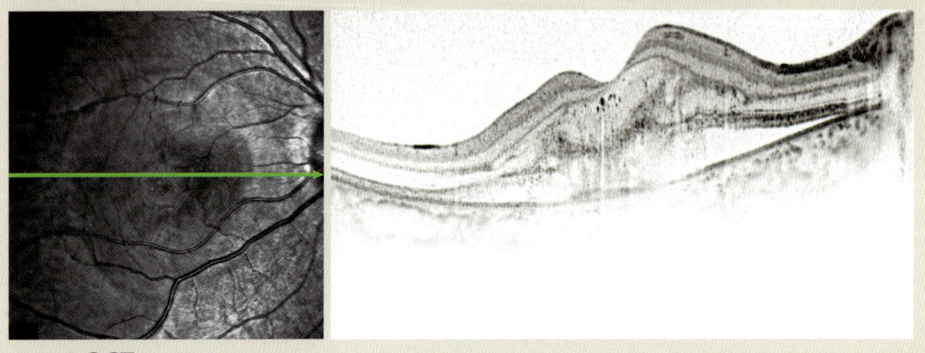

c.　aのOCT
タイプ2のCNVが描出され，その周囲には網膜剥離，網膜浮腫を認める。

図4　卵黄様黄斑ジストロフィ；脈絡膜新生血管期

用いられる。ベバシズマブ1.25mg/0.05mLを1回硝子体内投与後，経過観察を行う。筆者の経験では1回の投与で寛解することが多いが（図6, 7），再発が起こることもあり経過観察が大切である。本項でとりあげたものは，頻度が低いためか，抗VEGF薬硝子体内投与のまとまった治療成績の報告はない。炎症がCNVに関連すると考えられる場合には，副腎皮質ステロイドの硝子体内あるいは後部テノン囊下注射が行われることがある。

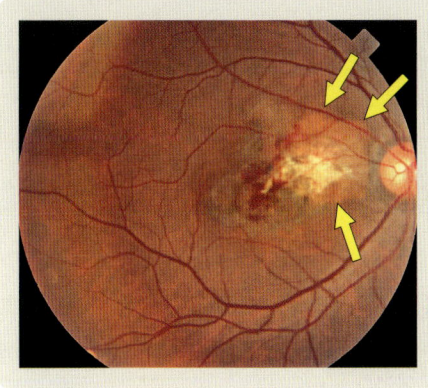

図5 脈絡膜骨腫にみられた新生血管黄斑症
骨腫は吸収傾向にあり（→），網脈絡膜萎縮が進んでいる。黄斑に灰白色病巣と出血を認める。

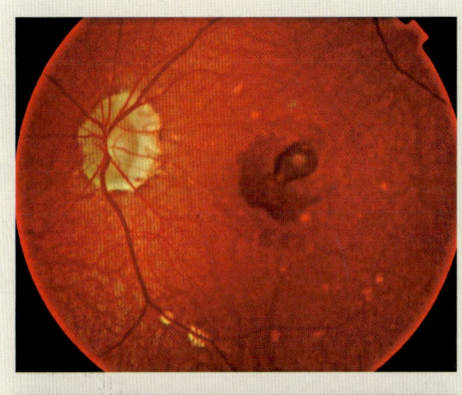

a. 初診時
夕焼け眼底である。中心窩に灰白色病巣，周りに網膜下出血を認める。矯正視力0.3。

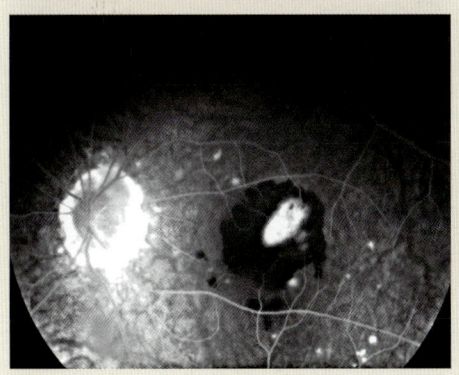

b. aのFA
出血のためのblockによる低蛍光の中にCNVが過蛍光を示している。

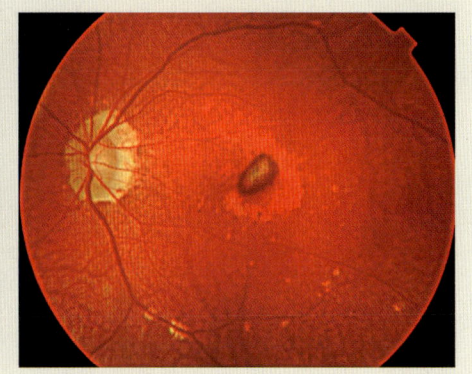

c. aの9カ月後
ベバシズマブ1回硝子体内投与後。CNVは色素に囲い込まれて退縮している。矯正視力0.3。

図6 フォークト・小柳・原田病の脈絡膜新生血管（CNV）

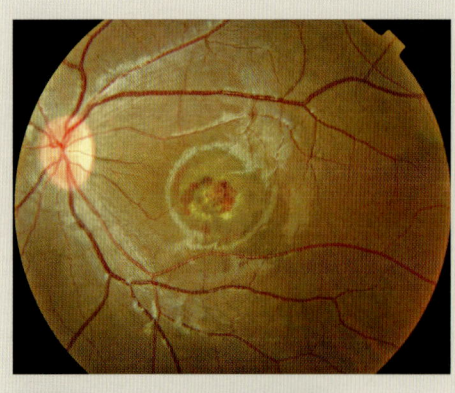

a. 初診時
瘢痕様病巣の周りに網膜下出血がみられる。矯正視力0.4。

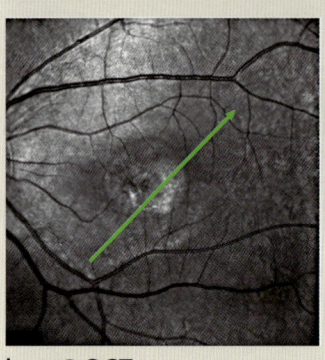

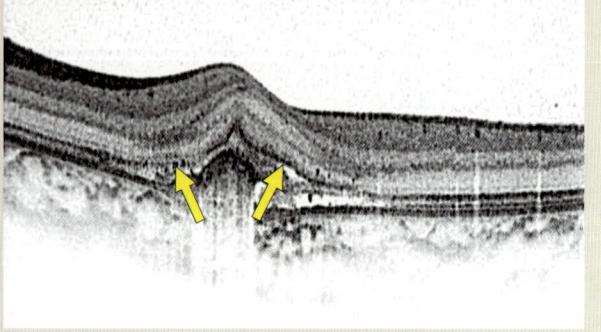

b. aのOCT
CNVは瘢痕周囲に網膜色素上皮上の隆起病巣としてみられる。網膜剥離（⇨），網膜浮腫を認める。

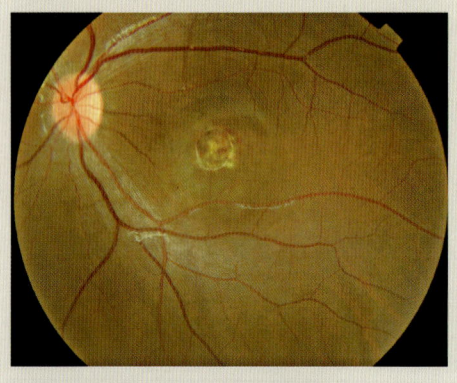

c. aの3カ月後
ベバシズマブ硝子体内投与後。出血，網膜剥離は吸収した。矯正視力1.0。

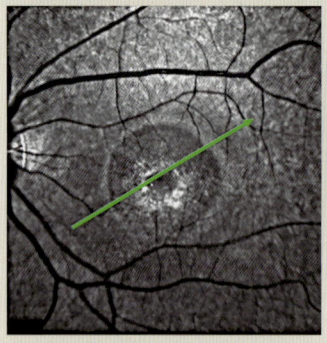

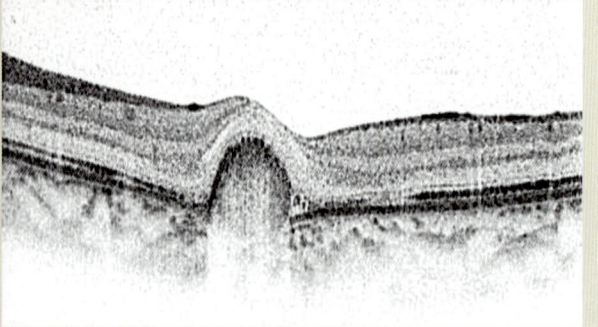

d. cのOCT
高反射に囲まれた中等度反射がみられる。網膜剥離はほぼ消失した。網膜浮腫はみられない。

図7 卵黄様黄斑ジストロフィの脈絡膜新生血管（CNV）

文献

1) Gass JD：Biomicroscopic and histopathologic considerations regarding the feasibility of surgical excision of subfoveal neovasucular membranes. Am J Ophthalmol. 1994；118：285-98.

〈湯澤美都子〉

Ⅱ 疾患解説

4 近視性黄斑症
1 脈絡膜萎縮と脈絡膜新生血管

1. 近視性黄斑症とは

　病的変性近視の定義はまだないが，眼軸長に力点を置き，年齢によって値を決めるのがよいと考えられる。眼軸長は成人でも延長し続ける可能性が指摘されている[1]。久山町研究では，50歳以上には正視眼の眼軸長（23.3mm）の標準偏差よりも3倍以上長い眼軸長26.8mm以上が使用されている。

　病的近視の病態は眼軸長延長に伴って眼球後極部のみが後方に突出するいわゆる"後部ぶどう腫"を特徴とする。後部ぶどう腫は一般には強度近視であっても小児や若年者にはみられず，40歳頃からみられるようになり，50歳以上では96.7％にみられる[2]。ぶどう腫内の形状は加齢に伴い変化し，ぶどう腫内では網脈絡膜萎縮，黄斑部の網膜硝子体牽引，脈絡膜新生血管（choroidal neovascularization：CNV），および視神経障害が生じやすい。

2. 臨床所見と病態

　強度近視に基づく黄斑牽引による黄斑分離，黄斑剥離については別項に記載するので，ここでは近視性網脈絡膜萎縮とCNVに基づく病変について述べる。

　近視性網脈絡膜萎縮は所らによって以下の6つに分けられている[3]。

①脈絡膜の血管が透けてみえる紋理眼底
②lacquer crack（図1）
③脈絡毛細血管板の不完全閉塞である黄白色のびまん性脈絡膜萎縮（図2）
④脈絡毛細血管板の完全消失である灰白色の限局性網脈絡膜萎縮（図3〜5）
⑤近視性脈絡膜新生血管（近視性CNV）（図6，7）
⑥黄斑部萎縮（図8c）

　林によると最も多いのはびまん性網脈絡膜萎縮で60.9％を占め，ついで紋理眼底34.2％，限局性網脈絡膜萎縮20.2％，CNVは11.3％にみられたと報告されている[4]。

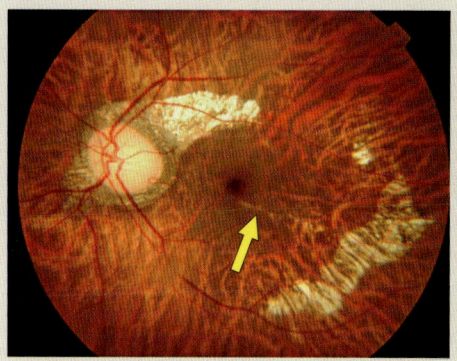

a. カラー眼底写真
白色の線条が中心窩下耳側にみられる (⇒)。

b. aのFA
lacquer crackは線状の組織染による過蛍光を示している (⇒)。

図1 lacquer crack

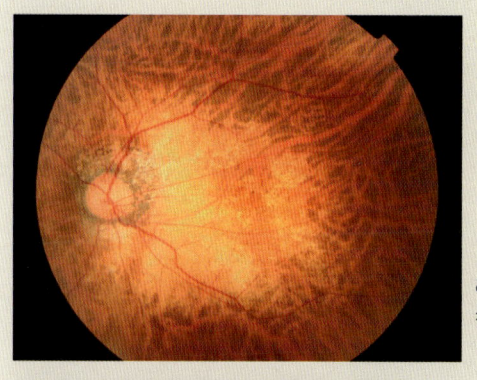

a. カラー眼底写真
後極はびまん性に強膜が透見できるため眼底が白くみえる。

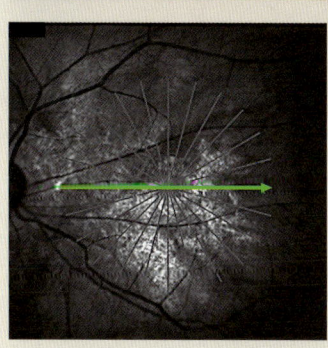

b. aのOCT
黄斑分離がみられるが網膜はよく保たれている。脈絡膜は薄い。

図2 びまん性脈絡膜萎縮

Ⅱ-4 近視性黄斑症　**1** 脈絡膜萎縮と脈絡膜新生血管

153

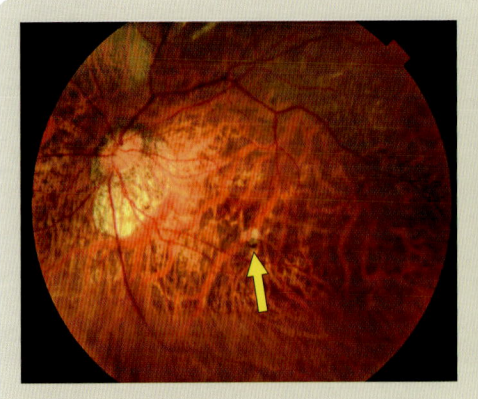

a. カラー眼底写真
強膜が露出している小さな境界鮮明な病巣が中心窩の下耳側にみられる（⇒）。

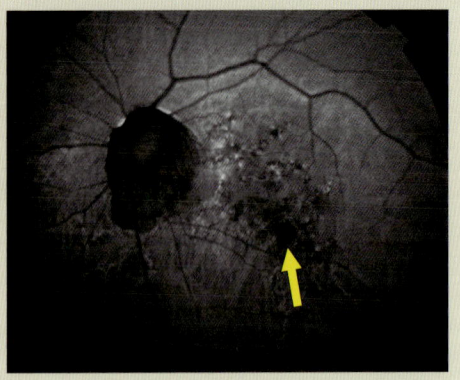

b. aのFAF
網膜色素上皮の萎縮は低蛍光を示している。強膜の透見される萎縮部は強い低蛍光を示している（⇒）。

図3　限局性網脈絡膜萎縮

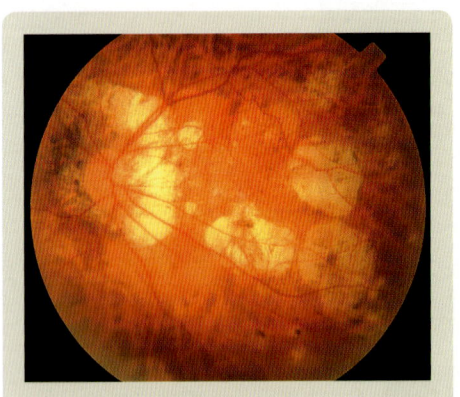

図4　限局性網脈絡膜萎縮
1乳頭径以上の斑状の境界鮮明な萎縮病巣が散在している。その部では強膜が透見される。

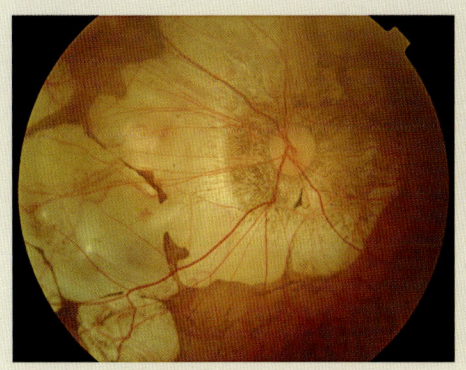

a. カラー眼底写真
境界鮮明に強膜が透見できる境界鮮明な病変が後極部から乳頭耳側まで広がっている。

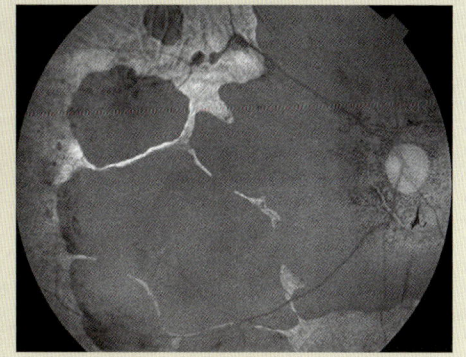

b. aのFAF
現局性萎縮部に相当して広範囲に低蛍光がみられる。

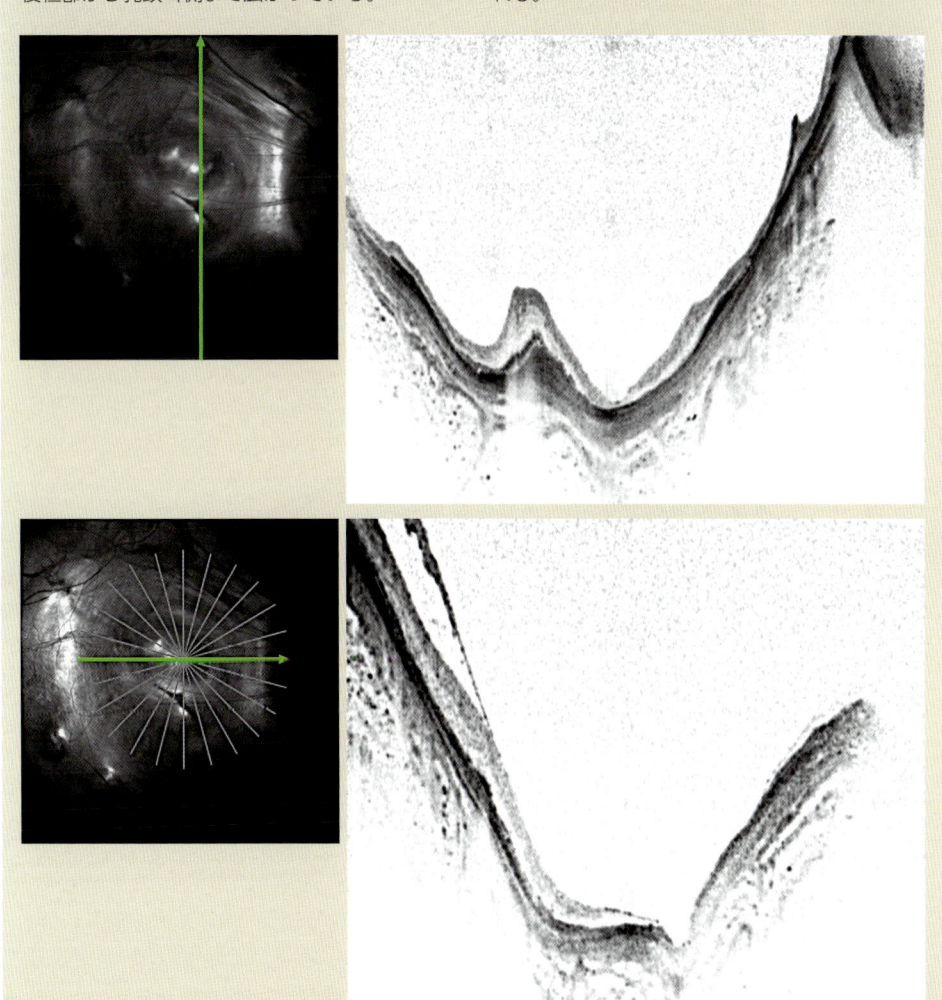

c. aのOCT
後部ぶどう腫内の網膜脈絡膜の菲薄化が著明である。縦方向（上段）ではridge状の黄斑の突出がみられる。横方向では黄斑の突出はみられない。

図5 高度の限局性網脈絡膜萎縮

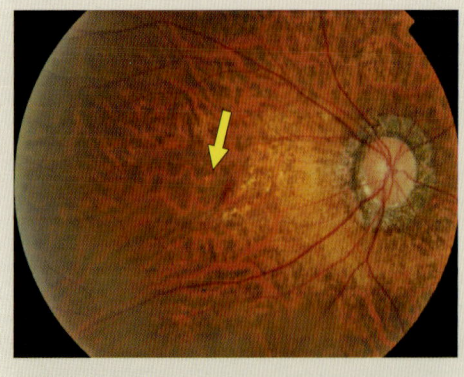

a. 活動期, カラー眼底写真
鼻側縁に新鮮な少量の網膜下出血を伴う灰白色小病巣がみられる (⇒)。

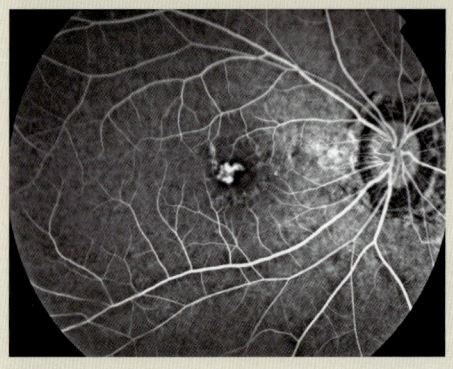

b. aのFA早期
早期にはCNVを示す小さな境界鮮明な過蛍光がみられる。

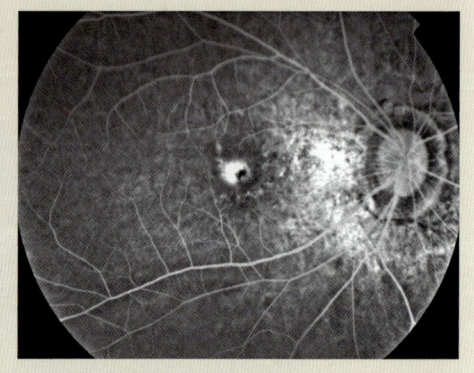

c. aのFA後期
後期には色素の漏れがみられる。

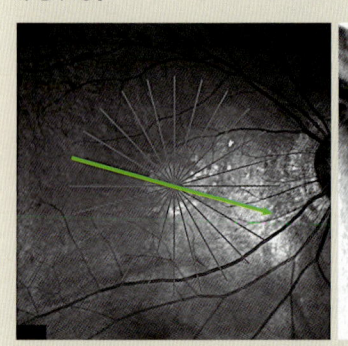

d. aのOCT
網膜色素上皮上に隆起した境界不鮮明な中等度隆起病巣を認める。

図6 近視性脈絡膜新生血管（活動期，およびその3カ月後，16カ月後）

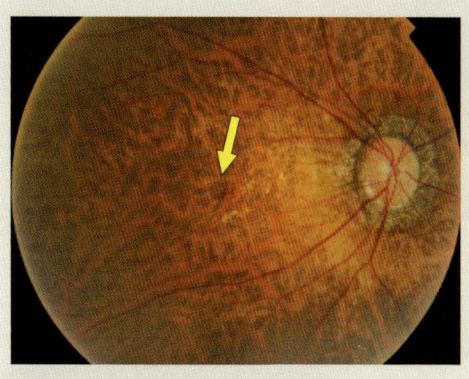

e. ラニビズマブの硝子体内投与後3カ月
出血は吸収し，縮小した黒褐色病変（フックス斑）がみられる（⇨）。

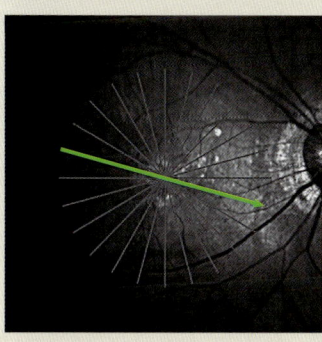

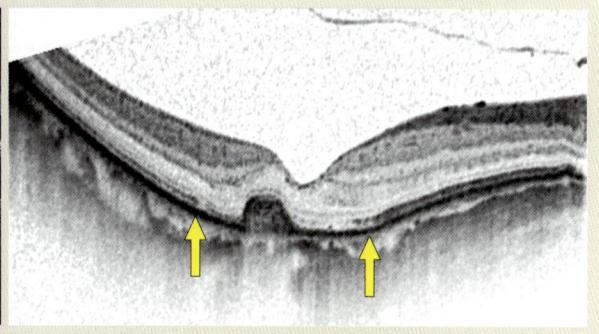

f. eのOCT
CNVは強い高反射に縁取られた中等度反射になった。その周囲のIS/OSを示す反射が消失している（⇨）。

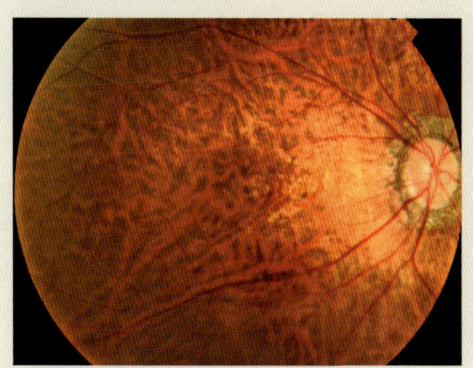

g. aの16カ月後
黄斑には明らかな萎縮はみられない。

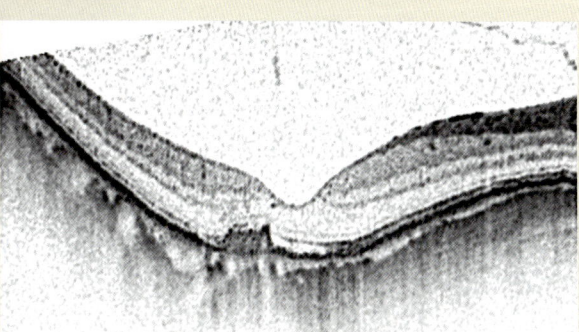

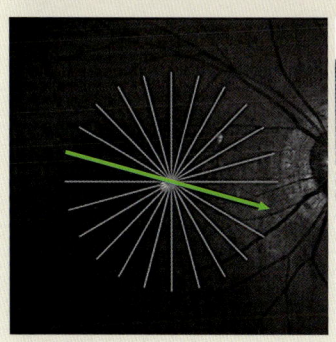

h. gのOCT
OCT所見もfの所見とほぼ同じである。

Ⅱ-4 近視性黄斑症　■ 脈絡膜萎縮と脈絡膜新生血管

157

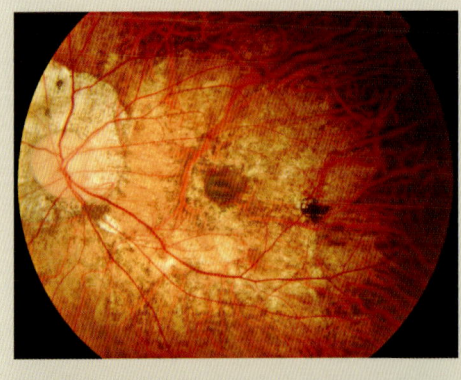

a. 瘢痕期, カラー眼底写真
中心窩に黒灰色病巣がみられる。また, わずかに出血がみられる。

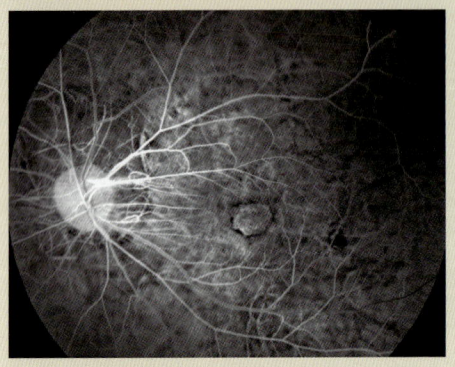

b. aのFA早期
早期には境界鮮明な過蛍光がみられる。

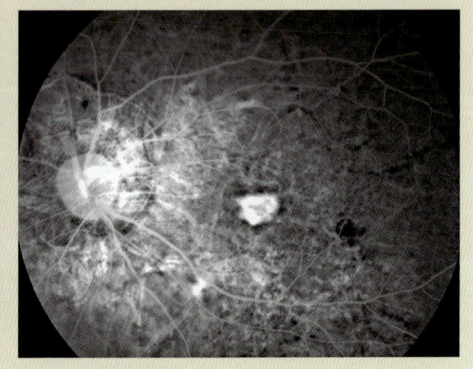

c. aのFA後期
後期には軽度の色素の漏れがみられる。

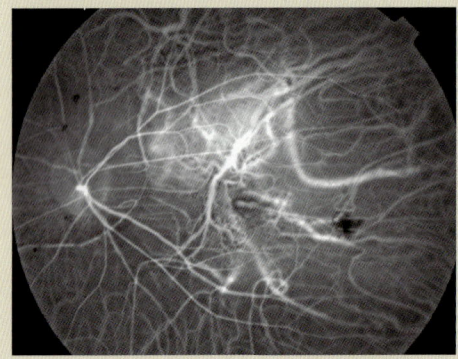

d. aのIA
CNVはFAより不明瞭。造影されている脈絡膜静脈は数が少ない。黄斑耳側部の脈絡膜静脈の拡張がみられる。

図7 近視性脈絡膜新生血管（瘢痕期, 萎縮期）

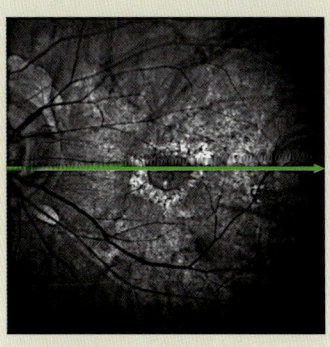

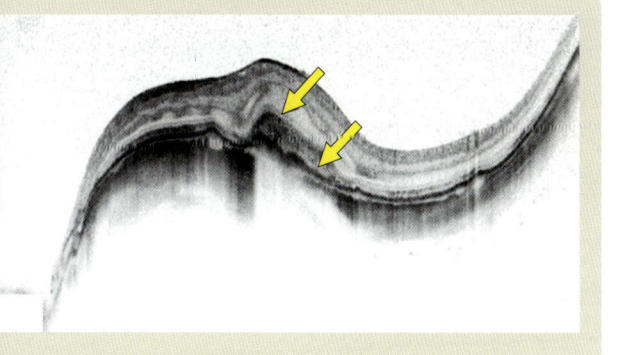

e. aのOCT
CNVは網膜色素上皮上に隆起した境界やや不鮮明な高反射病巣として認められる（⇒）。黄斑浮腫がみられる。

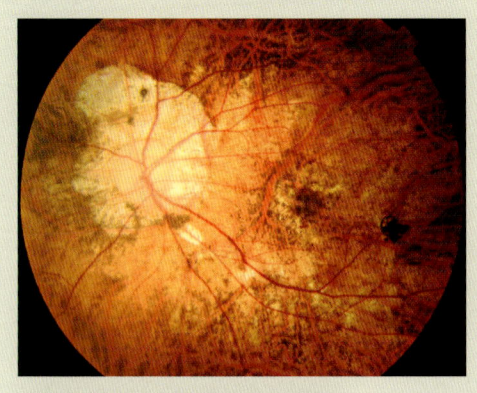

f. 近視性CNV萎縮期（aの11カ月後）
縮小した黒褐色病巣の周りに萎縮が進んでいる。

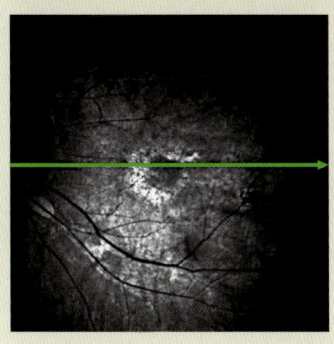

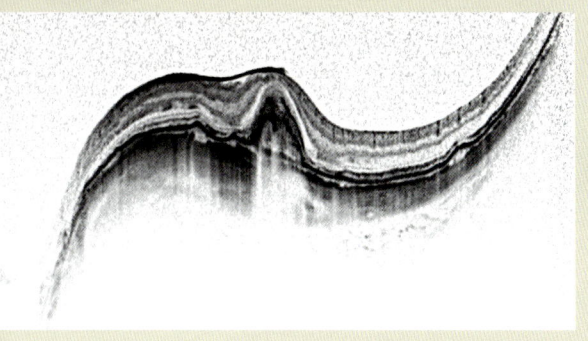

g. fのOCT
CNVは高反射で縁取られた境界鮮明な隆起病変を示す。黄斑浮腫はない。

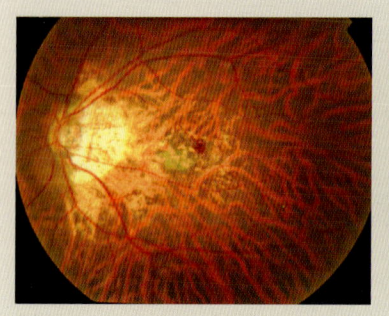

a. 初診時：活動期
黄斑に灰白色の病巣，鼻側縁に小出血を認める。

b. aのFA
CNVが過蛍光を示している。

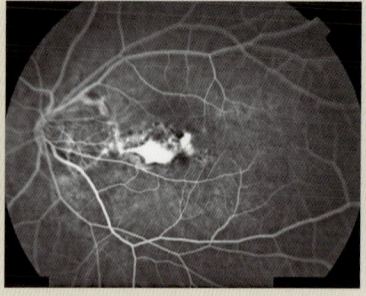

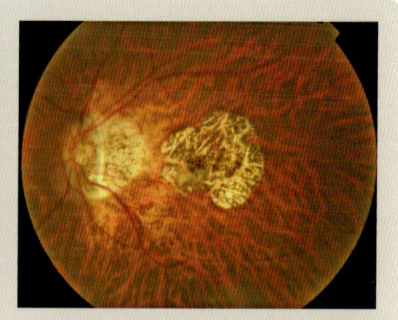

c. aの7年後：萎縮期
線維性瘢痕の周りに強度の境界明瞭な脈絡膜萎縮が広がっている。

図8 近視性脈絡膜新生血管（活動期，萎縮期）

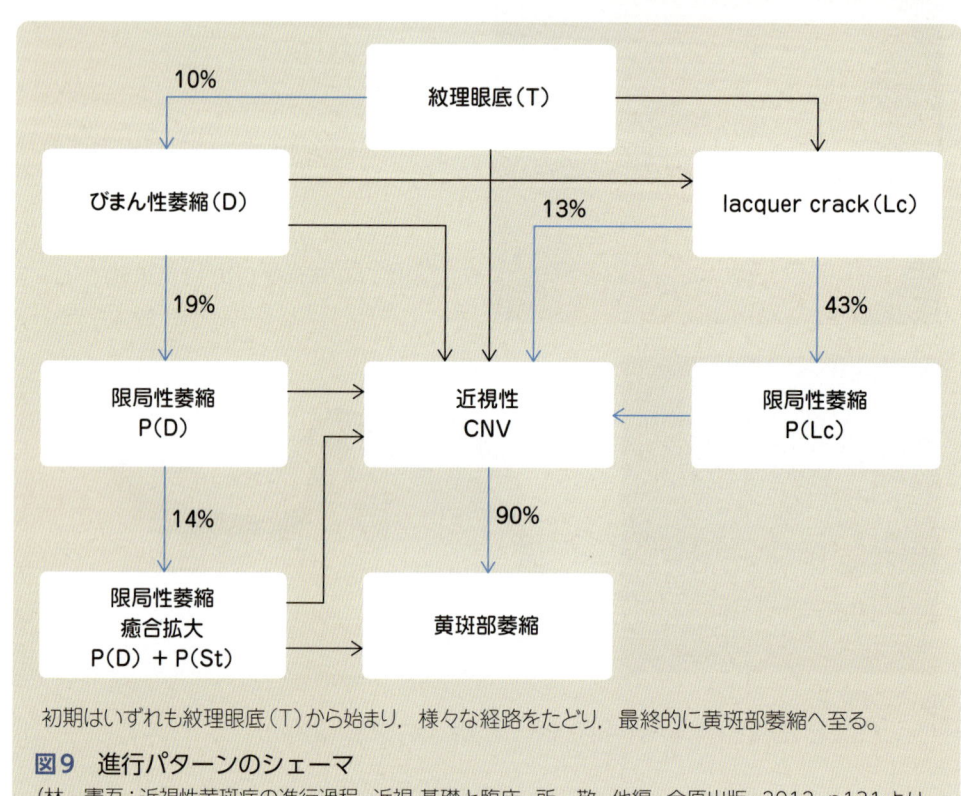

初期はいずれも紋理眼底（T）から始まり，様々な経路をたどり，最終的に黄斑部萎縮へ至る。

図9 進行パターンのシェーマ
（林　憲吾：近視性黄斑症の進行過程．近視　基礎と臨床．所　敬，他編．金原出版，2012，p131より引用）

　後部ぶどう腫を伴う場合には病変の進行は高率にみられ，後部ぶどう腫が乳頭耳側から黄斑耳側に及び，乳頭耳側に隆起状の突出が形成されている病型の場合には，紋理眼底はびまん性網脈絡膜萎縮に進行しやすい[4]。林らが作成した強度近視の進行パターンを図9に示す．紋理眼底から他の病変へ進行する頻度は13.4％，lacquer crackやびまん性萎縮から他に進行する頻度は70％と高率である[4]。病変の進行には年齢，眼軸長，

後部ぶどう腫の有無が重要な因子になっており，特にびまん性萎縮，限局性萎縮の進展には，後部ぶどう腫内の脈絡膜の機械的な進展が持続するために生じる脈絡膜循環障害が関与すると考えられている。

臨床的に問題になるのは黄斑出血である。lacquer crackは眼軸延長に伴いブルッフ(Bruch)膜が伸展して断裂した病態であり，眼底後極部の黄白色の線条として認められる（図1a）。lacquer crackは経過中に幅が広くなったり，さらに先端に新たに伸びることがある。lacquer crackの発生時にはその下の脈絡毛細血管板も同時に断裂するため出血する。これを単純出血という。

単純出血は小さな薄い網膜下出血であり（図10），2～3カ月で吸収する。単純出血は若年者で後部ぶどう腫がなくlacquer crackが明瞭でない眼にも認められることがある。視力は一般的には出血前までに回復する。しかし出血が外境界膜を越えて網膜内に及んだ症例や，吸収後網膜色素上皮の萎縮を起こした症例では出血に一致して暗点が残り，視力が低下する。

lacquer crackを通って脈絡膜から網膜下にCNVが発育することがある。しかし林らによると，lacquer crackがなくてもCNVが生ずることもある[4]。CNVは中心窩あるいはその近傍に生じ，比較的小型で円形または楕円形で，灰白色であるが（図6），やがて色素沈着を伴い（図7），黒灰色に隆起したいわゆるフックス(Fuchs)斑として認められるようになる（図8）。CNV周囲には網膜下出血を伴う。網膜剥離や硬性白斑を伴うことは稀である。黄斑部萎縮はCNVの退縮後に時間が経って，強膜の透見される境界鮮明な萎縮病巣が拡大して形成されたものである（図8）。

3. 臨床症状

強度近視の黄斑異常に基づく主な症状は視力低下と変視であり，視野異常，羞明，飛蚊症などを自覚することもある。視力低下は中心窩を含む限局性萎縮でもCNVでもみられる。変視は後部ぶどう腫が高度になると，強膜・脈絡膜の後方への突出に伴い網膜の視細胞が伸展されて配列にひずみを生じたり，細胞密度が粗になるために生じると考えられている。CNVは中心窩あるいはその近傍の網膜色素上皮上に発生するため，出血を生じると変視，中心暗点が高度である。中心窩に出血が存在すれば視力が低下する。単純出血でも出血部位に応じて変視，比較暗点，視力低下を自覚する。

近視性の網脈絡膜萎縮では限局性萎縮の部位の網膜外層，網膜色素上皮，脈絡膜全層は消失しており，網膜内層が直接強膜に接している。そのために絶対暗点になる。びまん性萎縮部ではイソプターの沈下がみられる程度である。これは脈絡膜が菲薄化しても網膜外層や網膜色素上皮は比較的保たれているためである。

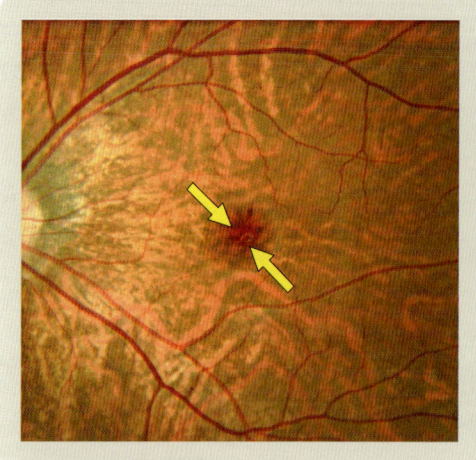

a. カラー眼底写真
黄斑を中心にびまん性に萎縮巣が認められる。黄斑に淡い出血がみられる（⇨）。出血は均一で，CNVを示唆する所見は認められない。

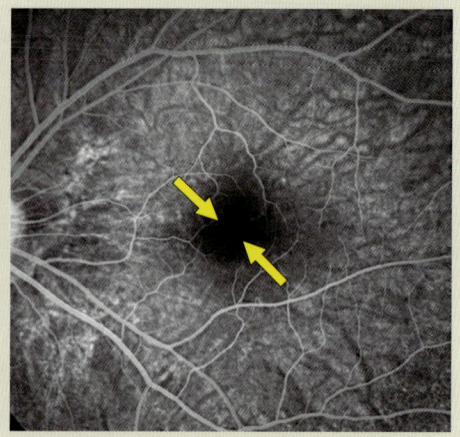

b. aのFA
出血によるblockを示す低蛍光がみられる（⇨）。CNVを示す過蛍光はみられない。

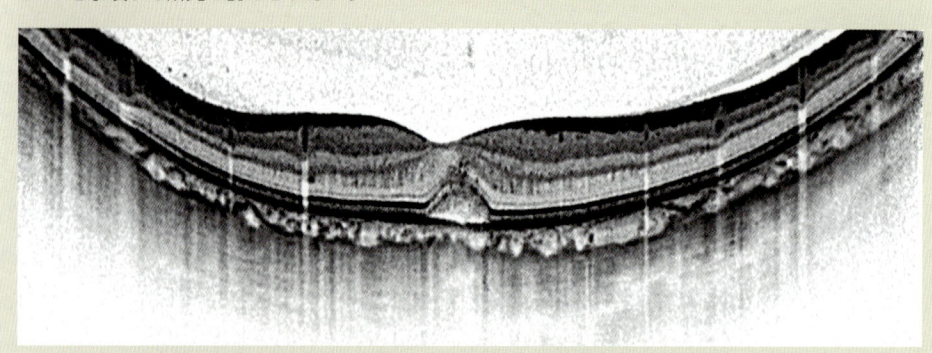

c. aのOCT（垂直方向）
網膜下出血を示すドーム状の隆起があり，内部に一部中等度反射がみられる。CNVを示す反射はみられない。

図10　強度近視；単純出血

4. 診 断

1）検眼鏡所見

　　　　紋理眼底，びまん性網脈絡膜萎縮，限局性網脈絡膜萎縮，近視性CNV，CNVからの出血や単純出血の有無がわかる。CNVは臨床経過から，活動期（図6a，8a），瘢痕期（図7a），萎縮期（図8c）に分類される。活動期は，新生血管を含む結合織増殖とその周囲に出血・滲出を認める。瘢痕期は，CNVが退縮し色素沈着を伴う線維性瘢痕が形成され，出血・滲出はみられない。萎縮期は，さらに退縮した線維性瘢痕の周りに境界明瞭な萎縮病巣がみられる。

　　　　lacquer crackがわかることもある（図1）。

2) フルオレセイン蛍光造影（FA）

　黄斑に出血が認められた場合にはCNVからの出血と単純出血の鑑別，診断確定・治療方針決定のためにFAは不可欠である。

　強度近視のCNVは網膜色素上皮上に発育するため，FAではclassic CNVを示す。すなわち造影早期には境界鮮明な過蛍光，後期にはCNVからの色素の漏れがみられる。しかし一般的に漏れの程度は少ない（図6b，6c，7b，7c）。単純出血ではCNVはないので，FAでは出血によるblockがみられるのみである（図10b）。

3) インドシアニングリーン蛍光造影（IA）

　強度近視によるCNVはIAでは明瞭に認められないことがほとんどであり，CNVを調べるための造影は不要である。しかし，強度近視に基づく脈絡膜血管の変化を観察するにはIAが適している。特徴的なIA所見は渦静脈が後極部に存在する場合のあること，短後毛様動脈の強膜貫通部が後部ぶどう腫縁にあり，正視眼とは異なっていること，後部ぶどう腫内では脈絡膜の血管の数が減少し，残っている脈絡膜血管が拡張していることなどである（図7d）。

4) 眼底自発蛍光（FAF）

　FAFでは網膜色素上皮の萎縮病巣は低蛍光を示す。強度近視におけるFAFの第一の意義は網膜色素上皮の萎縮の範囲を知ることができる点である（図3b，5b）。特に近視性CNVによる出血および単純出血によって生じる萎縮病巣や，カラー写真での不明瞭な限局性萎縮の初期病巣の出現を点状の低蛍光として観察できる（図3b）。また萎縮病巣は経時的に拡大（atrophic creep）し（図8a，8c），視力予後不良の原因になることから，非侵襲的なFAFは経過観察に有用である。lacquer crackもFAFで黒色の線条を示すためよくわかる。

5) 光干渉断層計（OCT）

①近視性CNV

　近視性CNVは小型で，出血が少量であれば眼底検査で見落とすことがありうる。OCTでは網膜色素上皮上のCNVを網膜下に隆起した高反射として検出できる。近視性CNVは検眼鏡的には活動期，瘢痕期，萎縮期に分けられる。急性期にはOCTでは境界不鮮明な網膜色素上皮上の高反射であり（図6d，11a），CNVからの滲出が少ないため加齢に伴うCNVのように網膜剥離や網膜浮腫を示す所見は軽度である。瘢痕期になりフックス斑になると，CNVを囲い込んだ網膜色素沈着によって境界鮮明な高反射がみられる（図6f，7e，11b）。萎縮期にはCNV周囲の網膜外層，網膜色素上皮，脈絡膜の消失のために網膜内層が強膜に接するようになり，CNVは少し平坦化する。

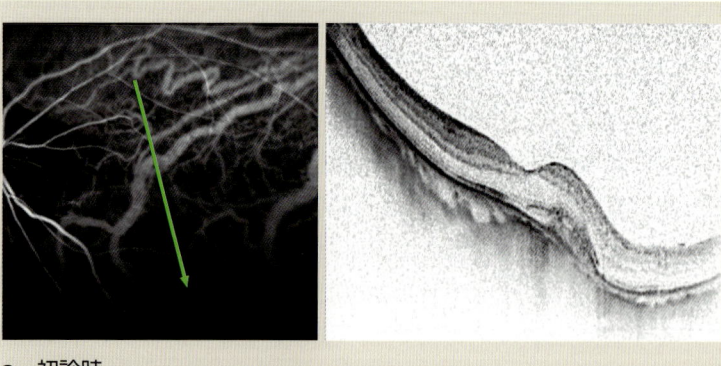

a. 初診時
網膜色素上皮上の境界不鮮明な高反射がみられる。

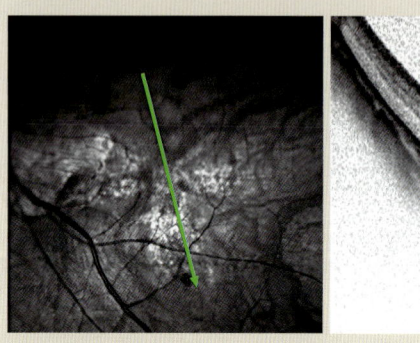

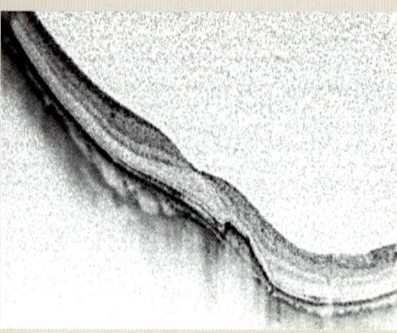

b. aの7カ月後
CNVは退縮して小さくなり，境界が明瞭な高反射を示す。

図11 OCTにみられる脈絡膜新生血管（CNV）の変化

②単純出血

網膜下出血を示す高反射がみられる（図10c）。出血が中心窩領域で網膜内層にまで及んでいると，視細胞内節外節接合部（IS/OS）ラインの欠損が生じることがある。

③網膜，脈絡膜，強膜の菲薄化と網脈絡膜萎縮

強度近視眼では網膜が菲薄化するが，脈絡膜の菲薄化も著明である。脈絡膜は近視度が1D上がるごとに8.7μmずつ[5]，中心窩網膜厚は眼軸長が1mm伸びるごとに58.2μm菲薄化する[6]と報告されている。平均年齢60.9歳，平均眼軸長30.7mmの強度近視の中心窩下強膜厚は22.79±82.0μmと報告されている[7]。脈絡膜が高度に菲薄化した場合には強膜全層，時に眼窩脂肪を観察できる。

びまん性萎縮では脈絡膜が薄くなり，脈絡膜大血管のみが残存した状態になる。脈絡膜中大血管は薄い脈絡膜から襞状に突出してみえる。網膜外層や網膜色素上皮は比較的よく保たれている（図2b，12）。

限局性萎縮では脈絡膜全層，網膜色素上皮，網膜外層が消失し，網膜内層が強膜に直接接している（図5c）。

④dome-shaped macula

強度近視眼で黄斑部がドーム状に硝子体側に突出した状態であり[8)9]，中心窩付近の強

a. カラー眼底写真

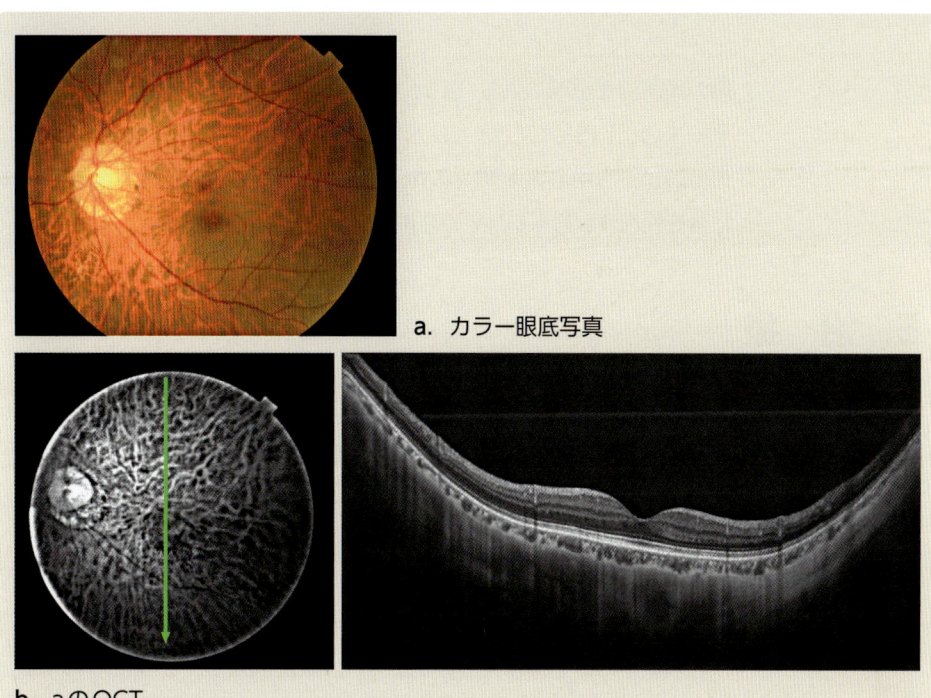

b. aのOCT

図12 強度近視（54歳，−15D）
脈絡膜が薄い。中心窩脈絡膜厚143μm。

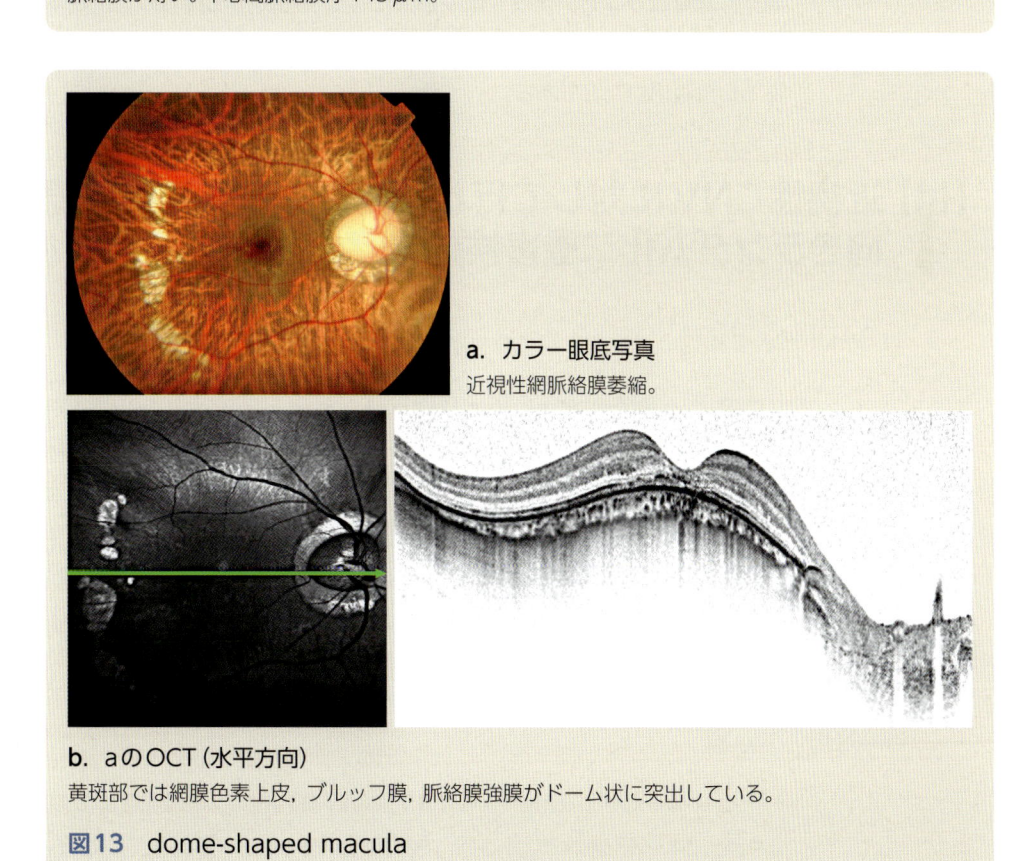

a. カラー眼底写真
近視性網脈絡膜萎縮。

b. aのOCT（水平方向）
黄斑部では網膜色素上皮，ブルッフ膜，脈絡膜強膜がドーム状に突出している。

図13 dome-shaped macula

膜の局所的な肥厚による（図5c, 13）。深部強調画像OCT（EDI-OCT），スウェプトソースOCT（SS-OCT）では水平スキャンよりも垂直スキャンで明瞭であり，ドーム状のものよりも中心窩を横切るridge状の隆起が多い（図5c）と報告されている[10]。黄斑に漿液性網膜剝離やCNVの合併がみられることがある。

5. 治療

　近視性網脈絡膜萎縮の進行を予防する方法はない。単純出血に対しても経過観察しかない。CNVに対しては抗VEGF（vascular endothelial growth factor：血管内皮増殖因子）薬の硝子体内投与が第一選択治療である。
　CNVに対する抗VEGF薬療法については，CNVの早期退縮とCNVからの出血による網脈絡膜萎縮を最小にするために，中心窩およびその近傍のCNVには発見し次第治療を開始する。抗VEGF薬にはラニビズマブとアフリベルセプトがあるが，通常はいずれの薬剤も硝子体内投与は1回行い，経過観察し，必要であれば追加投与する。近視のCNVを有する患者は加齢黄斑変性より若いこと，近視によるCNVは小型で退縮傾向があること，近視性網脈絡膜萎縮が高度であること，薬剤の特性と患者の長期予後を考え，筆者はラニビズマブを第一選択にしている。追加投与の判定基準は中心窩網膜厚の増加，新規または遷延性の網膜の囊胞，網膜下液の存在，再発または遷延性のCNVあるいは再出血などである。

【付】近視性CNVに対して行われた2つの第Ⅲ相国際多施設前向きランダム化二重盲検試験

1）RADIANCE試験[11]

　ラニビズマブ0.5mgの硝子体内投与と光線力学療法（photodynamic therapy：PDT）の12カ月の比較試験。ラニビズマブの1回投与，必要であれば再投与群がPDT群より良いことが明らかにされた。ラニビズマブ群では視力は12カ月後14.4文字（ETDRSチャート）改善し，15文字以上の改善は51.7%であった。中心窩網膜厚は3カ月で77.6μm減少し，12カ月まで続いた。病変サイズはベースラインと比較し12カ月で0.57±1.94mm^{2}になった。12カ月の治療回数は2.0回，合併症は結膜下出血10.2%，表層角膜炎2.5%で，全身の重篤な合併症はなかった。

2）MYRROR試験[12]

　アフリベルセプト2mg（0.05mL）の硝子体内投与では24週までの平均投与回数は2.9回，24〜48週までは1.3回。視力は24週で12.1文字（ETDRSチャート）増加し，48週まで維持された。15文字以上の視力改善は24週38.9%，48週では50.0%であっ

た。中心窩網膜厚は4週までにベースラインから70μm以上減少し，48週まで維持された。CNV病変サイズは24週でベースラインより有意に小さく，48週まで維持された。FAにおける蛍光漏出量は24週でベースラインより有意に少なくなり，48週まで維持された。有害事象の主なものは網膜下出血(8.6％)，点状角膜炎(8.2％)で，重篤なものはなかった。

文 献

1) Saka N, et al：Long-term changes in axial length in adult eyes with pathologic myopia. Am J Ophthalmol. 2010；150：562-8.
2) 大野京子, 他：強度近視. OCULISTA. 2013；2：59-68.
3) Tokoro T：Atlas of Posterior Fundus Changes in Pathologic Myopia. Springer-Verlag, 1998, p5-22.
4) 林 憲吾：近視性黄斑症の進行過程. 近視 基礎と臨床. 所 敬, 他編. 金原出版, 2012, p124-32.
5) Fujiwara T, et al：Enhanced depth imaging optical coherence tomography of the choroid in highly myopic eyes. Am J Ophthalmol. 2009；148：445-50.
6) Li XQ, et al：Subfoveal choroidal thickness in relation to sex and axial length in 93 Danish university students. Invest Ophthalmol Vis Sci. 2011；52：8438-41.
7) Ohno-Matsui K, et al：Association between shape of sclera and myopic retinochoroidal lesions in patients with pathologic myopia. Invest Ophthalmol Vis Sci. 2012；53：6046-61.
8) Gaucher D, et al：Dome-shaped macula in eye with myopic posterior staphyloma. Am J Ophthalmol. 2008；145：909-14.
9) Imamura Y, et al：Enhanced depth imaging optical coherence tomography of the sclera in dome-shaped macula. Am J Ophthalmol. 2011；151：297-302.
10) Ellabban AA, et al：Three-dimensional tomographic features of dome-shaped macula by swept-source optical coherence tomography. Am J Ophthalmol. 2013；155：320-8.
11) Wolf S, et al：RADIANCE：a randomized controlled study of ranibizumab in patients with choroidal neovascularization secondary to pathologic myopia. Ophthalmology. 2014；121：682-92.
12) バイエル薬品株式会社：アイリーア®疾患情報 臨床試験成績. 日本人を含む第Ⅲ相国際共同試験：MYRROR試験(偽注射に対する優越性の検証). [http://www.eylea.jp/ja/home/disorder/mcnv/myrror/]

（湯澤美都子）

II 疾患解説

❹ 近視性黄斑症
❷ 近視性中心窩分離症，近視性牽引黄斑症

1. 近視性中心窩分離症，近視性牽引黄斑症とは

　近視性中心窩分離症（myopic foveoschisis）は，眼軸延長に伴う後部ぶどう腫形成，硝子体・内境界膜（internal limiting membrane：ILM）・網膜血管牽引などが複合的に関与している病態であり，黄斑部に網膜分離，網膜剥離といった多彩な網膜形態の変化をきたす。中年女性に多く，後部ぶどう腫のある強度近視眼の実に9％で中心窩網膜剥離を伴っていたとの報告がある[1]。1958年にPhillipsらにより初めて黄斑円孔のない近視性後極部網膜剥離として報告された[2]。近年，光干渉断層計（OCT）の進歩とともに，日本から多くの研究が報告され，病態の解明がさらに進んでいる。TakanoらはOCTを用いて最初に近視性黄斑分離症の病態を明らかにした[3]。
　治療は，様々な牽引が黄斑部にかかることから硝子体手術が有効とされているが，その手術適応に関しては明確な基準は決まっていない。

2. 臨床症状

　黄斑分離のみでは症状のないこともあるが，視力低下，変視を訴えることが多い。黄斑剥離を伴うと比較中心暗点が生じ，視力低下を自覚することが多い。黄斑円孔を合併した場合は絶対中心暗点が生じ，変視を自覚する。また，弱視であることや近視性脈絡膜萎縮により視力不良であることもあり，中心窩分離症だけでは視力への影響が少ないこともある。OCTを行った際に偶然発見されることも多く，いつから視力が低下しているのか，視力低下に中心窩分離症がどの程度関与しているのかは問診や所見から総合的に判定する。さらには，網膜分離や中心窩剥離がある部位が脈絡膜萎縮のため，既に絶対暗点となっている場合もある。治療にあたっては，微小視野検査などで網膜感度の確認をすることも有用である。

3. 臨床所見

　　OCTが最も有用な検査方法である。Panozzoらは，後部ぶどう腫，進行する強膜伸展を伴う強度近視眼に黄斑上膜，残存硝子体皮質による硝子体黄斑牽引から網膜分離，分層円孔，浅い網膜剥離，さらには黄斑円孔，後極部網膜剥離を生じる病態を，近視性牽引黄斑症（myopic traction maculopathy：MTM）と名づけている[4]。また，Ikunoらは，中心窩分離症を中心窩形態から中心窩剥離型（図1），網膜分離型（図2），黄斑円孔型（図3）の3種に分類している[5]。この分類は臨床に即した分類であり，手術適応を検討する際などにも有用である。中心窩分離症は，網膜分離から中心窩剥離，黄斑円孔へ進行すると考えられている。

4. 臨床経過

　　Shimadaらは，207眼で近視性牽引黄斑症の自然経過を平均3年にわたり詳細に観察し，網膜分離の有無および範囲により分類している[6]。その中で自然改善はわずか3.9%であり，11.6%で悪化を認めている。特に黄斑全域に網膜分離を認める症例では，42.9%で悪化している。一方，黄斑上膜や硝子体皮質の癒着のみで網膜分離のない症例では進行例は6.3%のみであり，牽引のより強い症例のほうが進行しやすい。中心窩分離症は，2, 3年内で約半数が黄斑円孔や網膜剥離を発症するとの報告もある[7]。

5. 診　断

1) 光干渉断層計（OCT）

　　近視性中心窩分離症の診断にOCTは必須であり，強度近視眼では何らかの異常が見つかることが多い。Panozzoらは，125眼中58眼（46.4%）で黄斑上膜や硝子体皮質による黄斑牽引を確認している。ILMからの牽引は，ILM剥離として認められ，網膜内層分離に影響を与えていると考えられる[4]。Sayanagiらは，249眼の強度近視眼で6眼（2.4%）に牽引性ILM剥離を認め，その中の4眼に中心窩分離症を，全例に後部ぶどう腫を伴っていたと報告し，中心窩分離症発症にILMの関与を示唆している[8]。Fujimotoらも，牽引性ILM剥離が中心窩剥離に関連すると報告している[9]。ILMと神経線維層間にはミュラー（Müller）細胞と思われる柱状構造物を認め，網膜分離部においても外網状層にミュラー細胞と思われる柱状構造物を認める（図4）。Sayanagiらは，強度近視239眼中7眼（2.9%）に微小血管牽引を認め，6眼で動脈，1眼で動静脈部に一致したとし，強度近視眼では微小血管の牽引も網膜分離に関与すると考えられている[10]。

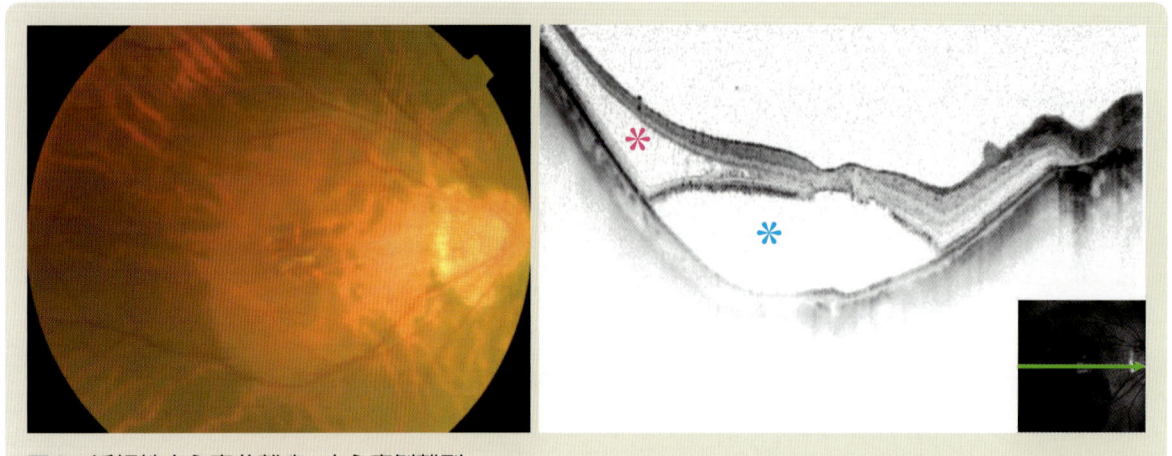

図1 近視性中心窩分離症；中心窩剝離型
黄斑部耳側に網膜分離（✻）を認め，ミュラー細胞と思われる柱状構造物を認める。中心窩には網膜剝離（✻）を伴うが黄斑円孔は認められなかった。

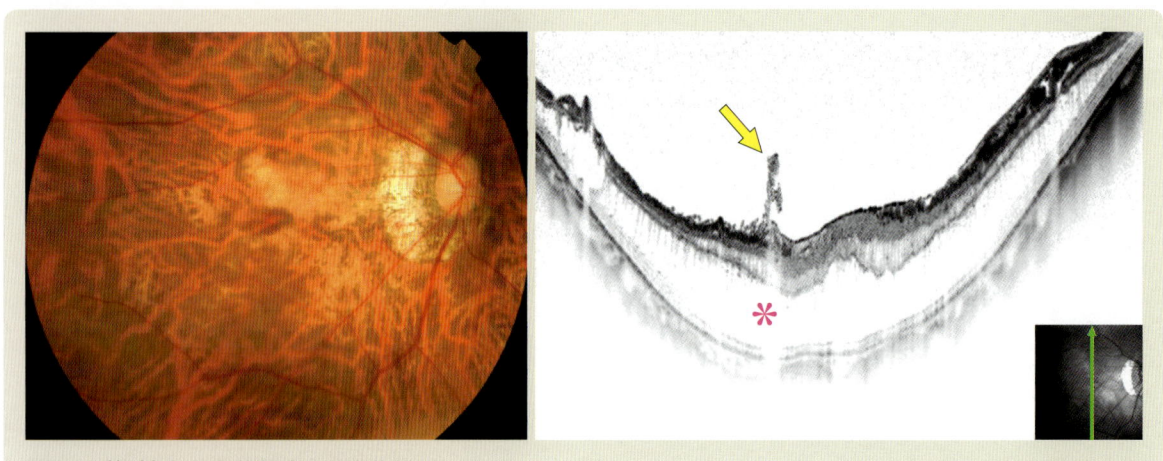

図2 近視性中心窩分離症；網膜分離型
中心窩を含み網膜分離（✻）を認め，ミュラー細胞と思われる柱状構造物を認める。硝子体中に立ち上がる黄斑上膜を認め（⇨），硝子体からの牽引が推測される。

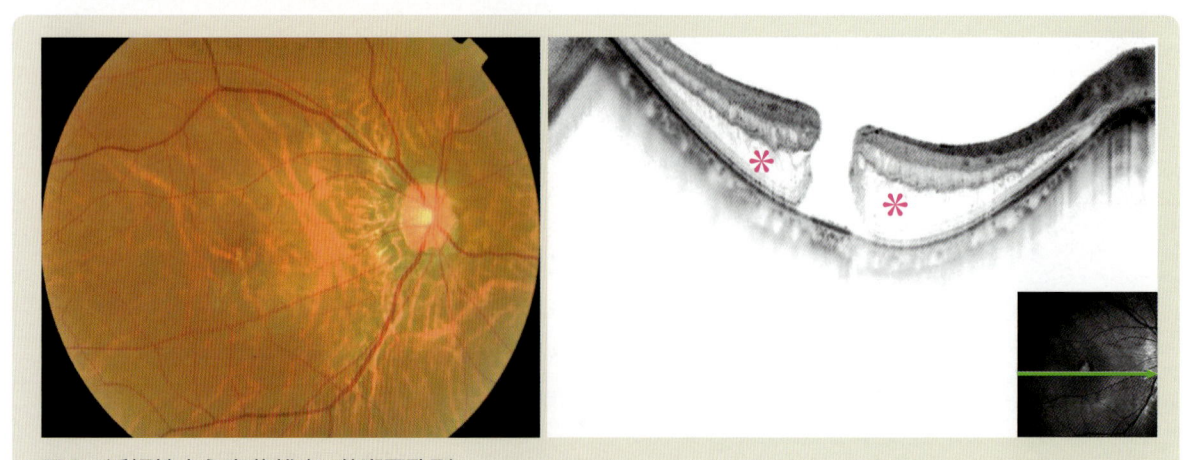

図3 近視性中心窩分離症；黄斑円孔型
黄斑円孔を認め，後部ぶどう腫内は網膜分離を伴っている（✻）。

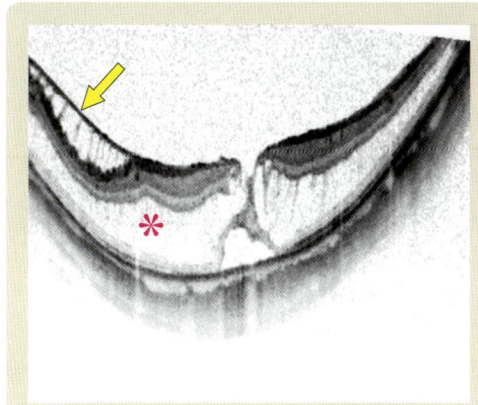

図4　内境界膜（ILM）剥離
ILM剥離を認め（⇨），ILMと神経線維層間にはミュラー細胞と思われる柱状構造物を認める。網膜分離部においても外網状層にミュラー細胞と思われる柱状構造物を認める（＊）。中心窩には中心窩剥離を伴っている。

2）眼底自発蛍光（FAF）

視細胞層と網膜色素上皮細胞層との解離は低蛍光となり，自発蛍光が網膜剥離と分離の鑑別に有用と報告されている[11]。

6. 治　療

1）治療適応

網膜分離のみでは視力良好例も多く，元来，近視性網脈絡膜萎縮を伴うような症例では中心窩分離症発症前の視力が不明なこともあり適応に注意が必要である。Ikunoらは，硝子体手術による視力改善は，中心窩剥離型のほうが網膜分離型よりも良いとしている。また，黄斑円孔にまで進行してしまうと円孔閉鎖率も低く，視力改善率も低い。これらのことから，中心窩剥離を生じているが黄斑円孔は合併していない症例で，視力が0.5以下に低下している症例が良い適応となる[5]。一方，既に黄斑円孔を伴っている症例や，後部ぶどう腫内に限局する黄斑円孔網膜剥離を伴っている症例では，視力改善が少ないことから，自覚症状や視力低下の期間によっては手術をせずに経過観察とし，黄斑円孔網膜剥離へ進行した際に手術適応とすることもある。強度近視眼では，片眼にも同様の病態を伴っていることや他の近視性変化により視力障害を伴っていることも多い。明確な手術適応基準はなく，個々の症例に応じた手術適応を考える必要がある。

2）治療方法

硝子体や黄斑上膜の牽引などが病態に関与していることから，硝子体手術が行われている。強度近視眼では，一見，後部硝子体剥離が生じているようにみえても硝子体皮質が広範囲に残存していることが多い。トリアムシノロンアセトニドを使用し，硝子体皮質を可視化することが重要である。また，硝子体皮質の除去にはダイヤモンドダストイレーサーなどによる除去が有用である（図5）。硝子体皮質は，肥厚していることや中心

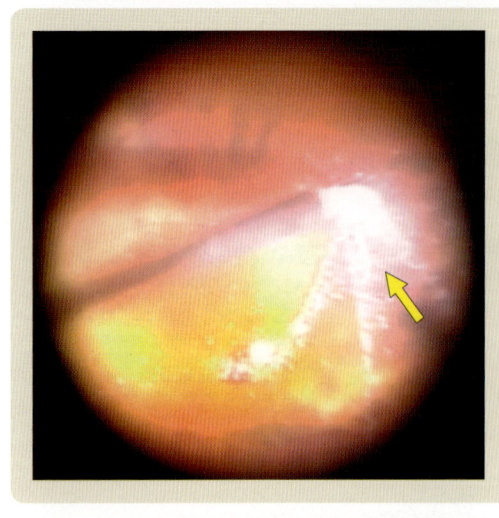

図5 術中硝子体皮質除去
トリアムシノロンで硝子体を可視化し，ダイヤモンドダストイレーサーで硝子体皮質を除去している（➡）。硝子体皮質は周辺部まで広範囲に付着していた。

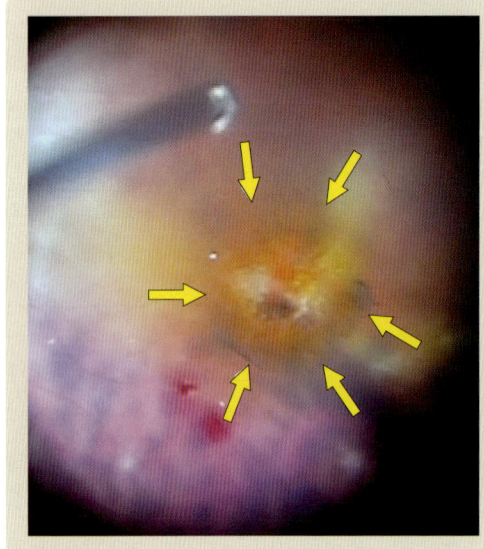

図6 fovea-sparing ILM
中心窩剝離型であったが，OCTにて黄斑円孔は検出されないためfovea-spared ILMを行った。➡は残したILMの範囲を示す。

窩との癒着が強いことも多く，黄斑円孔の形成に注意が必要である。ILM剝離を行う場合にも，硝子体皮質を確実に除去しておかないとILMが染色されない。ILM剝離の必要性についても意見は分かれるが，手術時の摘出ILMの病理所見では70％の症例で膠原線維や細胞成分の付着を認め，ILMが近視性中心窩分離症の病因に関連する可能性を示唆する報告[12]，ILM剝離の進行が中心窩剝離に関与しているという報告[9]，再発例にILM剝離が有用であったという報告があり[13]，これらのことからILMを剝離することを支持する意見が多い。

最近，ShimadaらはILM中心窩のILMのみを残してILM剝離を行うfovea-sparing ILM法を報告し，黄斑円孔への進行を抑制できるとしている[14]（図6）。

気体タンポナーデの必要性についても意見は分かれる。黄斑円孔を合併していなければ，8割の症例で気体タンポナーデなしで中心窩分離症が改善した報告もある[15]（図7）。

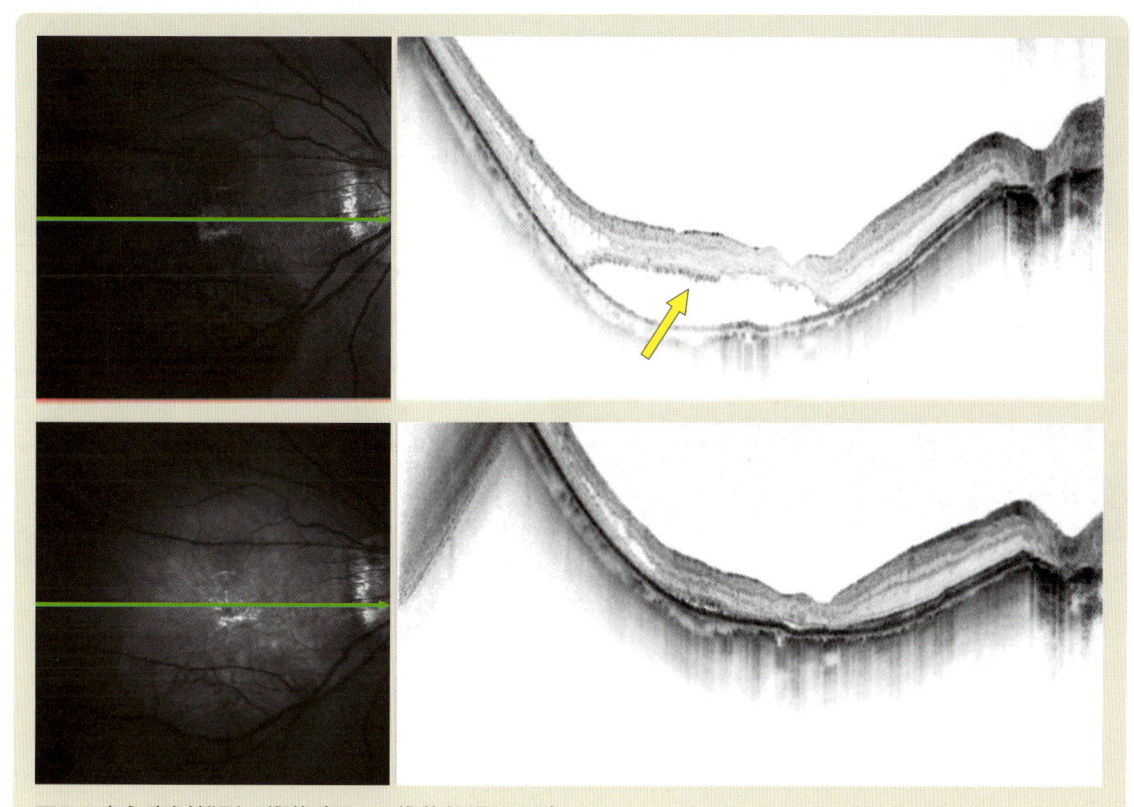

図7　中心窩剥離型の術後（図1の術後経過OCT）
本症例では黄斑円孔はないため気体タンポナーデは用いなかった。上段は術後3カ月，下段は術後6カ月でのOCTである。徐々に網膜は復位した。

　しかし，Ikunoらは，黄斑円孔を伴う中心窩分離症で円孔閉鎖が得られない場合は，術後に円孔が大きくなったと報告している[16]。OCTでとらえきれていない黄斑円孔があった場合や，術中に黄斑円孔を生じる可能性もあることから，ガスタンポナーデと術後うつ伏せを行っている報告が多い。黄斑円孔を伴った中心窩分離症では，円孔閉鎖率が低いことから長期タンポナーデガスの使用が必要となる[17]。また，Wuらは，硝子体手術を行わずに八フッ化プロパン（C_3F_8）ガス注入のみを行い，5〜7日間のうつ伏せにより10眼中8眼で改善あるいは一部改善を得ており，牽引の程度の軽い症例において有効な可能性がある[18]。

　最近では，大きな黄斑円孔に対しILMで円孔を覆うinverted ILM法が黄斑円孔を伴う中心窩分離症においても有用であることが報告されている[19]。硝子体手術には，黄斑円孔の閉鎖が得られない場合や，術後に黄斑円孔形成を生じる可能性，薄い網膜におけるILM剥離は網膜障害を生じる可能性もある。ドナー強膜を用いたバックル手術は，眼軸を短くするというまったく概念の異なる新しい治療方法であり興味深い[20]。

　黄斑円孔網膜剥離を伴う場合には，最初からシリコーンオイルタンポナーデを使用したほうがよいとする報告もある。僚眼の視力も不良なことが多く，シリコーンオイル使用の有用性は高い[21]。

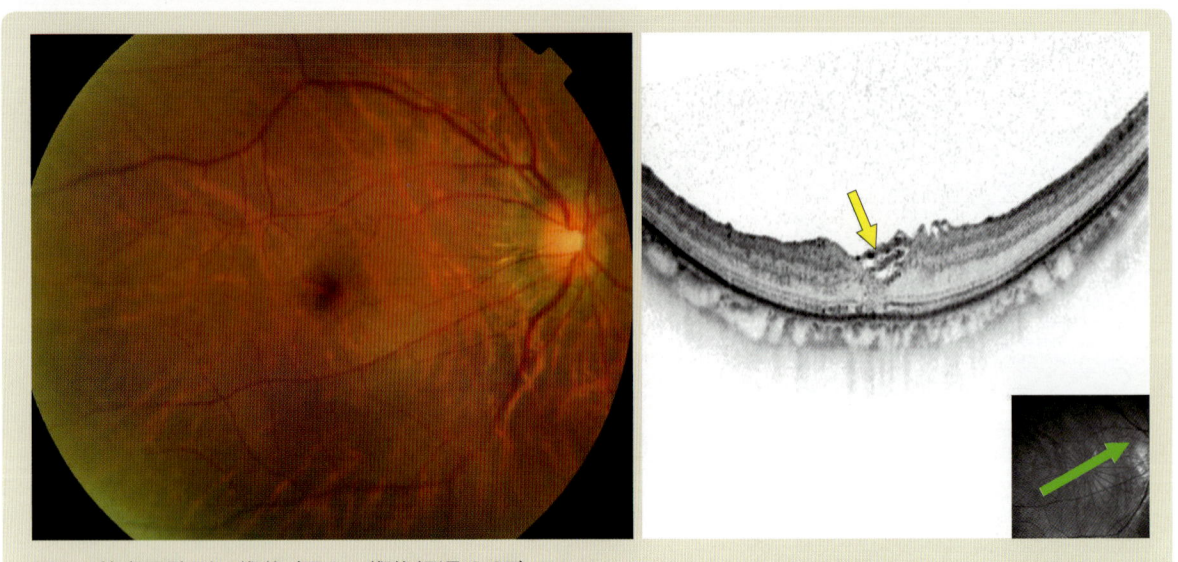

図8 黄斑円孔型の術後（図3の術後経過OCT）
本症例ではinverted ILM法を用いた手術を行い，円孔は閉鎖した．中心窩にILMのフラップを認める（→）．

3）治療成績

　硝子体手術による視力向上は，中心窩剝離型の80％，網膜分離型の50％で得られており，中心窩剝離型で有意に向上しやすいが，術後視力は両群間に差はない[5]．つまり，術後視力は一緒であるが中心窩剝離型のほうが視力が向上しやすい．黄斑円孔型での円孔閉鎖率は25～50％[16)17)]，視力向上は20～45％と報告されている[5)17)]．過去の報告では，術後黄斑円孔の形成頻度は11～17％とされている[5)14)]．黄斑円孔の合併を防ぐことが良好な成績を得るためのポイントとなる．fovea-sparing ILM[14)]，inverted ILM法[19)]，眼軸短縮を目的とする術式[20)]の有用性が期待される（図8）．

文　献

1) Baba T, et al：Prevalence and characteristics of foveal retinal detachment without macular hole in high myopia. Am J Ophthalmol. 2003；135：338-42.
2) Phillips CI：Retinal detachment at the posterior pole. Br J Ophthalmol. 1958；42：749-53.
3) Takano M, et al：Foveal retinoschisis and retinal detachment in severely myopic eyes with posterior staphyloma. Am J Ophthalmol. 1999；128：472-6.
4) Panozzo G, et al：Optical coherence tomography findings in myopic traction maculopathy. Arch Ophthalmol. 2004；122：1455-60.
5) Ikuno Y, et al：Foveal anatomical status and surgical results in vitrectomy for myopic foveoschisis. Jpn J Ophthalmol. 2008；52：269-76.
6) Shimada N, et al：Natural course of myopic traction maculopathy and factors associated with progression or resolution. Am J Ophthalmol. 2013；156：948-57.
7) Gaucher D, et al：Long-term follow-up of high myopic foveoschisis：natural course and surgical outcome. Am J Ophthalmol. 2007；143：455-62.

8) Sayanagi K, et al：Tractional internal limiting membrane detachment in highly myopic eyes. Am J Ophthalmol. 2006；142：850-2.
9) Fujimoto M, et al：Features associated with foveal retinal detachment in myopic macular retinoschisis. Am J Ophthalmol. 2010；150：863-70.
10) Sayanagi K, et al：Retinal vascular microfolds in highly myopic eyes. Am J Ophthalmol. 2005；139：658-63.
11) Sayanagi K, et al：Different fundus autofluorescence patterns of retinoschisis and macular hole retinal detachment in high myopia. Am J Ophthalmol. 2007；144：299-301.
12) Bando H, et al：Ultrastructure of internal limiting membrane in myopic foveoschisis. Am J Ophthalmol. 2005；139：197-9.
13) Futagami S, et al：Removal of internal limiting membrane for recurrent myopic traction maculopathy. Clin Experiment Ophthalmol. 2008；36：782-5.
14) Shimada N, et al：Fovea-sparing internal limiting membrane peeling for myopic traction maculopathy. Am J Ophthalmol. 2012；154：693-701.
15) Uchida A, et al：Vitrectomy for myopic foveoschisis with internal limiting membrane peeling and no gas tamponade. Retina. 2014；34：455-60.
16) Ikuno Y, et al：Vitrectomy for macular holes associated with myopic foveoschisis. Am J Ophthalmol. 2006；141：774-6.
17) Jo Y, et al：Retinoschisis：a predictive factor in vitrectomy for macular holes without retinal detachment in highly myopic eyes. Br J Ophthalmol. 2012；96：197-200.
18) Wu TY, et al：Gas tamponade for myopic foveoschisis with foveal detachment. Graefes Arch Clin Exp Ophthalmol. 2013；251：1319-24.
19) Kuriyama S, et al：Efficacy of inverted internal limiting membrane flap technique for the treatment of macular hole in high myopia. Am J Ophthalmol. 2013；156：125-31.
20) Ward B：Degenerative myopia：myopic macular schisis and the posterior pole buckle. Retina. 2013；33：224-31.
21) Nishimura A, et al：Efficacy of primary silicone oil tamponade for the treatment of retinal detachment caused by macular hole in high myopia. Am J Ophthalmol. 2011；151：148-55.

〔中静裕之〕

Ⅱ 疾患解説

❺ 黄斑上膜

1. 黄斑上膜とは

　黄斑上膜(epimacular membrane)は，黄斑部網膜上に膜組織が生じることで，視力低下，変視症をきたす疾患である。欧米では，epiretinal membrane[1)2)] (ERM) という用語が一般的に用いられている。これまで臨床所見の違いから，セロハン黄斑症 (cellophane maculopathy[3)])，黄斑パッカ (macular pucker[4)])，網膜前膜 (preretinal membrane[5)]) など様々な名称で呼ばれてきた。Gassは，硝子体と網膜との境界面に生じる黄斑上膜，黄斑硝子体牽引症候群，黄斑円孔を総称して硝子体網膜界面黄斑症 (vitreoretinal interface maculopathies[6)]) という名称を用いている。

　黄斑上膜は失明の危険がないものの，自然治癒することは稀であり，視力向上，変視症の改善のためには手術以外に方法はない。硝子体手術の合併症は少なく，手術成績は良好であり，病変の進行によって網膜外層に障害が及ぶと術後視力の改善が少ないことから，早期手術が行われるようになってきている。しかし，変視症の残存，白内障の進行，黄斑上膜の再発，裂孔原性網膜剝離なども発生するため，術前に十分に説明した上で手術の適応を決定する。

2. 後部硝子体剝離と黄斑上膜

　黄斑上膜と，後部硝子体剝離および後部硝子体皮質前ポケット (硝子体ポケット) との関係を図1[7)] に示す。後部硝子体剝離がまったく起こっていない例では，硝子体ポケットの後壁に黄斑上膜が形成される。不完全な後部硝子体剝離の例では，硝子体ポケットの後壁に黄斑上膜が形成され，黄斑上膜に硝子体牽引が認められる。完全な後部硝子体剝離が生じた例では，網膜上に残存した硝子体ポケットの後壁を足場として細胞が増殖して黄斑上膜が形成される[8)]。

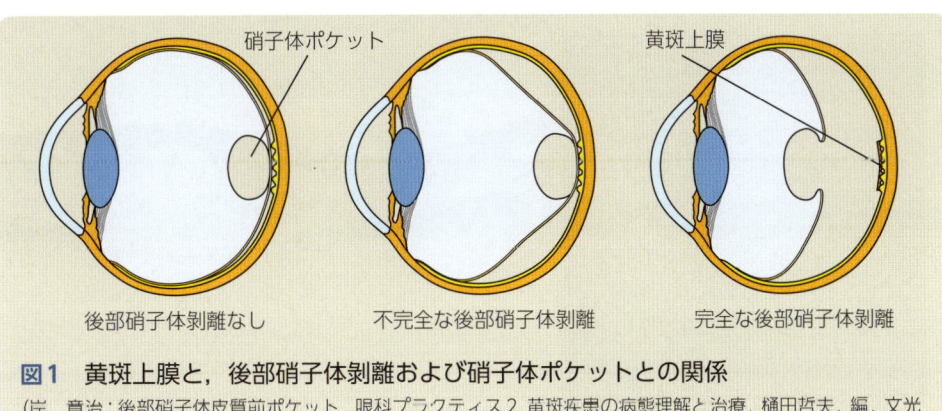

図1 黄斑上膜と，後部硝子体剥離および硝子体ポケットとの関係
（岸 章治：後部硝子体皮質前ポケット．眼科プラクティス2 黄斑疾患の病態理解と治療．樋田哲夫，編．文光堂，2005, p28-33より引用）

3. 黄斑上膜の分類

黄斑上膜は，発生機序によって特発性と続発性とに分類される。この分類とは関係なく，偽黄斑円孔と硝子体黄斑牽引症候群という特殊型がある。Gassは，黄斑上膜の病期分類（grade 0：透明な膜，1：半透明な膜，2：不透明な膜）を示している[6]。

1) 特発性黄斑上膜

黄斑部に膜を認めるが，その他の眼疾患を伴わないものである。50歳以上の6％に発症し，60〜90％には後部硝子体剥離が形成されており，20〜30％は両眼性で性差はない[2)9]。後部硝子体剥離の40％に硝子体皮質が網膜上に残存し，このうち10〜20％が膜へと移行する。

検眼鏡所見で，半透明な膜，網膜ひだ形成，黄斑周囲の網膜血管の蛇行が認められる。光干渉断層計（OCT）で，黄斑上膜の存在，中心窩陥凹の消失，網膜の肥厚，黄斑浮腫，嚢胞様黄斑浮腫が認められる（図2）。嚢胞様黄斑浮腫は，20〜30％の症例に合併する[2]。病理学的には，後部硝子体剥離後に網膜上に残存した硝子体皮質にグリア細胞が増殖したものである[5]。

2) 続発性黄斑上膜

糖尿病網膜症，網膜静脈閉塞症，網膜血管炎，ぶどう膜炎，眼内腫瘍，硝子体出血，網膜裂孔，裂孔原性網膜剥離，眼外傷，網膜光凝固，網膜冷凍凝固，シリコーンオイル注入などに伴い，黄斑部に膜を認めるものである。

検眼鏡所見で，不透明な膜，網膜ひだ形成，黄斑周囲の網膜血管の蛇行が認められる。OCTでは，局所的な牽引がかかっていることが多い[10]（図3）。炎症に伴うマクロファージや炎症細胞，網膜裂孔から遊走した網膜色素上皮細胞が認められる。続発性黄斑上膜は，網膜裂孔への光凝固後には1〜2％，裂孔原性網膜剥離への術後には4〜8％の例で発症する[9]。

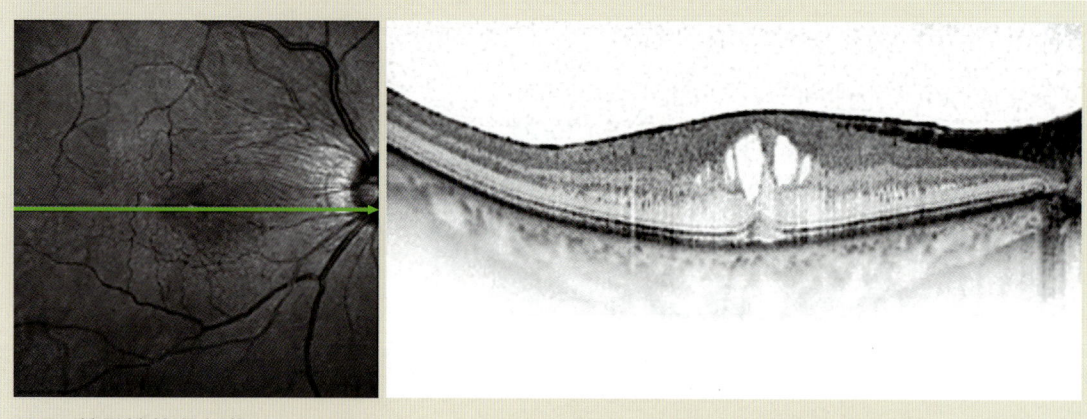

図2 特発性黄斑上膜
検眼鏡所見で，半透明な膜，網膜ひだ形成，黄斑周囲の網膜血管の蛇行が認められる。OCTでは，黄斑網膜の肥厚，中心窩陥凹の消失，黄斑浮腫が認められる。

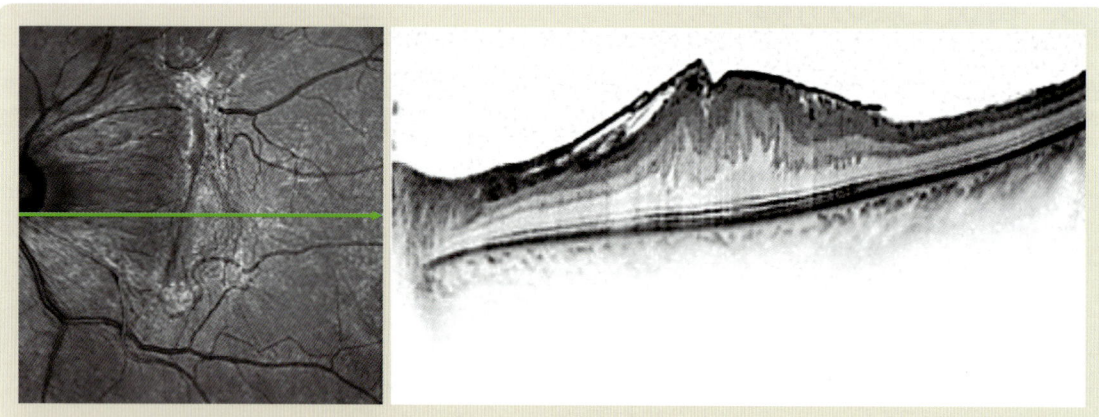

図3 続発性黄斑上膜
黄斑パッカと呼ばれていた裂孔原性網膜剥離後の続発性黄斑上膜である。膜の収縮のため，網膜ひだ形成，黄斑周囲の網膜血管の蛇行が強い。この症例のように，局所的な牽引がかかっていることが多い。

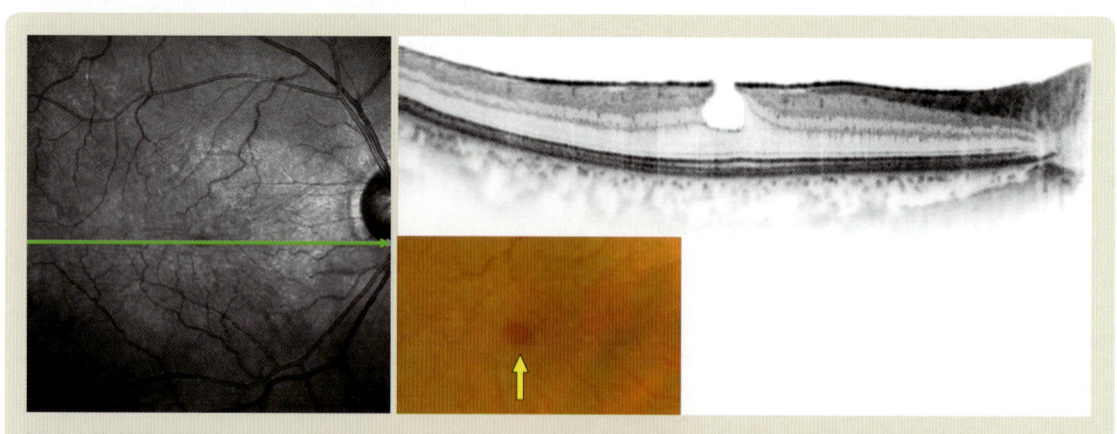

図4 偽黄斑円孔
fluid cuffのない，赤黒色の黄斑円孔として観察される（⬆）。OCTでは，黄斑上膜の求心性収縮のため陥凹しているが，黄斑円孔でないことがわかる。分層黄斑円孔と異なり，網膜内外層の裂け目 (cleft) が認められない。

3) 偽黄斑円孔と分層黄斑円孔

黄斑上膜の形成に伴い，偽黄斑円孔，分層黄斑円孔，黄斑円孔のいずれもが合併することがある。OCTを用いて，鑑別しておくことが必要である。

中心窩以外の，中心窩周囲に形成された黄斑上膜の求心性収縮のために，検眼鏡所見で黄斑円孔のようにみえる(punched-out appearance)黄斑上膜を偽黄斑円孔と呼ぶ[6](図4)。自覚症状は比較的軽く，比較的良好な視力を保つことが多いが，黄斑上膜の牽引によって網膜外層に障害が及ぶと視力が低下する。検眼鏡所見で，黄斑上膜や網膜ひだ形成を伴い，円孔縁の黄色輪(marginal halo)のない，赤黒色の黄斑円孔として認められる。黄斑円孔と異なり，円孔底に白色顆粒が形成されることはない。OCTでは，中心窩周囲の網膜は黄斑上膜のために肥厚し，相対的に中心窩陥凹は深くなっている。黄斑円孔と異なり，円孔縁の隆起(fluid cuff)は認められず，網膜全層の裂隙でないことがわかる。

偽黄斑円孔と鑑別すべき疾患として，分層黄斑円孔がある(図5, 表1)。黄斑上膜を伴っている場合と，伴っていない場合とがある。黄斑円孔の発生過程で，硝子体牽引によって中心窩内層嚢胞(inner foveal cyst)の前壁が外れた状態と考えられている[11]。嚢胞様黄斑浮腫の末期や，黄斑上膜に続発した嚢胞様黄斑浮腫の前壁が破断しても生じる[2)12]。

黄斑上膜の自覚症状は比較的軽く，比較的良好な視力を保つことが多い。網膜外層に障害が及ぶと視力障害が出現し，手術後の視力回復も少ない[13]。検眼鏡所見で，赤黒色を示す点は偽黄斑円孔と同じであるが，網膜内外層の裂け目(cleft)のため分葉状を示す点が異なる[11]。OCTでは，網膜内層の裂隙に加えて，網膜内外層の裂け目(cleft)が認められる[11]。

4) 黄斑硝子体牽引症候群と自然剥離，マイクロプラスミン硝子体内注射

後部硝子体剥離が不完全に起きていて，硝子体の牽引が黄斑部にかかっているものを黄斑硝子体牽引症候群と呼ぶ(図6)。黄斑硝子体牽引症候群の26～83%に黄斑上膜を合併する[2]。OCTでは，網膜浮腫，網膜分離，網膜剥離を伴っている所見が確認でき[14]，硝子体手術によって多くの症例で改善が得られる[15]。硝子体の牽引は，乳頭，周辺部網膜にも生じている[16]。このため，硝子体手術中に後部硝子体剥離の作成に伴い，網膜裂孔や網膜剥離を起こしやすいので注意が必要である。

通常の黄斑上膜が自然剥離することはない。唯一，稀に黄斑硝子体牽引症候群で後部硝子体剥離の形成に伴い，黄斑上膜が自然剥離することがある(図7)。自然剥離後には，視力の改善，変視症の軽減が得られる。自然剥離しても，薄い黄斑上膜は残存し，軽度の視力障害と変視症は残る[17]。自然剥離を期待しすぎると，網膜分離による網膜障害のため非可逆的な黄斑障害をきたす[18]。

マイクロプラスミンを硝子体内注射し，硝子体液化と後部硝子体剥離を作成して切迫黄斑円孔を治療する方法も始まっている[19](図8)。

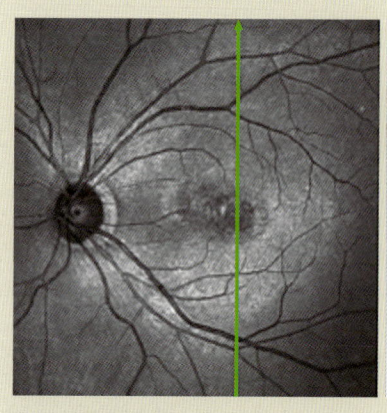

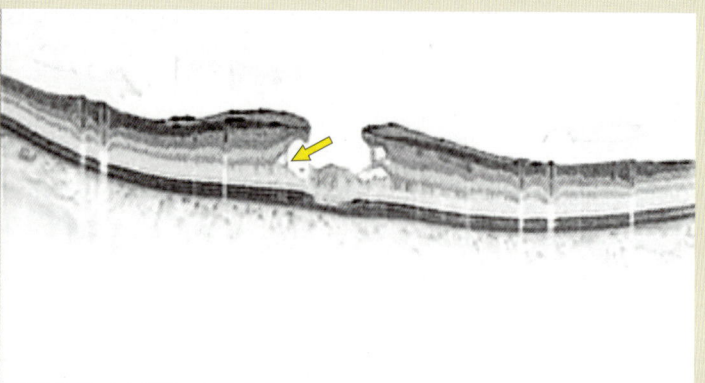

図5　分層黄斑円孔
fluid cuffのない,赤黒色の分葉状の偽黄斑円孔として観察される。OCTで,黄斑上膜,網膜内層の裂隙に加えて,網膜内外層の裂け目(cleft)が認められる(→)。網膜視細胞層にも障害が及んでいる。

表1　黄斑上膜,偽黄斑円孔,分層黄斑円孔,黄斑円孔の鑑別

	黄斑上膜	偽黄斑円孔	分層黄斑円孔	黄斑円孔
病態	黄斑上の膜組織	中心窩周囲の膜組織	網膜内層の裂隙	中心窩の内層〜全層裂隙
症状				ヒトの顔がつままれたように見える
眼底	半透明な膜 網膜ひだ	半透明な膜 網膜ひだ 赤黒色の円孔像	赤黒色の円孔像 円孔は分葉状	赤茶色の円孔 円孔底の白色顆粒 円孔縁の黄色輪
OCT	黄斑上膜 中心窩陥凹の消失 黄斑部の網膜肥厚	黄斑上膜 中心窩周囲の網膜肥厚 相対的に深い中心窩陥凹	網膜内層の列隙 網膜内外層の裂け目	中心窩の内層〜全層列隙 fluid cuff

黄斑上膜の形成に伴い,偽黄斑円孔,分層黄斑円孔,黄斑円孔のいずれも合併することがある。

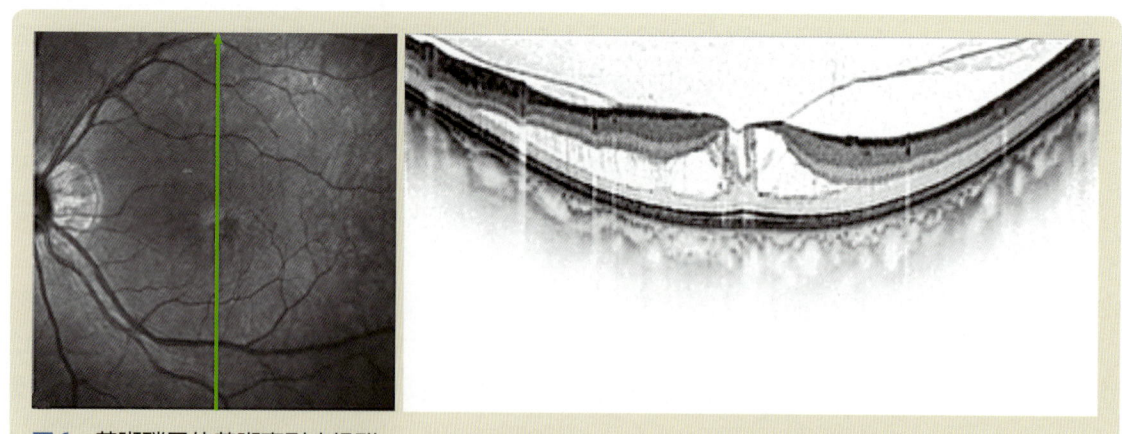

図6　黄斑硝子体黄斑牽引症候群
不完全な後部硝子体剝離に伴い,硝子体の牽引が黄斑部にかかっている。黄斑部の網膜分離も認められる。

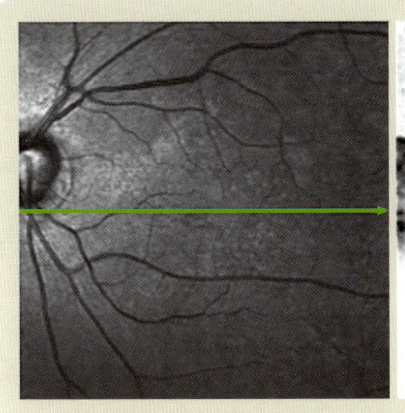

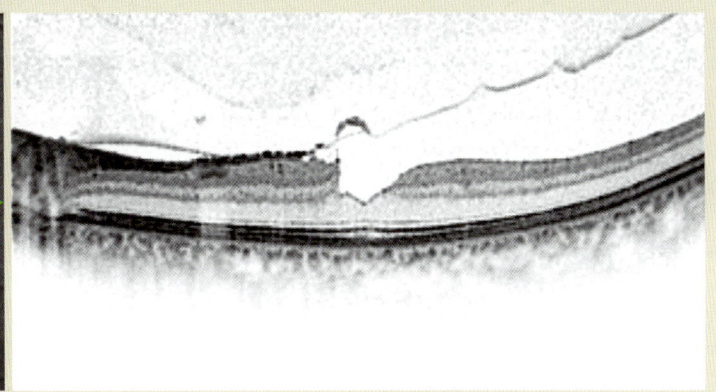

図7 黄斑硝子体牽引症候群の自然剥離
後部硝子体剥離の形成に伴い，黄斑部にかかっている硝子体の牽引が自然剥離してきている。

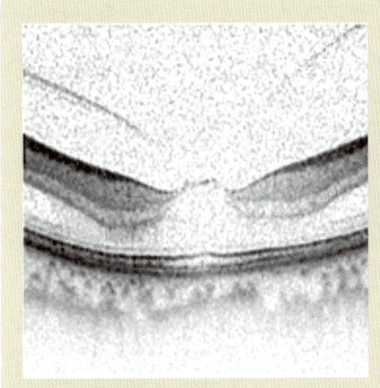

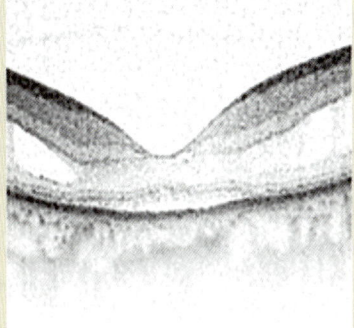

黄斑硝子体牽引症候群により黄斑周囲の網膜分離が生じている。

硝子体内注射1週間後には黄斑牽引が消失しているが，中心窩網膜剥離が認められ，黄斑周囲の網膜分離は残存している。

硝子体内注射2カ月後には黄斑周囲の網膜分離も著明に減少している。

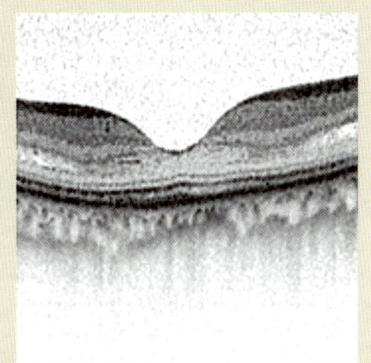

図8 黄斑硝子体牽引症候群へのマイクロプラスミン硝子体内注射

4. 臨床所見・診断

　初期には無症状のことが多いが，進行すると視力低下や変視症が出現する。黄斑上膜の所見は，小児では白くて小さい（1乳頭径程度）ことが多い。青年では，内境界膜が薄い黄斑部や網膜血管の部位に発生しやすい。黄斑上膜に伴い，網膜ひだ形成，黄斑周囲の網膜血管の蛇行，黄斑偏位，牽引性網膜剥離がみられる。

　検査は，当院では視力検査，眼圧検査，細隙灯顕微鏡検査，眼底検査，OCT検査を全例に，変視症の検査，フルオレセイン蛍光造影（FA）検査は必要に応じて行っている。

　OCTでは，黄斑上膜の存在，中心窩陥凹の消失，網膜の肥厚，囊胞様黄斑浮腫，硝子体の牽引の有無を視覚的に確認できる。このため，患者への説明，術前や術後の黄

斑形態の観察に有用である。変視症の検出には，アムスラー（Amsler）チャート，M-CHARTS®が用いられている。M-CHARTS®は，変視症の定量が可能であり，黄斑上膜の進行に伴う変視症の変化，術後の変視症の改善度を定量できる[20,21]。ぶどう膜炎に伴う続発性黄斑上膜では，手術後に黄斑浮腫の増悪，ぶどう膜炎の再燃が生じることがある。FA検査は，ぶどう膜炎に伴う続発性黄斑上膜を疑ったときに行っている。

5. 治 療

1) 手術適応

　　黄斑上膜は，失明の危険のない疾患である。しかし，黄斑硝子体牽引症候群以外では治癒することはなく，視力向上，変視症の改善のためには手術以外に方法はない疾患でもある。黄斑上膜の手術は比較的手術合併症が少ないことから，早期手術が行われるようになってきている[22]。OCTで視細胞層の障害が少ない例では，良好な視力が得られやすい[23,24]。

　　当院での手術適応は，視力，変視症の自覚，OCT所見，患者の希望から判断している。視力低下があり，両眼視の状態で変視症を自覚し，OCTで網膜の肥厚を認め，手術による改善を希望する場合を手術適応としている。視力低下が軽度でも，変視症に伴う不都合を自覚していれば手術適応となりうる。患者が，手術をするか迷っている場合には，3～6カ月に1度経過観察し，視力低下の進行，変視症の悪化，OCT所見の増悪があれば，手術を勧めている。しかし，白内障が視力低下の主体であれば，ごく軽度の黄斑上膜に対しては手術を行わず，白内障手術のみを行っている。

　　患者には，術後にも変視症が少なからず残ること，変視症の悪化や視力低下が生じる例もあることを説明する。50歳以上では白内障同時手術が必要になること，50歳未満であっても白内障の進行によって手術が必要になる場合があること，稀に網膜剥離など重篤な合併症が生じることを十分に説明した上で手術希望を確認する。

①網膜剥離後の黄斑パッカ

　　早期手術により視力改善が得られる。網膜剥離後の視力が良好で，網膜剥離部が瘢痕化していれば，早期手術を行う。

②偽黄斑円孔

　　視力良好なことが多く，視力低下が進行する例は比較的少ない。当院では視力低下や変視症が強い場合には手術適応としている。偽黄斑円孔が深いため，中心窩網膜厚が薄く，視細胞に障害が生じている例では術後の視力回復は少ない。中心窩網膜厚が薄い例では，術中・術後に黄斑円孔を形成することがある。術中に黄斑円孔が形成された懸念がある場合，手術終了時に液空気置換・液ガス置換をしておく。

③分層黄斑円孔

　　自覚症状が比較的軽く，比較的良好な視力を保つことが多い。当院では視力低下や変

視症が強い場合には手術適応としている。網膜内外層の裂け目（cleft）が広がり，網膜外層に障害が生じた例では，術後の視力回復も少ない。

④黄斑硝子体牽引症候群

比較的良好な視力を保つことが多い。手術によって多くの例で黄斑部の牽引が消失し，視力も改善する。硝子体の牽引が強ければ網膜に不可逆的な視力低下をきたすため，早期手術を勧める。

2）手術手技

①非切除硝子体手術（non-vitrectomizing vitreous surgery）

黄斑上膜手術では，50歳未満でも白内障が進行しやすく，50歳以上では白内障同時手術が必要になる。白内障の進行は，灌流を行うことで硝子体環境が変化するためと考えられている。本術式は，2ポート作製後に，硝子体の灌流は行わずに，硝子体鉗子で黄斑上膜を剥離する[25)26)]。

本術式には以下のような問題点がある。

- 未染色で黄斑上膜を剥離するため，黄斑上膜の確実な剥離が困難である。
- 黄斑上膜は剥離できても内境界膜剥離を行わないため，黄斑上膜の再発が生じる例がある。
- 硝子体に迷入した結膜の常在細菌を硝子体灌流で洗浄できないため，術後眼内炎のリスクがある[27)]。
- 硝子体切除を周辺まで行わないため，残存硝子体の牽引により網膜剥離が生じるリスクがある。

本術式を行う場合には，これらの点に十分注意する。

②白内障同時手術

50歳以上の例，50歳未満でも白内障が認められる例では，白内障同時手術を行う。超音波乳化吸引術の後に眼内レンズを挿入し，硝子体手術を行うのが一般的である。初心者や自然な見え方で硝子体手術を行いたい術者であれば，硝子体手術後に眼内レンズを挿入する。

③黄斑上膜剥離法

硝子体手術では，①少ない網膜障害で，②確実に黄斑上膜を剥離し，③黄斑上膜の再発を生じさせないことがポイントである。そして，④後部硝子体剥離の形成に伴う網膜裂孔への治療を確実に行い，⑤眼内炎の予防，網膜裂孔への処置のために周辺硝子体切除を行うことが大切である。

黄斑上膜の剥離方法には，非染色法，塗布法，染色法がある（表2）。非染色，塗布，染色を用い黄斑上膜を1回剥離する方法は以下の通りである。

単非染色で剥離する単純剥離では，膜が網膜から浮き上がっているところから，針の先端を少し曲げて作製したmicro-hooked needleあるいは硝子体鉗子を用いて剥離する（図9a）。黄斑上膜は，透明あるいは半透明な膜であるため，膜の境界は不明瞭である。

表2 黄斑上膜の剥離方法

	剥離方法			
	1回剥離			2回剥離
	非染色	塗布	染色	再染色
ERM剥離	単純剥離	TA	ICG TB BBG	
ERM剥離＋ILM剥離				BBG

非染色，塗布，染色を用い，黄斑上膜を1回剥離する方法と，1回剥離後に再染色し内境界膜を確実に剥離する2回剥離法がある。
ERM：黄斑上膜，ILM：内境界膜，TA：トリアムシノロンアセトニド，ICG：インドシアニングリーン，TB：トリパンブルー，BBG：ブリリアントブルーG

薄い膜を確実に剥離するのは困難であり，非切除硝子体手術には限界があるといえる。

塗布法は，トリアムシノロンアセトニド(TA)を網膜上に散布して剥離する方法である[28)]（図9b）。TAは塗布下の組織に癒着するため，TAを剥離することで下方の組織が一緒に剥離される。TAは網膜障害がないという点で優れた方法であるが，染色剤ではないため，黄斑上膜が描出されないのが欠点である。TA塗布による黄斑上膜剥離では，確実に黄斑上膜が剥離できているか確認できない。

これに対して，インドシアニングリーン(ICG)[29)]，ブリリアントブルーG(BBG)[30)]は，内境界膜を染色するが黄斑上膜は染色しない。このコントラストによって，黄斑上膜を描出する。トリパンブルー(TB)[31)]は，黄斑上膜を染色するが，内境界膜は染色しないという違いがある。これらの特性によって，薄い黄斑上膜でも明瞭に描出されるようになり黄斑上膜の剥離が確実で容易となった（図9c，9d）。

しかし単純剥離，TA塗布剥離，染色剥離で黄斑上膜を1回剥離すると，1/3は内境界膜が同時に剥離され，1/3は内境界膜の一部が剥離され，1/3は内境界膜がまったく剥離されない[32)]（図10）。黄斑上膜1回剥離後に再発した例を観察すると，黄斑上膜剥離によって内境界膜も同時に剥離された部位には，黄斑上膜は再発していない。しかし内境界膜が残存していた部位に黄斑上膜の再発を認め，病理で観察すると内境界膜を足場として黄斑上膜が再発していることがわかる（図11）。再発した黄斑上膜でも，黄斑上膜と内境界膜を確実に剥離すると黄斑上膜の再発は生じない（図12）。

④黄斑上膜＋内境界膜剥離法

黄斑上膜剥離では，内境界膜も確実に剥離すれば再発しない。内境界膜の剥離を確実に行うためには，いくつかの注意点がある。黄斑上膜1回剥離後には，1/2の例で内境界膜も同時に剥離されているため，露出したミュラー(Müller)細胞に染色液が塗布されることになる。このため，網膜毒性の少ない染色液を選択しなければならない。ICGでは，粘弾性物質に溶解した状態で1回塗布した場合には，網膜毒性は少ない。しかし，露出したミュラー細胞に塗布した場合には，網膜毒性を生じる危険性がある。TBは，網膜毒性は少ないが，液空気置換した状態で塗布しないと，黄斑上膜の描出に限界があ

a. 染色しない単純剝離

b. トリアムシノロンアセトニドの塗布

c. 粘弾性物質に溶解したインドシアニングリーン染色

d. ブリリアントブルーG染色

図9 黄斑上膜1回剝離方法

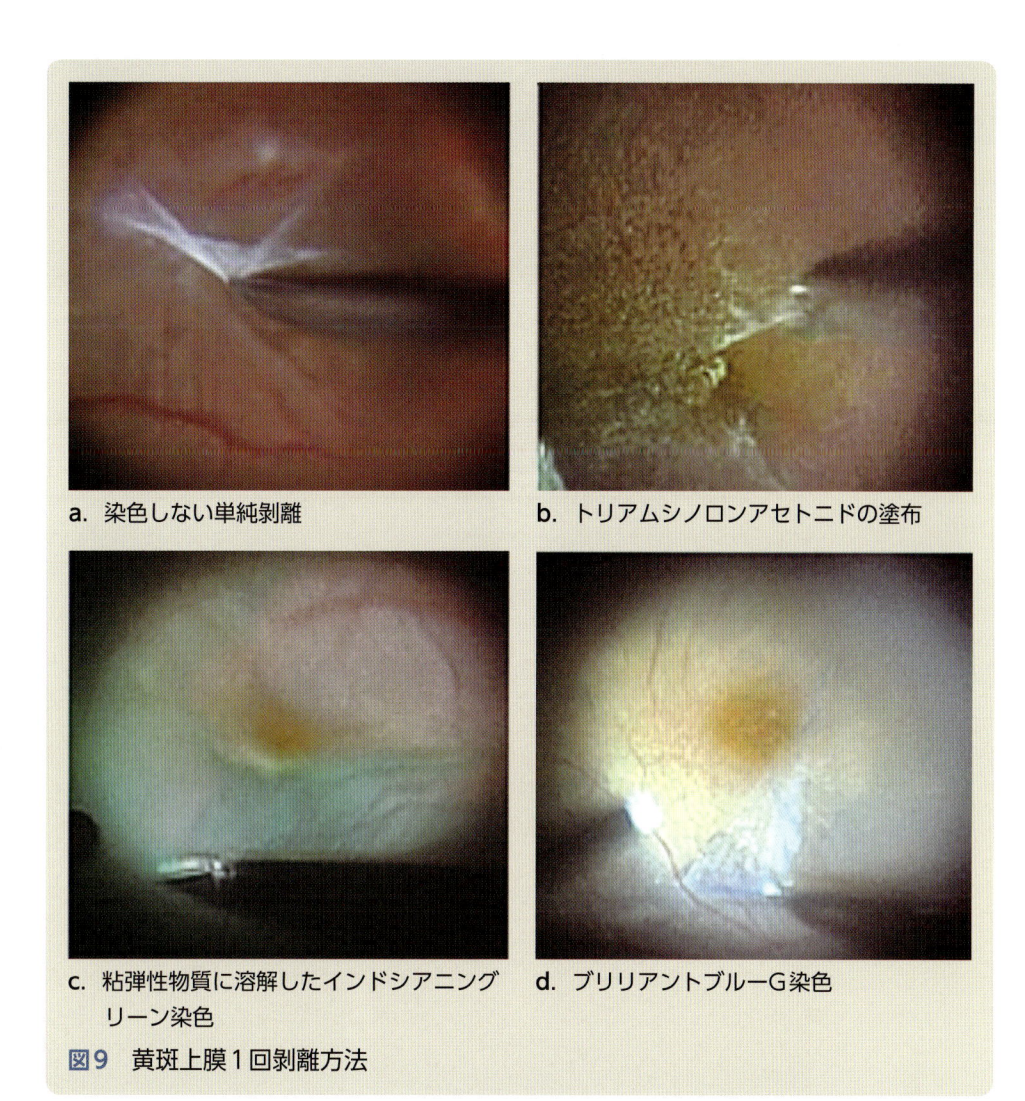

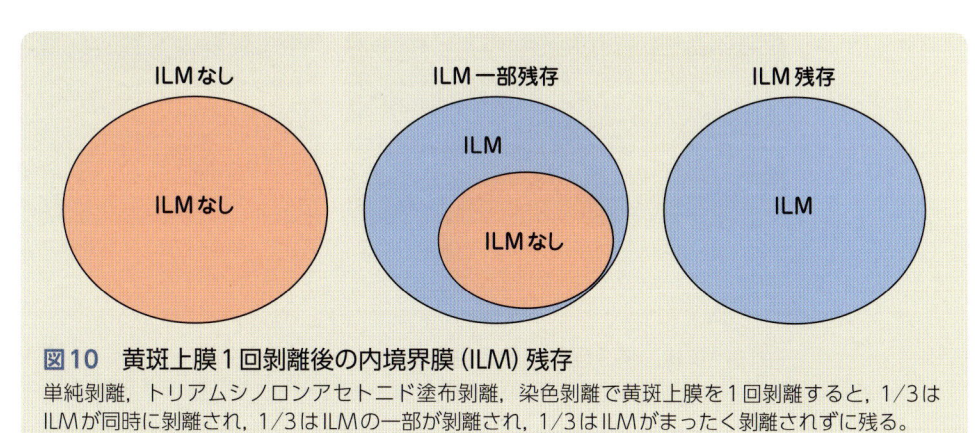

図10 黄斑上膜1回剝離後の内境界膜（ILM）残存
単純剝離，トリアムシノロンアセトニド塗布剝離，染色剝離で黄斑上膜を1回剝離すると，1/3はILMが同時に剝離され，1/3はILMの一部が剝離され，1/3はILMがまったく剝離されずに残る。

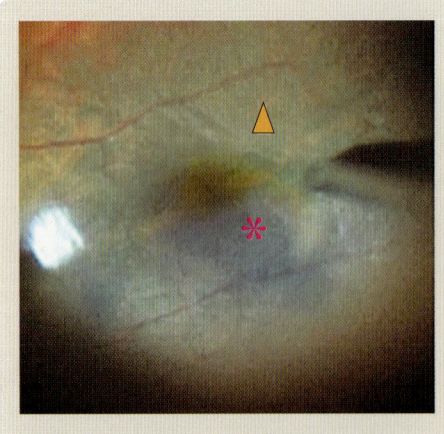

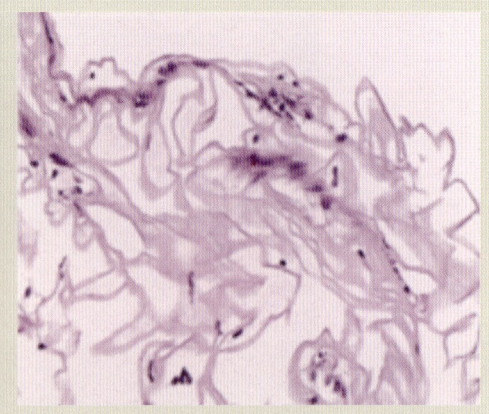

図11 黄斑上膜1回剥離後の再発例
黄斑上膜1回剥離後に再発した例を観察すると，黄斑上膜剥離によって内境界膜も同時に剥離された部位（＊）には，黄斑上膜は再発していない。内境界膜が残存していた部位（▲）に黄斑上膜の再発を認め，病理で観察すると内境界膜を足場として黄斑上膜が再発していることがわかる。

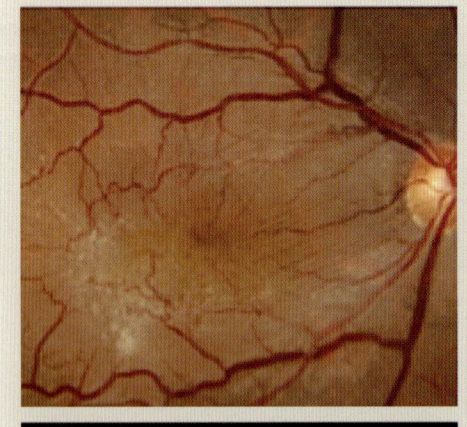

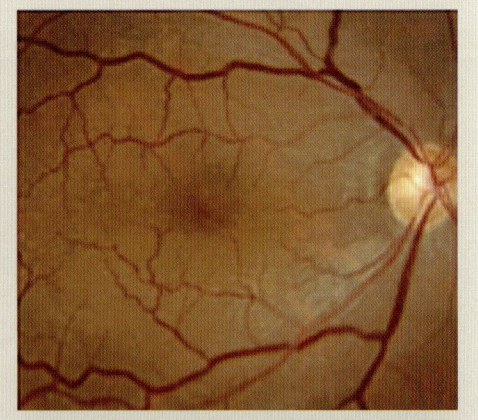

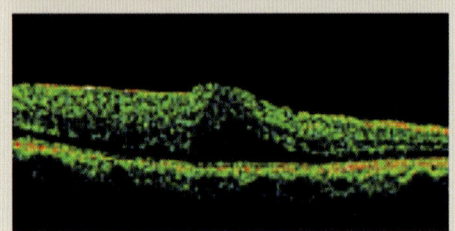

黄斑上膜1回剥離後に再発した例を観察すると，剥離されていなかった内境界膜を足場として黄斑上膜が再発していた。

再発した黄斑上膜と内境界膜を剥離すると，網膜ひだと網膜肥厚は消失した。

図12 黄斑上膜1回剥離後の再発例

表3 代表的な術中染色剤

	製品	用途	ILM染色性	ERM染色性	硝子体染色性	網膜毒性
ICG	オフサグリーン®静注用（参天）	ILM／前嚢染色（適応外使用）	○	×	×	高
TB	VisionBlue® (0.06% TB) (Dorc)	前嚢染色	×	△	×	低
	MembraneBlue® (0.15% TB) (Dorc)	ERM染色	×	△	×	低
	MembraneBlue-Dual® (0.15% TB + 0.025% BBG + 4% PEG) (Dorc)	ILM／ERM染色	○	△	×	低
BBG	Brilliant Peel® (0.025% BBG) (Fluoron)	ILM染色	○	×	×	低
	ILM-Blue® (0.025% BBG + 4% PEG) (Dorc)	ILM染色	○	×	×	低
TA	マキュエイド®（わかもと）	硝子体可視化（日本で認可）	×	×	○	低

ICG：インドシアニングリーン，TB：トリパンブルー，BBG：ブリリアントブルーG，TA：トリアムシノロンアセトニド，PEG：ポリエチレングリコール，ILM：内境界膜，ERM：黄斑上膜

る。TAは，網膜毒性は少ないが，黄斑上膜を描出することはできない。BBGは，黄斑上膜の描出に優れており，ICGやTBと比べて網膜への障害も少ない[33〜35]。

⑤BBGを用いたdouble staining ＆ double peeling法

2006年にEnaidaらによって報告されたBBG[30]は，黄斑上膜剥離，内境界膜剥離に最も適した染色液である。筆者らの施設では，倫理委員会で承認された硝子体灌流液BSS®（Alcon）にBBG（B0770, Sigma-Aldrich）を溶解した0.025％染色液を，2007年から使用している。BSS Plus®に付属しているPlusは，オキシグルタチオンを含有している。BBG作製後のオートクレーブでの滅菌の影響，作製後の安定性を考えてPlusは添加していない。ヨーロッパでは，2007年にBrilliant Peel®（0.025％ BBG, Fluoron），2010年にILM Blue®（0.025％ BBG＋4％ポリエチレングリコール，Dorc）として市販されている。わが国でも，臨床治験が行われている。承認されれば，黄斑上膜や内境界膜剥離手術の際の染色液として広く用いられるようになる。代表的な術中染色剤を表3に示す。

筆者らが考案した，BBGを用いたdouble staining ＆ double peeling technique[32]の方法を示す。BBG染色液を1回塗布すると，内境界膜が鮮やかな青に染色され，染色されない黄斑上膜が描出される（図13）。小さい黄斑上膜では，内境界膜を剥離すれば，1回の剥離で黄斑上膜と内境界膜が確実に剥離できる。大きな黄斑上膜では，黄斑上膜を剥離しても，内境界膜が一部あるいは全体に残存している例が多い。この残存した内境界膜の上には，薄い黄斑上膜が付着している。残存した内境界膜，あるいは薄い黄斑上膜を足場として，黄斑上膜が再発しやすい。そこで再度，BBG染色液を塗布して，残存した内境界膜を確実に剥離する。健常な内境界膜と比べて，残存した内境界膜は脆弱なため剥離しにくい。網膜への障害が生じないように剥離することが必要である[36]。少し経験すれば，容易に剥離できるようになる。

a. 黄斑上膜（⇒）にBBGを1回塗布する。

b. 黄斑上膜を鉗子で剥離する。

c. 再度BBGを塗布する。

d. 残存する内境界膜（⇒）を剥離する。

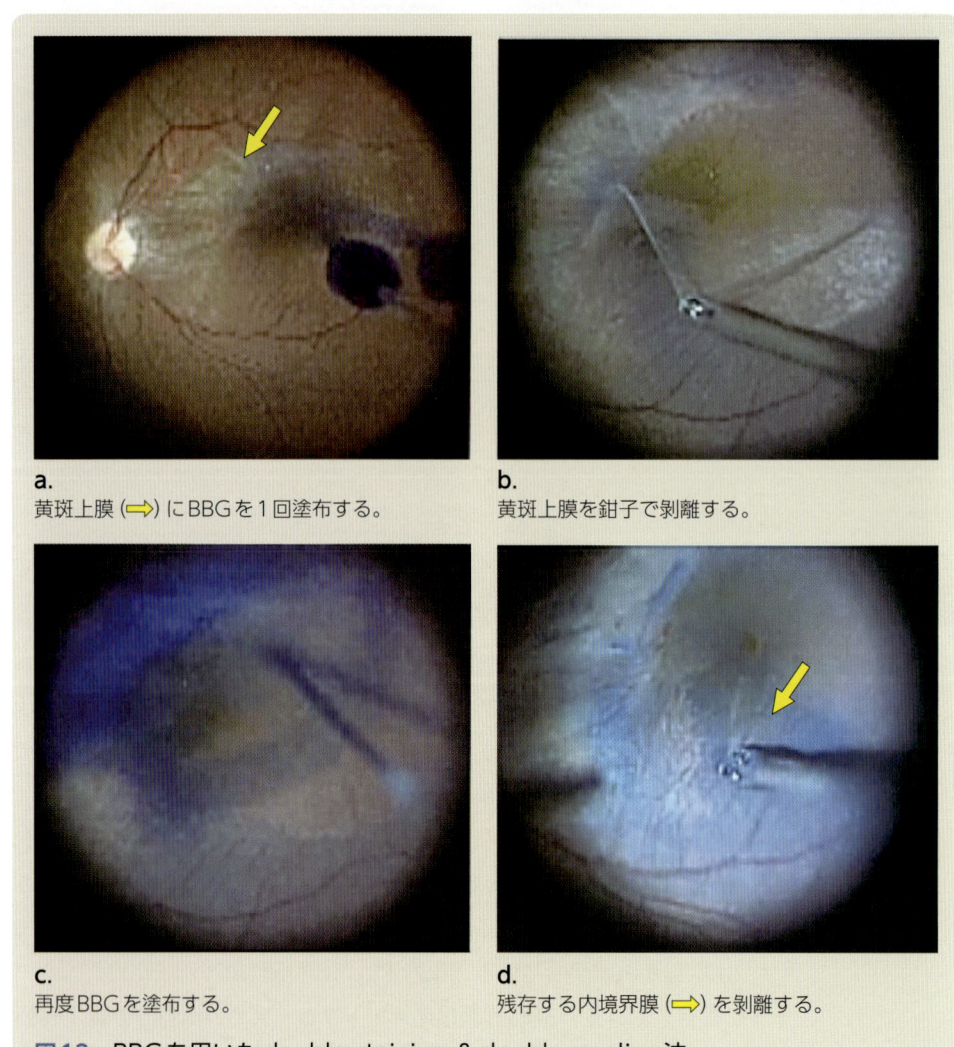

図13 BBGを用いたdouble staining & double peeling法

文　献

1) Foos RY：Vitreoretinal junctur— simple epiretinal membranes. Albrecht Von Graefes Arch Klin Exp Ophthalmol. 1974；189；231-50.
2) Wickham L, et al：Epiretinal membrane. Retina. 5th ed. Ryan SJ, et al, ed. Elsevier/Saunders, 2013, p1954-61.
3) Maumenee AE：Further advances in the study of the macula. Arch Ophthalmol. 1967；78：151-65.
4) Tanenbaum HL, et al：Macular pucker following retinal detachment surgery. Arch Ophthalmol. 1970；83：286-93.
5) Clarkson JG, et al：A histopathologic review of 168 cases of preretinal membrane. Am J Ophthalmol. 1977；84：1-17.
6) Gass JD：Stereoscopic Atlas of Macular Disease. CV Mosby, 1970, p344-66.
7) 岸　章治：後部硝子体皮質前ポケット. 眼科プラクティス2 黄斑疾患の病態理解と治療. 樋田哲夫, 編. 文光堂, 2005, p28-33.
8) Kishi S, et al：Posterior precortical vitreous pocket. Arch Ophthalmol. 1990；108：979-82.

9) Johnson MW : Epiretinal membrane. Ophthalmology. 2nd ed. Masczek JP, et al, ed. Mosby, 2004, p947-50.
10) Mori K, et al : Comparison of epiretinal membranes of differing pathogenesis using optical coherence tomography. Retina. 2004 ; 24 : 57-62.
11) Gaudric A, et al : Macular hole. Retina. 5th ed. Ryan SJ, et al, ed. Elsevier/Saunders, 2013, p1962-78.
12) Sun JP, et al : Surgical treatment of lamellar macular hole secondary to epiretinal membrane. Graefes Arch Clin Exp Ophthalmol. 2013 ; 251 : 2681-8.
13) Parravano M, et al : Functional and structural assessment of lamellar macular holes. Br J Ophthalmol. 2013 ; 97 : 291-6.
14) Yamada N, et al : Tomographic features and surgical outcomes of vitreomacular traction syndrome. Am J Ophthalmol. 2005 ; 139 : 112-7.
15) Jackson TL, et al : Pars plana vitrectomy for vitreomacular traction syndrome : a systematic review and metaanalysis of safety and efficacy. Retina. 2013 ; 33 : 2012-17.
16) Georgalas I, et al : Peripheral nonrhegmatogenous retinal detachment associated with vitreomacular traction syndrome. Can J Ophthalmol. 2010 ; 45 : 418-9.
17) Nomoto H, et al : Quantification of changes in metamorphopsia and retinal contraction in eyes with spontaneous separation of idiopathic epiretinal membrane. Eye (Lond) . 2013 ; 27 : 924-30.
18) Witkin AJ, et al : Anatomic and visual outcomes of vitrectomy for vitreomacular traction syndrome. Ophthalmic Surg Lasers Imaging. 2010 ; 41 : 425-31.
19) Codenotti M, et al : Vitreomacular traction syndrome : a comparison of treatment with intravitreal plasmin enzyme vs spontaneous vitreous separation without treatment. Eye (Lond) . 2013 ; 27 : 22-7.
20) Matsumoto C, et al : Quantification of metamorphopsia in patients with epiretinal membranes. Invest Ophthalmol Vis Sci. 2003 ; 44 : 4012-6.
21) Arimura E, et al : Retinal contraction and metamorphopsia scores in eyes with idiopathic epiretinal membrane. Invest Ophthalmol Vis Sci. 2005 ; 46 : 2961-6.
22) Kumagai K, et al : Results of epiretinal membrane removal combined with PEA and IOL. Semin Ophthalmol. 2001 ; 16 : 151-7.
23) Mitamura Y, et al : Correlation of visual recovery with presence of photoreceptor inner/outer segment junction in optical coherence images after epiretinal membrane surgery. Br J Ophthalmol. 2009 ; 93 : 171-5.
24) Inoue M, et al : Preoperative inner segment/outer segment junction in spectral-domain optical coherence tomography as a prognostic factor in epiretinal membrane surgery. Retina. 2011 ; 31 : 1366-72.
25) Saito Y, et al : Nonvitrectomizing vitreous surgery : a strategy to prevent postoperative nuclear sclerosis. Ophthalmology. 1999 ; 106 : 1541-45.
26) Sakaguchi H, et al : 27-gauge transconjunctival nonvitrectomizing vitreous surgery for epiretinal membrane removal. Retina. 2007 ; 27 : 1302-04.
27) Shimada H, et al : Incidence of endophthalmitis after 20- and 25-gauge vitrectomy causes and prevention. Ophthalmology. 2008 ; 115 : 2215-20.
28) Ahn JH, et al : Effect of intravitreal triamcinolone injection during vitrectomy for idiopathic epiretinal membrane. Retina. 2012 ; 32 : 892-6.
29) Haritoglou C, et al : The effect of indocyanine-green on functional outcome of macular pucker surgery. Am J Ophthalmol. 2003 ; 135 : 328-37.

30) Enaida H, et al : Brilliant blue G selectively stains the internal limiting membrane/brilliant blue G-assisted membrane peeling. Retina. 2006 ; 26 : 631-6.
31) Li K, et al : Trypan blue staining of internal limiting membrane and epiretinal membrane during vitrectomy : visual results and histopathological findings. Br J Ophthalmol. 2003 ; 87 : 216-9.
32) Shimada H, et al : Double staining with brilliant blue G and double peeling for epiretinal membranes. Ophthalmology. 2009 ; 116 : 1370-6.
33) Kawahara S, et al : Intracellular events in retinal glial cells exposed to ICG and BBG. Invest Ophthalmol Vis Sci. 2007 ; 48 : 4426-32.
34) Creuzot-Garcher C, et al : Functional and structural effect of intravitreal indocyanine green, triamcinolone acetonide, trypan blue, and brilliant blue g on rat retina. Retina. 2010 ; 30 : 1294-301.
35) Awad D, et al : Comparative toxicology of trypan blue, brilliant blue G, and their combination together with polyethylene glycol on human pigment epithelial cells. Invest Ophthalmol Vis Sci. 2011 ; 52 : 4085-90.
36) Ahn SJ, et al : Photoreceptor change and visual outcome after idiopathic epiretinal membrane removal with or without additional internal limiting membrane peeling. Retina. 2014 ; 34 : 172-81.

（島田宏之）

II 疾患解説

❻ 黄斑円孔

1. 黄斑円孔とは

　黄斑円孔（macular hole）は，中年女性に好発する1/4〜1/3乳頭径の中心窩の円孔である。硝子体と網膜との境界面に生じる硝子体網膜界面黄斑症（vitreoretinal interface maculopathy）に属する疾患である[1]。1869年にKnappが黄斑円孔について初めて記載したが[2]，その後1世紀以上にわたり治療法のない疾患として扱われてきた。1988年になり，Gassは黄斑円孔の形成過程を分類し，予防手術の可能性について言及した[3]。1991年にKellyとWendelは，硝子体手術とガスタンポナーデによって黄斑円孔は閉鎖しうることを報告した[4]。これを契機に，黄斑円孔への硝子体手術が急速に普及した。その後，光干渉断層計（OCT）などの登場によって，黄斑円孔の病態の解明は急速に進歩してきている。さらに硝子体手術の装置，器具の進歩によって，より良い視機能が獲得できるようになってきている。

2. 疫　学

　発生頻度は，1,000人に0.2〜2.9人と報告されている[5]。患者の80％は女性で，平均年齢は60歳代である。正視眼に起こることが多く，網膜剥離をきたさない。本症がなぜ女性に多いかは不明である。両眼性の頻度は，11.7％である[5]。

3. 病態病理

1) 硝子体ポケット

　1930年代から，眼内組織の生体染色（vital stain）は行われてきた。1977年にWorst[6]は，インクを用いて硝子体の網膜前に液化腔"bursa premacularis"があることを報告した。1990年にKishiとShimizu[7]は，硝子体ゲルにフルオレセインが滞留することを利用して網膜前の液化腔「後部硝子体皮質前ポケット：posterior precortical vitreous

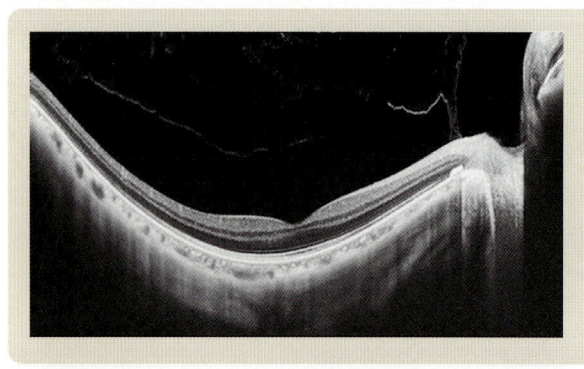

図1 硝子体ポケットのSS-OCT所見（横12mm）
硝子体ポケットは平皿状の液化腔として描出される。ポケットとクローケ管膨大部は隔壁で隔てられている。この症例では，硝子体ポケットの前壁と硝子体ラクナに連絡がみられる。

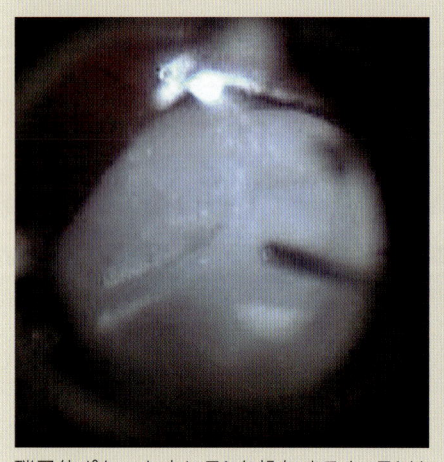

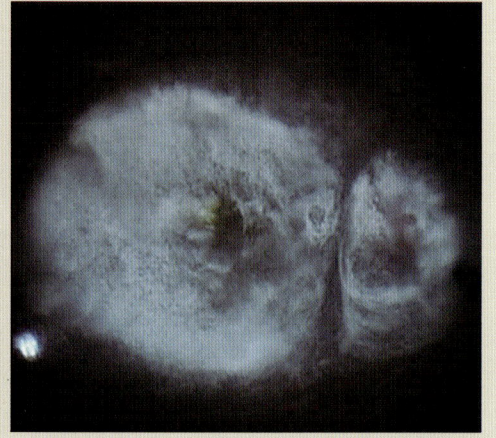

硝子体ポケット内にTAを投与すると，TAはポケット内に貯留し，楕円形のポケットが描出される。

前壁を切除すると，楕円形のポケット後壁と乳頭前のクローケ管膨大部が確認でき，両者は隔壁で隔てられていることがわかる。

図2 トリアムシノロンアセトニド（TA）で可視化した硝子体ポケット（硝子体手術所見）

pocket（硝子体ポケット）」を描出した。スウェプトソースOCT（SS-OCT）あるいはOCTを用いると，硝子体ポケットは横6～7mm，縦5mm，高さ0.7mmの平皿状の液化腔として描出される[8)9)]（図1）。ポケットの後壁には薄い硝子体皮質が認められる。硝子体手術の際に，硝子体ポケット内にトリアムシノロンアセトニド（TA）を投与すると，ポケット内にTAが貯留する。ポケットは，硝子体皮質に囲まれた液化腔であることがわかる。ポケット前壁を切除すると，楕円形のポケット後壁と乳頭前のクローケ管（Cloquet canal）膨大部が確認され，両者は隔壁で隔てられていることがわかる[10)]（図2）。

2）発症機序

加齢に伴い，硝子体ポケットの後壁をなす黄斑部前の硝子体皮質が収縮すると，トランポリン状に浮き上がろうとして前方へのベクトルが発生する（図3）[11)]。中心窩では生理的な癒着があるため，中心窩周囲が先に剝離する傍中心窩後部硝子体剝離（perifoveal

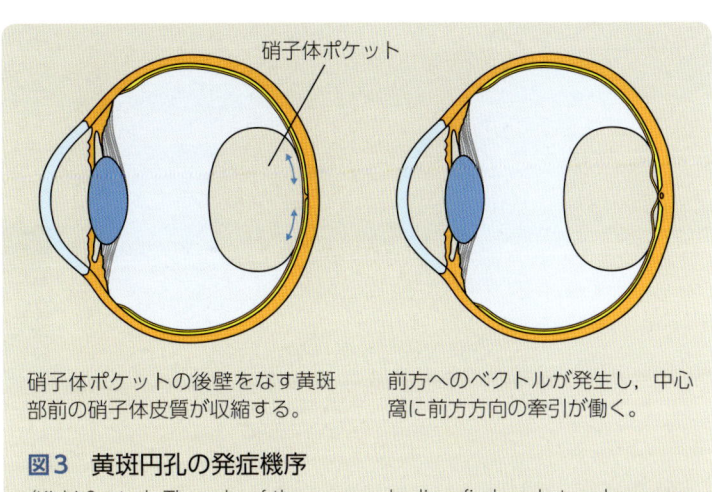

図3 黄斑円孔の発症機序

硝子体ポケット

硝子体ポケットの後壁をなす黄斑部前の硝子体皮質が収縮する。

前方へのベクトルが発生し，中心窩に前方方向の牽引が働く。

(Kishi S, et al：The role of the premacular liquefied pocket and premacular vitreous cortex in idiopathic macular hole development. Am J Ophthalmol. 1996；122：622-8より引用)

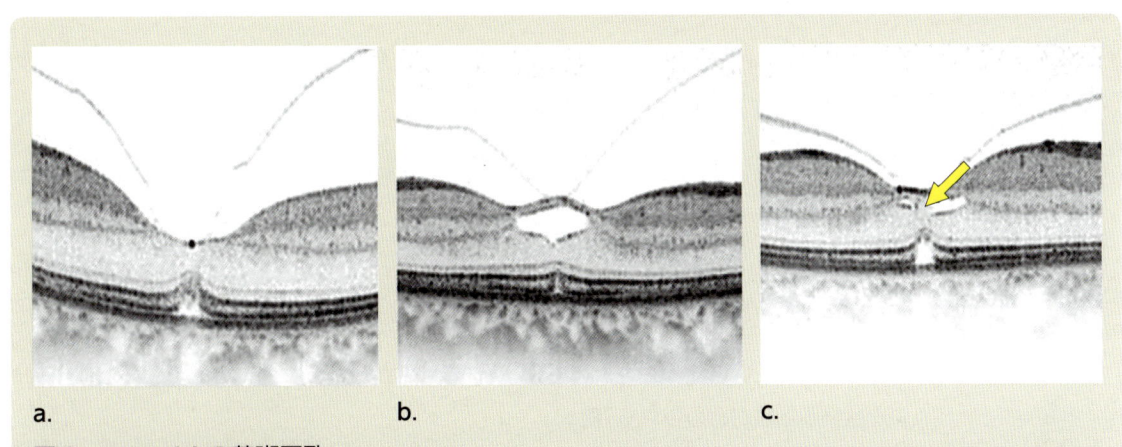

図4 stage 1Aの黄斑円孔

傍中心窩後部硝子体剥離に伴い，中心窩には前方方向の硝子体牽引が生じている。微小中心窩剥離(a)，中心窩内層嚢胞＋微小中心窩剥離(b)がみられる。さらに進行すると，中心窩内層嚢胞＋微小中心窩剥離に加えてMüller cell cone (⇒) が観察されるようになる (c)。

posterior vitreous detachment：perifoveal PVD)[12] が生じる(図4)。このため，中心窩には前方方向の硝子体牽引が生じる。中心窩には，ミュラー(Müller)細胞からなるMüller cell coneと呼ばれる錐体状の構造物があり[13]，この細胞が中心窩視細胞をつなぐプラグの役目をしている。perifoveal PVDの牽引によって，Müller cell coneが外れると視細胞層解離(photoreceptor dehiscence)が生じる[14)15](図5)。さらに慢性的な牽引が中心窩に集中し黄斑円孔が形成される。

4. 臨床症状

症状は，視力低下，中心暗点，変視症である。変視症は，特有の内向きの変視(pincushion

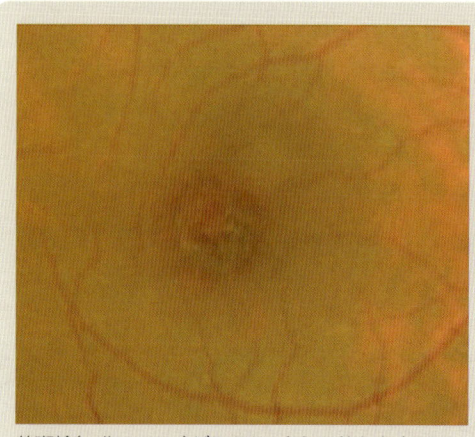

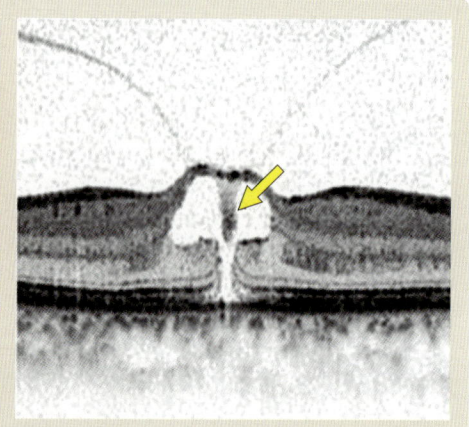

黄斑輪(yellow ring)がみられ，中心に黄色点(yellow spot)を認める。

OCTでみると，perifoveal PVDにより中心窩が前方に牽引され，Müller cell cone (→)が牽引され，視細胞層の解離が生じる。

図5 stage 1Bの黄斑円孔

distortion)[16]であり「ヒトの顔がつままれたように見える」という特徴的な訴えをする。偽黄斑円孔ではこの症状がない。

5. 臨床所見

1) 眼底所見

コンタクトレンズを用いた細隙灯顕微鏡検査を行うと，中心窩の円孔，円孔周囲のリング状網膜剝離が認められる(図6)。

補助診断には，Watzke-Allen testやlaser aiming beam test[17]がある。Watzke-Allen testは細隙灯顕微鏡と前置レンズで眼底に細隙光を投影し，円孔部で細隙光がとぎれるか聴取する。stage 2以降では欠損の自覚がある。laser aiming beam testは，光凝固装置のaiming beamを50μmに設定し，円孔内に投影し，円孔内でaiming beamが消えると答えた場合を陽性とする。

2) 光干渉断層計(OCT)

OCTは，黄斑円孔の診断およびステージ分類に非常に有用である。術前に正常眼と患者の黄斑円孔所見を比較しながら提示すると，容易に病態を理解してもらえる。術後に黄斑円孔が閉鎖していることを，術前OCTと比較しながら提示すると患者は理解しやすく，治療に対する満足度も向上する。

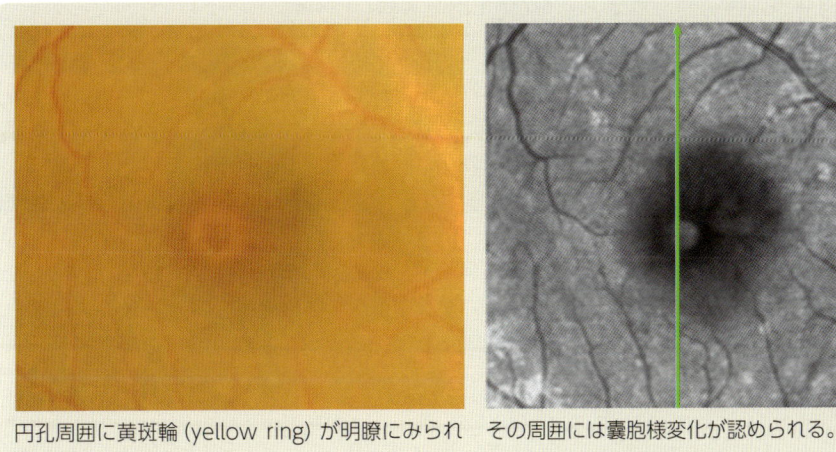

円孔周囲に黄斑輪（yellow ring）が明瞭にみられる。 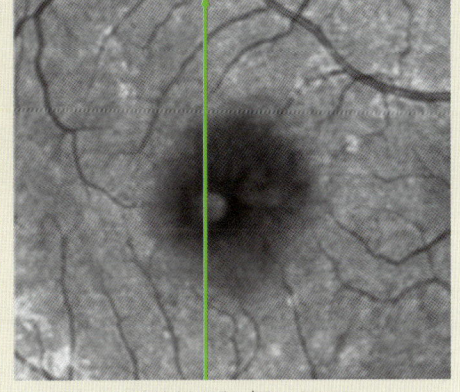　　その周囲には囊胞様変化が認められる。

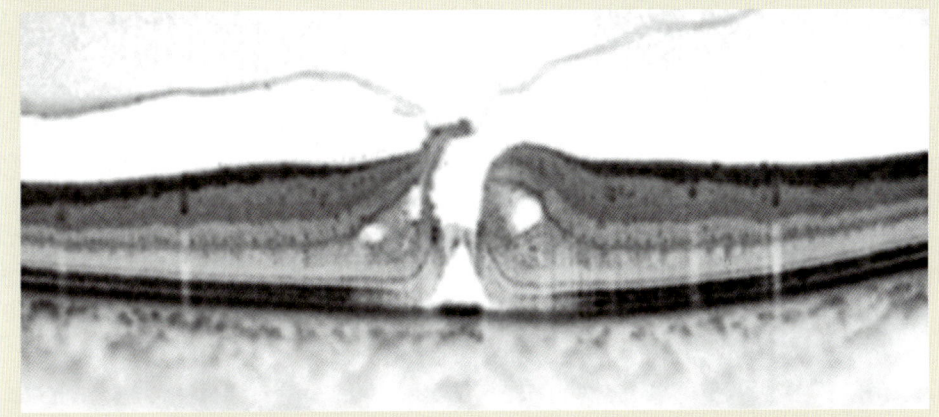

OCTでみると，外層円孔の前壁が硝子体牽引によって破綻して，裂隙を形成し，前壁は弁状に挙上している。裂隙内に外境界膜に連続する膜様組織が認められる。ヘンレ（Henle）線維層の囊胞様腔も認める。

図6　stage 2の黄斑円孔

6. 病期（ステージ）分類

　　1988年，Gassは円孔の形成過程を4つのステージに分類（旧ステージ分類）し，予防手術の可能性についても言及した[3]。この研究が発端となって黄斑円孔の手術が始まり，新知見が集積されていった。1995年に，Gassはステージ分類を改訂（新ステージ分類）した[18]。Gassの分類は細隙灯顕微鏡所見に基づいたものであり，実際の組織所見をみたものではない。その後OCTの導入によって，形成過程はより正確に解明された。2000年，KishiらはOCTを用いた分類を報告している[19]。2013年の成書『Retina』では，GaudricとTadayoniがOCTを用いた分類を掲載している[5]。本項では，Gass分類＋岸分類を基本としたOCTによる新しい分類を提示する（表1，図7）。

表1 Gass分類＋岸分類を基本としたOCTによる新しい分類

stage 1 （切迫黄斑円孔）	1A	変視症はほとんどなく，視力障害は少ないが，中心が茶色く見えるという訴えがある。 中心窩陥凹は消失し，中心窩に黄色点（yellow spot）や黄色輪（yellow ring）を認める。 OCTでは，中心窩に前方方向の硝子体牽引が生じると，中心窩内層囊胞（inner foveal cyst）や微小中心窩剝離（macular microhole）が生じ，さらに進行するとMüller cell coneが観察されるようになる。中心窩の黄色点は，微小中心窩網膜剝離に対応するとされている。 中心窩内層囊胞に遠心性前方方向の牽引が働くと，ヘンレ線維層の裂隙が形成され，中心窩囊胞の前壁が外れ，分層黄斑円孔に移行する。 50％以上の症例で自然寛解があるので経過観察する。
	1B	変視症を自覚し，視力は0.1〜0.7に低下する。 中心窩の陥凹はなく，少し隆起し，円孔周囲にyellow ringがみられる。 OCTでは，perifoveal PVDにより中心窩が前方に牽引され，囊胞の外壁が破綻して色素上皮が露出した外層円孔の状態となった所見が観察される。 症例によっては，視細胞層の解離とMüller cell coneが観察される。 20〜50％の症例で自然寛解があるので，基本的には経過観察する。
stage 2 （黄斑円孔）		変視症を自覚し，視力は0.1〜0.4に低下する。 中心窩囊胞の前壁が硝子体皮質により牽引されると，囊胞の外縁に沿って裂隙ができる。囊胞は隆起し，周囲の放射状のひだが明瞭になる。 OCTでは，外層円孔の前壁が硝子体牽引によって破綻して，裂隙を形成し，前壁は弁状に挙上した所見が認められる。裂隙内に外境界膜に連続する膜様組織が認められる。 自然寛解は20％の症例でみられ，円孔が小さいときに起きやすい（図8）。
stage 3 （黄斑円孔）		変視症を自覚し，視力は0.1〜0.3である。 中心窩囊胞の前壁が外れて蓋（operculum）になる。PVDが前方へ剝離してくると蓋に可動性が出てくる。PVDは，円孔の周囲のみで生じており，ワイス環（Weiss ring）は観察されない。 OCTでは，囊胞の前壁が蓋として外れ，全層円孔になった所見が観察される。 自然寛解は7％の症例でみられる。
stage 4 （黄斑円孔）		変視症を自覚し，視力は0.1〜0.3である。 PVDの形成に伴い，蓋は剝離した硝子体皮質とともに大きく動く。視神経乳頭から硝子体が外れて，完全PVDとなり，円孔が拡大する。検眼鏡的にワイス環が観察される。 OCTでは，硝子体皮質は観察されない。 自然寛解は1％の症例でみられる。

PVD：後部硝子体剝離

7. 治　療

1）硝子体手術とマイクロプラスミン硝子体内注射

　　硝子体手術に際しては，病態の説明，硝子体手術の有用性，50歳以上では白内障同時手術が必要であること，ガスタンポナーデの必要性，術後のうつ伏せの意味（後述）について理解してもらう。黄斑円孔だけでは通常失明に至ることはないが，視力は0.1程度まで低下すること，手術により90％以上の症例で閉鎖が得られるが，軽度の視力障害や

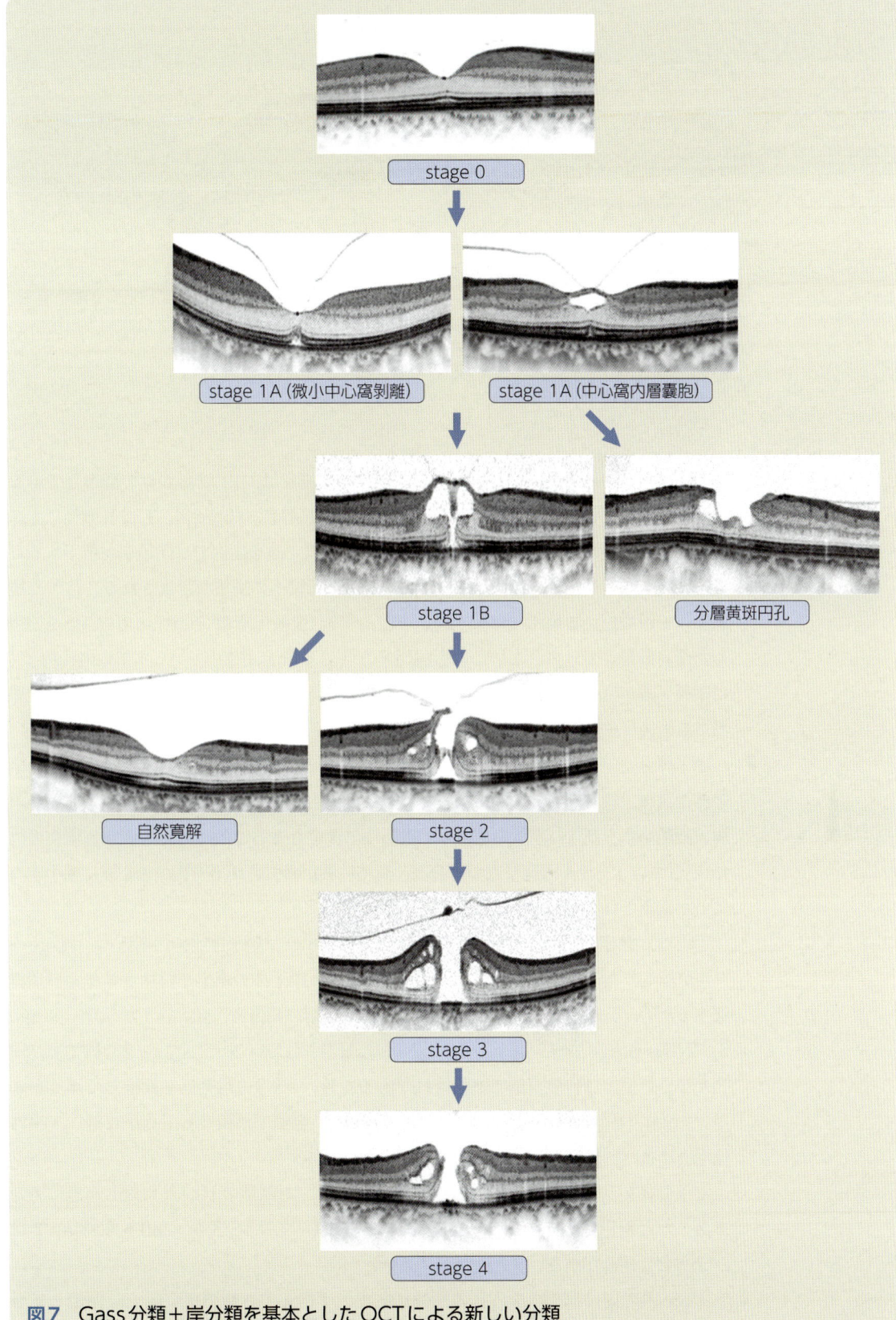

図7 Gass分類+岸分類を基本としたOCTによる新しい分類
stage 1Aでは，中心窩内層囊胞や，微小中心窩剥離が生じる。stage 1Aの中心窩内層囊胞の前壁が外れると分層黄斑円孔に移行する。後部硝子体剥離の発生に伴い，stage 1では50％の症例で自然寛解する。

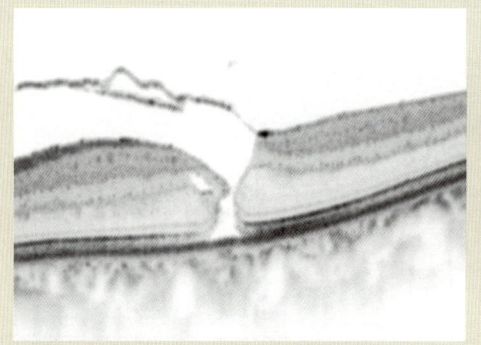

円孔が小さいstage 2の全層円孔である。

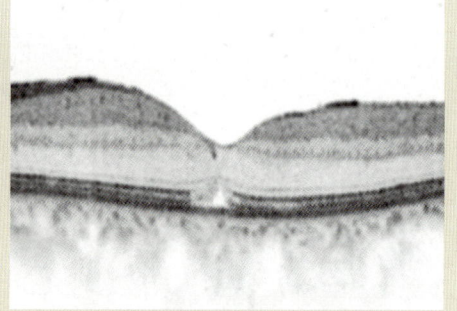

1カ月経過観察すると，後部硝子体剥離の発生に伴い，円孔表層に架橋形成が生じ自然寛解した。微小中心窩剥離は残存している。

図8 黄斑円孔の自然寛解

　変視症は残ることが多いことを説明し，視力や変視症は，1～2年かけて回復していくことを理解してもらう。高度近視眼，70歳以上の高齢者，stage 4，1/3乳頭径以上の大きな円孔，黄斑部にドルーゼンや脈絡膜新生血管がある症例では閉鎖率が低下することを説明する。術後は，ガスが入っている間は飛行機への搭乗が禁止されること[20]，標高1,000mを超える場所には行かないこと，笑気（亜酸化窒素：nitrous oxide）を使用した全身麻酔が受けられないことも説明する[21]。術後合併症として，1年以内に約5%に網膜剥離が生じること，緑内障眼では術後に視野狭窄の進行がありうること，50歳未満でも術後に白内障が進行することを説明する。

　硝子体手術では，円孔周囲の網膜を接線方向に牽引している硝子体ポケット後面の硝子体と黄斑上膜を硝子体切除によって除去し，遠心性に移動して円孔を形成している網膜視細胞を水・ガスの界面を利用して求心性に復位させることにある。液空気置換の際に25Gカニューラを円孔に近づけると，高粘性液が吸引され，円孔が求心性に縮小することが確認される（図9）[22]。

　手術は，発症早期であるほど視機能が回復しやすい。硝子体手術の適応は，stage 2～4が基本である。stage 1の切迫黄斑円孔では，硝子体の牽引が解除されると自然寛解するため，一般的には経過観察となる。自然寛解の頻度は，stage 1が50%，stage 2が20%，stage 3が7%，stage 4が1%と報告されている[23]。stage 2以降でも，円孔が小さい例では自然寛解する可能性があるため，1～2カ月経過を観察したほうがよい。stage 1Bの症例に対して硝子体手術を行い，全例で網膜外層円孔が改善し，視力低下例はないとした，自然経過より良好な報告がある[24]。

　マイクロプラスミン硝子体内注射群は40.6%で，対照群の10.1%に対し有意に有効であったと報告されている[25]（図10）。250μm以下では58.3%，250～400μmでは24.6%と，円孔が小さいほど閉鎖率は高い[26]。

　stage 4の中には大きな円孔の症例がある。手術しても閉鎖率が悪く，閉鎖しても色素上皮が萎縮しているため視力改善が少ない。400μm以上の大きな円孔に対して，

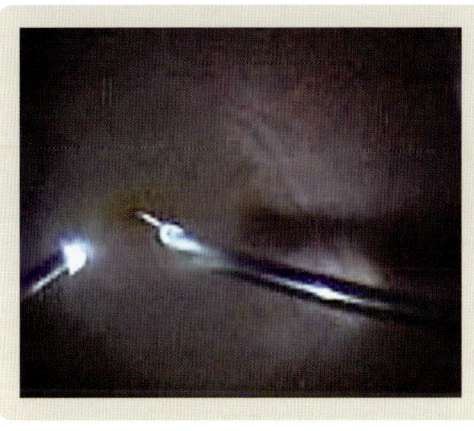

図9 黄斑円孔内の高粘性液
液空気置換の際に25Gカニューラを円孔に近づけると，高粘性液が吸引され，円孔が求心性に縮小する。

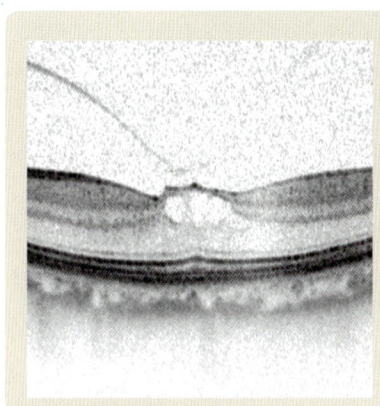

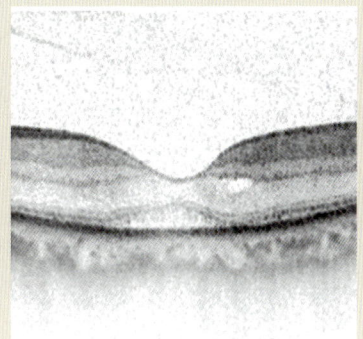

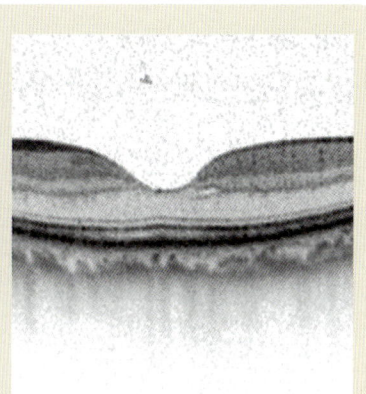

| 中心窩内層囊胞が認められる。 | マイクロプラスミン硝子体内注射1週間後には，後部硝子体剥離が生じているが，中心窩網膜剥離が認められる。 | 注射後2カ月では，健常眼に近い状態まで回復している。 |

図10 stage 1A黄斑円孔へのマイクロプラスミン硝子体内注射

　剥離した内境界膜を円孔内に翻転させた状態で液空気置換する新しい術式（inverted internal limiting membrane flap technique）で，高い閉鎖率（98％）が得られたという報告がある[27]。この方法は，黄斑円孔の表面に内境界膜による架橋を形成する効果があると考えられる（図11）。

2) 手術方法

　50歳以上では，ガス置換を行うと術後の白内障が必発であるため，白内障同時手術を行う。硝子体手術では，stage 3までの症例では後部硝子体剥離（posterior vitreous detachment：PVD）が生じていないため，PVDを作成する。TAで硝子体を可視化させることで，容易で確実にPVDを作成できる[28]。PVDの作成に伴い網膜裂孔を生じることがあるため，眼底周辺部を圧迫・切除しながら確認する。

　次に，円孔周囲の内境界膜を剥離する。内境界膜を剥離することで，網膜上の残存硝子体が剥離でき，網膜の伸展性が良好となり，円孔閉鎖率が向上する。しかし，ミュラー細胞の基底膜である内境界膜を剥離すると，視力は低下しないが，局所網膜電図

II-6 黄斑円孔

199

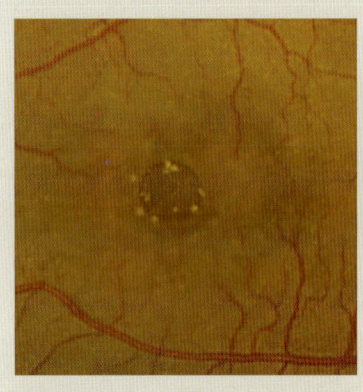

黄斑円孔径は1,000μmと大きく，色素上皮の萎縮，円孔底の白点が認められる。

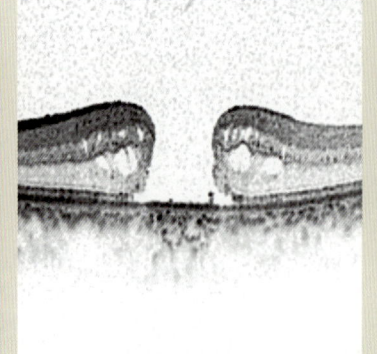

OCTで，嚢胞様腔はヘンレ線維層だけでなく内顆粒層にも認める。

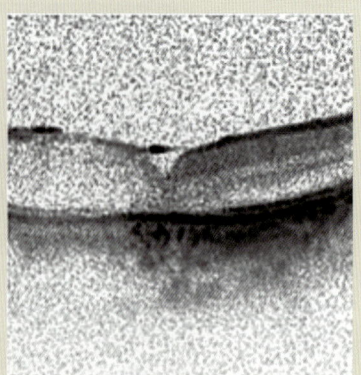

inverted internal limiting membrane flap techniqueを行い，術1日目にOCTでは閉鎖した黄斑円孔上に内境界膜が認められる。

図11　stage 4の大きな黄斑円孔

表2　内境界膜（ILM）の剝離方法

剝離方法		
非染色	塗布	染色
単純剝離	TA	ICG TB BBG

非染色，塗布，染色を用い，内境界膜を剝離する。黄斑上膜を伴っていても小さいため，1回剝離で黄斑上膜と内境界膜を同時に剝離できる。
TA：トリアムシノロンアセトニド，ICG：インドシアニングリーン，TB：トリパンブルー，BBG：ブリリアントブルーG

（ERG）で網膜機能が低下することが示されている[29]。したがって，内境界膜剝離は通常3乳頭径より大きくしないほうがよい。インドシアニングリーンによる内境界膜剝離は，2000年にKadonosonoらによって初めて報告された[30]（**表2**）。内境界膜を染色することで，内境界膜剝離は安全で容易な手技となった。その後，インドシアニングリーン染色は適応外使用であり，色素上皮や神経節細胞に障害を及ぼすこと[31]，術後の視野欠損の原因[32]になりうることが問題視されるようになった。Kimuraらは，TAを用いた内境界膜剝離を報告した[33]。TAの毒性は網膜面上のものは心配ないが，網膜下のものは毒性の危険が懸念された[34]。2010年には，TAに含まれる防腐剤，界面活性剤，増粘剤などを除去した製剤がわが国で開発・市販されている。2006年にEnaidaらが報告したブリリアントブルーGは，2007年からヨーロッパでは市販されており，日本では臨床治験中である。ブリリアントブルーGは，網膜毒性が少ないためわが国で認可されれば普及する染色剤である[35,36]（**図12**）。このように生体染色によって硝子体や網膜を可視化して行う手術を"chromovitrectomy"[37]と呼び，高度化した硝子体手術を安全に行うための技術であり，わが国が世界をリードしている分野でもある。

stage 3，4の症例では，円孔からグリア細胞や色素上皮細胞が増殖して黄斑上膜を形

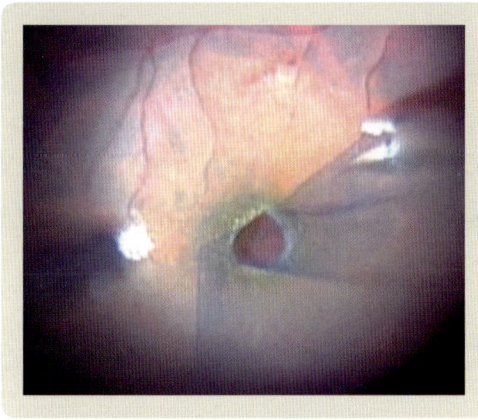

図12　内境界膜剥離
ブリリアントブルーGを用いて内境界膜を剥離している。内境界膜が、きれいに染色されている。

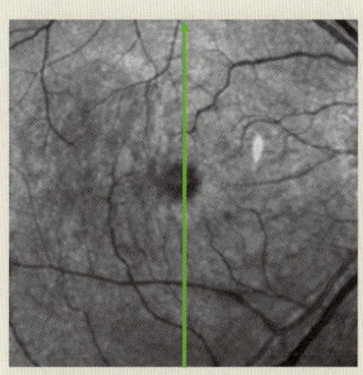

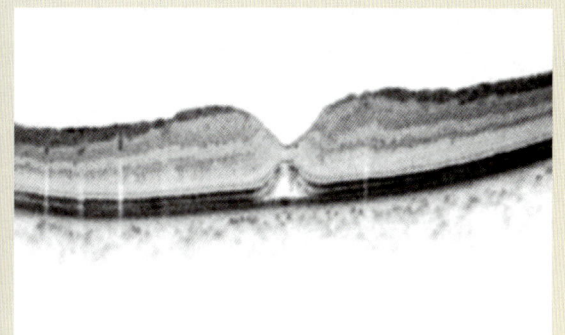

内境界膜を剥離した部位にdissociated optic nerve fiber layer (DONFL) が認められる。

本症例では、円孔閉鎖は円孔表層の架橋形成によって始まっているが、微小中心窩剥離が認められる。DONFLEに一致して神経線維の裂開が観察される。

図13　黄斑円孔術後

成することがある[38]。内境界膜を黄斑上膜とともに剥離することで、円孔閉鎖率は各stageにおいて90％以上と報告されている[39]。黄斑上膜を伴っている症例では、同時に剥離する。内境界膜剥離に伴い、術後1～3カ月後に、検眼鏡的に半数で、dissociated optic nerve fiber layer (DONFL) が認められる[40)41)]（図13）。DONFLが形成されても、視力低下、視野障害はない。OCT所見などから、DONFLは神経線維の欠損ではなく裂開とされている。円孔が小さく、黄斑上膜を伴っていない例では、内境界膜の剥離を行わなくても円孔閉鎖は可能である[42]。

　液空気置換後に、必要に応じて長期滞留ガス（六フッ化硫黄〈SF_6〉や八フッ化プロパン〈C_3F_8〉）で置換する。症例を選択すれば、長期滞留ガスを用いず、液空気置換だけでも円孔閉鎖は可能である[43]。術後は、ガスが円孔を確実に圧迫するように、うつぶせ姿勢を保つ。うつぶせ期間は、術後1～数日間を維持させている施設が多い。近年、患者の負担を軽減する目的から、うつぶせ期間を減らす方向に向かっている[44)45)]。最近、術1日目にガス下でのOCTで90％の円孔が閉鎖していることが示されている[46]。術後の閉鎖過程をOCTで観察すると、円孔の表層が架橋形成によって閉鎖が始まっているこ

とがわかる．その後，網膜剥離が平坦化して中心窩の復位が完成する．この閉鎖過程は，自然治癒の場合と同じである．

　当科では，長期滞留ガスを用い，うつ伏せ期間を24時間に短縮したが，良好な手術結果が維持されている[47]．しかし，24時間以降も約1週間は就寝時のみ側臥位を指示し，常に円孔にガスが接触するようにしている．

3) 治療成績

　黄斑円孔の治療を，硝子体切除，PVDの作成，ガスタンポナーデという方法で行った1995年の荻野の報告では，円孔の閉鎖率58％，視力改善率48％と低かった[48]．近年ではインドシアニングリーンを塗布して内境界膜剥離を行うことで，円孔閉鎖率（90％以上）は飛躍的に改善し，内境界膜染色は基本手技となった．この手技による長期成績は88.8％であり，円孔閉鎖例では長期においても視力改善が得られている[38]．円孔の非閉鎖例に対する再手術の閉鎖率は46.7％と低いことが報告されている[49]．術後OCT所見において，中心窩視細胞内節外節接合部（IS/OS）が連続性例は，不連続・欠損例より術後視力が良好であることが報告されている[50,51]．

文　献

1) Gass JD : Stereoscopic Atlas of Macular Disease. CV Mosby, 1970, p344-66.
2) Knapp H : Uber isolirte Zerreissungen der Aderhaut in Folge von Traumen auf dem Augapfel. Arch Augenheilkd. 1869 ; 1 : 6-29.
3) Gass JD : Idiopathic senile macular hole. Its early stages and pathogenesis. Arch Ophthalmol. 1988 ; 106 : 629-39.
4) Kelly NE, et al : Vitreous surgery for idiopathic macular holes. Results of a pilot study. Arch Ophthalmol. 1991 ; 109 : 654-9.
5) Gaudric A, et al : Macular hole. Retina. 5th ed. Ryan SJ, et al, ed. Elsevier/Saunders, 2013, p1962-78.
6) Worst JG : Cisternal systems of the fully developed vitreous body in the young adult. Trans Ophthalmol Soc UK. 1977 ; 97 : 550-4.
7) Kishi S, et al : Posterior precortical vitreous pocket. Arch Ophthalmol. 1990 ; 108 : 979-82.
8) Itakura H, et al : Observation of posterior precortical vitreous pocket using swept-source optical coherence tomography. Invest Ophthalmol Vis Sci. 2013 ; 54 : 3102-7.
9) Shimada H, et al : Depiction of the vitreous pocket by optical coherence tomography. Int Ophthalmol. 2011 ; 31 : 51-3.
10) Shimada H, et al : Three-dimensional depiction of the vitreous pocket using triamcinolone acetonide. Eur J Ophthalmol. 2009 ; 19 : 1102-5.
11) Kishi S, et al : The role of the premacular liquefied pocket and premacular vitreous cortex in idiopathic macular hole development. Am J Ophthalmol. 1996 ; 122 : 622-8.
12) Johnson MW, et al : Perifoveal vitreous detachment is the primary pathogenic event in idiopathic macular hole formation. Arch Ophthalmol. 2001 ; 119 : 215-22.
13) Yamada E : Some structural features of the fovea centralis in the human retina. Arch Ophthalmol. 1969 ; 82 : 151-9.

14) Gass JD : Müller cell cone, an overlooked part of the anatomy of the fovea centralis : hypotheses concerning its role in the pathogenesis of macular hole and foveomacualr retinoschisis. Arch Ophthalmol. 1999 ; 117 : 821-3.
15) Hangai M, et al : Three-dimensional imaging of macular holes with high-speed optical coherence tomography. Ophthalmology. 2007 ; 114 : 763-73.
16) Saito Y, et al : The visual performance and metamorphopsia of patients with macular holes. Arch Ophthalmol. 2000 ; 118 : 41-6.
17) Martinez J, et al : Differentiating macular holes from macular pseudoholes. Am J Ophthalmol. 1994 ; 117 : 762-7.
18) Gass JD : Reappraisal of biomicroscopic classification of stages of development of a macular hole. Am J Ophthalmol. 1995 ; 119 : 752-9.
19) Kishi S, et al : Three-dimensional observations of developing macular holes. Am J Ophthalmol. 2000 ; 130 : 65-75.
20) Mills MD, et al : An assessment of intraocular pressure rise in patients with gas-filled eyes during simulated air flight. Ophthalmology. 2001 ; 108 : 40-4.
21) Hart RH, et al : Loss of vision caused by expansion of intraocular perfluoropropane (C_3F_8) gas during nitrous oxide anesthesia. Am J Ophthalmol. 2002 ; 134 : 761-3.
22) Shimada H, et al : Highly viscous fluid in macular holes. Int Ophthalmol. 2010 ; 30 : 319-21.
23) Ezra E, et al : Surgery for idiopathic full-thickness macular hole : two-year results of a randomized clinical trial comparing natural history, vitrectomy, and vitrectomy plus autologous serum : Morfields Macular Hole Study Group RAeport no. 1. Arch Ophthalmol. 2004 ; 122 : 224-36.
24) Lee SW, et al : Vitreous surgery for impending macular hole. Retina. 2011 ; 31 : 909-14.
25) Benz MS, et al : A placebo-controlled trial of microplasmin intravitreous injection to facilitate posterior vitreous detachment before vitrectomy. Ophthalmology. 2010 ; 117 : 791-7.
26) Stalmans P, et al : Enzymatic vitreolysis with ocriplasmin for vitreomacular traction and macular holes. N Engl J Med. 2012 ; 367 : 606-15.
27) Michalewska Z, et al : Inverted internal limiting membrane flap technique for large macular holes. Ophthalmology. 2010 ; 117 : 2018-25.
28) Sakamoto T, et al : Visualizing vitreous in vitrectomy by triamcinolone. Graefes Arch Clin Exp Ophthalmol. 2009 ; 247 : 1153-63.
29) Terasaki H, et al : Focal macular ERGs in eyes after removal of macular ILM during macular hole surgery. Invest Ophthalmol Vis Sci. 2001 ; 42 : 229-34.
30) Kadonosono K, et al : Staining of internal limiting membrane in macular hole surgery. Arch Ophthalmol. 2000 ; 118 : 1116-8.
31) Ueno S, et al : Selective amplitude reduction of the PhNR after macular hole surgery : ganglion cell damage related to ICG-assisted ILM peeling and gas tamponade. Invest Ophthalmol Vis Sci. 2006 ; 47 : 3545-9.
32) Kanda S, et al : Visual field defects after intravitreous administration of indocyanine green in macular hole surgery. Arch Ophthalmol. 2004 ; 122 : 1447-51.
33) Kimura H, et al : Triamcinolone acetonide-assisted peeling of the internal limiting membrane. Am J Ophthalmol. 2004 ; 137 : 172-3.
34) Kozak I, et al : Evaluation of the toxicity of subretinal triamcinolone acetonide in the rabbit. Retina. 2006 ; 26 : 811-7.
35) Enaida H, et al : Brilliant blue G selectively stains the internal limiting membrane/brilliant blue G-assisted membrane peeling. Retina. 2006 ; 26 : 631-6.
36) Baba T, et al : Comparison of vitrectomy with brilliant blue G or indocyanine green on retinal microstructure and function of eyes with macular hole. Ophthalmology. 2012 ; 119 : 2609-15.

37) Rodrigues EB, et al：Chromovitrectomy：a new field in vitreoretinal surgery. Graefes Arch Clin Exp Ophthalmol. 2005；243：291-3.
38) Da Mata AP, et al：Long-term follow-up of indocyanine green-assisted peeling of the retinal internal limiting membrane during vitrectomy surgery for idiopathic macular hole repair. Ophthalmology. 2004；111：2246-53.
39) Hisatomi T, et al：Cellular migration associated with macular hole：a new method for comprehensive bird's-eye analysis of the internal limiting membrane. Arch Ophthalmol. 2006；124：1005-11.
40) Miura M, et al：Dissociated optic nerve fiber layer appearance after internal limiting membrane peeling for idiopathic macular hole. Retina. 2003；23：561-3.
41) Ito Y, et al：Dissociated optic nerve fiber layer appearance after internal limiting membrane peeling for idiopathic macular holes. Ophthalmology. 2005；112：1415-20.
42) Brooks HL Jr：Macular hole surgery with and without internal limiting membrane peeling. Ophthalmology. 2000；107：1939-48.
43) Sato Y, et al：Macular hole surgery with internal limiting membrane removal, air tamponade, and 1-day prone positioning. Jpn J Ophthalmol. 2003；47：503-6.
44) Yagi F, et al：Idiopathic macular hole vitrectomy without postoperative face-down positioning. Jpn J Ophthalmol. 2009；53：215-8.
45) Iezzi R, et al：No face-down positioning and broad internal limiting membrane peeling in the surgical repair of idiopathic macular holes. Ophthalmology. 2013；120：1998-2003.
46) Yamakiri K, et al：Early diagnosis of macular hole closure of a gas-filled eye with Watzke-Allen slit beam test and spectral domain optical coherence tomography. Retina. 2012；32：767-72.
47) Isomae T, et al：Shortening the duration of prone positioning after macular hole surgery-comparison between 1-week and 1-day prone positioning. Jpn J Ophthalmol. 2002；46：84-8.
48) 荻野誠周：黄斑円孔手術の成績. 日眼会誌. 1995；99：938-44.
49) D'Souza MJ, et al：Re-operation of idiopathic full-thickness macular holes after initial surgery with internal limiting membrane peel. Br J Ophthalmol. 2011；95：1564-7.
50) Inoue M, et al：Spectral-domain optical coherence tomography images of inner/outer segment junctions and macular hole surgery outcomes. Graefes Arch Clin Exp Ophthalmol. 2009；247：325-30.
51) Wakabayashi T, et al：Foveal microstructure and visual acuity in surgically closed macular holes：spectral-domain optical coherence tomographic analysis. Ophthalmology. 2010；117：1815-24.

（島田宏之）

II 疾患解説

❼ 黄斑ジストロフィ

1. 黄斑ジストロフィとは

　ジストロフィ (dystrophy) とは，遺伝子の異常による組織代謝障害のため，成長に伴い網膜外層や脈絡毛細血管板が緩徐に萎縮・変性をきたし，進行性の視機能障害を生じる病態である。網膜全体を侵す広汎性のものと，黄斑部のみを侵す局所的なジストロフィとがあるが，黄斑ジストロフィ (macular dystrophy) とは，厳密には後者を意味する。黄斑ジストロフィには，Stargardt病，卵黄様黄斑ジストロフィ，X連鎖性網膜分離症，錐体ジストロフィ，中心性輪紋状脈絡膜ジストロフィ，occult黄斑ジストロフィなどがあるが，本稿では「黄斑部を含めて異常をきたす疾患」として広汎性のジストロフィもいくつか取り上げたい。

2. Stargardt病

1) 病態概要

　Stargardt病（若年性黄斑ジストロフィ）は，*ABCA4*遺伝子の変異により生じる疾患である。黄色斑眼底は眼底に黄色斑 (fleck) が散在する遺伝性疾患である。黄斑の萎縮病巣と黄色斑が両方ともみられる例（図1），一方だけがみられる例（図2）があり，基本的に同一疾患であると考えられている。網膜色素上皮にリポフスチンがびまん性に沈着し黄色斑を示す。網膜色素上皮が変性・消失し，視細胞が萎縮し黄斑部に変性をきたす（図1a）。遺伝形式は通常，常染色体劣性遺伝であるが，稀に優性遺伝のこともある。有病率は8,000～10,000人に1人と推定されている[1]。

2) 臨床症状

　通常20歳頃までに両眼性の視力低下・色覚異常で発症する。成人してから発症する場合もあるが，その場合は進行も緩徐である。

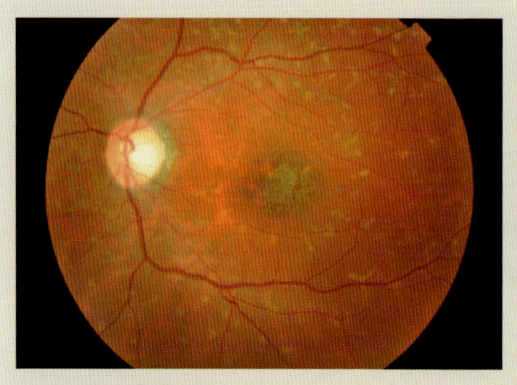

a．カラー眼底写真
黄斑部に萎縮巣，眼底全体にびまん性に黄色斑（fleck）の沈着を認める。

b．aのFAF
黄斑部病巣内は低蛍光，周囲との境界は過蛍光を示している。黄色斑は過蛍光を示している。

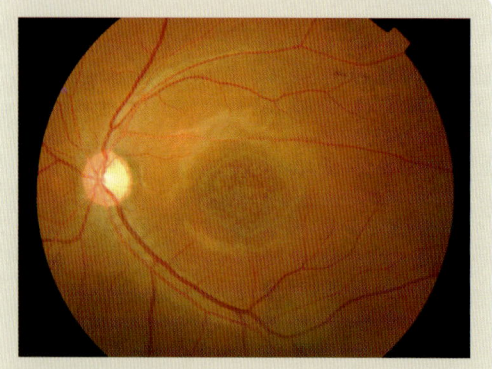

図1　Stargardt病

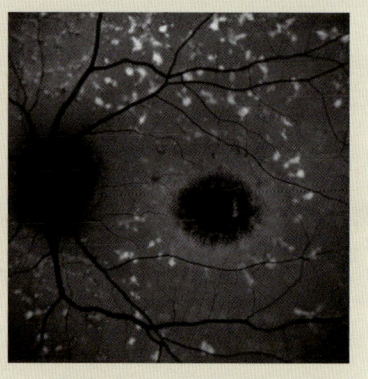

図2　標的黄斑症
黄斑部が萎縮し，標的黄斑症を呈している。本症例では，黄色斑ははっきりとはしていない。

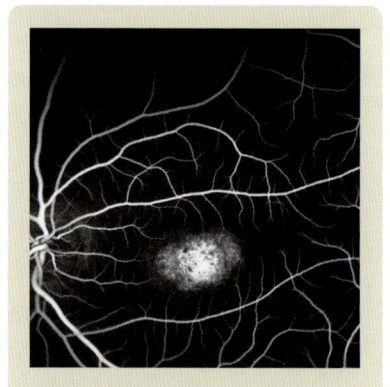

図3　Stargardt病のFA
dark choroidを呈する。黄斑部は窓陰影（window defect）による過蛍光。

3）臨床所見

　病初期には黄斑部反射の消失や網膜色素上皮の色ムラが現れる。進行に伴い黄斑部は萎縮し，標的黄斑症（bull's eye maculopathy）を呈する（図2）。黄色斑は両眼性に，網膜色素上皮レベルの黄白色病巣として，後極部から時として中間周辺部にかけ，様々な形や大きさで認められる。

　病初期に検眼鏡所見で診断するのは非常に困難であるが，眼底自発蛍光（FAF）は網膜色素上皮の変化をとらえるのに非常に有効である。黄斑部病巣内は低蛍光を示し，その境界は過蛍光となる（図1b）。FAでは，網膜色素上皮にリポフスチンがびまん性に沈着するため，背景蛍光が暗くなるdark choroidを呈する（図3）。

　網膜電図（electroretinogram：ERG）は進行度にもよるが，ほぼ正常であることが他の黄斑ジストロフィ疾患との鑑別点になる。また，多局所ERGであれば病初期であっても黄斑部の振幅低下が認められ，診断的価値がある。一方，網膜色素上皮の機能を反映

する眼球電図（electro-oculogram：EOG）では，中等度にlight riseが低下するものの，黄色斑の程度に左右されるため診断的価値はないと考えられている。

4）治 療

現在のところ，有効な治療法はない。本症と常染色体劣性遺伝の錐体杆体ジストロフィは*ABCA4*遺伝子の変異と関連があり[2)3)]，同遺伝子はビタミンAの代謝を妨げることから，両者ともビタミンAの投与は禁忌である。現在，遺伝子治療の研究が行われている[4)5)]。

3. 卵黄様黄斑ジストロフィ

1）病態概要

卵黄様黄斑ジストロフィ（vitelliform macular dystrophy：VMD）は，*VMD2*遺伝子がコードしているBEST-1（bestrophin）蛋白質の異常により発症する。VMDはBest病とも呼ばれている。遺伝形式は常染色体優性遺伝である。

2）臨床症状

初期には，視力は良好であるが，病期の進行とともに低下する。

3）臨床所見

典型的な検眼鏡所見は特徴的で，黄斑部に卵黄様の円形病巣を認める（卵黄期。**図4a**）。眼底所見は年齢に伴って変化し，卵黄様病巣がみられない時期（前卵黄期），卵黄期，偽蓄膿期，炒り卵期を経て萎縮期に移行する。脈絡膜新生血管が発生することもある（脈絡膜新生血管期。「Ⅱ-3 新生血管黄斑症-3．その他」**図4**参照）。

ERGは正常だが，眼球電図（electro-oculogram：EOG）は異常（L/D比の低下）を示す。EOGの異常は，前卵黄期，萎縮期でもみられ，本症の診断に役立つ。卵黄様病巣は，FAFでは過蛍光を示し（**図4b**），OCTでは網膜下に観察される（**図4c**）。

4）治 療

現在のところ，有効な治療法はない。脈絡膜新生血管期では，抗VEGF薬の硝子体内投与が行われている（「Ⅱ-3 新生血管黄斑症-3．その他」**図7**参照）。

4. X連鎖性網膜分離症（XLRS）

1）病態概要

X連鎖性網膜分離症（X-linked retinoschisis：XLRS）は，*RS1*遺伝子が変異するこ

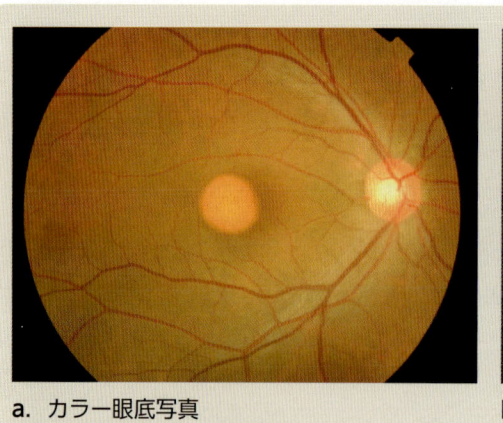

a. カラー眼底写真
黄斑部に目玉焼きの卵黄様の円形病巣がみられる。

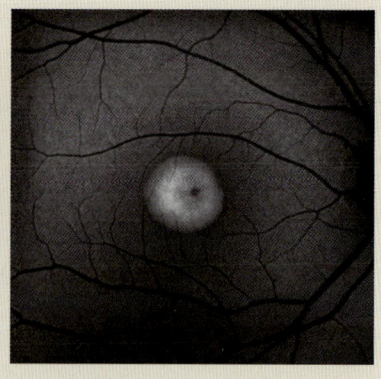

b. aのFAF
卵黄様病巣は過蛍光を示す。

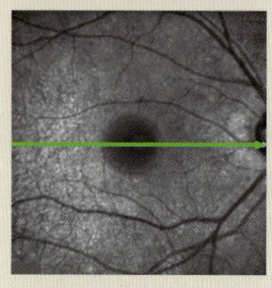

c. aのOCT
卵黄様病巣は網膜下にあり，高反射を示す。

図4 卵黄様黄斑ジストロフィ

とによりレチノスキシンが欠損し，内顆粒層から外網状層のレベルで網膜分離が生じる疾患で[6]，レチノスキシンは細胞の接着，網膜の分化や機能に重要な役割を担っている蛋白質で，本症の発生病理を研究する上で注目されている。若年男性に発症する。特に軸性の遠視眼に多いことが報告されている[7]。網膜全体の疾患であり，黄斑部に分離症をきたすものと周辺部（特に下耳側）にきたすものとがある。有病率は15,000～30,000人に1人と推定されている[8]。

2）臨床症状

　就学前に診断がつくことが多いため，発症は幼児期と考えられることもあるが，1歳未満で発見される重症例もあり，出生時には発症しているとする説が有力である。臨床症状は多様で，網膜全体が分離症をきたしている症例から，黄斑部に若干の色素異常を呈するのみで正常視力を保つ症例まで様々である。通常は両眼性に同程度の緩徐な視力低下が生じるが，硝子体出血や網膜剝離などの合併症を生じた場合には急激な視力低下をきたし，左右差が顕著となる。

3）臨床所見

　特徴的な検眼鏡所見は，30歳未満の症例にみられる黄斑部のspoke-wheel pattern

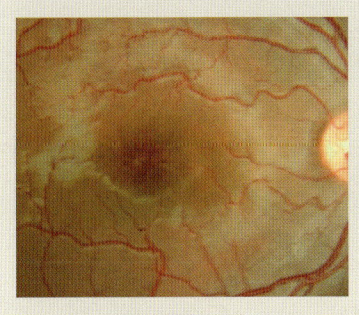

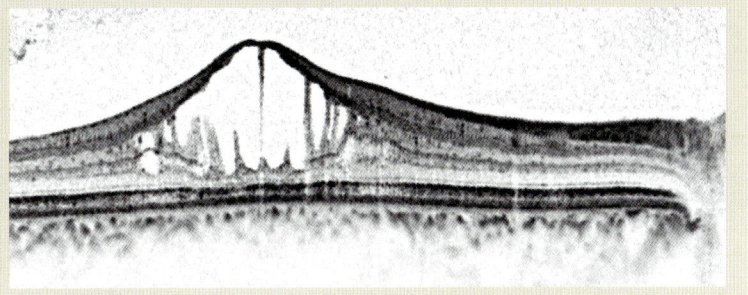

a. カラー眼底写真
黄斑部のspoke-wheel patternが特徴的である。

b. aの網膜OCT
内顆粒層から外網状層のレベルで分離が生じ，中心窩が突出している。

図5 X連鎖性網膜分離症（XLRS）

であり，両眼に車軸様皺襞を伴う網膜分離が認められる（図5）。30歳以上では非特異的な網膜所見に変化する。

光干渉断層計（OCT）は，本症診断のために最も有用な検査であり，検査に非協力的な幼児においてもスキャン画像1枚で診断が可能である（図5）。黄斑分離は中心窩の大きな嚢胞のために隆起し，周囲に小さな嚢胞が多数みられる。小さな嚢胞腔は内顆粒層，外網状層など様々な層にみられる。網膜神経線維層が菲薄化することも報告されている[9]。30歳以上の症例では嚢胞の前壁が破れたり，嚢胞が平坦になって分離症が消失する。

ERGも本症診断に必要不可欠である。暗順応下の高輝度全視野刺激により陰性ERG（b波よりもa波の振幅が大きい）を呈するが，明順応下の各波形も同様に振幅が低下する（図6）。陰性ERGを呈する疾患はほかにもいくつかあるが，若年男性においてはほかに先天停在性夜盲（congenital stationary night blindness：CSNB）しかない。近年になり*RS1*遺伝子異常を有する症例を精査した結果，陰性ERGを呈するのは全体の50％程度で，その他は比較的正常に近いERGだったとする報告も出ているが[10~12]，成人のXLRS診断のためには依然として重要な検査である。

ほかにEOGや色覚検査，視野検査などの網膜機能検査には，あまり診断的価値はない。

4）治 療

根治的な治療法は現在のところないが，2％ドルゾラミド投与により分離症を有意に減少させたとする報告が出ており[9]，治療に対する反応性は遺伝子型にもよるが，約半数の症例において視力が改善したとされている。この治療法により悪化がみられた場合には，いったん治療を中止し，その後に再開するのが有益であるとされている[13]。

高度の硝子体出血や網膜剥離を合併した場合には硝子体手術が適応となる。しかし，網膜分離症の治療としての手術は重篤な合併症を生じる可能性があり，勧められない。

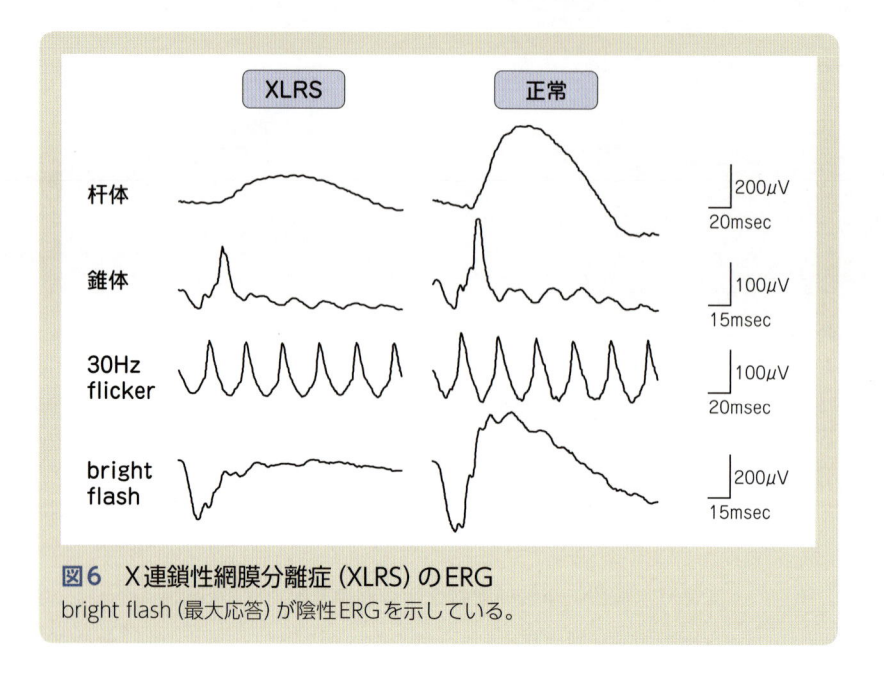

図6　X連鎖性網膜分離症（XLRS）のERG
bright flash（最大応答）が陰性ERGを示している。

5. 錐体ジストロフィ

1）病態概要

　　錐体ジストロフィ（cone dystrophy）は錐体障害に起因する疾患で，常染色体優性・劣性，X連鎖性と様々な遺伝形式がある。錐体機能に障害が限局する病変を「錐体ジストロフィ」，錐体障害が先行し，やがて杆体が障害されると「錐体杆体ジストロフィ」と呼ぶ[14]。有病率は40,000人に1人と推定されている[15]。本症は検眼鏡的には黄斑ジストロフィであるが，電気生理学的には網膜全体の錐体に変性が示唆され，遺伝子レベルでは網膜色素変性症と共通した異常が認められるため，近年では網膜色素変性の亜型と解釈されている。

2）臨床症状

　　病初期には視力低下が生じ，学校の検診などで発覚する。いまだ健常な傍中心窩の部位で見ようとするため，斜視になることもある。やがて羞明をきたし，色覚異常を訴えるようになる。錐体杆体ジストロフィの場合でも，夜盲を第一に訴える患者は少ないか，あっても視力低下に比べればささいな程度である。進行すれば夜盲は顕著となり，周辺の視野障害を生じる。

3）臨床所見

　　検眼鏡所見では，典型的には標的黄斑病巣を示し，進行度に応じて色素沈着や萎縮が認められるが，ほとんど異常がみられない場合もある。網膜血管は正常ないしはやや狭細化している（図7）。

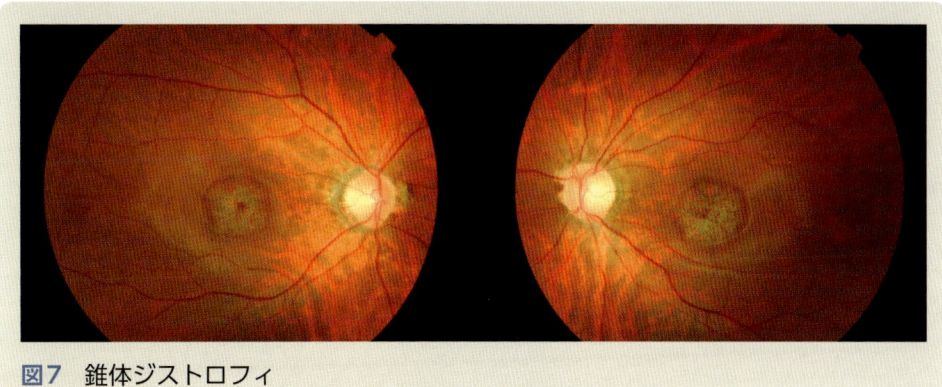

図7 錐体ジストロフィ
両眼黄斑部に標的黄斑病巣を認める。網膜血管はやや狭細化している。

自覚的視機能よりもERGの異常が先行するため、ERGが確定診断に用いられる。錐体ジストロフィの場合には錐体系の振幅が減弱し、錐体杆体ジストロフィの場合には杆体系も減弱する(図8)。

また、ERGの所見が酷似する以下の疾患との鑑別診断が重要である。

①網膜色素変性

病初期の主訴が夜盲であるため、鑑別は容易である。また、眼底周辺部に骨小体様の色素沈着があることも鑑別点となる。

②レーベル(Leber)先天盲(レーベル遺伝性視神経症)

レーベル先天盲と若年発症型の錐体杆体ジストロフィの臨床的特徴は同じであり、鑑別が困難であるが、急激な視力低下を来す前に、ERGの異常が先行することが錐体杆体ジストロフィの特徴である[16]。

4) 治療

現在のところ、有効な治療法はない。Stargardt病の項で先述した通り、常染色体劣性遺伝の錐体杆体ジストロフィには、ビタミンAは禁忌である。

6. 中心性輪紋状脈絡膜ジストロフィ(CACD)

1) 病態概要

中心性輪紋状脈絡膜ジストロフィ(central areolar choroidal dystrophy：CACD)は、黄斑部の網膜色素上皮細胞および脈絡毛細血管板が主病変となる脈絡膜ジストロフィであり、主に常染色体優性遺伝の疾患である(劣性遺伝の例も報告されている[17])。

原因遺伝子としてはperipherin/RDSの異常が多く報告されている。

2) 臨床症状

40歳前後で出現し、両眼対称性に中心視力の低下および中心暗点の進行が3〜10年

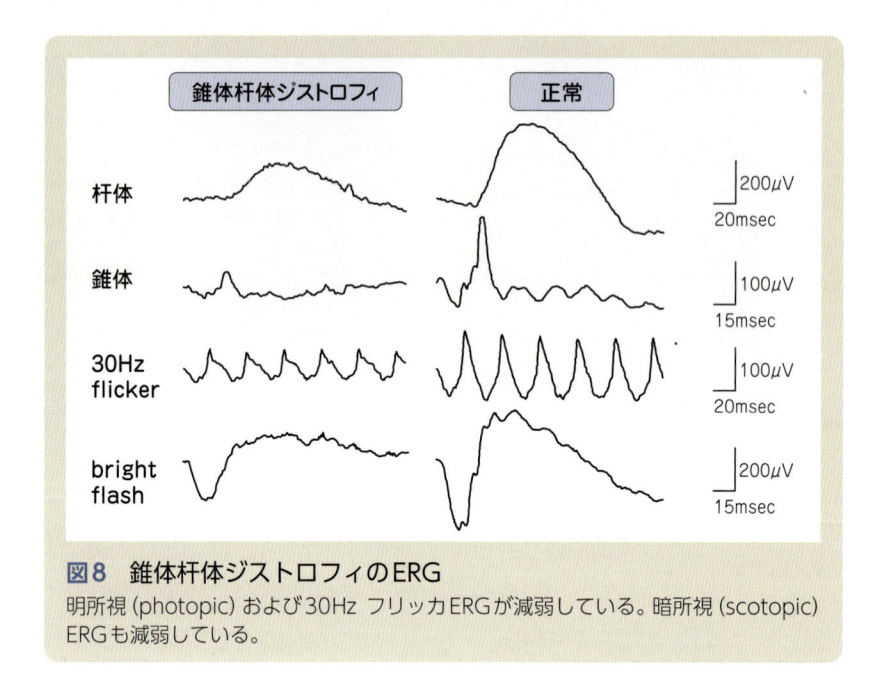

図8 錐体杆体ジストロフィのERG
明所視（photopic）および30Hzフリッカ ERGが減弱している。暗所視（scotopic）
ERGも減弱している。

程度の経過で徐々に進行する。

3）臨床所見

検眼鏡所見にて，病期は4期に分類されている[18]（図9，表1）。

病初期のFAでは，網膜色素上皮萎縮によるwindow defectによって過蛍光が認められる。脈絡毛細血管板が萎縮すると低蛍光に変化し，脈絡膜中大血管が明瞭に造影される。病巣の境界は，脈絡毛細血管板からの漏出により過蛍光となる。

ERGやEOGでは正常の場合もあれば，異常を呈する場合もあり，診断的価値はない。多局所ERGでは病巣に一致して振幅が減弱する。

萎縮型の加齢黄斑変性との鑑別は困難であり，CACDの責任遺伝子である*PRPH2*に変異のある症例に対して高解像度のOCTやFAFを用い，微小構造の相違点から両者を鑑別しようという試みがなされている[19]。

4）治療

現在のところ，有効な治療法はない。

7．occult黄斑ジストロフィ（三宅病）

1）病態概要

occult黄斑ジストロフィ（occult macular dystrophy）は，三宅らによって発見された常染色体優性遺伝の黄斑ジストロフィである[20]。両眼性で進行性の視力低下をきたすが，検眼鏡所見もFAにも異常所見が認められず，ただ黄斑部局所ERGのみが減弱す

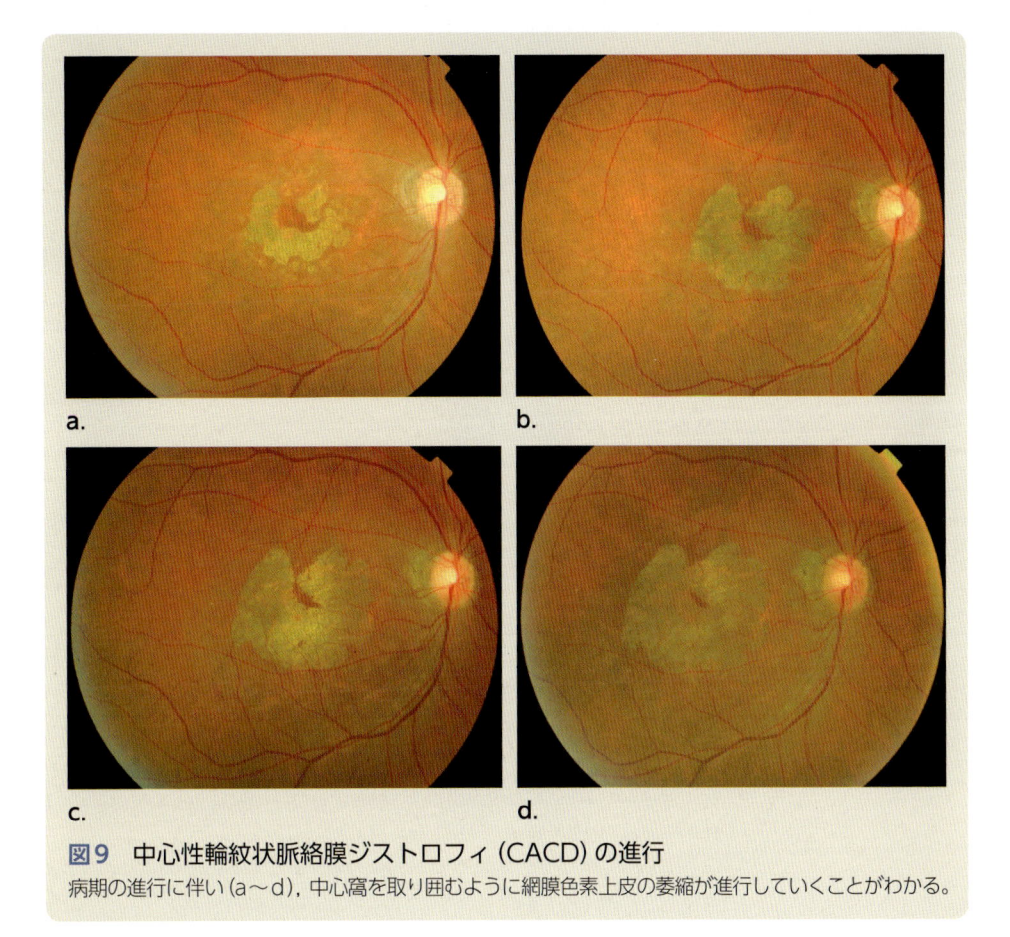

図9 中心性輪紋状脈絡膜ジストロフィ (CACD) の進行
病期の進行に伴い (a〜d), 中心窩を取り囲むように網膜色素上皮の萎縮が進行していくことがわかる。

表1　中心性輪紋状脈絡膜ジストロフィの病期分類

Ⅰ期	傍中心窩の網膜色素上皮にわずかな変化
Ⅱ期	中心窩を取り囲む, 輪状の網膜色素上皮の変化
Ⅲ期	中心窩を含まない, 境界明瞭な網膜色素上皮の萎縮
Ⅳ期	中心窩も病変に含まれ, 著明な視力低下をきたす

る。そのため, 視神経疾患や弱視などと誤診される例も非常に多い。2010年には原因遺伝子が*RP1L1*であることが解明された[21]。

近年, 孤発例が報告されているが, 発症機序の異なる別疾患である可能性もある。

2) 臨床症状

黄斑部の機能が徐々に低下し, 中心視力の低下および中心視野欠損を生じる。

3) 臨床所見

従来の検眼鏡所見やFAではまったく異常を認めないが, 多局所ERGや黄斑部局所ERGでは, 病巣に一致した錐体機能の減弱が認められる。OCTでは病初期にCOSTが消失し, その後進行に伴って視細胞内節外節接合部 (IS/OS) ラインが不明瞭化・消失する。

4) 治 療

現在のところ，有効な治療法はない。

文 献

1) Thumann G : Prospectives for gene therapy of retinal degenerations. Curr Genomics. 2012 ; 13 : 350-62.
2) Kitiratschky VB, et al : ABCA4 gene analysis in patients with autosomal recessive cone and cone rod dystrophies. Eur J Hum Genet. 2008 ; 16 : 812-9.
3) Rudolph G, et al : Mutations in the ABCA4 gene in a family with Stargardt's disease and retinitis pigmentosa (STGD1/RP19). Klin Monbl Augenheilkd. 2002 ; 219 : 590-6.
4) Binley K, et al : Transduction of photoreceptors with equine infectious anemia virus lentiviral vectors : safety and biodistribution of StarGen for Stargardt disease. Invest Ophthalmol Vis Sci. 2013 ; 54 : 4061-71.
5) Liu MM, et al : Gene therapy for ocular diseases. Br J Ophthalmol. 2011 ; 95 : 604-12.
6) Walia S, et al : Relation of response to treatment with dorzolamide in X-linked retinoschisis to the mechanism of functional loss in retinoschisin. Am J Ophthalmol. 2009 ; 147 : 111-5.
7) Kato K, et al : Axial length and refractive error in X-linked retinoschisis. Am J Ophthalmol. 2001 ; 131 : 812-4.
8) Kortüm K, et al : Significance of ophthalmological imaging in common hereditary retinal diseases. Klin Monbl Augenheilkd. 2013 ; 230 : 223-31.
9) Genead, MA, et al : Efficacy of sustained topical dorzolamide therapy for cystic macular lesions in patients with X-linked retinoschisis. Arch Ophthalmol. 2010 ; 128 : 190-7.
10) Koh AH, et al : The incidence of negative ERG in clinical practice. Doc Ophthalmol. 2001 ; 102 : 19-30.
11) Renner AB, et al : Dysfunction of transmission in the inner retina : incidence and clinical causes of negative electroretinogram. Graefes Arch Clin Exp Ophthalmol. 2006 ; 244 : 1467-73.
12) Sobaci G, et al : Negative electroretinogram in the differential diagnosis of malingering of night blindness in the military. Mil Med. 2007 ; 172 : 402-4.
13) Thobani A, et al : The use of carbonic anhydrase inhibitors in the retreatment of cystic macular lesions in retinitis pigmentosa and X-linked retinoschisis. Retina. 2011 ; 31 : 312-5.
14) 中澤 満：錐体(桿体)ジストロフィ．あたらしい眼科．2011 ; 28 : 913-19.
15) Hamel CP, et al : Molecular genetics of pigmentary retinopathies : identification of mutations in CHM, RDS, RHO, RPE65, USH2A and XLRS1 genes. J Fr Ophtalmol. 2000 ; 23 : 985-95.
16) Hamel CP : Cone rod dystrophies. Orphanet J Rare Dis. 2007 ; 2 : 7.
17) Sorsby A, et al : Central areolar choroidal sclerosis. Br J Ophthalmol. 1953 ; 37 : 129-39.
18) Hoyng CB, et al : The development of central areolar choroidal dystrophy. Graefes Arch Clin Exp Ophthalmol. 1996 ; 234 : 87-93.
19) Smailhodzic D, et al : Central areoar choroidal dystrophy (CACD) and age-related macular degeneration (AMD) : differentiating characteristics in multimodal imaging. Invest Ophthalmol Vis Sci. 2011 ; 52 : 8908-18.
20) Miyake Y, et al : Occult macular dystrophy. Am J Ophthalmol. 1996 ; 122 : 644-53.
21) Akahori M, et al : Dominant mutations in RP1L1 are responsible for occult macular dystrophy. Am J Hum Genet. 2010 ; 87 : 424-9.

（猪俣公一，川村昭之）

II 疾患解説

❽ 網膜中心静脈閉塞症

1. 網膜中心静脈閉塞症とは

網膜中心静脈閉塞症（central retinal vein occulusion：CRVO）は，視神経を走行する網膜中心静脈が篩状板部で閉塞する疾患で，視神経乳頭を中心とした放射状の網膜出血がみられる疾患である（図1a）。

2. 疫学，疾患背景

人口をベースとした疫学的統計では，平均有病率は1,000人あたり，0.65であった[1]。Hisayama studyでは，わが国の有病率は0.2%であり[2]，日本人の有病率は高い。

患者の約半数が65歳以上[3]であり，加齢はCRVOの危険因子とされている[4]。一方で，50歳未満の若年者でも生じ[4]，乳頭血管炎など炎症性疾患や血液疾患などの全身疾患を背景にもつ場合がある[4,5]。発症の危険因子として，高血圧[3]，脂質異常症[6]，糖尿病[7]が挙げられる。性別は有病率に関与していないことが示されている[6]。片眼性のものが多いが，両眼性の有病率は6.2%と報告されている[8]。

3. 発症機序

前篩状板部では，網膜中心静脈は，並走する網膜中心動脈と外膜を共有している（図2）。篩状板部でやや管腔が狭くなっており，網膜中心動脈が動脈硬化により静脈を圧排し血栓を生じると考えられている。

4. 病型分類

臨床上の観点から，様々な分類がなされている。網膜毛細血管の閉塞の程度により，毛細血管閉塞の高度な虚血型，程度の軽い非虚血型に分類される。非虚血型のうち，黄斑浮腫の合併のほとんどみられないものを切迫型と呼ぶこともある（図3a）。また，背景

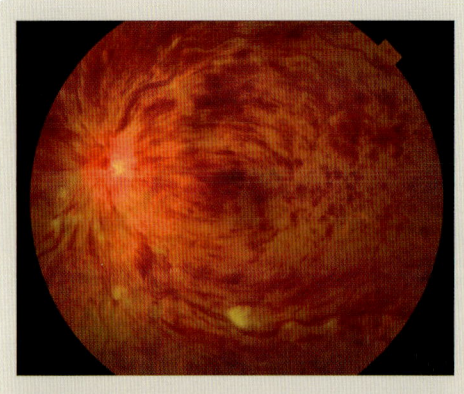

a. カラー眼底写真

視神経乳頭を中心に後極部全体に網膜出血がみられる。しばしば「熟れたトマトを投げつけたような所見」と表現される。視神経乳頭は腫脹し，著しい静脈の拡張を認める。放射状乳頭周囲毛細血管の領域には網膜神経線維軸索の停滞を反映した軟性白斑を認める。

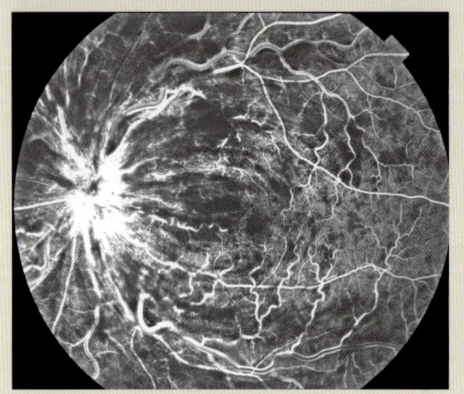

b. aのFA早期（30秒）
網膜静脈の充盈の遅延が認められる。

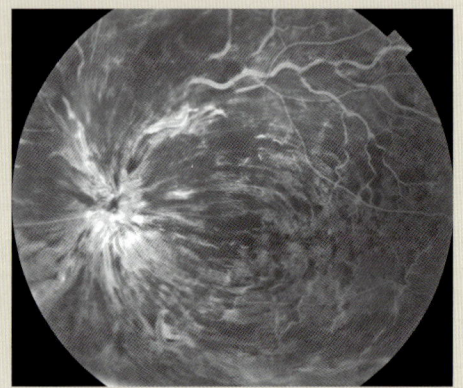

c. aのFA後期
視神経乳頭，網膜静脈からの過蛍光を認める。厚い網膜出血によるブロックで，無灌流領域の判定が難しいため，急性期には虚血型，非虚血型の鑑別が難しい。

図1　網膜中心静脈閉塞症（CRVO）の典型例

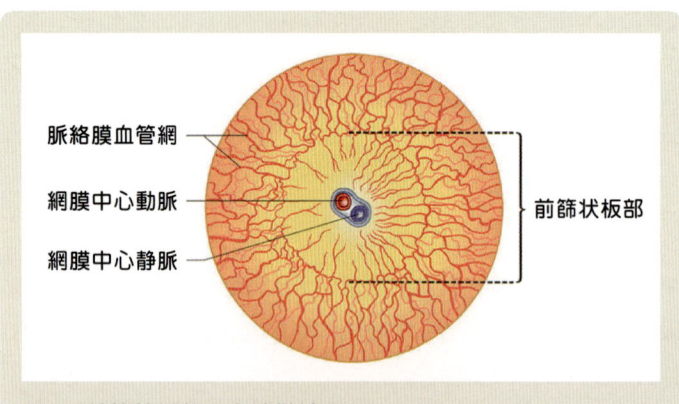

図2　前篩状板部の血流供給のシェーマ
前篩状板部では，網膜中心静脈は，並走する網膜中心動脈と外膜を共有している。
(Browning DJ：Retinal Vein Occlusions. Springer, 2012, p9より改変引用)

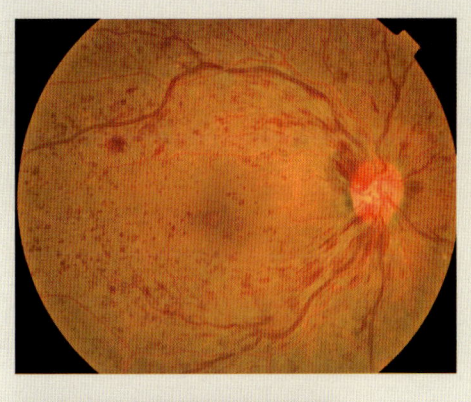

a. カラー眼底写真
発赤した視神経乳頭を中心に網膜静脈の拡張，蛇行を認めるが，網膜出血は少ない。

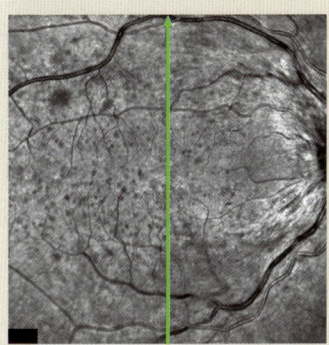

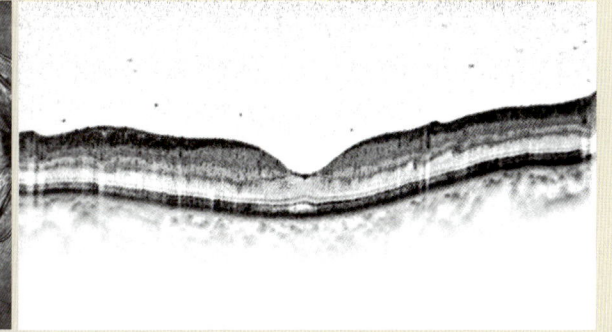

b. aのOCT
網膜内層の構造は明瞭で，黄斑浮腫は認めない。

図3 切迫型CRVO

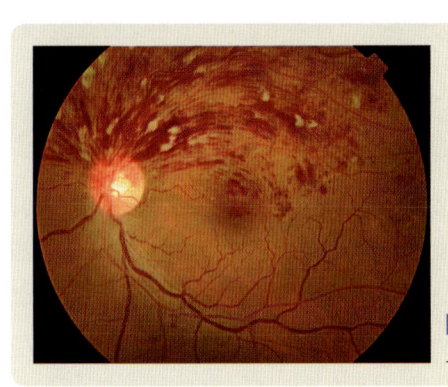

図4 半側網膜静脈閉塞症 (hemi-CRVO)
上方2象限に静脈閉塞による出血がみられる。

疾患の相違から，若年発症のものを若年型と呼ぶ。

特殊例に半側網膜静脈閉塞症 (hemi-CRVO) がある。normal variation として，網膜中心静脈が篩状板より中枢側で2本に分岐していることがあり，そのうちの片方が閉塞したため，上下どちらかの象限に限局したCRVO同様の所見を呈するものである (図4)。

5. 臨床症状

非虚血型，虚血型ともに，黄斑浮腫をきたすと視力低下を生じる。虚血が高度な場合，

動脈灌流不全により動脈閉塞を併発すると高度な視力低下を引き起こす。網膜虚血が長期にわたると隅角に血管新生をきたし，血管新生緑内障を生じると，視朦，眼重感，頭重感を訴える。血管新生緑内障では失明に至る危険が高くなる。

6. 臨床所見

1) 視力検査

発症後3カ月以内CRVOの初診時視力が0.2以上の割合は，非虚血型78％に対し，虚血型は1％と報告されており[9]，非虚血型と虚血型の分類に有用である。

2) 相対的入力瞳孔反射異常 (relative afferent pupillary defect：RAPD)

片眼性CRVO 120眼の検討では，非虚血型の90％でRAPDが陰性であったのに対し，虚血型では91％がRAPD陽性であり，非虚血型と虚血型の分類に有用である[10]。

3) 検眼鏡所見

視神経乳頭を中心とした網膜表層出血を示す火焔状出血(刷毛状)が特徴である。破綻した血管からの出血が多い場合，網膜深層の出血を示すしみ状出血や網膜下出血，網膜前出血が混在する。

静脈の拡張，蛇行も特徴的な所見で，静脈閉塞の程度を反映する。網膜虚血が進行すると網膜神経線維軸索の停滞を反映した軟性白斑を伴う。

4) 光干渉断層計 (OCT)

切迫型では黄斑浮腫が軽度か，まったく認めない場合があるが(図3b)，通常網膜の膨化，囊胞様黄斑浮腫(cystoid macular edema：CME)を伴う。漿液性網膜剥離を合併することもあるが(図5)，急性期に網膜出血が高度である場合，出血による信号減弱のため網膜外層が描出されない場合があり，注意を要する。長期にわたる黄斑浮腫は視細胞への不可逆的な障害をきたす。

黄斑浮腫が改善しても，中心窩視細胞内節外節接合部(ellipsoid)の消失を認める場合，視力が改善しにくい。

5) フルオレセイン蛍光造影 (FA)

網膜動脈の充盈開始から視神経乳頭部の網膜静脈に充盈がみられる時間を，網膜循環時間と呼ぶ。若年型や切迫型では網膜循環時間は正常であるか，軽度の遅延を認めるのみである。

閉塞が高度になると網膜循環時間が遅延する(図1b)。網膜循環時間が20秒を超える場合，虹彩新生血管を併発するリスクがあるとされている[11]。発症早期では厚い網膜出

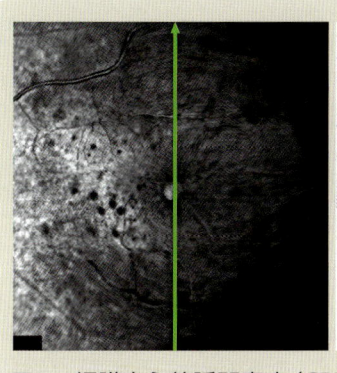

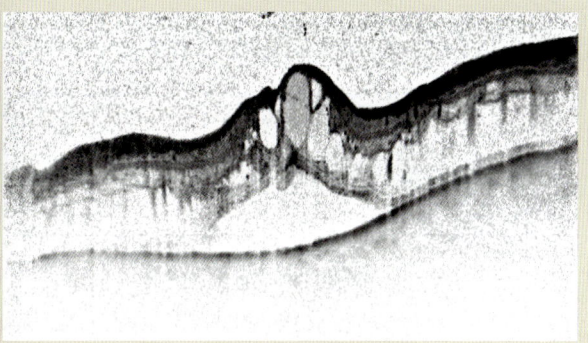

図5 網膜中心静脈閉塞症（CRVO）のOCT
網膜の膨化，囊胞様黄斑浮腫，漿液性網膜剥離を認める。急性期には高度な網膜出血のため，網膜外層は信号が減弱し不明瞭である。

血による蛍光ブロックのため，無灌流領域を確認できないことが多い。したがって，発症早期における虚血型，非虚血型の鑑別に注意を要する。無灌流領域が10乳頭径以上にわたる場合（図6）は虚血型と定義され，血管新生緑内障に至るリスクが高いとされている[12]。

造影後期には網膜血管からの蛍光色素の漏出による過蛍光を認める。CMEを伴う場合は，囊胞へ蛍光色素の貯留による過蛍光を認める（図1c）。

6）インドシアニングリーン蛍光造影（IA）

インドシアニングリーンは出血を透過しやすいので，網膜出血が存在しても循環動態の評価が可能である。網膜循環時間の評価はFAで確認しがたい場合に有用である。

7. 自然経過

本症は高度な網膜虚血を生じると，網膜新生血管から硝子体出血に至り，また隅角や虹彩新生血管を生じるようになると血管新生緑内障を併発し，失明の危機にさらされる。このため，自然経過と治療効果の有用性を確認する大規模多施設前向きランダム化試験が組みにくく，報告が少ない。

Central Vein Occlusion Study（CVOS）[11]は，CRVOの自然経過を明らかにした貴重な試験であるため，以下に結果の概要を示す。

CVOSでは，虚血型（N：non perfuse）と非虚血型（P：perfused）のグループに分けられ経過観察された。当初エントリー後4カ月おきの観察予定であったが，4カ月目の時点でグループPからグループNへ移行するケースがみられたため，途中より2カ月おきの経過観察に変更された。結果はグループPの対象522眼のうち，81眼（16％）が4カ月以内にグループNへ移行した。最終的には34％がグループNに移行した。多変量解析によるグループPからNへ移行する危険因子は，発症期間（発症より1カ月以内），年齢（50歳以上），視力（0.1以下），無灌流領域の広さ（5～9乳頭径），喫煙であった。

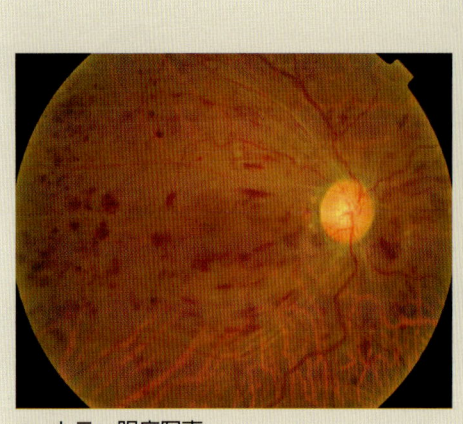

a．カラー眼底写真
慢性期CRVO。網膜出血は消退しているが，視神経乳頭が蒼白化している。網膜の菲薄化を反映して，脈絡膜血管が透見しやすくなっている。

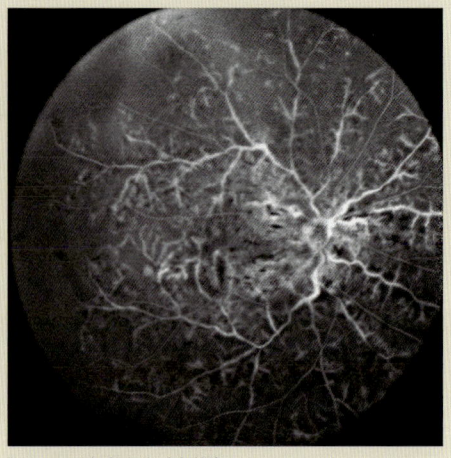

b．aの広角FA（中期）
静脈壁からの漏出がみられ，広範囲に無灌流領域がみられる。

図6 虚血型CRVO

視力予後に関わる因子は，エントリー時の視力であった。エントリー時視力が0.5以上の65％が3年後も0.5以上を維持した一方で，エントリー時視力が0.1～0.4であったものは，改善が19％，不変が44％，悪化が37％と様々な結果を呈した。また，エントリー時視力が0.1以下の80％が0.1以下のままであった。

隅角および虹彩新生血管の発生は，FAによる無灌流領域とエントリー時視力が関連していた。一方で，FAによる無灌流領域と最終視力との関連は弱く，隅角および虹彩新生血管発生が視力予後に関連していた。

CVOS以降，前向きの多施設研究ではthe Standard Care versus Corticosteroid for Retinal Vein Occlusion（SCORE）studyに，対照群としてCRVOの自然経過が示されている。

SCORE study[12]では，90眼が対照としてエントリーされ，FAで10乳頭径以上の無灌流領域を示す症例がないことから，非虚血型における自然経過を知ることができる。これらは12カ月後12％，24カ月では21％が虚血型に移行した。FAにおける10乳頭径以上の無灌流領域を示す虚血型への移行は，12カ月の時点で10％，24カ月では21％であった。

エントリー後，12カ月でのETDRSスコアは，5文字以上の改善は26％，不変が19％，5文字以上の悪化が55％で，視力変化の平均値は12文字の悪化であった。一方でOCTにおける中心窩網膜厚は，エントリー時で平均651μmが，12カ月の時点で408μmと減少した。エントリー時の中心窩網膜厚と視力予後の関連は，エントリー時の中心窩網膜厚500μm未満の17％で15文字以上の視力改善があったが，15文字以上の視力低下をきたしたものでは，中心窩網膜厚の厚いもの（500μm以上）で50％，薄いもの（500μm未満）で44％と，差はなかった。

CVOSとSCORE studyの結果は，非虚血型CRVOは早期に虚血型に移行するケースがあり，発症後数年で2～3割が虚血型に移行することから，発症早期には長くとも2カ月ごとの経過観察が必要であることを示している。

黄斑浮腫は，発症早期に浮腫が軽いものは視力向上が得られる傾向があるものの，発症早期に浮腫が強いケースでは発症後12カ月経過しても浮腫が遷延化することを示している。したがって，CRVOの視力予後を改善させるためには，黄斑浮腫に対する治療と網膜虚血に対する対応が重要である。

8. 治　療

治療の目的は，続発する黄斑浮腫の軽減および，網膜虚血に続発した血管新生の抑止である。以下，治療目的に沿って記す。

1) 黄斑浮腫に対する治療

①抗VEGF薬

わが国において2015年10月時点で使用可能な薬剤は，ラニビズマブ，アフリベルセプトがある。

大規模臨床試験であるCRUISE study[13]では，ラニビズマブ毎月硝子体内投与（0.3mg，0.5mg）群と偽注射群と比較し，6カ月の時点で中心窩網膜厚が0.5mg群と偽注射群でそれぞれ454μm，168μm減少，ETDRS文字数がそれぞれ14.9文字，0.8文字の改善を示した。

アフリベルセプトの有効性を検討したCOPERNICUS study（米国）[14]，GALILEO study[15]（欧州・アジア）でも同様な結果であった。組み入れ後6カ月後から必要時硝子体内投与治療が開始され，12カ月の時点で，アフリベルセプト0.2mg投与群と偽注射群で，COPERNICUS studyでそれぞれ457μm，145μmの減少，GALILEO studyでそれぞれ448.6μm，169.3μm減少した。ETDRS文字数は，COPERNICUS studyでそれぞれ17.3文字改善，4.0文字悪化し，GALILEO studyでそれぞれ18.0文字，3.3文字改善した。

したがって，抗VEGF薬の硝子体内投与は，現時点で本症に続発した黄斑浮腫に対する効果が最も高く（図7），有害事象が少ない治療と考えられている。しかし，薬剤の有効期間が約1～2カ月しか持続せず，反復投与を必要とすることが多い。投与回数の増加は眼内炎のリスクを高めること，脳血管イベントなどの有害事象をきたす潜在的リスクがあること，患者負担の増大などが問題となり，投与方法，再投与基準については意見が統一されていない。CRUISE studyを延長して必要時投与を合計4年間延長して経過観察されたRETAIN study[16]では，発症後2年を経過すると，視力は維持される傾向にあるものの，必要時投与回数は，浮腫が改善した群では4年後に時点で1回未満であったのに対し，浮腫が改善しなかった群では，6カ月の間に3回投与が必要であった。

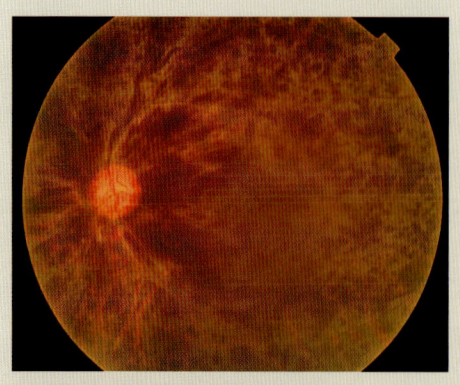

a. 抗VEGF薬治療前のカラー眼底写真

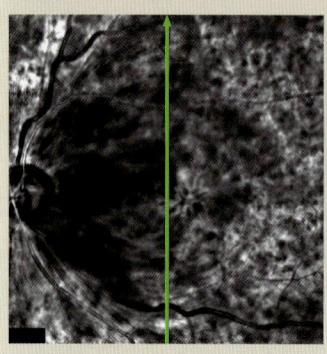

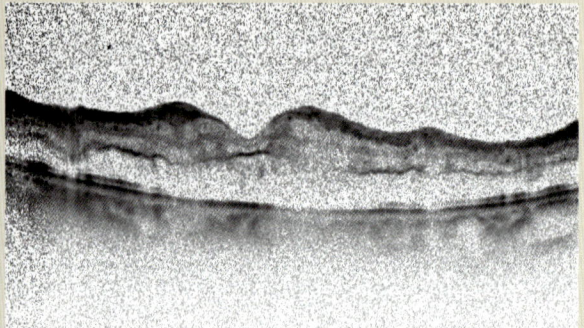

b. aのOCT
抗VEGF薬治療前所見。厚い網膜出血を認め，網膜の肥厚が著しい。

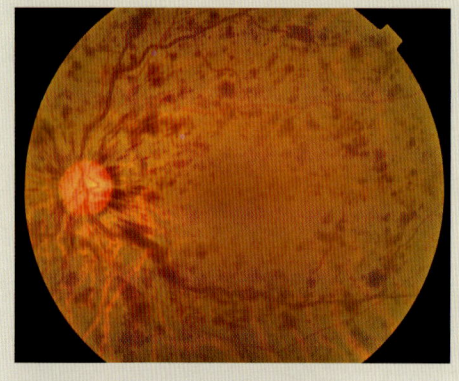

c. 抗VEGF薬投与後4カ月目のカラー眼底写真

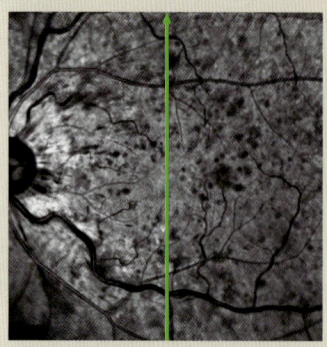

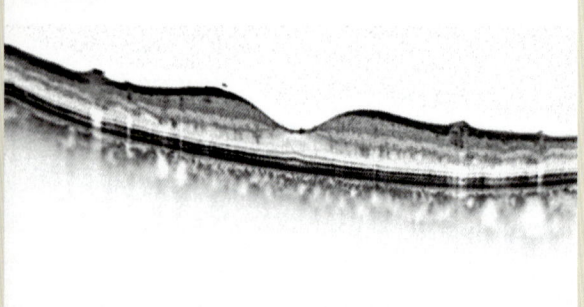

d. cのOCT
aに対しラニビズマブ硝子体注射を3回施行後の所見。網膜出血が吸収し，黄斑浮腫も改善している。

図7 虚血型CRVO

したがって，発症後2年経過しても浮腫の再発を繰り返す場合，他の治療法との併用を検討すべきである．

②副腎皮質ステロイド薬

全身投与は，若年型CRVOのように乳頭血管炎が病態に関与していると考えられる場合に試みてもよい治療である．通常プレドニゾロンを1日0.5～0.8mg/kg程度から開始し，所見をみて漸減する．

局所投与には，トリアムシノロンのテノン囊下注射，硝子体注射が選択されるが，2015年10月時点では用法外使用となるので注意を要する．使用にあたっては，白内障の進行や眼圧上昇などの有害事象に注意が必要である．

③レーザー光凝固

黄斑浮腫における格子状光凝固術の有用性を検討したCVOS[17]では，治療群と未治療群との比較で，FAによる黄斑部の蛍光漏出は，治療群で有意に減少していたが，視力変化は治療群ではETDRS文字数で4文字の低下，未治療群では3文字の低下と有意な差がなかったとされた．近年マイクロパルス光凝固装置をはじめとした低侵襲光凝固装置の開発や，抗VEGF薬との併用で，有用性を検討する向きもあり，今後検討する余地はある．

④硝子体手術

大規模前向きランダム化試験が施行されていないため，エビデンスは確立してしない．黄斑浮腫改善の機序として，硝子体腔内の酸素分圧の上昇による網膜血管からの滲出の抑制，硝子体腔内のサイトカインの除去が考えられているが，不明な点が多い．薬物治療に抵抗する症例や，黄斑上膜の合併症例，また血管新生緑内障を併発した場合に，毛様体への直接光凝固が可能である点などから，現在でも適応はあると考えられている．

2) 血管新生に対する治療

虚血型に対する血管新生の抑制は，汎網膜光凝固 (panretinal photocoagulation：PRP) が基本となる．しかし治療開始時期については統一した見解がない．虚血型では，黄斑浮腫を合併することが多く，現在では，抗VEGF薬が黄斑浮腫に対する治療として汎用されているため，黄斑浮腫に対する抗VEGF薬治療中は虚血性変化の進行を遅らせることとなる．また，CVOSでは，血管新生が生じてから光凝固を行うことが推奨されており，少なくとも隅角に血管新生が生じていなければ早急にPRPを完成させる必要はない．したがって，虚血型移行を示唆する，視力が0.1以下へ低下してこなければ積極的なPRPの適応はないと考える．

文 献

1) Rogers S, et al : The prevalence of retinal vein occlusion : pooled data from population studies from the United States, Europe, Asia, and Australia. Ophthalmology. 2010 ; 117 : 313-9. e1.
2) Yasuda M, et al : Prevalence and systemic risk factors for retinal vein occlusion in a general Japanese population : the Hisayama study. Invest Ophthalmol Vis Sci. 2010 ; 51 : 3205-9.
3) Hayreh SS, et al : Systemic diseases associated with various types of retinal vein occlusion. Am J Ophthalmol. 2001 ; 131 : 61-77.
4) Cugati S, et al : Ten-year incidence of retinal vein occlusion in an older population : the Blue Mountains Eye Study. Arch Ophthalmol. 2006 ; 124 : 726-32.
5) Fong AC, et al : Central retinal vein occlusion in young adults (papillophlebitis) . Retina. 1992 ; 12 : 3-11.
6) Klein R, et al : The epidemiology of retinal vein occlusion : the Beaver Dam Eye Study. Trans Am Ophthalmol Soc. 2000 ; 98 : 133-41.
7) Hayreh SS : Classification of central retinal vein occlusion. Ophthalmology. 1983 ; 90 : 458-74.
8) O' Mahoney PR, et al : Retinal vein occlusion and traditional risk factors for atherosclerosis. Arch Ophthalmol. 2008 ; 126 : 692-9.
9) Hayreh SS, et al : Natural history of visual outcome in central retinal vein occlusion. Ophthalmology. 2011 ; 118 : 119-33. e1-2.
10) Servais GE, et al : Relative afferent pupillary defect in central retinal vein occlusion. Ophthalmology. 1986 ; 93 : 301-3.
11) The Central Vein Occlusion Study Group : Natural history and clinical management of central retinal vein occlusion. Arch Ophthalmol. 1997 ; 115 : 486-91.
12) SCORE study group : A randomized trial comparing the efficacy and safety of intravitreal triamcinolone with observation to treat vision loss associated with macular edema secondary to central retinal vein occlusion : the Standard Care vs Corticosteroid for Retinal Vein Occlusion (SCORE) study report 5. Arch Ophthalmol. 2009 ; 127 : 1101-14.
13) Brown DM, et al : Sustained benefits from ranibizumab for macular edema following branch retinal vein occlusion : 12-month outcomes of a phase III study. Ophthalmology. 2011 ; 118 : 1594-602.
14) Brown DM, et al : Intravitreal aflibercept injection for macular edema secondary to central retinal vein occlusion : 1-year results from the phase 3 COPERNICUS study. Am J Ophthalmol. 2013 ; 155 : 429-37. e7.
15) Holz FG, et al : VEGF Trap-Eye for macular oedema secondary to central retinal vein occlusion : 6-month results of the phase III GALILEO study. Br J Ophthalmol. 2013 ; 97 : 278-84.
16) Campochiaro PA, et al : Long-term outcomes in patients with retinal vein occlusion treated with ranibizumab : the RETAIN study. Ophthalmology. 2014 ; 121 : 209-19.
17) The Central Vein Occlusion Study Group : Evaluation of grid pattern photocoagulation for macular edema in central vein occlusion. The Central Vein Occlusion Study Group M report. Ophthalmology. 1995 ; 102 : 1425-33.

（服部隆幸）

Ⅱ 疾患解説

❾ 網膜静脈分枝閉塞症

1. 網膜静脈分枝閉塞症とは

網膜静脈分枝閉塞症(branch retinal vein occlusion：BRVO)は，網膜動脈と網膜静脈との交叉部で，網膜静脈が閉塞する疾患で，閉塞静脈の灌流領域に扇状の網膜出血がみられる(図1)。

2. 疫学，疾患背景

人口をベースとした疫学的統計では，平均有病率は1,000人あたり，4.42であった[1]。Hisayama study[2]では，わが国の有病率は2.0%であり，網膜中心静脈閉塞症(central retinal vein occlusion：CRVO)よりも10倍高い。

患者の平均年齢は66歳[3]であり，加齢はBRVOの危険因子とされている[4]。発症の危険因子として，高血圧[5]，脂質異常症[6]が挙げられる。性別は有病率に関与していないことが示されている[1,5,6]。両眼性の有病率は5.1%と報告されている[7]。

3. 発症機序

網膜動静脈交叉部では，外膜を共有している(図2)ことから，細動脈の静脈への直接の圧排，もしくは圧迫による静脈内皮の障害による血栓形成により閉塞を生じると考えられている。

4. 病型分類

閉塞部位による観点から，様々な分類がなされている。耳側の主幹静脈閉塞(major BRVO)，耳側の黄斑枝の閉塞である黄斑静脈閉塞(macular BRVO)(図3a)，鼻側静脈閉塞に大別される。macular BRVOは，BRVOのうち27.9%と報告されている[3]。また，網膜毛細血管の閉塞の程度により，CRVOと同様，毛細血管閉塞の高度な虚血型，

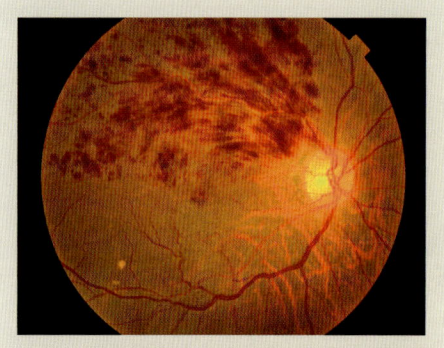

図1 網膜静脈分枝閉塞症(BRVO)の典型例
major BRVOの典型例。上耳側静脈が上耳側動脈との交叉部で閉塞され，交叉部より扇状に網膜出血を認める。

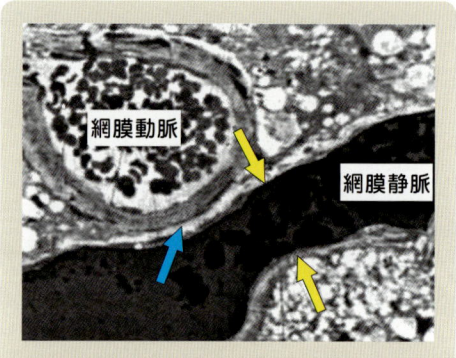

図2 網膜動静脈交叉部の顕微鏡写真
剖検眼の顕微鏡写真。⇨は網膜動脈により狭窄された網膜静脈を示す。⇨は網膜動脈と網膜静脈で共有された外膜を示す。
(Browning DJ：Retinal Vein Occlusions. Springer, 2012, p23より改変引用)

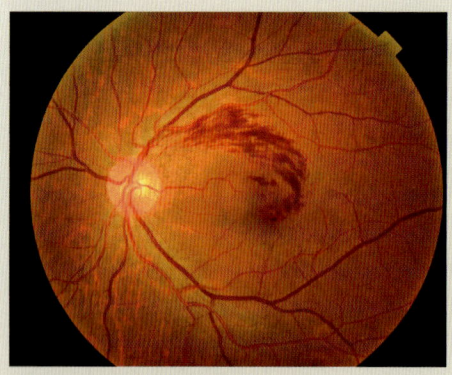

a. カラー眼底写真
上耳側の黄斑枝が上耳側動脈との交叉部で圧迫され，中心窩上方に網膜出血を認める。

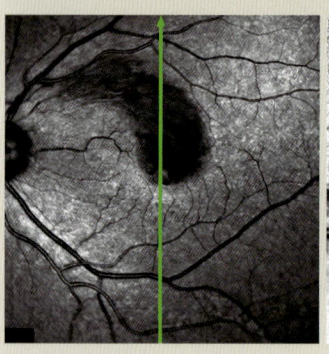

b. aのOCT
出血部位に網膜の肥厚と囊胞様黄斑浮腫を認める。

図3 macular BRVO

程度の軽い非虚血型に分類される。

5. 臨床症状

　　閉塞領域が黄斑にかからない場合，自覚症状がないことも稀ではない。静脈閉塞領域が中心窩を含む黄斑領域にわたり，浮腫をきたすと視力低下，変視を自覚する。虚血が高度の場合，罹患領域に一致した視野障害を自覚することがある。網膜虚血が長期にわたると，網膜新生血管を生じ（図4），後部硝子体剝離に伴い硝子体出血を続発することがある。片眼性の原因不明の硝子体出血をみた場合，本症の有無を常に念頭に置く必要がある。また，虚血網膜を硝子体が牽引することにより，裂孔原性網膜剝離に至ることもある。

6. 臨床所見

1) 視力検査

　　黄斑浮腫を合併した場合，視力低下をきたすことが多い。綾木らは，本症の自然経過について示しており，初診時視力は0.1以下が22％，0.2〜0.4が20％，0.5以上が58％であったと報告している[8]。

2) 検眼鏡所見

　　急性期では，静脈の拡張，蛇行に加え，火焔状出血（刷毛状），斑状の網膜出血が特徴である。時に網膜深層の出血を示すしみ状出血や網膜下出血，網膜前出血を伴うことがある（図5a）。網膜虚血が進行すると軟性白斑を伴うことがある（図6a）。

　　慢性期や陳旧症例では，網膜出血は消退し，閉塞静脈の白線化や白鞘化がみられることがある。黄斑の上下を跨ぐように側副血管を認め，正常血管との吻合部に毛細血管瘤を認めることがある（図5d，図6b）。また，黄斑浮腫の吸収過程で硬性白斑の沈着を認めることがあり（図7a），これが中心窩に及ぶと視力低下をきたすことがある。

3) 光干渉断層計（OCT）

　　黄斑浮腫を合併した場合，浮腫の性状を評価するのに有用である。中心窩を境に上下のいずれかに病変が偏在するために，黄斑の中心窩を含んだ垂直断を撮影することで，正常網膜との比較が可能である。したがって，経過の評価は垂直断面像が有用である。

　　出血部位は網膜の肥厚と囊胞様黄斑浮腫がみられるが（図3b），浮腫が高度になると漿液性網膜剝離（serous retinal detachment：SRD）を認めることがある（図7b）。BRVOでは，20％にSRDを認めるとされる[9]。SRDの合併により，その吸収過程で中心窩下に硬性白斑が凝集することがある。これは，外網状層にhyperreflective fociと

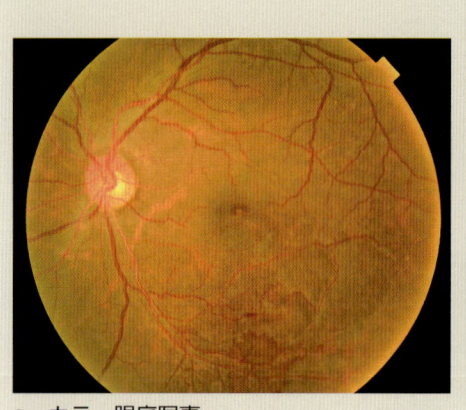

a. カラー眼底写真
発症後6カ月間未治療で経過観察された症例。下耳側の網膜血管周囲に検眼鏡的に明らかな新生血管を認める。

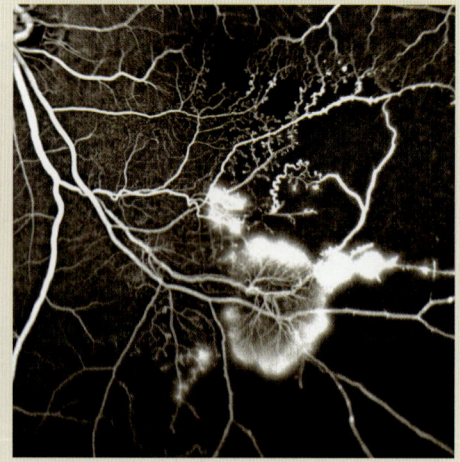

b. aのFA
箒状の新生血管と周辺部に広範な無灌流領域を認める。

図4　BRVOに続発した網膜新生血管

して描出される（図7b）。

急性期に網膜出血が高度である場合，出血による信号減弱のため網膜外層が描出されない場合があり，注意を要する（図5b）。長期にわたる黄斑浮腫は視細胞への不可逆的な障害をきたす。黄斑浮腫が改善しても，中心窩視細胞内節外節接合部（ellipsoid）の消失を認める場合，視力が改善しにくい。

また，網膜出血がなく，黄斑浮腫を呈する疾患（加齢黄斑変性，黄斑上膜など）の除外診断に有用である。

4）フルオレセイン蛍光造影（FA）

造影早期では閉塞静脈への蛍光色素の流入遅延を認めるが，閉塞が軽度のものでは遅延を認めない場合もある。

発症早期では厚い網膜出血による蛍光ブロックのため，無灌流領域を確認できないことが多い（図5c）。したがって，急性期に網膜虚血をFAで評価するためには，網膜出血が十分に消退するまで待つ必要がある（図5e）。

造影後期には網膜血管からの蛍光色素の漏出による過蛍光を認める。CMEを伴う場合は，囊胞へ蛍光色素の貯留による過蛍光を認める（図5f）。

急性期を過ぎると，出血によるブロックがなくなるため，閉塞静脈の灌流領域に無灌流領域が判別しやすくなる。特に黄斑部の周中心窩毛細血管の閉塞（図8）は視力予後と

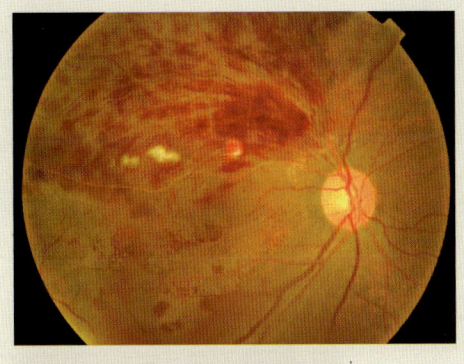

a. major BRVO のカラー眼底写真
上耳側の静脈閉塞。閉塞領域に網膜出血のほかに，網膜下出血，軟性白斑を認める。下方象限には網膜前出血，硝子体出血を合併している。

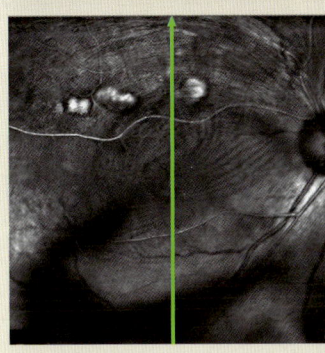

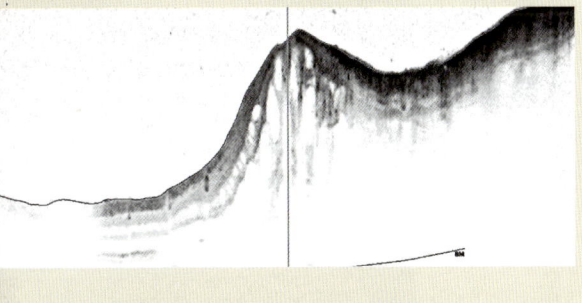

b. a の OCT
網膜の膨化が認められるが，厚い網膜出血のため，網膜外層が描出されない。

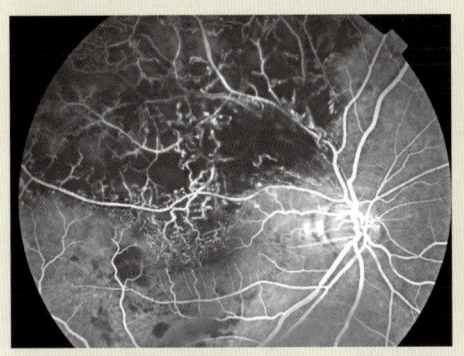

c. a の FA 早期（30秒）
上耳側の主幹静脈の充盈遅延を認める。厚い網膜出血によるブロックを認める。

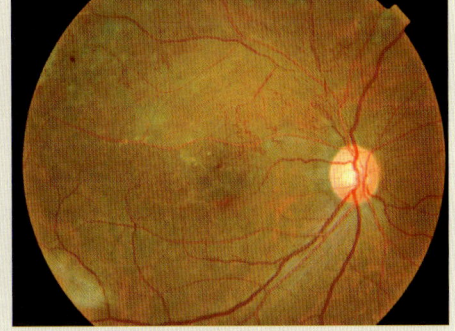

d. a の硝子体手術後（カラー眼底写真）
網膜出血は消退し，残存血管との間に側副血行がみられる。

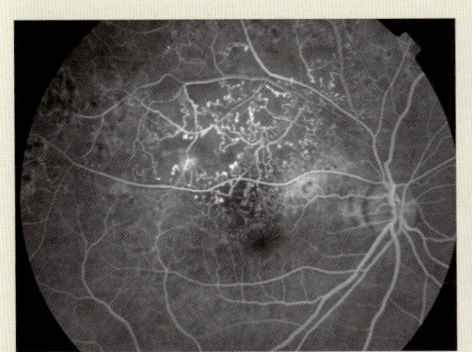

e. d の FA 早期；30秒
網膜出血は消退し，無灌流領域がはっきりと評価できる。

f. d の FA 後期
嚢胞への蛍光色素の貯留による過蛍光を認める。

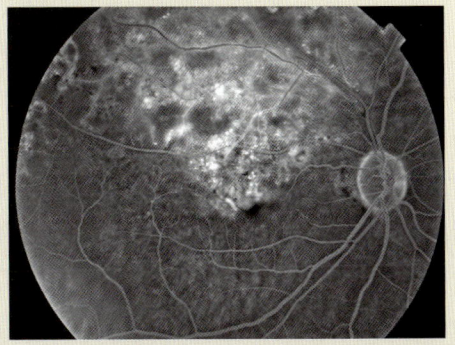

図5　急性期の BRVO

II-9　網膜静脈分枝閉塞症

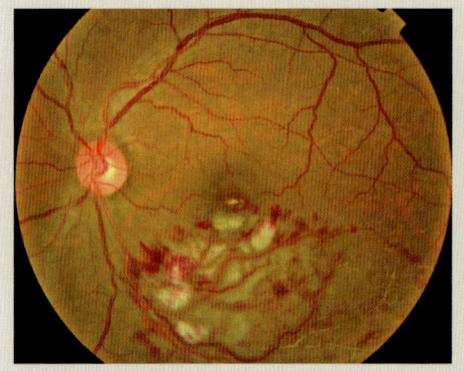

a. カラー眼底写真
著明な軟性白斑を伴ったBRVO。網膜神経線維軸索の停滞を意味し，網膜虚血が高度であることを示す。

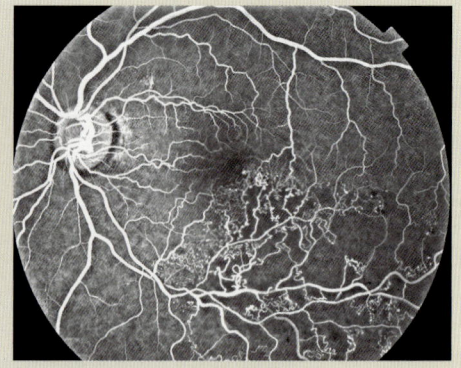

b. aのFA
閉塞静脈領域に無灌流領域がみられ，残存血管との吻合がみられる。吻合部には毛細血管瘤が認められる。

図6 虚血型BRVO

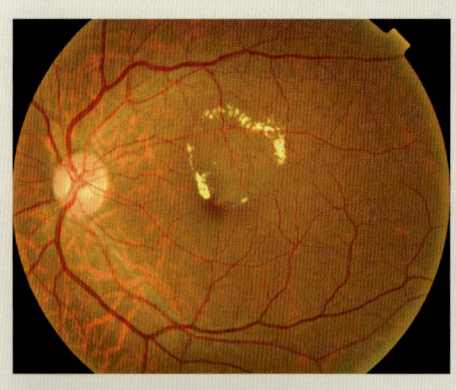

a. カラー眼底写真
macular BRVOの陳旧例。中心窩上方に小さな毛細血管瘤があり，その周囲に硬性白斑の沈着を認める。

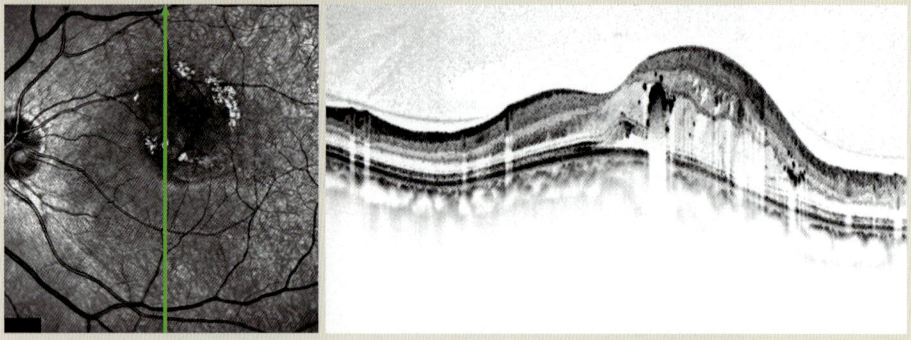

b. aのOCT
中心窩下に漿液性網膜剥離（SRD）を認める。外網状層にhyperreflective fociが散在し，その下に硬性白斑がドーム状に沈着していることがわかる。

図7 BRVOにみられた硬性白斑

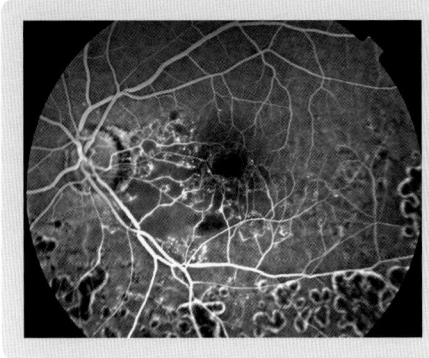

図8 周中心窩毛細血管のFA
発症後6カ月の症例。周中心窩から下方網膜血管アーケード内に広範な毛細血管の閉塞を認め，視力は0.1と不良である。

関連し，閉塞が180°以上になると視力予後が不良であると報告されている[10]。

陳旧性の小さなmacular BRVOでは，閉塞による周中心窩毛細血管の間引きと毛細血管瘤を認めることがあり，黄斑部毛細血管拡張症との鑑別が必要となることがある。この場合，耳側縫線を病変が跨がず存在している場合，macular BRVOと診断できる。

5) インドシアニングリーン蛍光造影（IA）

網膜細動脈瘤破裂による網膜出血，ポリープ状脈絡膜血管腫による網膜出血は，急性期のBRVOと鑑別が付きにくい場合がある。これらの鑑別にIAは有用である。

7. 自然経過

CRVOと異なり，BRVOは閉塞血管の位置，閉塞の程度，黄斑浮腫の合併などの要素が多様に絡んでくるため，治療選択を決めるうえで，自然経過について熟知しておく必要がある。

Branch Retinal Vein Occlusion Study Group (BVOS)[11]は，BRVOの自然経過について報告している。

BVOSは，BRVOに対するレーザー光凝固の有用性を検討するために行われた。対象は，発症後3～18カ月の視力0.5以下でFAにより黄斑浮腫を確認できたもので，未治療群と血管の漏出部位へのグリッド光凝固治療群で3年後の視力予後を検討した。自然経過では，未治療群の37％で視力が改善し，34％で0.5以上の視力が得られた。また，自然経過での視力改善は発症後1年以内に多いため，発症後3カ月以内のBRVOでは自然寛解する可能性がある。そのため発症後3カ月は経過観察のみでよいと考えられている。

BVOSでは硝子体出血の発症頻度も検討している。閉塞領域が5乳頭径以上のBRVOを平均3.7年経過観察した結果，FAで無灌流領域が5乳頭径以上（虚血型と定義）のものでは，自然経過で，約1/3に硝子体出血をきたしている。また，既に網膜新生血管を認める場合には，光凝固を行わない場合61％で硝子体出血をきたしたと報告している。網膜新生血管発症頻度は22％と報告されている[12]。

したがって，BRVOではCRVOと同様に，黄斑浮腫に対する治療と網膜虚血に対する対応が重要である。

8. 治療

　治療の目的は，CRVOと同様である．すなわち，続発する黄斑浮腫の軽減および，網膜虚血に続発した血管新生の抑止であるが，CRVOと比較し，視力予後が良い傾向にある．また抗VEGF薬の登場により，より良い視力予後が得られるようになってきた．以下，急性期と慢性期により治療適応が異なるため，それぞれに分けて記す．

1）急性期（黄斑浮腫に対する治療）

①抗VEGF薬

　わが国において2015年11月時点で使用可能な薬剤は，ラニビズマブ，アフリベルセプトがある．大規模臨床試験であるBRAVO study[13]では，ラニビズマブ毎月硝子体内投与（0.3mg，0.5mg）群と偽注射群で比較し，6カ月の時点で，ETDRS文字数がそれぞれ18.3文字，7.3文字の改善を示した．

　BRAVO studyを延長して必要時投与を合計4年間延長して経過観察されたRETAIN study[14]では，BRAVO study時に得られた18.6文字の視力改善が，4年経過時においても20.1文字の改善と，視力の維持が得られていることが確認されている．発症後6カ月を経過すると，視力は維持される傾向にあるものの，必要時投与回数は，浮腫が改善した群では4年後の時点で1回未満であったのに対し，浮腫が改善しなかった群では，6カ月の間に1.5回投与が必要であった．このことから，比較的早期に視力の維持が得られ，発症後4年経過するとCRVOと比較して治療回数も少ない傾向にあるため，BRVOでは，抗VEGF薬が急性期における治療の第一選択と考えられる（図9）．

　しかし，薬剤の反復投与を必要とすることが多い点についてはCRVOと変わりがなく，有害事象や患者負担を減らす試みが必要である．

②副腎皮質ステロイド薬

　局所投与として，トリアムシノロンのテノン嚢下注射，硝子体注射が選択されるが，CRVOと同様に用法外使用となることから注意を要する．

③レーザー光凝固

　BVOSにおける，自然経過とグリッド光凝固群の比較では，治療群のほうが自然経過群よりも有意に視力が向上した．しかし，抗VEGF薬が使用できる現在では，光凝固後の凝固斑の拡大による視野欠損の潜在リスクがあるために，急性期における治療の第一選択にはならない．

④硝子体手術

　CRVOと奏効機序は同じものと考えられる．抗VEGF薬反応不良例や，黄斑上膜の合併症例ではよい適応となる（図10）．

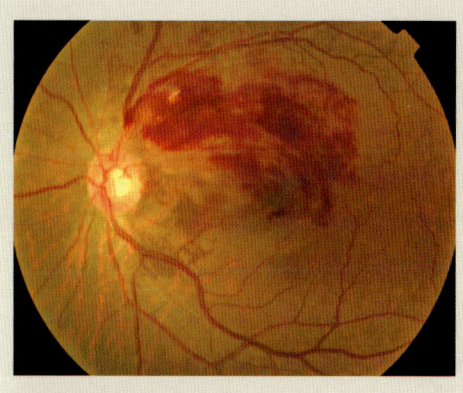

a. 抗VEGF薬治療前（カラー眼底写真）
中心窩を含む網膜出血を認める。

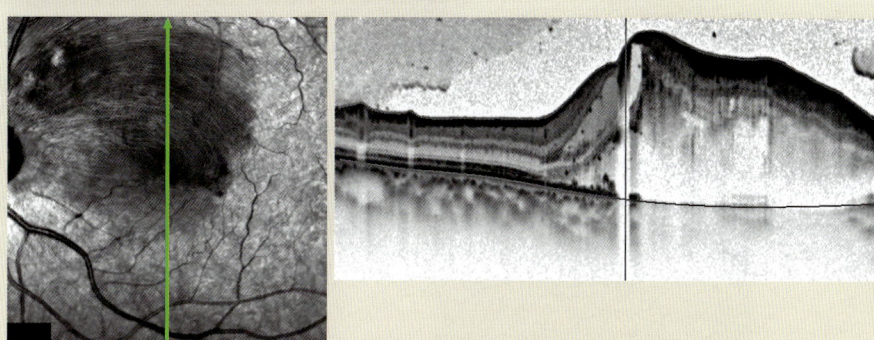

b. aのOCT
中心窩下に漿液性網膜剝離（SRD）を伴う網膜の膨化を認める。厚い出血のため，網膜外層の構造は不明瞭である。

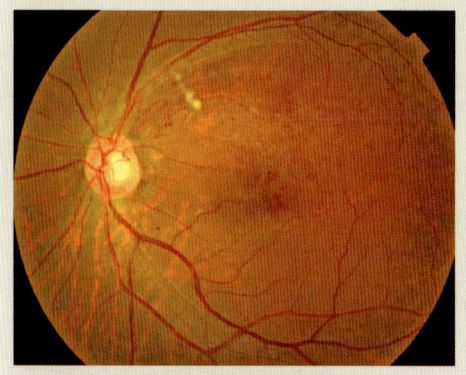

c. aの抗VEGF薬治療後（カラー眼底写真）
ラニビズマブ硝子体注射3回後の所見。網膜出血は消退している。

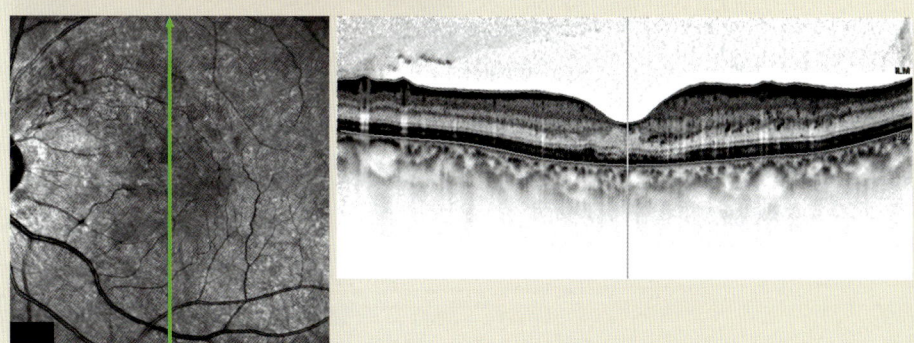

d. cのOCT
SRDは吸収し，網膜の膨化は改善。出血が消退したため，網膜外層の構造が確認できる。

図9　網膜静脈分枝閉塞症（BRVO）

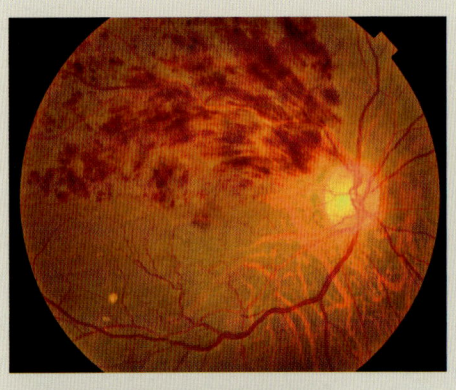

a. カラー眼底写真
黄斑部に皺襞形成を認める。

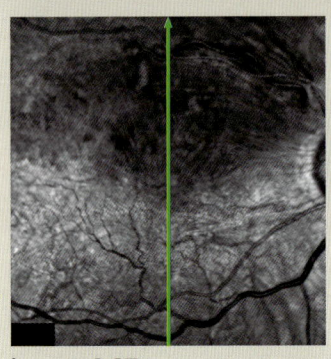

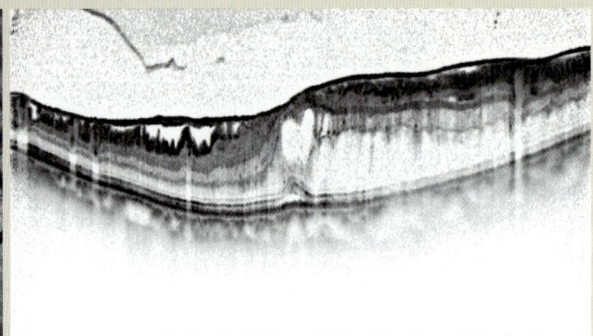

b. aのOCT
類嚢胞様黄斑浮腫と網膜の膨化を認めるほか，黄斑上膜による網膜内層の皺襞形成を認める。

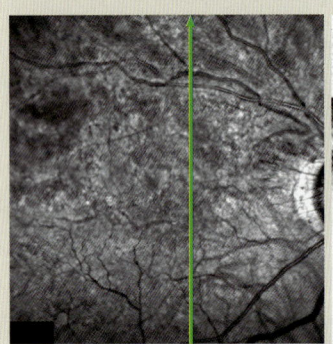

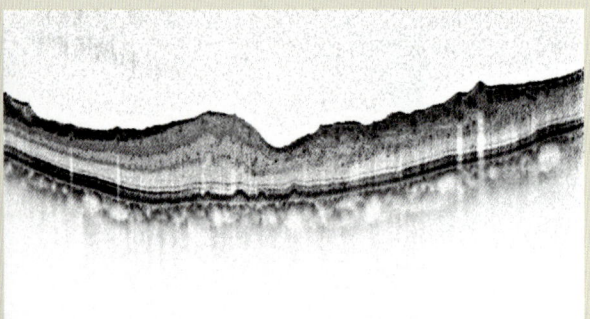

c. aの硝子体手術後6カ月のOCT
硝子体手術（内境界膜剥離併用）後，6カ月の所見。黄斑上膜は除去され，網膜の膨化は改善し，網膜出血も吸収されている。閉塞領域の網膜内層は菲薄化している。

図10 黄斑上膜合併症例

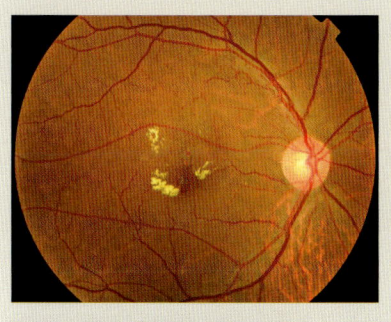

a. 陳旧性BRVOのカラー眼底写真
中心窩上方に毛細血管瘤と，その周囲に硬性白斑を認める。

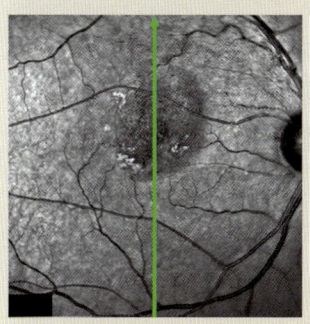

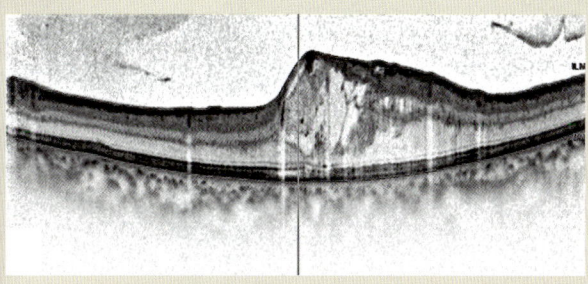

b. aのOCT
嚢胞様黄斑浮腫を認める。

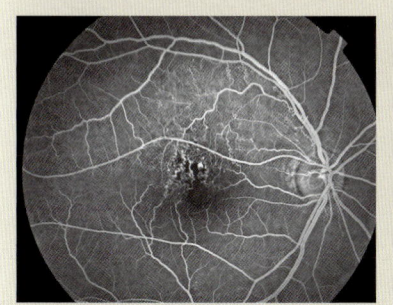

c. aのFA早期（30秒）
中心窩上方に毛細血管瘤を認める。中心窩上方は毛細血管の間引きがみられ，その周囲に耳側縫線を跨いで側副血管が発達しており，陳旧性の病態を示している。

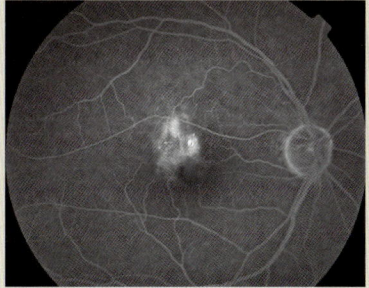

d. aのFA後期
毛細血管瘤からの蛍光漏出を認める。

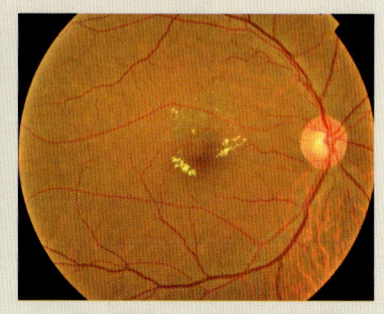

e. 毛細血管瘤への直接光凝固後，3カ月のカラー眼底写真
FAで認められた毛細血管瘤へ直接光凝固を行った。毛細血管瘤は退縮し，硬性白斑は減少している。

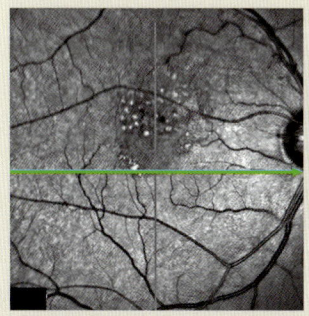

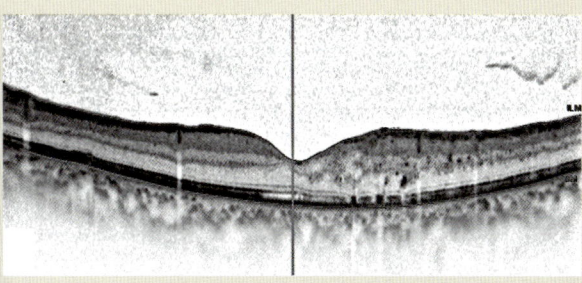

f. eのOCT
黄斑浮腫は改善している。IR像で光凝固瘢が描出されており，毛細血管瘤が凝固されているか確認できる。

図11 毛細血管瘤への直接光凝固例

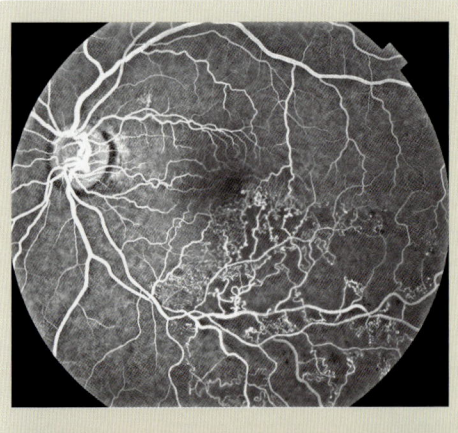

a. 陳旧性BRVOのFA早期
広範な無灌流領域を認める。

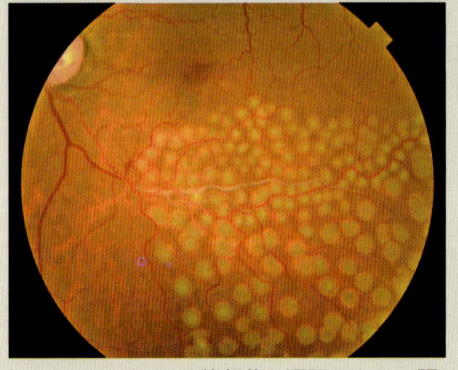

b. aのscatter PC施行後1週間のカラー眼底写真
aで認められた無灌流領域にscatter PCを施行。光凝固斑が確認できる。

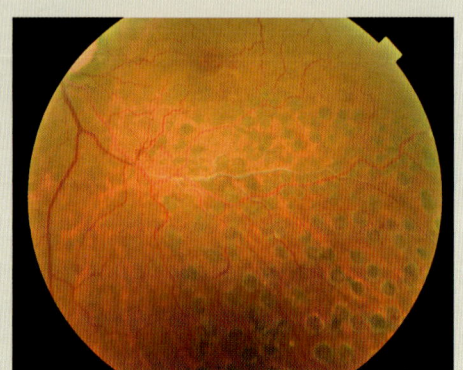

c. bの2カ月後のカラー眼底写真
光凝固斑は瘢痕化している。動静脈交叉部に側副血管が確認できる。

図12　陳旧性BRVO

2) 慢性期（遷延化する黄斑浮腫および網膜血管新生に対する治療）

①レーザー光凝固：黄斑部毛細血管瘤に対する直接凝固

慢性期には，黄斑浮腫が抗VEGF薬に反応しにくい場合がある。黄斑部の毛細血管瘤からの漏出がFAで明らかである場合，レーザーによる毛細血管瘤への直接凝固は良い適応である（図11）。

②レーザー光凝固：血管新生に対する散発光凝固（scatter PC）

FAで無灌流領域（non perfusion area：NPA）が5乳頭径を超える場合，虚血型BRVOと分類され，NPAへのscatter PCが網膜血管新生を有意に低下させる[15]ことが示されている（図6，12）。

文 献

1) Rogers S, et al：The prevalence of retinal vein occlusion：pooled data from population studies from the United States, Europe, Asia, and Australia. Ophthalmology. 2010；117：313-9. e1.
2) Yasuda M, et al：Prevalence and systemic risk factors for retinal vein occlusion in a general Japanese population：the Hisayama study. Invest Ophthalmol Vis Sci. 2010；51：3205-9.
3) Hayreh SS, et al：Systemic diseases associated with various types of retinal vein occlusion. Am J Ophthalmol. 2001；131：61-77.
4) Cugati S, et al：Ten-year incidence of retinal vein occlusion in an older population：the Blue Mountains Eye Study. Arch Ophthalmol. 2006；124：726-32.
5) Klein R, et al：The epidemiology of retinal vein occlusion：the Beaver Dam Eye Study. Trans Am Ophthalmol Soc. 2000；98：133-41；discussion 141.
6) The Eye Disease Case-control Study Group：Risk factors for branch retinal vein occlusion. Am J Ophthalmol. 1993；116：286-96.
7) Mitchell P, et al：Prevalence and associations of retinal vein occlusion in Australia. The Blue Mountains Eye Study. Arch Ophthalmol. 1996；114：1243-7.
8) 綾木雅彦：網膜静脈分枝閉塞症の自然経過と視力予後. 臨眼. 1985；39：1347-51.
9) Takahashi K, et al：Serous macular detachment associated with midperipheral branch retinal vein occlusion. Retina. 2004；24：299-301.
10) 竹田宗泰, 他：蛍光眼底造影による網膜静脈閉塞症の陳旧性病変の検討. 臨眼. 1980；34：309-20.
11) Branch Vein Occlusion Study Group：Argon laser photocoagulation for macular edema in branch vein occlusion. Am J Ophthalmol. 1984；98：271-82.
12) Branch Vein Occlusion Study Group：Argon laser scatter photocoagulation for prevention of neovascularization and vitreous hemorrhage in branch vein occlusion. A randomized clinical trial. Arch Ophthalmol. 1986；104：34-41.
13) Trempe CL, et al：Vitreous changes in retinal branch vein occlusion. Ophthalmology. 1981；88：681-7.
14) Campochiaro PA, et al：Long-term outcomes in patients with retinal vein occlusion treated with ranibizumab：the RETAIN study. Ophthalmology. 2014；121：209-19.
15) Osterloh MD, et al：Surgical decompression of branch retinal vein occlusions. Arch Ophthalmol. 1988；106：1469-71.

〔服部隆幸〕

II 疾患解説

❿ 糖尿病黄斑浮腫

1. 糖尿病黄斑浮腫とは

　糖尿病黄斑浮腫（diabetic macular edema：DME）は，糖尿病網膜症（diabetic retinopathy：DR）を基盤に，血漿成分の血管外漏出が黄斑部に生じ，浮腫をきたす疾患で，DRの病期にかかわらず生じる可能性がある。

2. 疫学，疾患背景

　人口をベースとした疫学的統計で，DMEの発生率が報告されている。米国のWisconsin Epidemiologic Study of Diabetic Retinopathy（WESDR）によると，ベースライン時にDRを有するもののうち，10年間の追跡でDMEは，1型糖尿病の20％に，2型糖尿病の14〜25％に発症した[1]。

　WESDRにおける1型糖尿病の25年間の追跡調査からは，ほぼすべての患者（97％）にDRが発症し，1/3〜1/2の患者に視力を脅かす疾患（42％が増殖糖尿病網膜症〈proliferative diabetic retinopathy：PDR〉に，29％がDME，17％がより深刻なDME）を発症した[2]。

　英国における糖尿病網膜症のスクリーニングプログラムでは，網膜症のない2型糖尿病患者での5年累積発生率を報告しており，DR，PDR，DMEの発生率はそれぞれ36％，0.7％，0.6％であり，10年の経過観察でそれぞれ66％，1.5％，1.2％に増加した[3]。

　1980〜2008年までの35報の疫学統計をプールした解析では，糖尿病患者のうち34.6％にDRが存在し，6.96％にPDR，6.81％にDMEがみられ，DME発症の危険因子は，糖尿病罹病期間，ヘモグロビンA1c値，高血圧，脂質異常症であるとしている[4]。

3. 発症機序

　網膜毛細血管は無窓性毛細血管構造を呈し，血管内皮細胞は隣接する内皮細胞間に閉鎖帯（tight junction）で接着している。この閉鎖帯は内血液網膜関門を形成し，物質

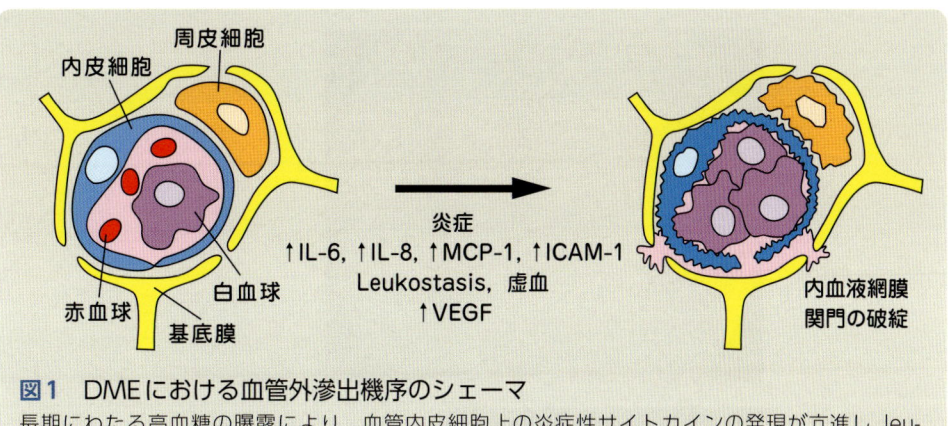

図1 DMEにおける血管外滲出機序のシェーマ
長期にわたる高血糖の曝露により，血管内皮細胞上の炎症性サイトカインの発現が亢進し，leukostasisによる毛細血管腔の閉塞を生じ，VEGFの発現が亢進し，血管透過性亢進による黄斑浮腫をきたす。
(Abcouwer SF: Angiogenic factors and cytokines in diabetic retinopathy. J Clin Cell Immunol. Suppl 1: 25, 2013を元に作成)

の能動輸送を担う。高血糖に曝されると，血管内皮細胞上のインターロイキン（IL）-6，IL-8，単球走化性因子（monocyte chemoattractant protein：MCP）-1，細胞接着分子（intercellular adhesion molecule：ICAM）-1などの炎症性サイトカインの発現が亢進する。実際にDME患者の硝子体液の解析でも，これらのサイトカイン濃度の上昇が指摘されている[5]。

この炎症性変化は，血管内皮細胞への白血球の接着を促し（白血球停滞：leukostasis），毛細血管腔内の血流を遮断し，血管内皮細胞を傷害する。leukostasisによる毛細血管の閉塞や，周皮細胞および内皮細胞の傷害による細胞死は，組織の虚血を引き起こす。この虚血の結果，血管内皮増殖因子（vascular endothelial growth factor：VEGF）の発現が亢進する。

VEGFは，上述の内血液網膜関門のバリア機能を低下させ，血管透過性の亢進により黄斑浮腫をきたす（図1）。

4. 臨床症状

初期には変視の自覚のみで，視力低下を自覚しない場合があるが，罹病期間が長期にわたり，浮腫が遷延化すると視力低下をきたす。毛細血管瘤からの滲出性変化により硬性白斑が中心窩へ集簇すると視力低下の原因となり，長期に残存すると中心窩に線維性瘢痕を残し，不可逆的な視力低下をきたす。

DRによる黄斑虚血や黄斑部網膜色素上皮萎縮（図2）の合併，増殖性変化によって黄斑部への牽引性網膜剥離を合併すると高度な視力低下を伴う。

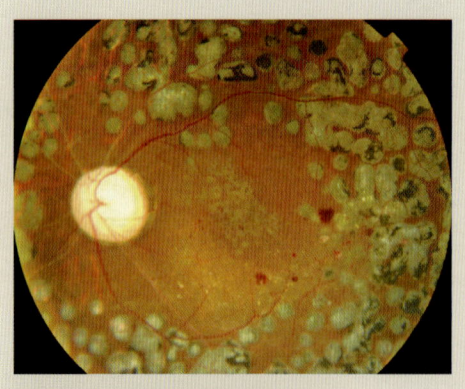

a. カラー眼底写真
糖尿病黄斑浮腫（DME）に対する硝子体手術後。中心窩を含む黄斑部に網膜色素上皮萎縮を認める。

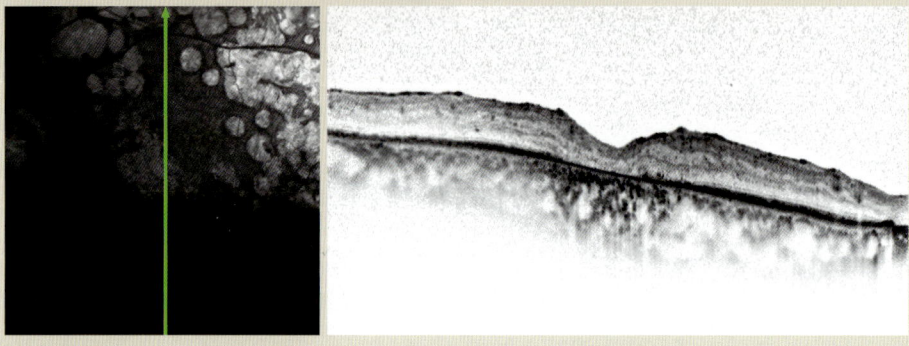

b. aのOCT
浮腫は消退しているが，網膜色素上皮は萎縮し，中心窩では脈絡膜は高反射を示す。

図2　黄斑部網膜色素上皮萎縮

5. 臨床所見

1）検眼鏡所見

　検眼鏡的眼底検査では，毛細血管瘤が散在しているのがみられる。毛細血管瘤の周囲に硬性白斑を認める。浮腫を伴っていない場合でも，硬性白斑の存在は過去の滲出性変化を示唆する所見である。硬性白斑の沈着は，輪状の沈着（輪状網膜症）や星芒状，蝋様など様々な形態がみられる（図3a）。

　黄斑浮腫は，単眼倒像鏡検査では立体視ができないため，可能であれば双眼倒像鏡を用い，浮腫の有無を判定するのがよい。

　黄斑浮腫による3次元的な浮腫の拡がりを確認するには，通常の眼底検査のみならず，細隙灯顕微鏡下で接触型もしくは非接触型の前置レンズを用いた観察が必要である。特に凹レンズによる正立像観察が最も解像度が高いが，観察視野が狭いため，2次元的な病変の拡がりを把握するためには高屈折凸レンズによる倒立像観察が有用である。

　検眼鏡的浮腫の形態については，米国のEarly Treatment Diabetic Retinopathy Study（ETDRS）[6]がDMEに対する早期光凝固術の有用性を検討した際に提唱したClinically Significant Macular Edema（CSME）が広く用いられている。

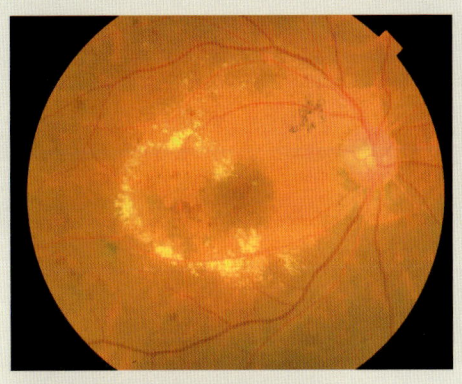

a. カラー眼底写真

黄斑部に毛細血管瘤が多発しており，下耳側の毛細血管瘤を取り囲むように硬性白斑の沈着を認める（輪状網膜症）。

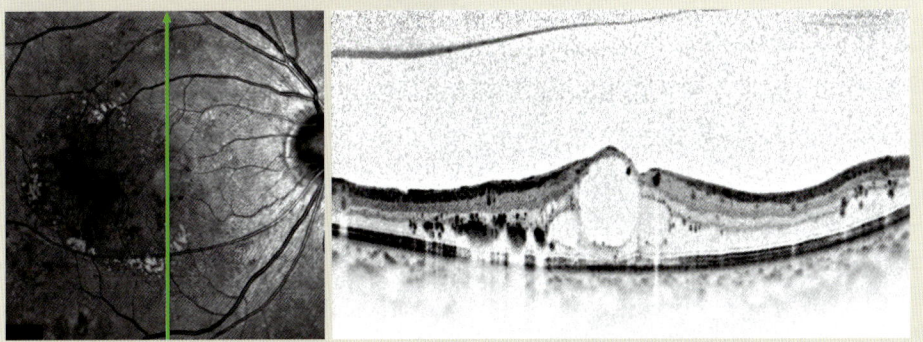

b. aのOCT

外網状層にhyperreflective fociによる点状の高反射を認め，これが癒合したと思われる大きな高反射物を認める。これが硬性白斑の本体と考えられている。硬性白斑は外境界膜（ELM）より内層に集簇している。ELMのバリア機能により，網膜外層への硬性白斑の侵入を防いでいると考えられている。

図3 糖尿病黄斑浮腫（DME）

　CSMEは以下のように定義されている。形態的な特徴をもとに分類されたもので，重症度を反映したものではない。

　①黄斑中心または黄斑中心から500μm以内の網膜の肥厚
　②①の領域に隣接した網膜の肥厚を伴う硬性白斑
　③中心窩より1乳頭径内に1乳頭径面積以上の網膜肥厚

　一方で米国眼科学会議（American Academy of Ophthalmology：AAO）がDRの国際分類を2003年に提唱した際に，DMEの重症度を以下のように分類している[7]。

　①mild diabetic macular edema：黄斑中心から離れた網膜の肥厚もしくは硬性白斑
　②moderate diabetic macular edema：黄斑中心を含まず黄斑中心に近づきつつある網膜の肥厚および硬性白斑
　③severe diabetic macular edema：黄斑中心を含んだ網膜の肥厚および硬性白斑

2）光干渉断層計（OCT）

　DMEは網膜の肥厚をもとに診断するが，OCTが臨床に用いられるようになり，浮腫の定量的評価が可能となった。したがってDMEの診断基準は上記CSMEからOCTに

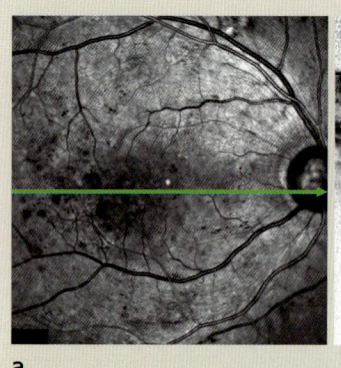

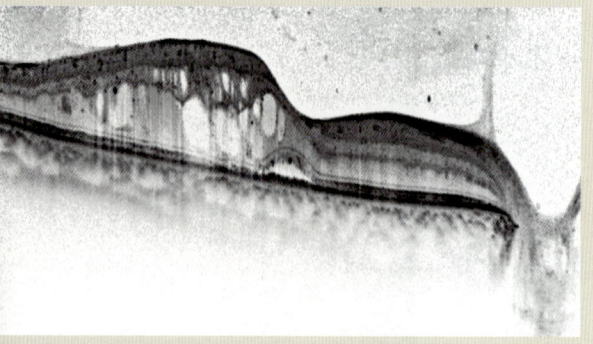

a.
中心窩耳側に外網状層を中心としたスポンジ状の網膜の膨化を認める。中心窩下には漿液性網膜剥離を認める。

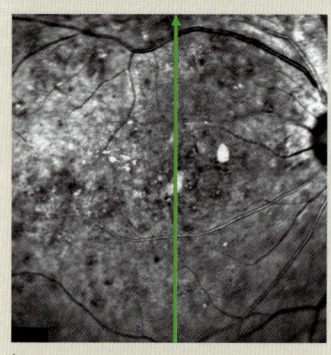

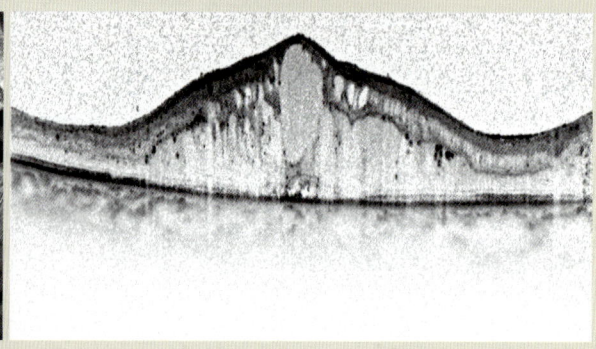

b.
内顆粒層と外網状層に隔壁に囲まれた囊胞を認める。スポンジ様網膜膨化を伴い，中心窩下に小さな漿液性網膜剥離を合併している。

図4　糖尿病黄斑浮腫（DME）のOCT

よる網膜厚の測定による評価に移行している。

OCTによる黄斑浮腫の形態には，網膜の膨化，囊胞様変化，漿液性網膜剥離がある（図4）。DMEのOCTによる分類は，Otaniらが以下のように定義している[8]。

① スポンジ様網膜膨化：網膜外層，特に外網状層にみられ，滲出による網膜内の水分貯留により反射が減弱する。
② 囊胞様黄斑浮腫：内顆粒層と外網状層に生じやすく，周囲を隔壁に囲まれた構造を呈する。囊胞内は低反射となり，中心窩では内境界膜に隣接するように描出される。
③ 漿液性網膜剥離：剥離した感覚網膜と網膜色素上皮との間に低反射領域として描出される。浮腫が高度になると，網膜の膨化と漿液性網膜剥離との区別がつきにくいことがある。これらのDMEのOCT形態は混在することも稀ではない。

硬性白斑はOCTでは高反射物として描出される。この強い反射のため，硬性白斑の網膜外層側は，陰影を示す。

Bolzらは，DMEにおいてスペクトラルドメインOCT（spectral-domain-OCT：SD-OCT）で描出される粒子状の高反射物をhyperreflective foci（図3b）と呼び[9]，

これは滲出により漏出したリポ蛋白で，硬性白斑の前駆物質と考察した。

外境界膜(external limiting membrane：ELM)はミュラー(Müller)細胞と視細胞内節の根部との接合部に相当し，巨大分子のバリアとして機能している[10]。ELMが障害されバリア機能が破綻すると，hyperreflective fociが網膜外層へ侵入し，中心窩視細胞内節外節接合部(ellipsoid)を障害することが推察され，実際に網膜外層のhyperreflective fociが視力低下との関連が強いことが報告されている[11]。

3) フルオレセイン蛍光造影(FA)

Bresnickは1983年にDMEを，毛細血管瘤や拡張した局所の毛細血管からの滲出に伴うものを局所浮腫，後極全体にびまん性に毛細血管床から滲出の生じるものをびまん性浮腫に分類した[12]。これをもとに，FAにおいても，局所浮腫，びまん性浮腫と定義[6]することが多いが，客観的評価や定量性に問題があり，検眼鏡的所見やOCTとの所見との相違があり，明確な結論が出ていない[13]。

① 局所浮腫(図5a，5b)：毛細血管瘤に一致した蛍光漏出が早期よりみられ，後期にかけて拡大する。
② びまん性浮腫(図6a，6b)：毛細血管床からびまん性の漏出を認める。
③ 嚢胞様黄斑浮腫：後期に蜂巣状もしくは菊花状の蛍光貯留を示す。
④ 虚血性黄斑症：中心窩無血管帯が拡大する。中心窩無血管帯を含む1乳頭径以上の無灌流領域があれば虚血性黄斑症とされることが多い。
⑤ 糖尿病性網膜色素上皮症(図2)：DR以外に網膜疾患の既往がなく，後極部に網膜色素変性症と同様の萎縮が生じる。FAでは網膜色素上皮の萎縮を示す窓陰影(window defect)を示す。

4) インドシアニングリーン蛍光造影(IA)

FAと比べ，検出できる毛細血管瘤の数は少なく，早期には描出されず，後期に描出される(図5c，5d)。ICGは血中で主にβ-リポ蛋白に結合し高分子化するので，FAに比べ漏出が遅いためと考えられる。IA後期における漏出部位に局所光凝固を施行した報告[14]もあり，さらに有用性を検討する必要がある。

6. 鑑 別

黄斑浮腫を生じ，さらに毛細血管瘤を伴う他の疾患に，黄斑部毛細血管拡張症(macular telangiectasia：MacTel)のtype 1 (図7：血管瘤型)，陳旧性の網膜静脈分枝閉塞症，放射線網膜症(図8)があり，鑑別を要するが，本症は両眼性であり，上下象限に病変がまたがっていることから鑑別する。

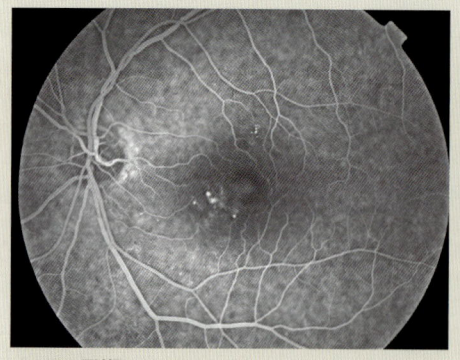

a. FA早期
中心窩下鼻側に毛細血管瘤からの点状の過蛍光を認める。

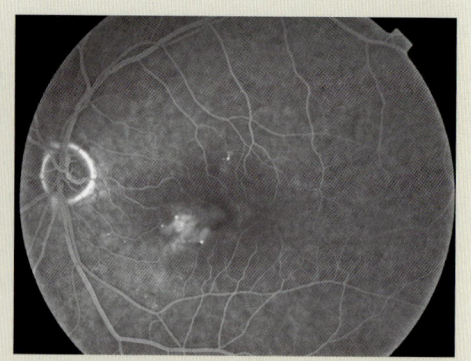

b. FA後期
色素の漏れを認める。

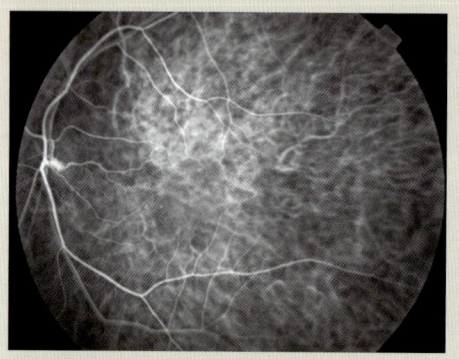

c. IA早期
中心窩下鼻側に毛細血管瘤からの点状の過蛍光を認めるが，蛍光が弱く，FAに比べ描出される数が少ない。

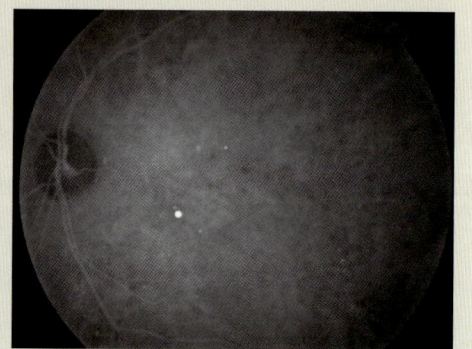

d. IA後期
初期に比べ，強い過蛍光として毛細血管瘤が描出されるが，色素の漏れはFAに比べ弱い。

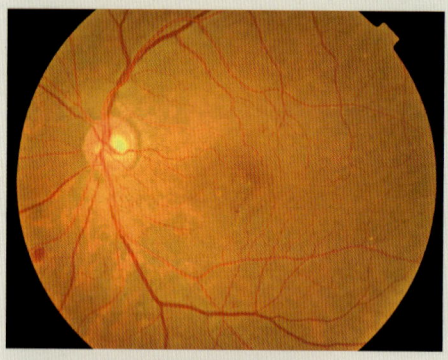

e. DMEに対する光凝固（直接凝固：術前）
aのカラー眼底写真。毛細血管瘤への直接凝固を行った。

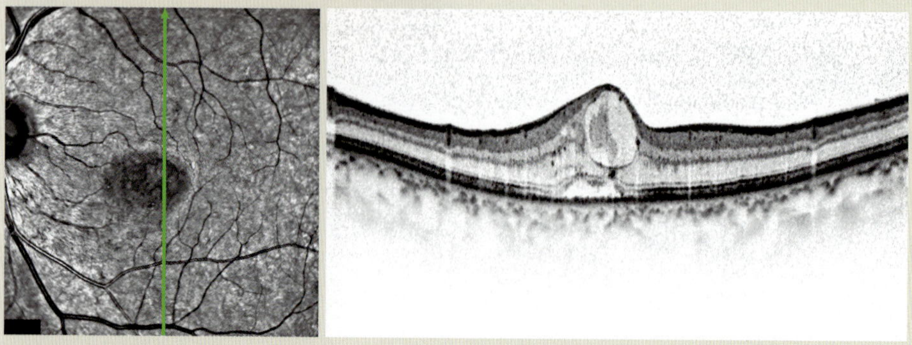

f. eのOCT
網膜内に大きな囊胞腔，小さな囊胞腔と中心窩下の漿液性網膜剥離を認める。

図5 糖尿病黄斑浮腫（DME）；局所浮腫

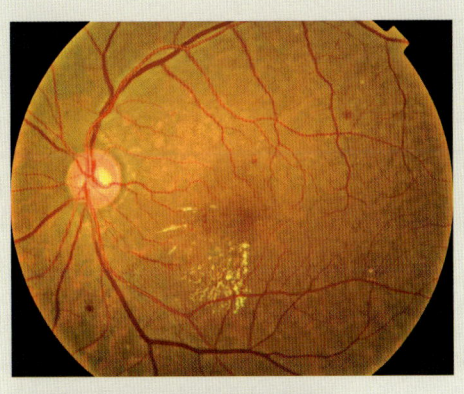

g. eの術後3カ月
毛細血管瘤は退縮し，浮腫の吸収過程を反映する硬性白斑を認める。

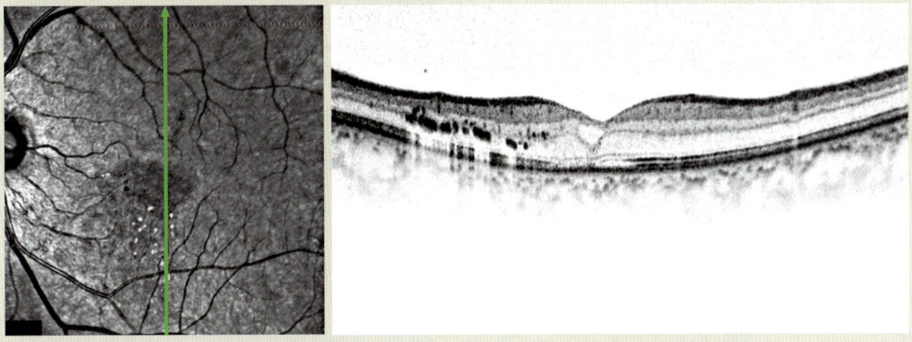

h. gのOCT
硬性白斑を示すhyperreflective fociを認めるが，漿液性網膜剝離と中心窩下の漿液性網膜剝離は吸収している。

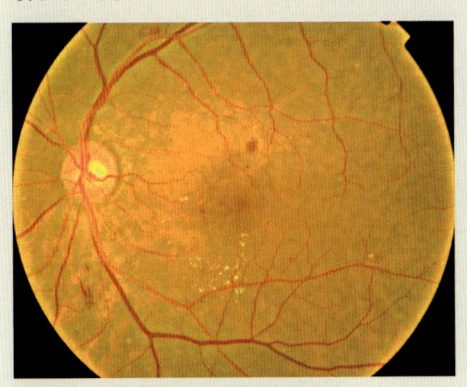

i. eの術後6カ月
硬性白斑は吸収した。

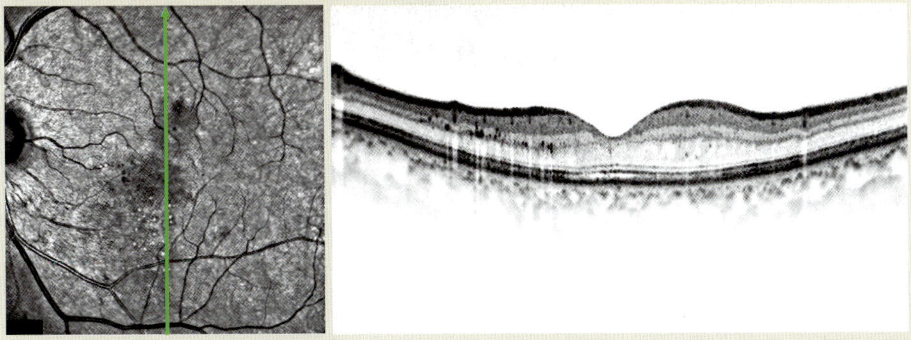

j. iのOCT
hyperreflective fociの減少を認める。

II–10 糖尿病黄斑浮腫

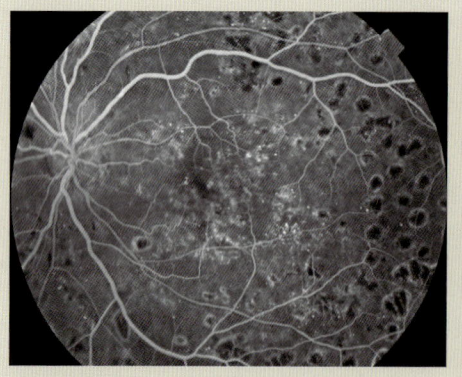

a. FA 早期
中心窩下鼻側に毛細血管瘤からの点状の過蛍光のほか, 毛細血管床からの過蛍光を認める。

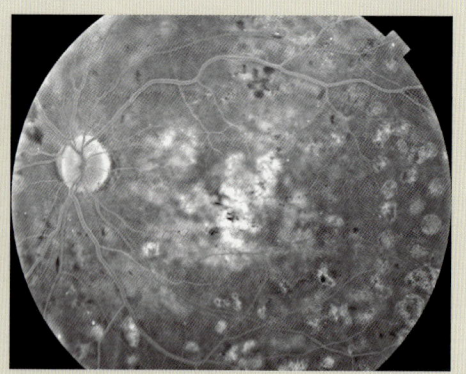

b. FA 後期
蛍光の拡大を認める。

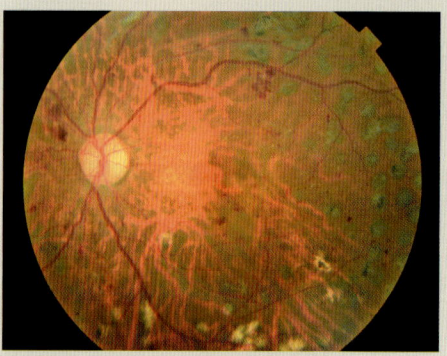

c. DME に対する光凝固 (直接凝固：術前)
a のカラー眼底写真。FA で認められた血管床からの漏出部位へ, pattern scan レーザーを用い, grid 凝固を行った。

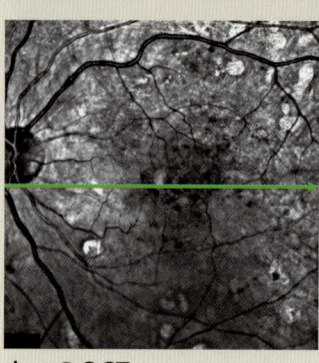

d. c の OCT
スポンジ様の網膜の膨化を認める。

図 6 糖尿病黄斑浮腫 (DME)；びまん性浮腫

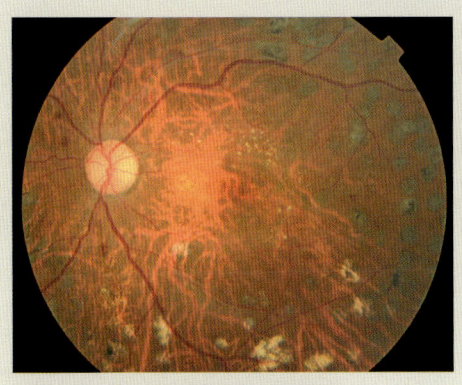

e. cの術後3カ月
浮腫の吸収過程を反映する硬性白斑を認める。

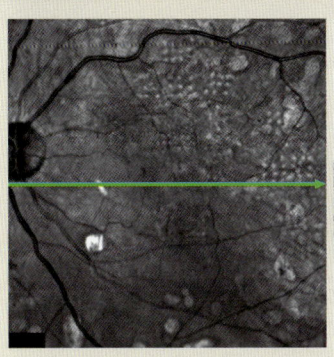

f. eのOCT
黄斑浮腫は改善している。

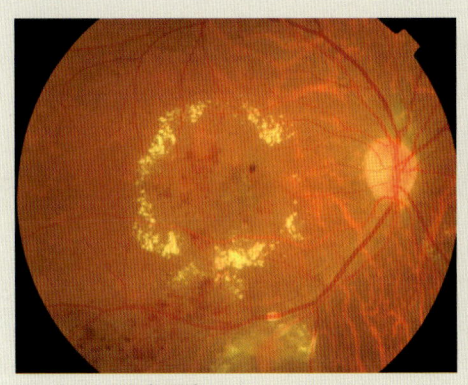

Ⅱ-10 糖尿病黄斑浮腫

a. カラー眼底写真
多発する毛細血管瘤と，硬性白斑の沈着など，糖尿病黄斑浮腫（DME）と所見が類似する。DMEとは，両眼性，糖尿病の既往の有無の点で鑑別する。

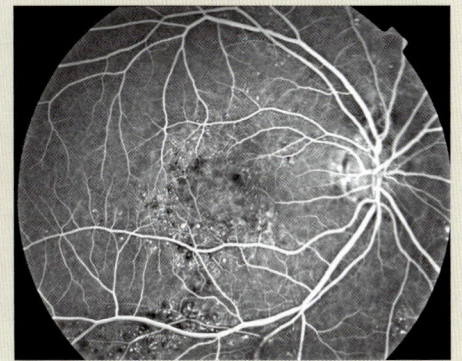

b. aのFA早期
毛細血管瘤による過蛍光のほか，毛細血管の間引きがみられる。

図7 黄斑部毛細血管拡張症（MacTel）type 1

247

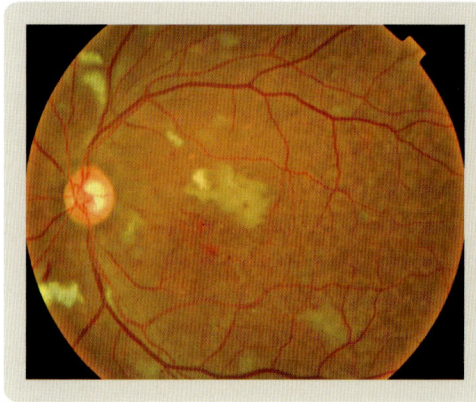

図8 放射線網膜症
カラー眼底写真。毛細血管瘤と軟性白斑が散在している。放射線治療の既往から糖尿病黄斑浮腫（DME）との鑑別は困難ではない。

7. 治　療

　DMEに対する光凝固治療は，ETDRSが光凝固の有用性を報告[6]して以来，副腎皮質ステロイド薬の局所投与，抗VEGF薬の硝子体注射が登場するまで，グローバルスタンダードの治療として広く行われてきた。しかし，近年では侵襲の少ない薬物治療へと治療法が変化してきている。

1）光凝固術

　毛細血管瘤からの漏出が主な病態の場合に直接光凝固が有用である（図5e〜5j）。
　ETDRSでは，毛細血管瘤に対する直接凝固と，びまん性浮腫の部位に対する格子状光凝固の単独もしくは併用による光凝固を選択し，治療群は非治療群と比べ，3年後の時点で視力低下のリスクを50％までに軽減させると報告している[6]。しかし，脈絡膜新生血管の発生やレーザー瘢痕の拡大（atrophic creep）による重篤な視力低下をきたした症例があり，術式の改良が必要となった。
　DRCR.netでは凝固条件を変更し，浮腫の範囲を含めて黄斑全体に格子状光凝固を行うmild macular grid凝固と，これに加え毛細血管瘤への直接光凝固を行うmodified ETDRS凝固を比較し，両者間で視力改善には有意差がないものの，中心窩網膜厚の改善がmodified ETDRS凝固群が良好であったと報告している[15]。
　格子状光凝固の奏効機序は，網膜外層の間引きにより脈絡膜側からの酸素供給が増加し，網膜内層の酸素分圧が上昇して，細動脈の血管収縮が得られるとする機序，また，網膜色素上皮の破壊に伴うリモデリングにより，色素上皮のポンプ作用を増強させる機序が考えられているが，いまだに不明な点が多い。
　近年，マイクロパルス閾値下凝固装置が開発された。これは，網膜色素上皮にのみ組織反応を起こさせ，瘢痕を生じない光凝固術として注目されており，わが国でも浮腫の改善に有効であったと報告されている[16]。

2）副腎皮質ステロイド薬

前述のように，DMEによる滲出性変化は炎症性サイトカインによる慢性炎症が病態に深く関わっている。2015年11月現在，わが国において使用可能なのはトリアムシノロンアセトニド（TA）の硝子体注射である。

①TA硝子体注射（図9）

長期成績について，DRCR.netによる大規模臨床研究の結果が報告されている。これは，4カ月ごとのTA硝子体内注射では，光凝固を行ったコントロール群と比較し，投与1年以内では黄斑浮腫の改善を認めたものの，1年後以降は有意差がなかった。また，投与4カ月のみで有意な視力改善が認められたほかは1年後以降では光凝固群のほうが有意な視力改善を認め，有害事象ではIA群で眼圧上昇と白内障進行が増加していた。この結果から，光凝固に対する優位性を示すことができなかった[17]。しかし，TA硝子体注射は漿液性網膜剝離には治療抵抗例が多かった一方で，囊胞性黄斑浮腫には有効であり，糖尿病の罹患期間にかかわらず効果を示した[18]ことから，抗VEGF療法や光凝固術との併用について検討する必要がある。

②TAテノン囊下注射

2015年11月現在，適応外使用であるが，汎網膜光凝固術施行前にTAテノン囊下注射を行うことで，続発する黄斑浮腫の発症の抑制に有効である[19]との報告があり，わが国では本症への抗VEGF薬の適応拡大まで，広く使用されてきた治療法である。前述の有害事象である眼圧上昇や白内障の進行が硝子体注射よりも少なくなる利点があるが，確実な投与が得られない場合，有害事象が生じやすいことが指摘されている。

3）抗VEGF薬

DMEに対する薬剤治療は，大規模臨床試験の報告の多い抗VEGF薬が主流となってきている。使用可能な薬剤（2015年11月現在）はラニビズマブ，アフリベルセプトである。

①ラニビズマブ

RISE and RIDE試験では，ラニビズマブ0.3mg，0.5mgの効果をシャム注射と比較した。2年間にわたり，ラニビズマブ投与群では毎月投与し，3年目からシャム注射群もラニビズマブ0.5mgの毎月投与が行われた。3年目終了時点で，ラニビズマブ0.3mg投与群，0.5mg投与群はそれぞれ12.4文字，11.2文字の改善を示したのに対し，シャム注射群（最後の1年はラニビズマブ0.5mg毎月投与）では，2年次で2.5文字，3年目で4.5文字の改善にとどまった[20,21]。これは，DMEに対し，治療開始が遅れると視力改善効果が乏しいことを意味する。

また，サブ解析でラニビズマブ投与群の硬性白斑の変化について検討された結果では，ラニビズマブ投与群では硬性白斑の減少は投与開始後6カ月を経ないと認められないが，2年次で60％以上の症例で硬性白斑の消失が得られた。一方，黄斑部へのレスキューレーザーを施行したシャム群では消失率は36％にとどまったことから，ラニビズマブ投与

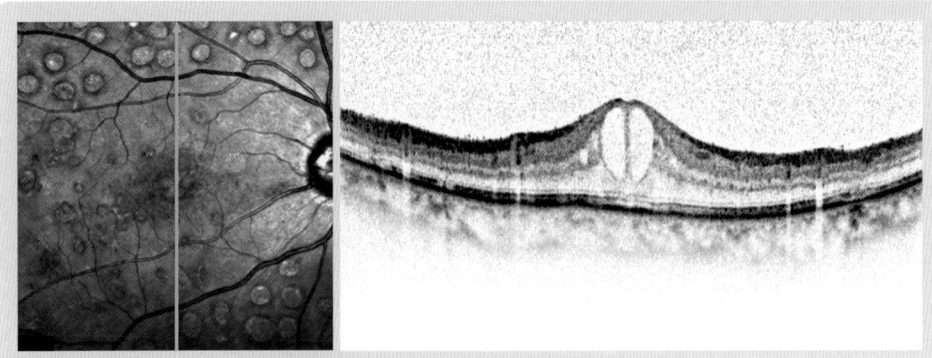

a. トリアムシノロン硝子体投与前のOCT
囊胞様黄斑浮腫を認める。

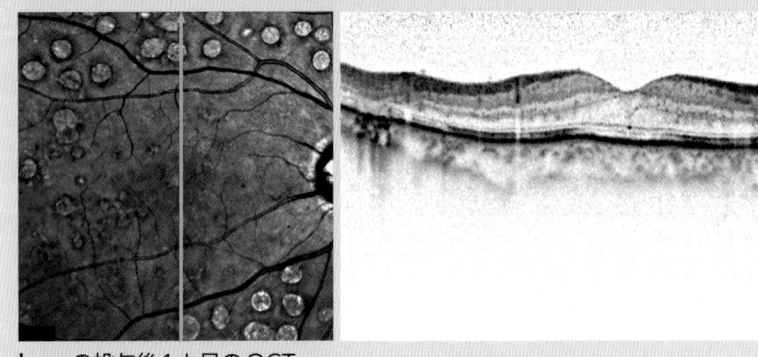

b. aの投与後1カ月のOCT
囊胞様黄斑浮腫は消退した。

図9 糖尿病黄斑浮腫（DME）

が硬性白斑の消退に有効であることが示された[22]。

②アフリベルセプト

　アフリベルセプトの大規模臨床試験では，日本・欧州・オーストラリアで行われたVIVID試験と，米国で行われたVISTA試験の投与後1年の経過が報告された。VIVID/VISTA試験では，光凝固群，アフリベルセプト2.0mg毎月投与群，アフリベルセプト2.0mgの8週ごと投与（初回5回は毎月投与）群の3群間で検討された。アフリベルセプト2.0mg毎月投与群ではVIVID試験で10.5文字，VISTA試験で12.5文字の改善が得られ，アフリベルセプト8週ごと投与群ではVIVID/VISTAともに10.7文字の改善を得た。光凝固群では，それぞれ1.2文字，0.2文字の改善にとどまった。また，15文字以上の改善がみられた割合は，アフリベルセプト投与群では30〜40％であるのに対し，光凝固群では8〜9％にとどまっていた[23]。

　上記の大規模臨床試験により抗VEGF薬のDMEに対する効果は証明されたものの，投与回数は年間8〜10回にわたり，薬剤コストの負担の増大など実臨床においては問題点が多い。

③抗VEGF療法と光凝固との併用療法

　欧州主体で行われた大規模臨床試験であるRESTORE試験では，前述の大規模臨床試

験より視力良好例を含み，また光凝固との併用の効果をみており，実臨床に取り入れやすいプロトコールで検討されている。この試験では，ラニビズマブ0.5mg単独投与群，ラニビズマブと光凝固の併用群，光凝固群の3群に割り付けて1年間経過観察を行い，その後はオープンラベルで3年までの経過をみている[24]。

ラニビズマブは，初回3回毎月連続投与後，必要時投与（pro re nata：PRN）で行い，光凝固群では1年経過後からラニビズマブPRN投与が開始され，3群ともに1年後より必要に応じ光凝固の施行が許可された。3年の結果では，単独投与群では8.0文字，併用群で6.7文字，光凝固群（2年次よりPRN開始）で6.0文字の改善が得られた。注射回数は，3年間で単独群14.2回，併用群で13.8回と，光凝固の併用との差はみられなかった。この結果から，DMEに対する治療においては，抗VEGF薬投与と従来の光凝固との併用は，優位性に乏しいことを示唆している。

4）硝子体手術

DMEに対する硝子体手術の有効性は，Lewisら[25]による報告に始まり，わが国ではTachiら[26]による報告以降，硝子体手術の有用性が多数報告されている。DMEにおける硝子体手術の奏効機序はいまだ不明だが，以下のような機序が考えられている。

①後部硝子体と黄斑部の癒着の解除

黄斑上膜や，硝子体黄斑牽引症候群など，物理的に黄斑部が牽引されて浮腫を生じていると考えられる場合，硝子体手術により牽引が解除されると浮腫の改善が得られる。

②硝子体腔内のサイトカインの除去および硝子体腔の前房化

硝子体切除により，硝子体腔に濃縮されたサイトカインの直接除去が可能となり，硝子体腔内が房水に置換されることで硝子体腔内の酸素分圧の上昇が得られ，これが毛細血管を収縮させ，滲出を改善させると考えられている。

文献

1) Jones CD, et al：Incidence and progression of diabetic retinopathy during 17 years of a population-based screening program in England. Diabetes Care. 2012；35：592-6.
2) Yau JW, et al：Global prevalence and major risk factors of diabetic retinopathy. Diabetes Care. 2012；35：556-64.
3) Klein R, et al：The Wisconsin Epidemiologic Study of Diabetic Retinopathy. XV. The long-term incidence of macular edema. Ophthalmology. 1995；102：7-16.
4) Klein R, et al：The Wisconsin Epidemiologic Study of Diabetic Retinopathy XXIII：the twenty-five-year incidence of macular edema in persons with type 1 diabetes. Ophthalmology. 2009；116：497-503.
5) Yoshimura T, et al：Comprehensive analysis of inflammatory immune mediators in vitreoretinal diseases. PLoS One. 2009；4：e8158.
6) Early Treatment Diabetic Retinopathy Study research group：Photocoagulation for diabetic macular edema. Early Treatment Diabetic Retinopathy Study report number 1. Arch Ophthalmol. 1985；103：1796-806.
7) Wilkinson CP, et al：Proposed international clinical diabetic retinopathy and diabetic macular edema disease severity scales. Ophthalmology. 2003；110：1677-82.

8) Otani T, et al：Patterns of diabetic macular edema with optical coherence tomography. Am J Ophthalmol. 1999；127：688-93.
9) Bolz M, et al：Optical coherence tomographic hyperreflective foci：a morphologic sign of lipid extravasation in diabetic macular edema. Ophthalmology. 2009；116：914-20.
10) Bunt-Milam AH, et al：Zonulae adherentes pore size in the external limiting membrane of the rabbit retina. Invest Ophthalmol Vis Sci. 1985；26：1377-80.
11) Ota M, et al：Optical coherence tomographic evaluation of foveal hard exudates in patients with diabetic maculopathy accompanying macular detachment. Ophthalmology. 2010；117：1996-2002.
12) Bresnick GH：Diabetic maculopathy. A critical review highlighting diffuse macular edema. Ophthalmology. 1983；90：1301-17.
13) Browning DJ, et al：Diabetic macular edema：what is focal and what is diffuse? Am J Ophthalmol. 2008；146：649-55, 655. e1-6.
14) Ogura S, et al：Indocyanine green angiography-guided focal laser photocoagulation for diabetic macular edema. Ophthalmologica. 2015；234：139-50.
15) Writing Committee for the Diabetic Retinopathy Clinical Research Network：Comparison of the modified Early Treatment Diabetic Retinopathy Study and mild macular grid laser photocoagulation strategies for diabetic macular edema. Arch Ophthalmol. 2007；125：469-80.
16) Ohkoshi K, et al：Subthreshold micropulse diode laser photocoagulation for diabetic macular edema in Japanese patients. Am J Ophthalmol. 2010；149：133-9.
17) Diabetic Retinopathy Clinical Research Network：A randomized trial comparing intravitreal triamcinolone acetonide and focal／grid photocoagulation for diabetic macular edema. Ophthalmology. 2008；115：1447-9, 1449.e1-10.
18) Shimura M, et al：Visual outcome after intravitreal triamcinolone acetonide depends on optical coherence tomographic patterns in patients with diffuse diabetic macular edema. Retina. 2011；31：748-54.
19) Shimura M, et al：Posterior sub-Tenon's capsule injection of triamcinolone acetonide prevents panretinal photocoagulation-induced visual dysfunction in patients with severe diabetic retinopathy and good vision. Ophthalmology. 2006；113：381-7.
20) Nguyen QD, et al：Ranibizumab for diabetic macular edema：results from 2 phase Ⅲ randomized trials：RISE and RIDE. Ophthalmology. 2012；119：789-801.
21) Brown DM, et al：Long-term outcomes of ranibizumab therapy for diabetic macular edema：the 36-month results from two phase Ⅲ trials：RISE and RIDE. Ophthalmology. 2013；120：2013-222.
22) Campochiaro PA, et al：Neutralization of vascular endothelial growth factor slows progression of retinal nonperfusion in patients with diabetic macular edema. Ophthalmology. 2014；121：1783-9.
23) Korobelnik JF, et al：Intravitreal aflibercept for diabetic macular edema. Ophthalmology. 2014；121：2247-54.
24) Schmidt-Erfurth U, et al：Three-year outcomes of individualized ranibizumab treatment in patients with diabetic macular edema：the RESTORE extension study. Ophthalmology. 2014；121：1045-53.
25) Lewis H, et al：Vitrectomy for diabetic macular traction and edema associated with posterior hyaloidal traction. Ophthalmology.1992；99：753-9.
26) Tachi N, et al：Vitrectomy for diffuse macular edema in cases of diabetic retinopathy. Am J Ophthalmol. 1996；122：258-60.

（服部隆幸）

Ⅱ 疾患解説

⑪ 黄斑部毛細血管拡張症

1. 黄斑部毛細血管拡張症とは

　黄斑部毛細血管拡張症（macular telangiectasia：MacTel）は，網膜疾患や全身疾患に起因しない原発性の黄斑の網膜毛細血管拡張症である。

　1982年，Gassらは，あいまいだった本症をidiopathic juxtafoveolar retinal telangiectasis（IJRT）と命名し[1]，臨床所見とフルオレセイン蛍光造影（FA）より4群に分類した。1993年，Gassらはこの分類を改訂し，本疾患をgroup 1（滲出型），group 2（非滲出型），group 3（閉塞型）の3群とし，各群を重症度や臨床的背景の差などによりAとBのサブタイプに分けた。それに加え，最も頻度の高いgroup 2Aは5つのstageに細分類した[2]。Gassの分類は，病態の差異を的確にとらえた優れた分類で，その後広く用いられたが，複雑でやや難解であった。

　その後，Yannuzziらは，光干渉断層計（OCT）の所見も考慮し，Gass分類をより単純化した再分類を提唱した。idiopathic macular telangiectasia（IMT）という名称を用い，本症をtype 1（Gass分類group 1），type 2（Gass分類group 2），type 3（Gass分類group 3）に分類した。また，type 2は，網膜下新生血管（SRNV）を伴わない非増殖期（nonproliferative stage）とSRNVを伴う増殖期（proliferative stage）に分類し，簡便化した[3]（表1）。そのため，本症は特発性傍中心窩毛細血管拡張症（idiopathic juxtafoveolar retinal telangiectasis）もしくは特発性黄斑部毛細血管拡張症（idiopathic macular telangiectasia）と呼ばれることも多い。

　本項では，最近用いられることの多いYannuzzi分類[3]に基づいて概説する。現在では，type 1，type 2，type 3の病態・病因は異なっており，別の疾患であると考えられている。

表1 黄斑部毛細血管拡張症の分類

Yannuzzi分類（2006年） 呼称：idiopathic macular telangiectasia (IMT)	Gass分類（1993年） 呼称：idiopathic juxtafoveolar retinal telangiectasis (IJRT)
type 1：血管瘤型毛細血管拡張症 (aneurysmal telangiectasia)	group 1A：visible and exudative IJRT group 1B：visible, exudative, and focal IJRT
type 2：傍中心窩型毛細血管拡張症 (perifoveal telangiectasia) 非増殖期 (nonproliferative stage) と 増殖期 (proliferative stage) に分類	group 2A：occult and nonexudative IJRT （進行程度によりstage 1からstage 5に分類） group 2B：juvenile occult familial IJRT
type 3：閉塞型毛細血管拡張症 (occlusive telangiectasia)	group 3A：occlusive IJRT group 3B：occlusive IJRT associated with central nervous system vasculopathy

2. 血管瘤型毛細血管拡張症 (aneurysmal telangiectasia) ─Yannuzzi分類 type 1

1) 病態概要

毛細血管内皮の脆弱化のため，毛細血管拡張や毛細血管瘤形成が起こり，血漿成分が漏出し発症すると考えられている。中間周辺部あるいはその前方の網膜に毛細血管拡張や血管瘤を伴う場合もあり，コーツ (Coats) 病の亜型と考えられている[2,3]。

2) 臨床症状

中年男性の片眼にみられることが多い。平均発症年齢は40歳前後であり，わが国では最も多い病型である[4]。視力が保たれる症例もあるが，浮腫の高度化や遷延化のために，変視や視力低下を訴えることが多い。

3) 臨床所見

① 検眼鏡所見

黄斑耳側を中心に，網膜毛細血管の拡張や毛細血管瘤がみられる（図1a, 2a）。拡張血管は，網膜表層と深層の両方の血管系にみられる[5]。拡張血管，毛細血管瘤からの滲出によって網膜浮腫，嚢胞様黄斑浮腫を生じる。拡張血管周囲の脂質の沈着は特徴的所見であり，しばしば輪状の硬性白斑がみられる（図1a）。網膜出血を伴うこともある。

② 蛍光眼底造影

FA早期には網膜血管の拡張や血管瘤，後期にはそれらの血管から色素の漏れがみられる（図1b, 1c）。
インドシアニングリーン蛍光造影 (IA) でも，毛細血管瘤が検出される。異常血管からの色素の漏れが少ないため，毛細血管瘤は鮮明に造影される（図1d）。

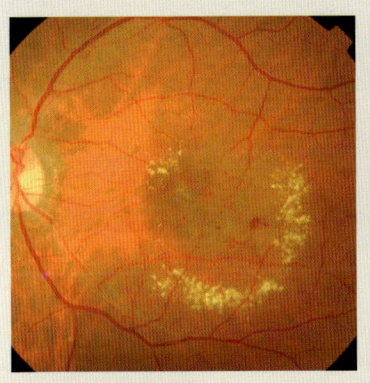

a. カラー眼底写真
中心窩周囲に毛細血管瘤，その周囲に輪状の硬性白斑が認められる。

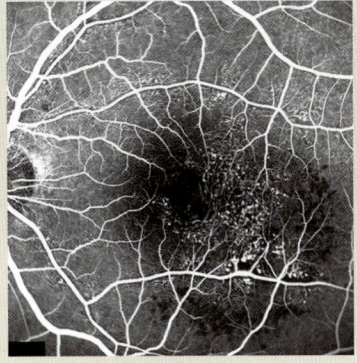

b. aのFA，31秒
傍中心窩の網膜毛細血管の拡張や多数の毛細血管瘤がみられる。

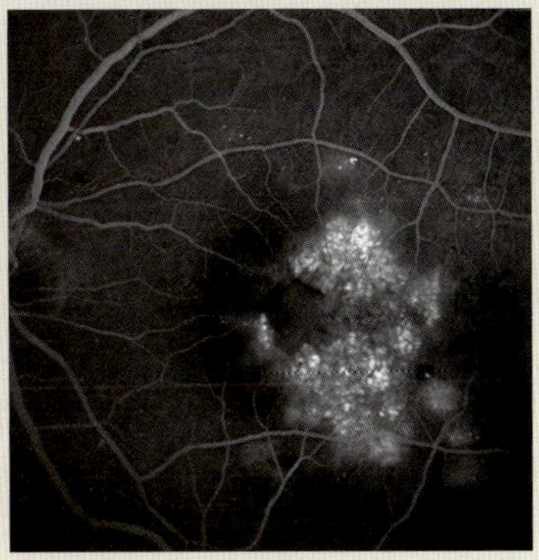

c. aのFA，10分
旺盛な蛍光漏出がみられる。

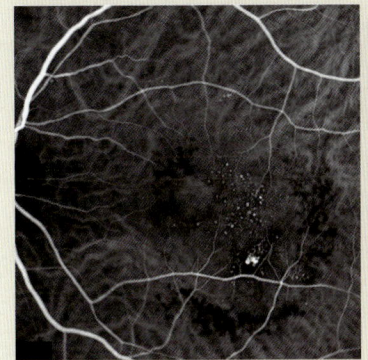

d. aのIA，1分
毛細血管瘤が鮮明に造影されている。

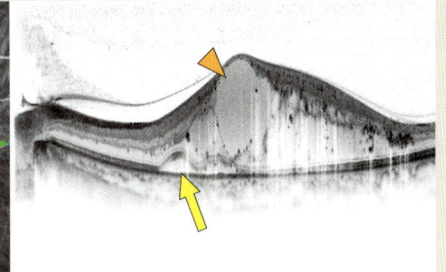

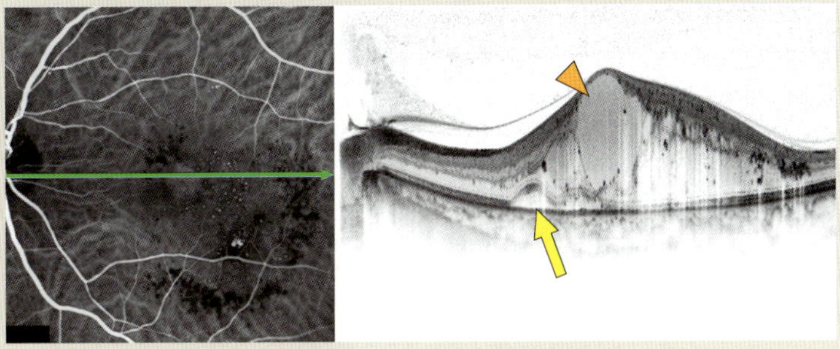

e. aのOCT
網膜は著明に肥厚し，囊胞様黄斑浮腫（▶），網膜剝離（⇒）を認める。

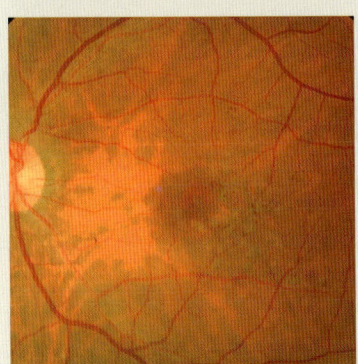

f. aの網膜光凝固後
IAで検出された毛細血管瘤を直接光凝固した。硬性白斑は消失している。

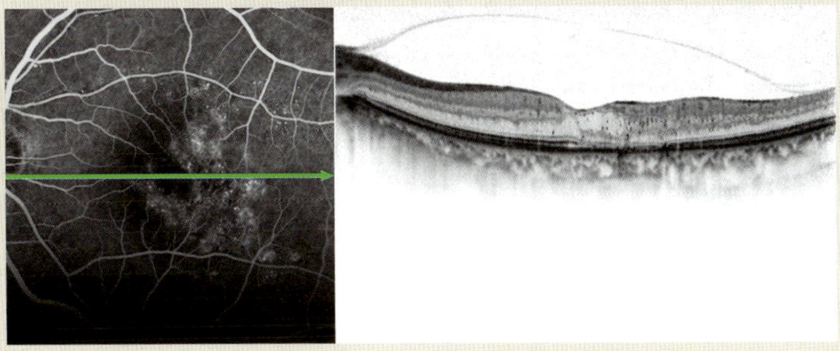

g. fのOCT
網膜肥厚，囊胞様黄斑浮腫は減少し，網膜剝離は消失している。

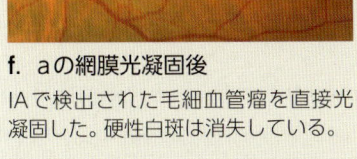

図1 血管瘤型毛細血管拡張症

③光干渉断層計（OCT）

OCTでは，中心窩を含む丈の高い黄斑浮腫が観察される。網膜は著明に肥厚し，囊胞様黄斑浮腫，時に網膜剝離を認める（図1e，2b）。

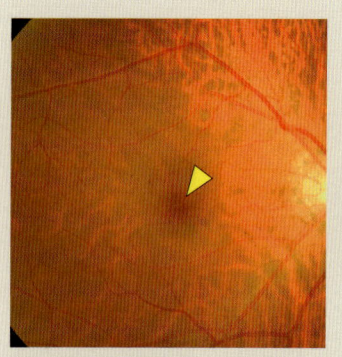

a. カラー眼底写真
中心窩に囊胞（▷），その周囲に毛細血管瘤が認められる。

b. aのOCT
中心窩に囊胞がみられる。

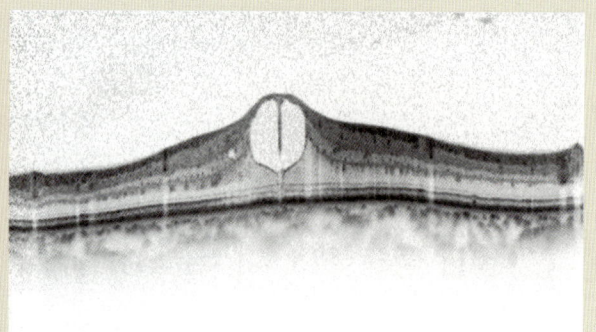

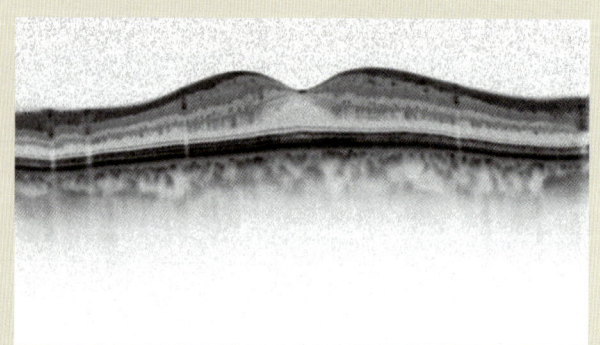

c. bの網膜光凝固後のOCT
中心窩の囊胞は消失している。

図2　血管瘤型毛細血管拡張症

4）鑑　別

　鑑別診断としては，二次的に黄斑部毛細血管拡張をきたす疾患，すなわち糖尿病黄斑浮腫，網膜静脈閉塞症，放射線網膜症などが挙げられるが，特に陳旧期の網膜静脈分枝閉塞症（branch retinal vein occulusion：BRVO）との鑑別が重要である．本症では，BRVOと異なり，耳側縫線を巻き込んだ病変分布を取りやすいこと，また，網膜動静脈交差部を起点とした病変分布を示さないことが挙げられる．

5）治　療

　毛細血管瘤に対する直接光凝固が第一選択である[2]．IAで認められる毛細血管瘤は透過性が亢進していると考えられ，IAで検出された毛細血管瘤を直接光凝固するとよい[6]（図1，2）．しかし，再発も多く，複数回の凝固が必要になる．また，中心窩無血管領域に近接している血管瘤の光凝固は困難なこともある．中心窩への障害を減らすために副腎皮質ステロイド薬のテノン（Tenon）囊下注射や抗VEGF薬の硝子体内投与も試みられているが，その効果はまだ不明である[7,8]．

3. 傍中心窩型毛細血管拡張症 (perifoveal telangiectasia) —Yannuzzi分類 type 2

1) 病態概要

網膜の萎縮性変化が主体であり，毛細血管の変化は二次的なものであると考えられている[9～11]。特に最近は，ミュラー (Müller) 細胞[12)13)]の異常との関連が示唆されている。また，黄斑色素密度[14)]の減少も指摘されている。このタイプは2005年から"The macular telangiectasia project (MacTel project)"として多施設研究が行われるなど，急速に病態に対する理解が進んできている[10)]。

2) 臨床症状

中高年の両眼にみられる疾患であるが，片眼にしか症状のみられないこともある。性差はない。平均発症年齢は55歳で，欧米で多いタイプであると報告されている[2)3)5)]。

非増殖期には，視力は比較的良好である。病初期には軽度の変視症のみであるが，網膜外層の萎縮などに伴い，中心視力は保持されていても傍中心窩に進行性の網膜感度低下を生じる。そのために，読書能力の著明な減少を起こすことが特徴である[15)]。黄斑部の萎縮が進行すると視力は低下する。また，SRNVを合併すると急激に視力低下をきたす。耐糖能異常との関連を示唆する報告もあるが，その結論はいまだ明らかでない[9)]。また，家族発症例も報告され，遺伝子学的研究も進められている[9)]。

3) 臨床所見

①検眼鏡所見

発症初期には，明らかな毛細血管瘤や硬性白斑を認めず，検眼鏡のみでの診断は難しいことが多い (図3a)。血管拡張は，初期には中心窩耳側の網膜深層血管系に限局し，進行すると全周の網膜毛細血管に拡張を生じる (図3b, 3c, 4b, 5b)。血管拡張領域に一致して網膜の透明性が失われ (図4a, 5a)，時にクリスタリン沈着物が網膜表層に観察される (図5a, 6a)。これらの変化は，網膜内層，特に内境界膜付近に観察される。進行例では網膜血管同士の吻合や，直角に深層に向かう拡張した網膜血管 (right-angle venule) が認められるようになり (図5a)，網膜色素上皮過形成がみられることもある[16)] (図6a)。また，網膜色素上皮過形成の周囲に，網膜色素上皮の萎縮を認めることもある。さらに進行するとSRNV，線維組織を生じるものもある (図4d)。

②蛍光眼底造影

FAでは，毛細血管拡張部より蛍光漏出が中心窩耳側を中心にみられるが，その程度は，血管瘤型 (図1b, 1c) よりも軽度である (図3b, 3c, 4b, 5b, 6b)。また，囊胞様黄斑浮腫はみられない。CNV併発例では，旺盛な蛍光漏出が観察される。

非増殖期のIAでは，異常所見を認めないことが多い。増殖期では，CNVの同定，網

膜内血管腫状増殖（retinal angiomatous proliferation：RAP）などの他疾患との鑑別に有用である。

③ 光干渉断層計（OCT）

OCTでは，毛細血管拡張部に視細胞内節外節接合部（IS/OS）ラインの消失がみられるが，網膜の肥厚はみられず，むしろ減少していることが多い（図4c，6d）。また，中心窩および網膜内層，外層に囊胞様変化（図3e）がみられるが，FAの淡い漏出部位とは一致しない。

④ 眼底自発蛍光（FAF）

黄斑色素が減少するため[17]，黄斑部の自発蛍光の増強がみられる（図3d）[14)18]。この変化は，毛細血管やOCTの変化に先行してみられるため，診断価値が高いとされている[14]。

共焦点走査レーザー検眼鏡の青色光を用いた観察では，黄斑部に特徴的な横楕円形の反射増強が認められ（図6c），その領域はFAで蛍光漏出がみられる範囲よりも広範囲である[10]。

4）鑑 別

鑑別疾患としては，毛細血管拡張がみられることから，血管瘤型と同様に糖尿病黄斑浮腫，陳旧性網膜静脈閉塞症，放射線網膜症などが挙げられる。これらの網膜血管病変との鑑別にはOCT所見が有用であり，本症では網膜厚の増加のない萎縮性変化が特徴的である。中心窩に囊胞様変化を示す症例では，特発性黄斑円孔との鑑別が必要である。また，網膜の透明性の低下やクリスタリン沈着物など本症に特徴的な所見があれば診断の助けになる。進行例では，right-angle venuleやSRNVの形成からRAPとの鑑別が重要である。RAPとは年齢，軟性ドルーゼンの有無，網膜色素上皮剥離の有無などが鑑別点になる。

5）治 療

非増殖期においては，血管瘤型と異なり網膜光凝固は無効である。また，駿河台日本大学病院で行った抗VEGF薬の硝子体内投与では，FAで蛍光漏出の減少がみられたが，視力の改善はみられなかった[19]。ほかの報告も同様で，現状では非増殖期に対する有効な治療法はないと考えられる[9)20]。増殖期では，CNVからの滲出性変化の改善に光線力学的療法[21]や抗VEGF薬の硝子体内投与[22]が有効であると考えられている。しかし，エビデンスは強くないため，今後，十分な検証が必要である。

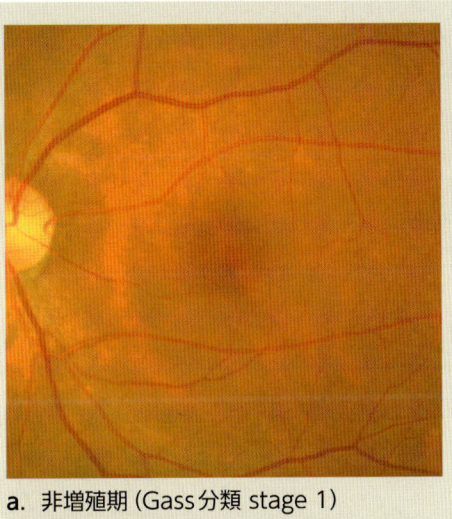

a. 非増殖期（Gass分類 stage 1）
黄斑部には，特に異常所見を認めない。

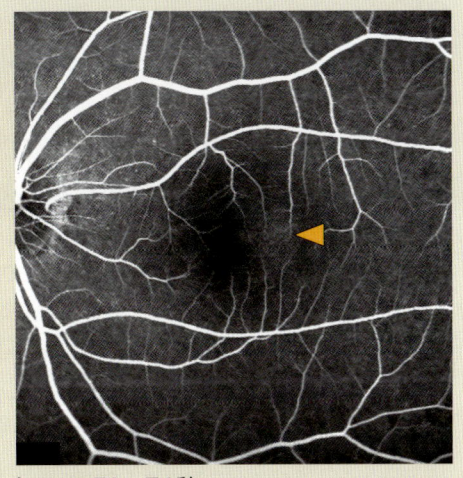

b. aのFA，74秒
中心窩耳側の網膜毛細血管の拡張を認める（▷）。

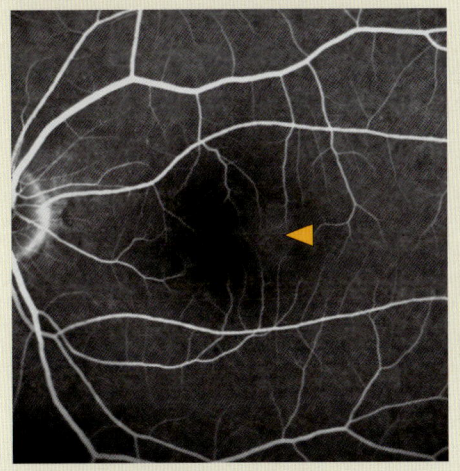

c. aのFA，13分
淡い蛍光漏出を認める（▷）。

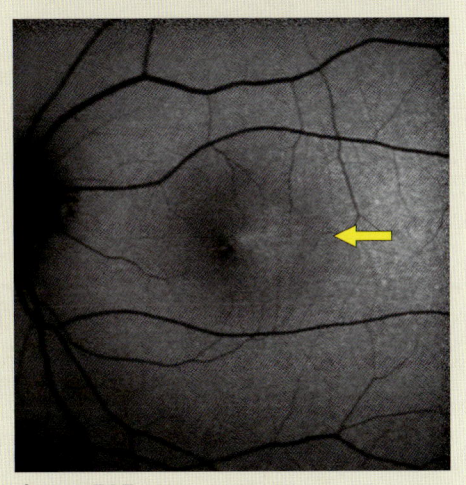

d. aのFAF
黄斑部耳側の自発蛍光の増強がみられる（⇒）。

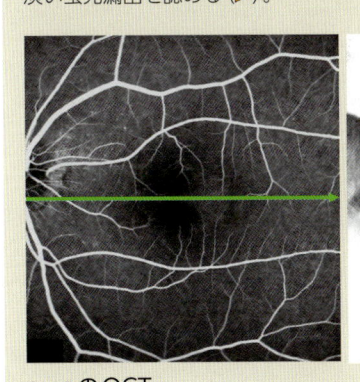

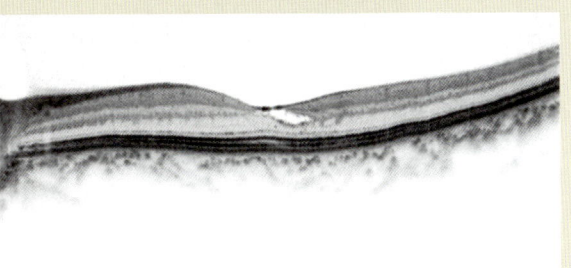

e. aのOCT
中心窩耳側の網膜内層に囊胞様変化がみられる。

図3　傍中心窩型毛細血管拡張症

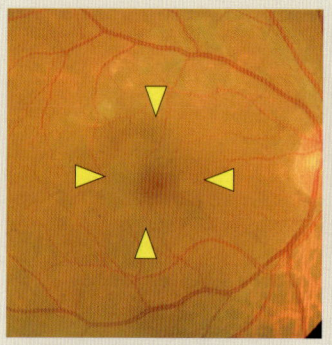

a. 非増殖期 (Gass分類 stage 2)
中心窩周囲網膜の透明性の低下がみられる (▷)。

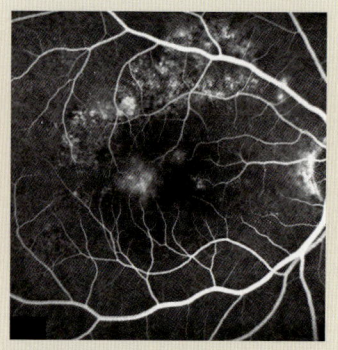

b. 図4aのFA, 2分
中心窩耳側の拡張した毛細血管から蛍光漏出がみられる。

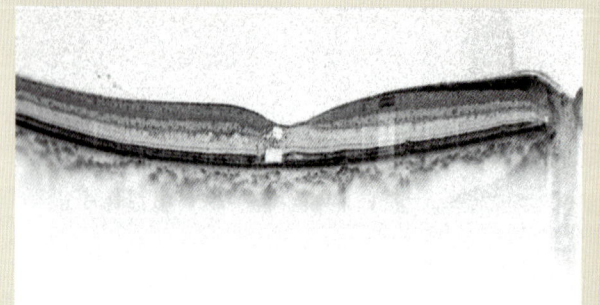

c. aのOCT
IS/OSラインの消失と中心窩に囊胞様変化がみられる。網膜の肥厚はみられない。

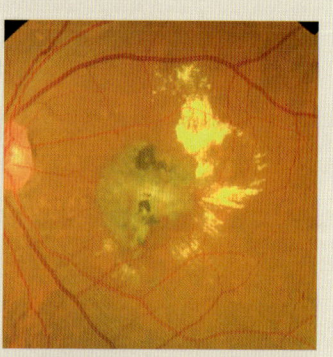

d. 増殖期 (Gass分類 stage 5), aの左眼
SRNVを認める。

図4 傍中心窩型毛細血管拡張症

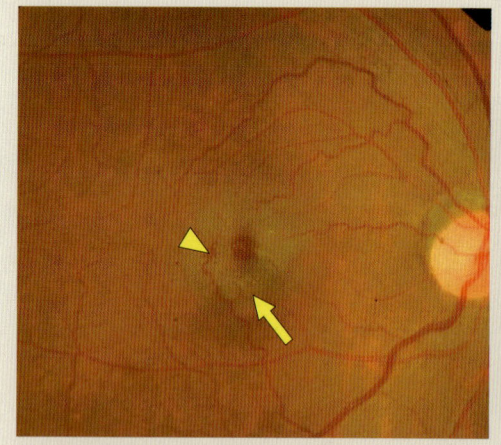

a. 非増殖期 (Gass分類 stage 3)
中心窩周囲の網膜の透明性が失われている。また、クリスタリン沈着物も観察される (⇒)。直角に深層に向かう拡張した網膜血管 (right-angle venule) が認められる (▷)。

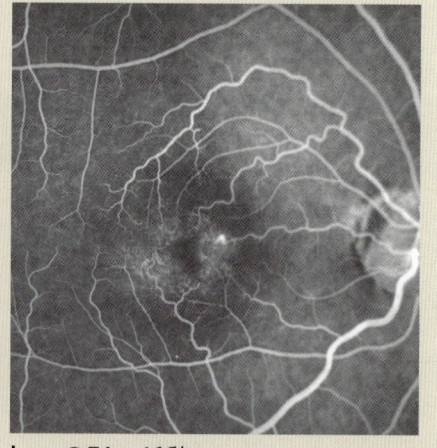

b. aのFA, 46秒
中心窩毛細血管の拡張はさらに明瞭になり、right-angle venuleと連続しているのがわかる。

図5 傍中心窩型毛細血管拡張症

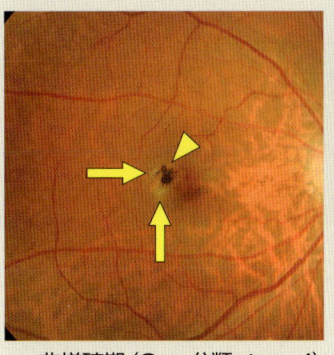

a. 非増殖期（Gass 分類 stage 4）

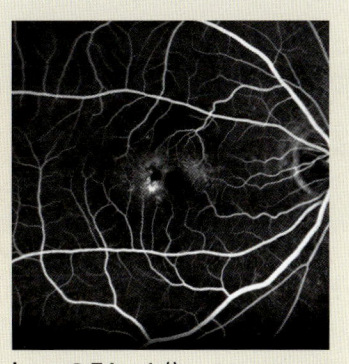

網膜色素上皮過形成（▷）を認める。また、クリスタリン沈着物もみられる（⇨）。

b. a の FA, 1 分

過形成はブロックによる低蛍光を示している。また、その周囲の毛細血管拡張部より蛍光漏出がみられる。

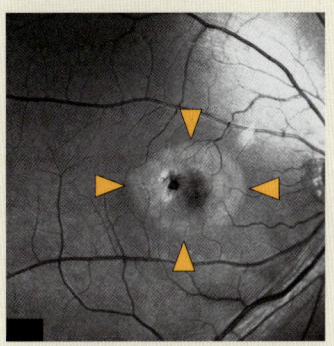

c. a の共焦点走査レーザー検眼鏡の青色光（波長 488 nm）を用いた観察

黄斑部に横楕円形の反射増強が認められる（▷）。反射増強が認められる範囲は、FA で蛍光漏出がみられる範囲よりも広範囲である。

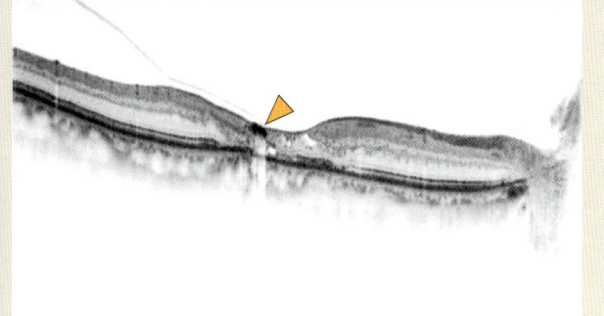

d. c の OCT

IS/OS ラインの消失と中心窩に囊胞様変化がみられる。網膜色素上皮過形成部に一致して網膜表層に高反射帯が認められ、その後方はシャドーを示している（▷）。網膜の肥厚は認められない。

図6　傍中心窩型毛細血管拡張症

4. 閉塞型毛細血管拡張症 (occlusive telangiectasia) —Yannuzzi分類 type 3

1) 病態概要

　　非常に稀なタイプである。中心窩周囲の毛細血管網が進行性に閉塞し発症するが，その病態の正確なメカニズムは不明である。Yannuzziらの報告[3]では，このタイプの症例は存在せず，また，全身疾患を伴うこと，病態が毛細血管拡張よりも血管閉塞が主体であることなどから，このタイプを分類から除外するように提案している。

2) 臨床症状

　　中心窩周囲の毛細血管網の閉塞が進行すると，高度の視力低下をきたす。通常，血管閉塞を起こしうる全身疾患や家族性の中枢神経疾患を伴うと報告されている[2]。中枢神経性病変との関連が示唆されていることから，本症をみた場合には全身疾患や頭蓋内病変を疑い，CT，MRIなどの精査が必要である。

3) 臨床所見

①検眼鏡所見

　　両眼性に中心窩周囲の毛細血管網の閉塞所見が進行性にみられ，その周囲の毛細血管の拡張と毛細血管瘤がみられる（図7a，7c）。黄斑浮腫は呈さない。また，黄斑部血管の白線化や視神経乳頭の蒼白化がみられることも多い。

②蛍光眼底造影

　　FAでは，黄斑部毛細血管の閉塞所見，およびその周囲の毛細血管の拡張と淡い蛍光漏出がみられる（図7b，7d）。
　　IAでも，黄斑部毛細血管の閉塞所見が検出されるが，蛍光漏出はみられない。

③光干渉断層計（OCT）

　　OCTでは，菲薄化していると報告されている[4]。

4) 鑑別

　　鑑別疾患としては，中心窩の毛細血管が閉塞する疾患，すなわち糖尿病網膜症，陳旧性網膜静脈閉塞症，放射線網膜症が挙げられる。

5) 治療

　　現在のところ，確立した治療法はない。光凝固は無効である。

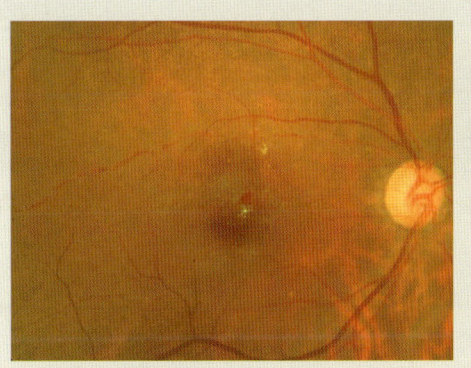

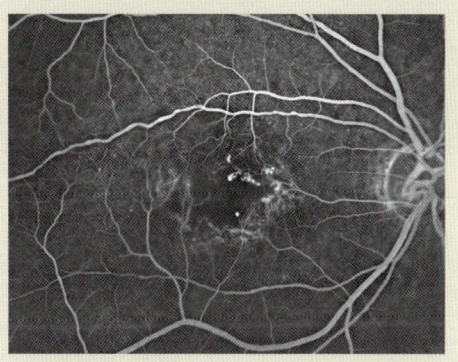

a. カラー眼底写真
中心窩周囲の毛細血管拡張と毛細血管瘤がみられる。

b. aのFA, 1分
中心窩周囲の毛細血管の閉塞が全周にみられ、中心窩無血管域が拡大している。その周囲の毛細血管の拡張と淡い蛍光漏出がみられる。

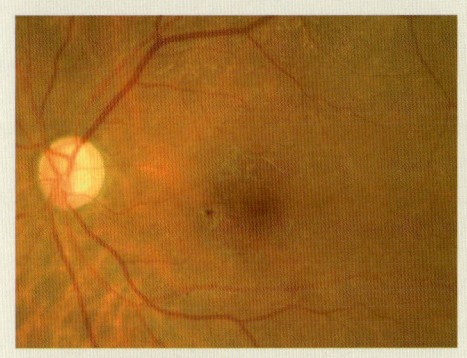

c. カラー眼底写真
右眼と同様に中心窩周囲の毛細血管拡張と毛細血管瘤がみられる。黄斑部血管の白線化もみられる。

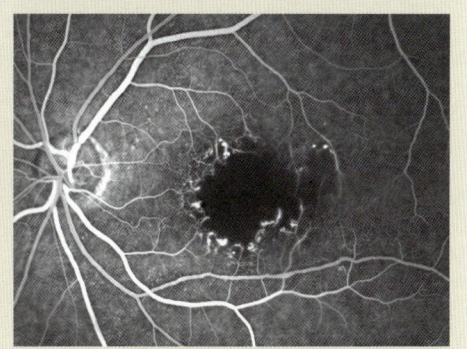

d. cのFA, 31秒
中心窩無血管域は、右眼よりも広範囲である。

図7 閉塞型毛細血管拡張症

文献

1) Gass JD, et al：Idiopathic juxtafoveolar retinal telangiectasis. Arch Ophthalmol. 1982；100：769-80.
2) Gass JD, et al：Idiopathic juxtafoveolar retinal telangiectasis. Update of classification and follow-up study. Ophthalmology. 1993；100：1536-46.
3) Yannuzzi LA, et al：Idiopathic macular telangiectasia. Arch Ophthalmol. 2006；124：450-60.
4) Maruko I, et al：Demographic features of idiopathic macular telangiectasia in Japanese patients. Jpn J Ophthalmol. 2012；56：152-8.
5) Agarwal A：Gass' Atlas of Macular Diseases. 5th ed. vol.1. WB Saunders, 2012, p522-34.
6) Hirano Y, et al：Indocyanine green angiography-guided laser photocoagulation combined with sub-Tenon's capsule injection of triamcinolone acetonide for idiopathic macular telangiectasia. Br J Ophthalmol. 2010；94：600-5.
7) Takayama K, et al：Intravitreal bevacizumab for type 1 idiopathic macular telangiectasia. Eye (Lond). 2010；24：1492-7.

8) Koay CL, et al : Bevacizumab and type 1 idiopathic macular telangiectasia. Eye (Lond) .2011 ; 25 : 1663-5.
9) Wu L, et al : Idiopathic macular telangiectasia type 2 (idiopathic juxtafoveolar retinal telangiectasis type 2A, Mac Tel 2) . Surv Ophthalmol. 2013 ; 58 : 536-59.
10) Charbel Issa P, et al : Macular telangiectasia type 2. Prog Retin Eye Res. 2013 ; 34 : 49-77.
11) Koizumi H, et al : Morphologic features of group 2A idiopathic juxtafoveolar retinal telangiectasis in three-dimensional optical coherence tomography. Am J Ophthalmol. 2006 ; 142 : 340-3.
12) Powner MB, et al : Perifoveal Müller cell depletion in a case of macular telangiectasia type 2. Ophthalmology. 2010 ; 117 : 2407-16.
13) Powner MB, et al : Loss of Müller's cells and photoreceptors in macular telangiectasia type 2. Ophthalmology. 2013 ; 120 : 2344-52.
14) Wong WT, et al : Fundus autofluorescence in type 2 idiopathic macular telangiectasia : correlation with optical coherence tomography and microperimetry. Am J Ophthalmol. 2009 ; 148 : 573-83.
15) Heeren TF, et al : First symptoms and their age of onset in macular telangiectasia type 2. Retina. 2014 ; 34 : 916-9.
16) Meleth AD, et al : Prevalence and progression of pigment clumping associated with idiopathic macular telangiectasia type 2. Retina. 2013 ; 33 : 762-70.
17) Sawa M, et al : Comparison of macular pigment in three types of macular telangiectasia. Graefes Arch Clin Exp Ophthalmol. 2013 ; 251 : 689-96.
18) Chhablani JK, et al : Fundus autofluorescence patterns in type 2A idiopathic juxtafoveolar retinal telangiectasis. Eur J Ophthalmol. 2012 ; 22 : 398-403.
19) Matsumoto Y, et al : Intravitreal bevacizumab therapy for idiopathic macular telangiectasia. Jpn J Ophthalmol. 2010 ; 54 : 320-4.
20) Veloso CE, et al : Intravitreal bevacizumab for type 2 idiopathic macular telangiectasia. Ophthalmic Res. 2013 ; 49 : 205-8.
21) Potter MJ, et al : Photodynamic therapy for subretinal neovascularization in type 2A idiopathic juxtafoveolar telangiectasis. Can J Ophthalmol. 2006 ; 41 : 34-7.
22) Roller AB, et al : Intravitreal bevacizumab for treatment of proliferative and nonproliferative type 2 idiopathic macular telangiectasia. Retina. 2011 ; 31 : 1848-55.

〔川村昭之〕

Ⅱ 疾患解説

⑫ 網膜細動脈瘤

1. 網膜細動脈瘤とは

　網膜細動脈瘤（retinal arteriolar macroaneurysm）は，主要網膜動脈の第3分枝以内に起こる血管瘤で，瘤周囲に滲出性変化や出血を伴う[1]。68～74歳の高齢女性に多く，90％は片眼性，10％は両眼性に発症し，北京の疫学調査では9,000人に1人の発症と推定されている[2]。75％に基礎疾患として高血圧，脂質異常症，糖尿病などの動脈硬化因子がある[2～5]。病態生理は網膜細動脈血管壁に対しての高血圧性変化が主であるため，糖尿病よりも高血圧や脂質異常症のほうが発症のリスクファクターとして強く関連する[6～8]。

2. 臨床症状

　高血圧や糖尿病の定期の眼底検査などで無症候性に発見される細動脈瘤も多い。滲出による浮腫や漿液性網膜剝離，出血が黄斑部に及ぶと急激に高度な視力低下や変視を自覚する。

3. 臨床所見

　眼底所見の特徴として網膜細動脈瘤は後極部の細動脈に好発するが，鼻側にもみられる。滲出性変化は動脈瘤やその周囲の毛細血管瘤から起因した血漿成分が漏出し，浮腫や脂質などが蓄積する。瘤周囲に黄斑浮腫，漿液性網膜剝離，輪状沈着物（硬性白斑）が生じ，瘤の破裂により硝子体出血，内境界膜下出血，網膜前出血，網膜内出血，網膜下出血が出現する（図1a，2a）。その滲出・出血の程度や形，量は症例ごとに異なり，光干渉断層計（OCT）でも確認できる（図1b）。また未破裂の瘤でみられる拍動は，出血のリスクファクターと考えられている[9]。稀に網膜静脈閉塞症や瘤の末梢側に動脈閉塞を合併するときもある。また黄斑下血腫を伴った細動脈瘤破裂では5.3～12.5％に黄斑円孔を合併する。

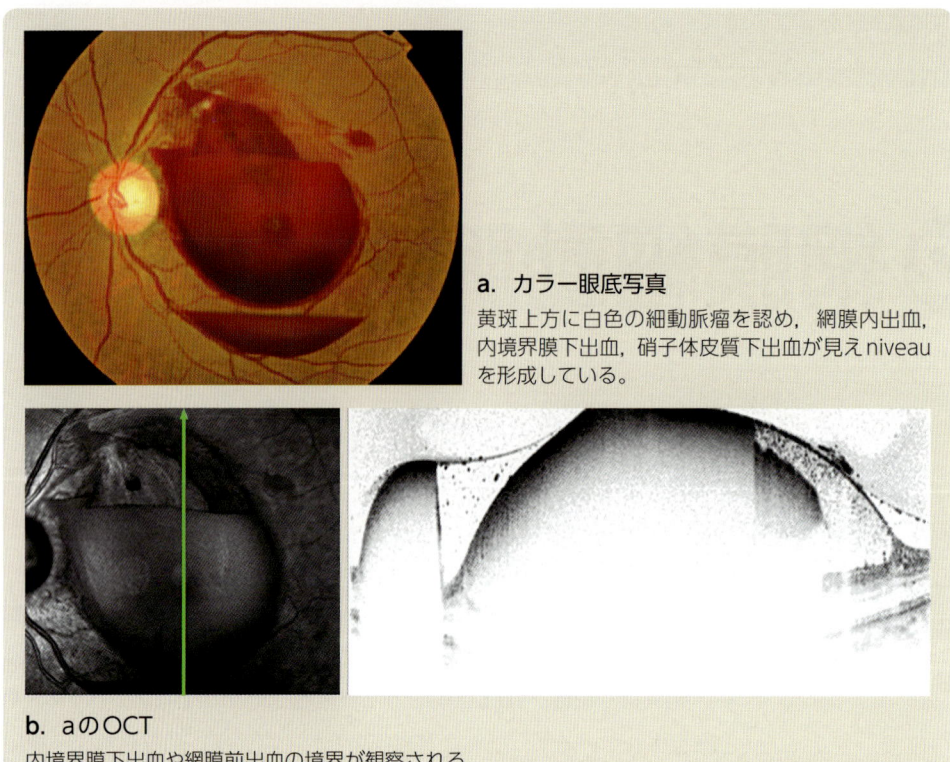

a. カラー眼底写真
黄斑上方に白色の細動脈瘤を認め，網膜内出血，内境界膜下出血，硝子体皮質下出血が見えniveauを形成している。

b. aのOCT
内境界膜下出血や網膜前出血の境界が観察される。

図1　網膜細動脈瘤

4. 診　断

　検眼鏡的には網膜動脈に嚢状・紡錘状に肥厚した動脈瘤がみられれば診断は比較的容易で，瘤に隣接して黄色の粥腫や毛細血管瘤をみることもある。滲出性変化や多量の出血で瘤の存在が不鮮明のときには造影検査が診断に有用であり，全身状態が可能な限り造影検査を行う。フルオレセイン蛍光造影（FA）のみでは瘤が造影されない可能性があるため，必ずインドシアニングリーン蛍光造影（IA）も同時に行う（図2b，2c）。瘤は造影早期には均一な過蛍光を示すが，内壁に血栓があるときには不均一に造影される。後期には血管壁に沿った組織染や瘤からの蛍光漏出が認められる。

5. 鑑　別

　加齢黄斑変性，毛細血管拡張症，網膜静脈閉塞症，網膜血管腫が挙げられる。

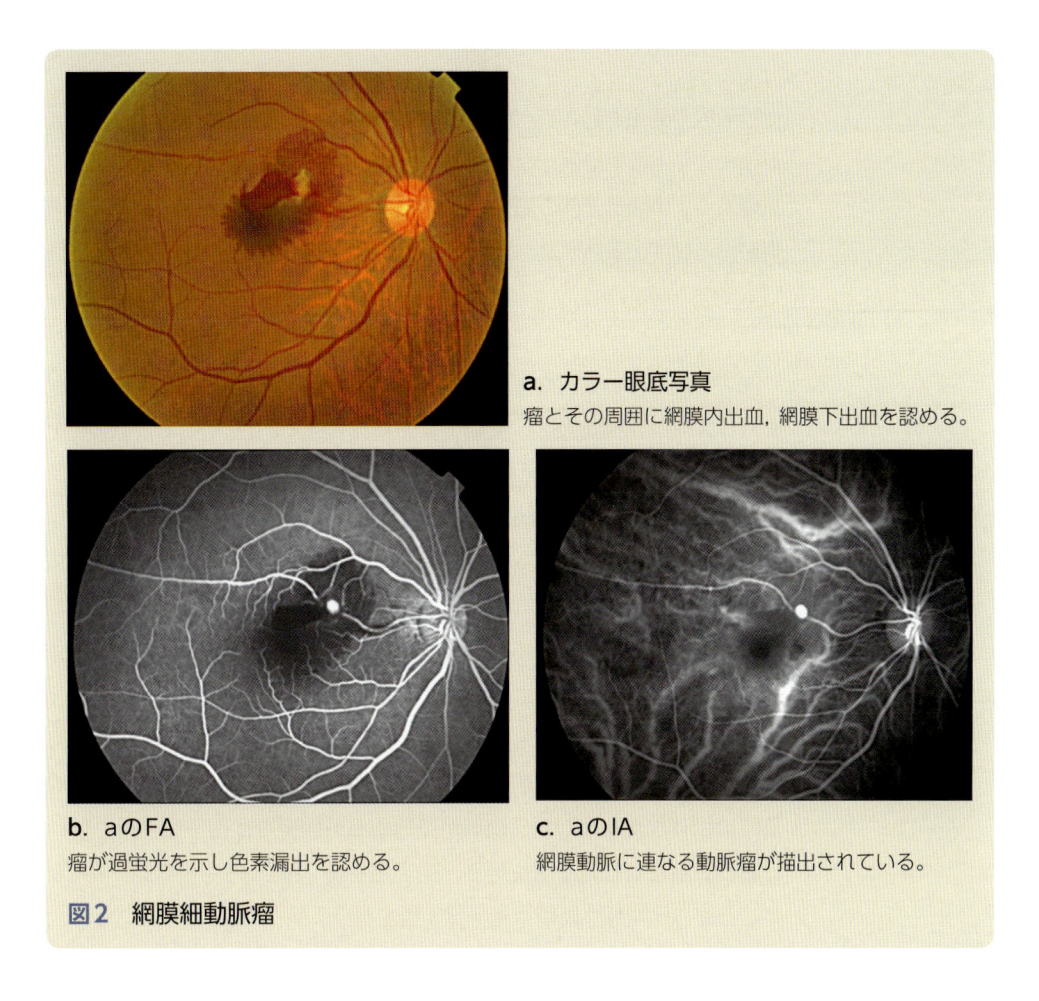

a. カラー眼底写真
瘤とその周囲に網膜内出血，網膜下出血を認める。

b. aのFA
瘤が過蛍光を示し色素漏出を認める。

c. aのIA
網膜動脈に連なる動脈瘤が描出されている。

図2 網膜細動脈瘤

6. 治 療

1) 適応と方針

　まず高血圧，脂質異常症，糖尿病などの全身疾患があれば内科にコンサルトをして治療を行うことが第一である。滲出が認められない場合は，瘤の血栓形成と線維化により自然に瘤が器質化して活動性が落ちつくこともあるため，内科的治療と併せて，血管強化薬の内服で保存的に経過をみる。黄斑に変化が及んでいないかをチェックすることが重要である。中心窩を含んで出血や滲出などみられる場合は治療適応となる。

2) レーザー光凝固

　未破裂の動脈瘤で，滲出が既に黄斑に及んでいれば，動脈瘤に対し直接光凝固を行う。また滲出が黄斑に及んではいないが，今後進行して滲出が黄斑に及びそうな場合も同様に瘤の凝固を行う。凝固条件は大きいスポットサイズ・低エネルギー・長い照射時間で凝固する。具体的には黄色波長，動脈瘤の大きさにもよるが凝固サイズ200〜500μm，凝固時間0.2〜0.5秒，凝固出力100〜200mWを用いる。光凝固は病変部位の血管壁に

血栓形成や硬化を起こし，瘤の活動性を低下させ自然退縮を促し，滲出を抑制する。凝固が強すぎると過剰凝固となり，瘤の破裂や網膜動脈閉塞の合併症を起こす場合があり注意を要する。中間透光体の影響もあるが，ポイントは凝固出力であり，わずかに白色の凝固斑が出る程度に調節する。光凝固後に滲出性変化の改善がなければ追加凝固を行う。

3) 血腫移動術

前房穿刺を行い眼圧を下げておき，毛様体扁平部より100％八フッ化プロパン（C_3F_8）または六フッ化硫黄（SF_6）を硝子体内に注入する。注入後はうつ伏せを行う。うつ伏せの期間は毎日眼底検査を行って出血の周辺への移動の程度を観察しながら決める。眼圧が上昇することもあるため，注入後は眼痛や頭痛の出現には注意する。

4) その他

慢性的な黄斑浮腫による網膜障害や滲出性変化の抑制にトリアムシノロンのテノン嚢下・硝子体注射も併用して行う。また近年，ベバシズマブ硝子体内投与が網膜浮腫や視力の改善に有効との報告もある[10,11]。網膜前出血や内境界膜下出血ではNd：YAGレーザーで硝子体膜や内境界膜を切開し意図的に硝子体出血を起こし，吸収を待つ方法もある。硝子体出血を生じ自然吸収が見込めない症例では硝子体手術を行い，手術中や術後に細動脈瘤に対し光凝固を行う。中心窩を覆う厚い網膜下出血は重篤な視力障害をまねくことから，血腫移動術や硝子体手術を行う。

文献

1) Robertson DM：Macroaneurysms of the retinal arteries. Trans Am Acad Ophthalmol Otolaryngol. 1973；77：56-67.
2) Xu L, et al：Frequency of retinal macroaneurysms in adult Chinese：the Beijing Eye Study. Br J Ophthalmol. 2007；91：840-1.
3) Lewis RA, et al：Acquired arterial macroaneurysms of the retina. Br J Ophthalmol. 1976；60：21-30.
4) Moosavi RA, et al：Retinal artery macroaneurysms：clinical and fluorescein angiographic features in 34 patients. Eye (Lond). 2006；20：1011-20.
5) Panton RW, et al：Retinal arterial macroaneurysms：risk factors and natural history. Br J Ophthalmol. 1990；74：595-600.
6) Rabb MF, et al：Retinal arterial macroaneurysms. Surv Ophthalmol. 1988；33：73-96.
7) Cleary PE, et al：Retinal macroaneurysms. Br J Ophthalmol. 1975；59：355-61.
8) Ross RD, et al：Ideopathic polypoidal choroidal vasculopathy associated with retinal arterial macroaneurysm and hypertensive retinopathy. Retina. 1996；16：105-11.
9) Bleckmann H：Pulsierendes Makroaneurysma einer retinalen Arterie. Klin Monatsbl Augenheilkd. 1983；182：91-3.
10) Pichi F, et al：Intravitreal bevacizumab for macular complications from retinal arterial macroaneurysms. Am J Ophthalmol. 2013；155：287-94.
11) Cho HJ, et al：Intravitreal bevacizumab for symptomatic retinal arterial macroaneurysm. Am J Ophthalmol. 2013；155：898-904.

（北川順久，中静裕之）

II 疾患解説

⓭ 網膜中心動脈閉塞症

1. 網膜中心動脈閉塞症とは

　網膜中心動脈閉塞症(central retinal artery occulusion)は，網膜中心動脈が篩状板付近で閉塞することにより網膜全体の虚血を引き起こし，急激な視力低下を起こす疾患である．全身疾患を伴う60歳代，70歳代の高齢者に発症することが多いが，若年者にも発症する疾患である．1859年，von Greafeは，心内膜炎，多発性全身梗塞に伴う網膜中心動脈閉塞症を初めて報告した．網膜の内層2/3は網膜動脈によって，外層1/3は脈絡膜血管によって栄養されている．網膜中心動脈が途絶すると網膜内層の白濁が生じ，cherry-red spot(桜実紅斑)がみられる．その後，網膜内層の萎縮によって網膜は菲薄化し，視神経乳頭の萎縮が生じる．動物実験では網膜中心動脈を100〜240分以上閉塞すると網膜内層は不可逆性の変化をきたすが，網膜外層には障害はみられない[1〜3]．臨床例では小さな塞栓による不完全動脈閉塞が多いため，発症後24時間以内であれば血流回復によって視機能を改善できる可能性がある[4]．

2. 疫　学

　外来患者1万人に0.85人といわれる[4]．中高年に多く，平均は60歳代で，男性に多い．小児や若年者にも発症する．両眼性発症は，1〜2%の例に認められる．基礎疾患として，糖尿病，高血圧，虚血性心疾患，脳疾患の頻度は健常者と比べて有意に高い[5]．喫煙の頻度も，健常者と比べて有意に高い[5]．

3. 発症機序

　原因は，篩状板付近での網膜中心動脈の血栓形成，塞栓，動脈攣縮があるが，大部分は塞栓と考えられる．塞栓源としては，総頸動脈，内頸動脈の粥状動脈硬化巣から飛来する血栓性塞栓が頻度として高い．心腔内塞栓源としては，細菌性心内膜炎の細菌塊，心臓粘液腫などの腫瘍も原因となる．弁膜症，心房細動，陳旧性心筋梗塞などに伴って

生じる心腔内血栓も原因となる．若年者では，全身性の血管炎などの基礎疾患がみられることが多いが，血管壁，血流および血液レオロジーの異常が関連している．

　内頸動脈，眼動脈の閉鎖があると，眼球への血流が慢性的に低下して眼虚血症候群を生じる．虹彩新生血管，血管新生緑内障を生じることが多い．網膜中心動脈閉塞症を合併することがある[6]．

　網膜中心静脈閉塞症が生じると，静脈のうっ滞のため動脈の流入障害が生じ，網膜中心動脈閉塞症を合併することがある[7)8]．

4. 臨床症状

　健康な眼に疼痛もなく，突然視力障害が起こる．視力は通常，手動弁から光覚弁に低下する[9~11]．前兆として，一過性視力障害(amaurosis fugax)を自覚していることがある[12]．急激な視力低下の様子は，灰色，時には色彩のある霧が突然視界を覆い，やがて暗黒になるという．その際，病歴の正確な聴取が重要である．多くは血栓性閉塞で，罹患眼が見えなくなった月日のみならず，時刻まで患者は覚えていることが多い．たとえば，「それまで見えていた眼が，10月1日の朝9時30分に突然見えなくなった」というような訴えをする[13]．脈絡膜や視神経血管系の循環障害を合併した例では，稀ではあるが光覚がなくなる例がある[9]．瞳孔の直接対光反射は，消失するか減弱する．稀に毛様網膜動脈が健在であれば，視力が保たれることもある．

　高血圧，糖尿病，脂質異常症(高脂血症)などの生活習慣病はリスクファクターである．喫煙の有無とともに，これらの生活習慣病と診断されているか，治療中であるかを問診する．本症は血栓症でもあることから，先天性血栓性素因を有する患者に発症する場合もある．血栓症である脳梗塞，心筋梗塞，下肢静脈血栓症，肺梗塞，流産既往などについての病歴も確認しておく．

5. 臨床所見

1) 検眼鏡所見，光干渉断層計(OCT)

　検眼鏡所見で，特徴的なcherry-red spotがみられれば，診断は容易である[14](図1)．cherry-red spotは，虚血白濁した黄斑部網膜の中央に網膜内層を欠く中心窩の赤色色調がみられるものである．網膜の白濁は，網膜浮腫ではなく，網膜内層の神経線維の腫脹と，神経節細胞のミトコンドリアの腫脹と細胞質内小器官のため腫大したもので，虚血による軸索輸送の障害を示している．神経線維と神経節細胞が存在しない中心窩では，後方の脈絡膜の色調が透見されて赤色調を保ちcherry-red spotとなる．

　高度の閉塞例では，動脈の著しい狭細化がみられ，多数の微小な血柱が顆粒状を示し，ゆっくり流れる分節状血流(box-carringあるいはsegmentation of the blood

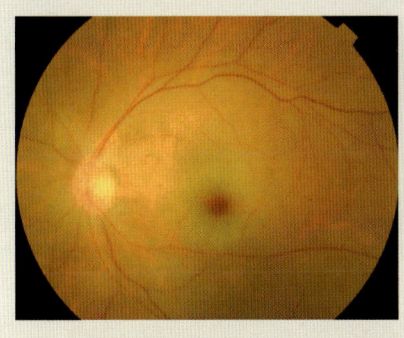

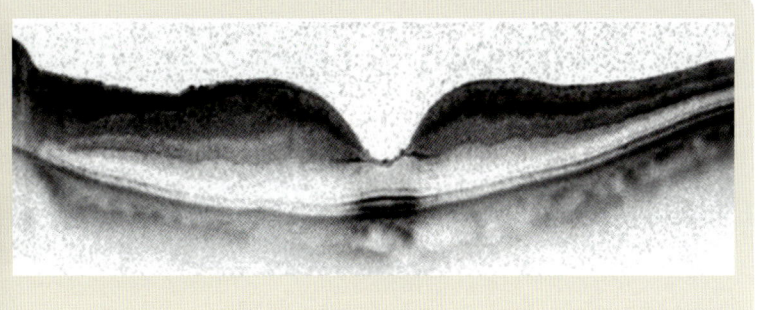

図1 発症1日目のcherry-red spot所見とOCT
視力は手動弁である。網膜は浮腫状に白濁し，特に黄斑部周囲に強い。中心窩は網膜内層の神経要素がないため円形の赤色点としてみられ，cherry-red spotの所見を示す。OCTでは，網膜内層が肥厚し高反射帯となっている。

column）がみられる。網膜動脈に栓子（retinal embolus）を認めることが20〜40％程度ある[4)5)]。よくみられるのはbright orange yellowを示す光輝小斑（bright plaque；Hollenhorst plaque[15)]）で，コレステロールの複屈折性結晶である。コレステロール栓子は頸動脈の粥状動脈硬化病巣由来で，小さいため動脈閉塞も不完全である。血小板栓子によるものは乳白色の円柱状を示し，白色栓子（white plaque）と呼ばれる[16)]。栓子は，末梢のほうに移動することがしばしばある。

毛様網膜動脈（cilioretinal artery）は，脈絡膜系の血管が網膜にみられる先天異常で10〜20％に存在し，黄斑部を栄養している。このような症例では，その領域の網膜は正常の色調を示すが視力が0.2以下である[4)]。

cherry-red spot所見は，経時的に変化する（図2）。cherry-red spotは，発症1週間で88％，2週間で59％，3週間で47％，4週間で19％の症例にみられる。一般的には発症4〜6週で消失するが，17％の例では1カ月にも残存すると報告されている[14)]。閉塞してから比較的早期（〜24時間）では，動脈狭細のみで網膜の白濁は少なく，cherry-red spotは明瞭ではない。OCTで網膜内層は肥厚し高反射帯を示すため診断に有用である。1〜3日すると，網膜が白濁しcherry-red spotは明瞭となる。OCTで網膜内層はさらに肥厚し高反射帯を示す。4〜6週で，網膜の白濁はなくなりcherry-red spotは確認できなくなる。OCTで網膜内層は著しい菲薄化がみられる。

数カ月後にcherry-red spot所見がなくなると，網膜中心動脈閉塞症であったという痕跡は眼底検査ではっきりしなくなる。視神経乳頭の萎縮（91％），乳頭周囲の網膜動脈白線化（58％），毛様網膜動脈との吻合（18％），黄斑部色素上皮の萎縮（11％）が生じ[4)]，眼底の色調は暗褐色を示すのみとなる（図3）。しかし，OCTで著明な網膜内層の菲薄化，網膜電図（electroretinogram：ERG）で後述する特徴的な所見が認められれば，過去に本症を発症したという証拠になる。

特殊な例として，軟性白斑が多発している場合がある（図4）。不完全閉塞（一過性網膜中心動脈閉塞症）による所見と解釈されている。後日，網膜中心動脈閉塞症に移行することがあるため，原因精査を行っておく。

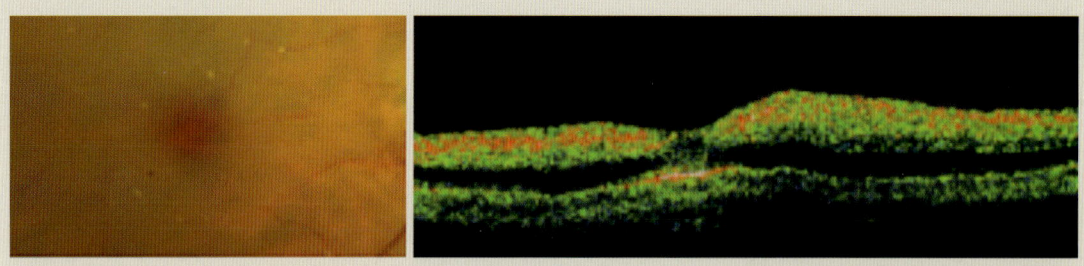

発症1日目ではcherry-red spotは明瞭でないが，OCTで網膜内層は肥厚し高反射帯となっている。

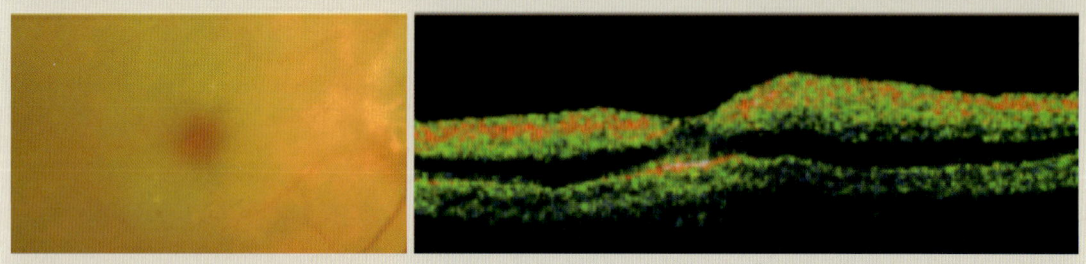

発症4日目ではcherry-red spotは明瞭であり，OCTで網膜内層はさらに肥厚し高反射帯となっている。

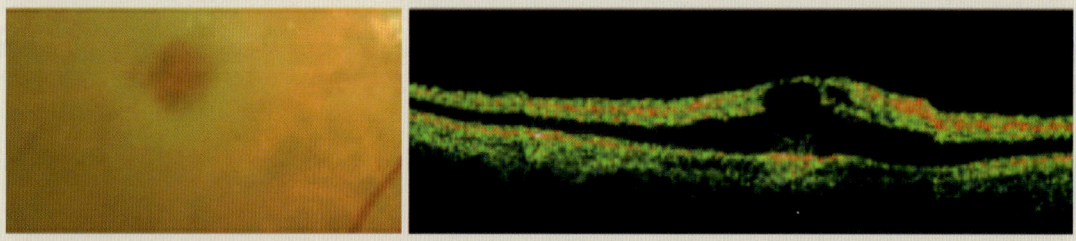

発症16日目ではcherry-red spotはまだ残っている。OCTで黄斑浮腫が形成され，網膜内層は消失している。

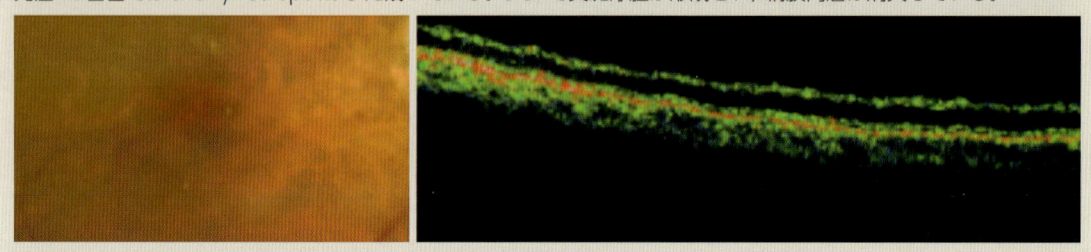

発症56日目ではcherry-red spotはなくなり，OCTで網膜内層は著しく菲薄化している。

図2 cherry-red spotとOCT所見の経時的変化

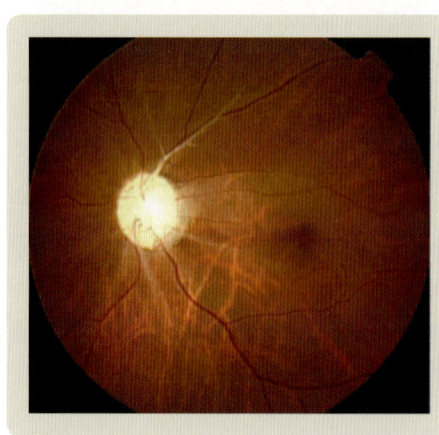

図3 発症3カ月
視神経乳頭の萎縮，動脈の著しい狭細化，乳頭周囲の網膜動脈，静脈の白線化が生じている。眼底の色調は暗褐色を示す。

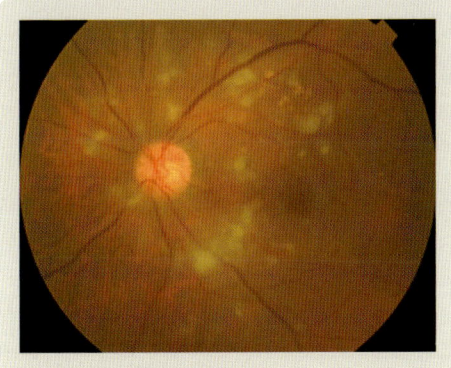

図4　軟性白斑多発例
軟性白斑が多発している。不完全閉塞による所見として解釈されている。

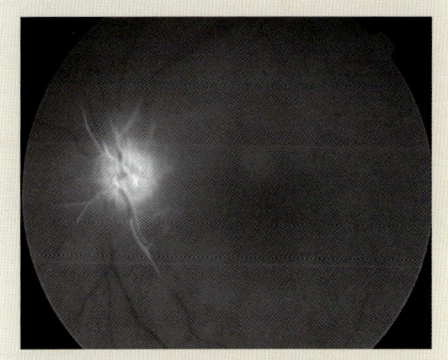

図5　FA, 1分4秒
造影1分4秒後になって、網膜中心動脈が造影される。

2) フルオレセイン蛍光造影 (FA)

本症を確認するために、FA検査を行う (図5)。早期像を撮影し、網膜中心動脈が造影されるまでの時間を確認する。正常眼では10数秒で網膜動脈に蛍光が出現するが、20秒以上～数分まで延長する。一方、正常な造影パターンを示す症例では、既に閉塞が解除されて血流が回復しているわけで、前房穿刺などの治療は必要ない。

本症の特徴的所見を以下に示す[17]。

①網膜動脈、静脈に流入時間の著しい遅延や流入欠損が認められる。②乳頭の毛様体系の血流から逆流造影 (retrograde filling) がみられることがある。③毛様網膜動脈からの逆流造影がみられることがある。④検眼鏡的にみられる数珠状血流は、蛍光像では顆粒状を示す。⑤主幹動脈からの分枝は、特有のひげ様の造影像を示す。網膜中心動脈閉塞症では、脈絡膜は正常に造影される。

3) 網膜電図 (ERG)

通常の暗順応下、強力白色閃光刺激で記録するbright flash ERGでは、ほぼ正常のa波と著しく減弱したb波がみられる[18～21]。a波は視細胞の反応を示し、b波は網膜内層の電気活動を反映する。本症では、網膜動脈によって栄養される網膜内層のみが障害されるためである。

ERG検査の特徴を以下に示す。①b波の著明な振幅減少。②律動様小波の減弱または消失。③a波は正常、早期視細胞電位 (ERP) も正常にみられ、網膜内層の虚血性変化を示す。a波は、高度の視力障害にもかかわらず正常である。したがって、b/a比が1以下のnegative typeとなる。

4) 眼球電図 (EOG)

眼球電図 (electro-oculogram：EOG) では、①light riseの低下 (L/D比の低下)、②base valueの減少がみられる。

5) 視野検査

視野検査では，中心暗点が指摘されている。Hayrehらは260眼の経験から，網膜中心動脈閉塞症の例では，51.9％の例で周辺視野しか残存していなかったと報告している[10]。周辺視野は，一過性網膜中心動脈閉塞症の例では62.9％，網膜中心動脈閉塞症の例では22.1％で正常に保たれていたと報告している[10]。

6. 治　療

発症後24時間以内であれば，血栓を末梢に押し流す目的で，約20分の眼球マッサージを行う[4]。眼圧の低下と眼灌流圧増大を目的として，前房穿刺を行う[4]。ただし，効果については明らかでない[22,23]。血管拡張を目的として，麻酔科に依頼して星状神経節ブロックを行うこともある。網膜虚血の改善と血管拡張を目的として，抗血小板薬，血管拡張薬の投与も行われている[24,25]。発症後しばらくの期間は，虚血神経細胞の賦活を目的として高圧酸素療法も行われることがある。血栓溶解効果を期待して，2010年にEuropian Assessment Group for Lysis in the Eye (EAGLE) Study Groupが組織プラスミノゲンアクチベータを動脈内投与した研究を報告している[26]。その結果は，視力改善が対照群60.0％，治療群57.1％で，有用性は認められていない。その理由として，塞栓が必ずしも血栓とは限らないこと，投与した薬剤が血管閉塞部位に到達する可能性が低いことなどが指摘されている。さらに，脳内出血のリスクも問題となっている。

約20％の例で虹彩新生血管，1.8～2.5％の例で血管新生緑内障を発症する[5,27,28]。虹彩新生血管の発症は平均4～5週で，網膜中心静脈閉塞症の平均5カ月に比べると早い[4]。虹彩新生血管の65％は，汎網膜光凝固が効果を示す[29]。

7. 原因精査

その後，塞栓の原因精査を目的に検査を開始する。頸動脈の粥状動脈硬化や閉塞の有無をみるための頸動脈エコー検査を行う。同側の内頸動脈狭窄（50％以上）は31％の例で，内頸動脈プラークは71％の例でみられる[5]。心腔内血栓や弁膜症確認のために心エコーを行う。心腔内塞栓源は51％の例でみられる[5]。異常があれば脳神経外科や循環器内科に早めに相談する。MRA検査で，頸動脈エコーではとらえられない頭蓋内での内頸動脈系の狭窄の有無を確認する。

8. 予　後

発症7日以内に視力の回復が得られることがある。Hayrehらは260眼の経験から，一過性網膜中心動脈閉塞症の例では82％，毛様網膜動脈が温存された例では67％，網

膜中心動脈閉塞症の例では22％で視力の回復が得られたと報告している[10]。中心視野の回復は，一過性網膜中心動脈閉塞症の例では39％，毛様網膜動脈が温存された例では25％，網膜中心動脈閉塞症の例では21％に認められたとしている。周辺視野の回復は，一過性網膜中心動脈閉塞症の例では39％，網膜中心動脈閉塞症の例では39％に認められたと報告している[10]。

閉塞が不完全で，早期の血流再開が可能であった場合に，良好な視力を得る症例がある。Yuzuriharaらは，網膜中心動脈閉塞症23眼の結果から，3カ月以上の経過観察で，0.1未満は61％，0.1〜0.4は17％，0.5以上は22％であったと報告している[11]。

本症は，動脈硬化を基盤とする血栓塞栓疾患である。血圧管理，脂質異常症（高脂血症）などに注意して，定期健診を受けることが重要である。

文献

1) Hayreh SS, et al：Central retinal artery occlusion and retinal tolerance time. Ophthalmology. 1980；87：75-8.
2) Hayreh SS, et al：Central retinal artery occlusion. Retinal survival time. Exp Eye Res. 2004；78：723-36.
3) Hayreh SS, et al：Optic disk and retinal nerve fiber layer damage after transient central retinal artery occlusion：an experimental study in rhesus monkeys. Am J Ophthalmol. 2000；129：786-95.
4) Patel PS, et al：Retinal artery obstructions. Retina. 5th ed. Ryan SJ, et al, ed. Elsevier/Saunders, 2013, p1012-25.
5) Hayreh SS, et al：Retinal artery occlusion：associated systemic and ophthalmic abnormalities. Ophthalmology. 2009；116：1928-36.
6) Douglas DJ, et al：The association of central retinal artery occlusion and extracranial carotid artery disease. Ann Surg. 1988；208：85-90.
7) Richards RD：Simulataneous occlusion of the central retinal artery and vein. Trans Am Ophthalmol Soc. 1979；77：191-209.
8) Iijima H, et al：Combined occlusion of the central retinal artery and vein. Jpn J Ophthalmol. 1994；38：202-7.
9) Brown GC, et al：Central retinal artery obstruction and visual acuity. Ophthalmology. 1982；89：14-9.
10) Hayreh SS, et al：Central retinal artery occlusion：visual outcome. Am J Ophthalmol. 2005；140：376-91.
11) Yuzurihara D, et al：Visual outcome in central retinal and branch retinal artery occlusion. Jpn J Ophthalmol. 2004；48：490-2.
12) Hayreh SS, et al：Amaurosis fugax in ocular vascular occlusive disorders：prevalence and pathogeneses. Retina. 2014；34：115-22.
13) 飯島裕幸：網膜血管病．どう診る？どう治す？中高年の眼疾患．湯澤美都子，編．メジカルビュー社，2008, p188-223.
14) Hayreh SS, et al：Fundus changes in central retinal artery occlusion. Retina. 2007；27：276-89.
15) Hollenhorst RW：Significance of bright plaques in the retinal arterioles. Trans Am Ophthalmol Soc. 1961；59：252-73.
16) 萩田勝彦：Bright plaque光輝小斑．図説 高血圧・糖尿病とその眼底．松井瑞夫，編著．金原出版，1993, p92-6.

17) David NJ, et al：Fluorescein angiography in central retinal artery occlusion. Arch Ophthalmol. 1967；77：619-29.
18) Yotsukura J, et al：Correlation of electroretinographic changes with visual prognosis in central retinal artery occlusion. Ophthalmologica. 1993；207：13-8.
19) Machida S, et al：Predominant loss of the photopic negative response in central retinal artery occlusion. Am J Ophthalmol. 2004；137：938-40.
20) 渡辺郁緒：網膜血管病変の電気生理，眼科MOOK 14，眼と電気生理．田沢　豊，編．金原出版，1980，p71-86.
21) Matsumoto CS, et al：Photopic negative response reflects severity of ocular circulatory damage after central retinal artery occlusion. Ophthalmologica. 2009；223：362-9.
22) Atebara NH, et al：Efficacy of anterior chamber paracentesis and Carbogen in treating acute non-arteritic central retinal artery occlusion. Ophthalmology. 1995；102：2029-34.
23) Fieß A, et al：Anterior chamber paracentesis after central retinal artery occlusion：a tenable therapy? BMC Ophthalmol. 2014；14：28.
24) Varma DD, et al：A review of central retinal artery occlusion：clinical presentation and management. Eye (Lond) . 2013；27：688-97.
25) Cugati S, et al：Treatment options for central retinal artery occlusion. Curr Treat Options Neurol. 2013；15：63-77.
26) EAGLE-Study Group：Central retinal artery occlusion：local intra-arterial fibrinolysis versus conservative treatment, a multicenter randomized trial. Ophthalmology. 2010；117：1367-75.
27) Hayreh SS, et al：Ocular neovascularization with retinal vascular occlusion．Ⅱ．Occurrence in central and branch retinal artery occlusion. Arch Ophthalmol. 1982；100：1585-96.
28) Duker JS, et al：Iris neovascularization associated with obstruction of the central retinal artery. Ophthalmology. 1988；95：1244-50.
29) Duker JS, et al：The efficacy of panretinal photocoagulation for neovascularization of the iris after central retinal artery obstruction. Ophthalmology. 1989；96：92-5.

（眞鍋　歩，島田宏之）

Ⅱ 疾患解説

⓮ 傾斜乳頭症候群

1. 傾斜乳頭症候群とは

　1976年，Youngらは，傾斜乳頭症候群(tilted disc syndrome)は視神経乳頭の先天異常で，①視神経乳頭傾斜，②先天(下方)コーヌス，③下方後部ぶどう腫，④上方ないし上耳側視野の沈下，⑤近視性斜乱視が特徴であると報告した[1]。頻度は1.6%と報告されているが，近視の頻度の高いアジア人ではさらに多いと考えられる。80%が両眼性である。眼球下半分の低形成が原因であり，下方ぶどう腫に合併した下方コーヌスが，視神経乳頭を巻き込むと傾斜乳頭になる。通常は，視神経乳頭の内下方に欠損部位があり，コーヌス内には脈絡膜，網膜色素上皮を認めない。かつては頭蓋内病変との鑑別が重要視されてきたが，頭頸部画像診断が容易になった今日では，症候群として扱う意義は乏しく，乳頭異形成の一所見として理解されている。しかし，後部ぶどう腫の境界領域が中心窩を通る場合には，種々の黄斑合併症が起こる可能性がある。その他，前部虚血性視神経症，神経膠腫，頭蓋咽頭腫，頭蓋骨癒合，Ehlers-Danlos症候群の合併が報告されている。

2. 臨床症状

　通常は無症候性であり，健診などで偶然に見つかることが多い。病的近視の視神経と異なり，傾斜乳頭は経時的に変化しないため，先天的な視野欠損も進行せず黄斑病変を伴わなければ視力予後も良い。黄斑病変を伴うと視力低下，中心暗点，変視症，コントラスト感度の低下などをきたす。黄斑病変には漿液性網膜剝離[2,3]，典型脈絡膜新生血管(classic choroidal neovascularization：classic CNV)，ポリープ状脈絡膜血管症(polypoidal choroidal vasculopathy：PCV)[3-5]の合併が報告されている。

3. 臨床所見

1) 検眼鏡所見

検眼鏡的な特徴を把握すれば診断は容易である。乳頭は，視神経乳頭の垂直経線が傾斜していて乳頭の上耳側部分が下鼻部分よりも硝子体に突出し，乳頭逆位（視神経上での網膜中心動静脈の出入りの部位が通常とは逆の耳側にある）がみられる。下方コーヌスを伴う，下方の眼底は後部ぶどう腫のため，近視化し豹紋状を呈する（図1，図2a）。後部ぶどう腫の上方の境界は黄斑を横切ることが多く，この境界に帯状の網膜色素上皮の萎縮を生じる。

2) 眼底自発蛍光（FAF）

下方ぶどう腫の上方境界部位における網膜色素上皮萎縮の萎縮範囲の描出に有用である（図2b）。

3) 光干渉断層計（OCT）

OCTで，後部ぶどう腫内の中心窩の脈絡膜菲薄化と強膜肥厚を認める[2]。中心窩下脈絡膜厚は，正常眼では約250μm[6]，傾斜乳頭症候群では約150μm[2]，強度近視では約90μm[7]と報告されており，菲薄化は強度近視の場合よりは軽度である。傾斜乳頭症候群では，後部ぶどう腫のため，通常のOCTでは黄斑部の撮影が難しい場合がある。可能であれば長波長光源（1,060nm）を用いたスウェプトソースOCT（swept-source OCT：SS-OCT）もしくは深部強調画像OCT（enhanced depth imaging OCT：EDI-OCT）の脈絡膜モードで撮影するのが望ましい。

4) フルオレセイン蛍光造影（FA）・インドシアニングリーン蛍光造影（IA）

FAで後部ぶどう腫と健常部の境界領域に網膜色素上皮萎縮に一致した，窓陰影（window defect）による帯状の過蛍光を認める（図2c）。IAでは，網膜色素上皮萎縮の範囲に脈絡毛細血管板の閉塞を示す低蛍光を認め，後期に脈絡毛細血管板の萎縮の周囲に脈絡膜血管の透化性亢進を示す過蛍光がみられることがあり，傾斜乳頭症候群の特異な血行動態を反映している[4]（図2d）。

5) その他

近視や乱視などの屈折異常を伴うことが多い。近視は−4.5D程度で，眼軸は25mm程度である[2]。白内障手術の眼軸測定では，ばらつきが生じやすいため注意が必要である。後部ぶどう腫の部位に対応した視野は屈折暗点と，網膜色素上皮萎縮および脈絡毛細血管板の萎縮による感度低下を示す。

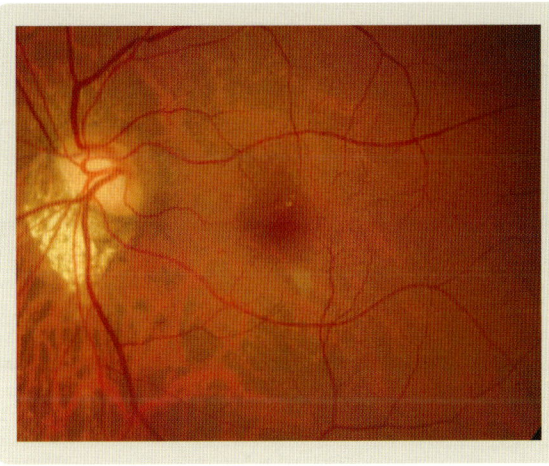

図1 典型的な傾斜乳頭（左眼眼底写真）

視神経乳頭は下方に傾斜し横長楕円形となっている。上方と比較して下方は後部ぶどう腫のため脈絡膜血管が明瞭に観察できる。

6) 黄斑合併症

①漿液性網膜剥離

　傾斜乳頭症候群に伴い，黄斑部にFAでは明らかな漏出点を認めない網膜剥離を伴うことが多い（図2）。漿液性網膜剥離はdome-shaped macula[8]やuveal effusion（ぶどう膜滲出）に認められる黄斑部強膜の局所的な肥厚に伴う網膜剥離に類似する[2]。原因には2説ある。第一は黄斑の強膜の肥厚に伴う流出障害により行き場を失った眼内液が，内径が細くなり数が減少した脈絡膜静脈の虚血性変化のために二次的に萎縮した網膜色素上皮の血液網膜関門の破綻部位を通って，脈絡膜から網膜下腔に漏出して網膜剥離になるものである。第二は慢性型中心性漿液性脈絡網膜症（central serous chorioretinopathy：CSC）と類似した機序によって[3,4]傾斜乳頭症候群に網膜剥離を伴うもので，伴わないものや正常眼に較べて脈絡膜厚が厚い[2]傾向にある。

②典型脈絡膜新生血管（classic CNV）

　50歳以上の傾斜乳頭症候群では，後部ぶどう腫の境界領域に網膜色素上CNVを認めることがある。CNVは小型で検眼鏡的には灰白色隆起病巣として観察され，周囲に網膜下出血や漿液性網膜剥離，硬性白斑を伴うことが多い。FAでは早期から過蛍光を示し，旺盛な蛍光漏出を認める。

③ポリープ状脈絡膜血管症（PCV）

　後部ぶどう腫の境界領域にPCVが発生することがある。PCVは小型のポリープ病巣を1個ないし数個認めるものから，大きな異常血管網の先に複数のポリープ病巣を認めるものまで様々な病態を示す（図3）。

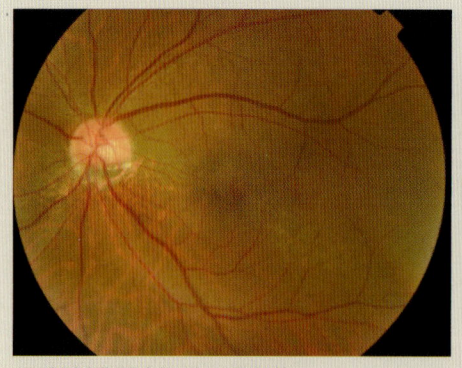

a. 傾斜乳頭症候群の眼底所見
視神経乳頭は下方に傾斜し横長楕円形となっている。乳頭から黄斑部にかけて網膜色素上皮萎縮がみられ，下方は後部ぶどう腫となり後方に突出している。

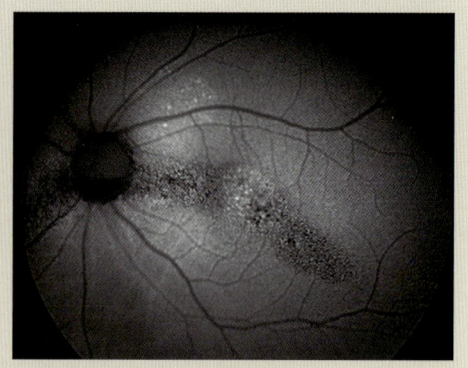

b. aのFAF
網膜色素上皮萎縮部は低蛍光を示す。

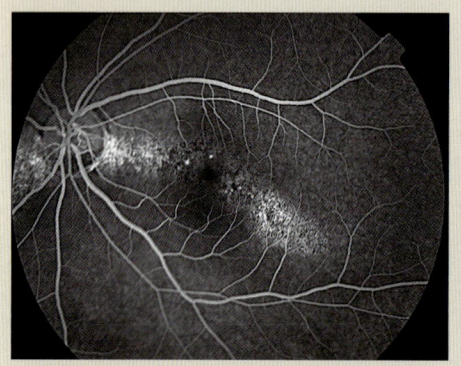

c. aのFA
乳頭から黄斑部を結ぶ下方ぶどう腫の境界に一致して網膜色素上皮萎縮を示すwindow defectによる帯状の過蛍光を認める。

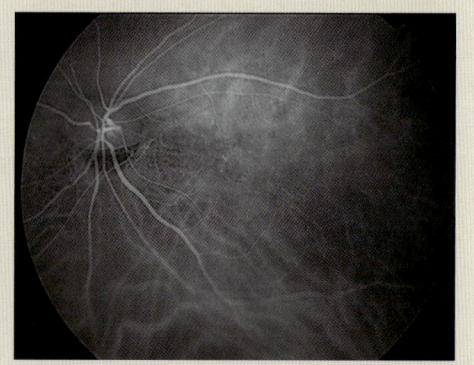

d. aのIA
網膜色素上皮萎縮の範囲に脈絡毛細血管板の閉塞があることを示す低蛍光を認める。

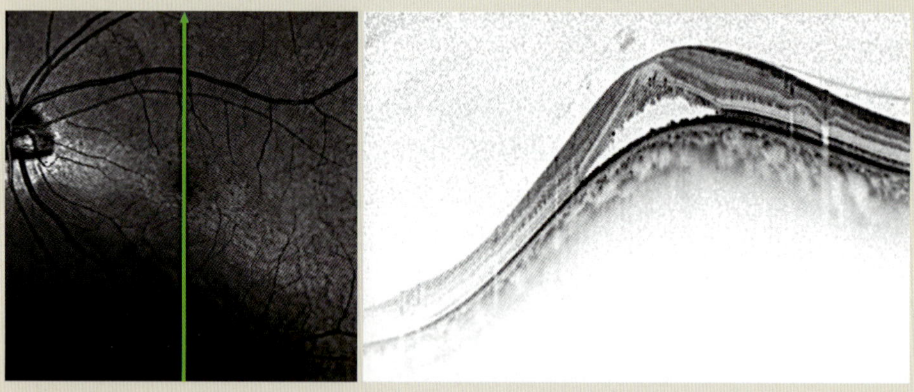

e. aのOCT
後部ぶどう腫の後方への突出がある。正常との境界域が黄斑にあり，黄斑部はdome-shaped maculaを示し，限局した網膜剥離を認める。

図2　漿液性網膜剥離

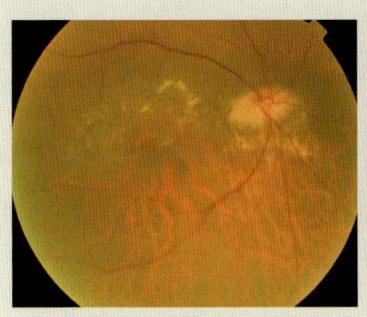

a. 傾斜乳頭症候群の眼底所見
後部ぶどう腫との境界領域に橙赤色隆起病巣を複数認める。

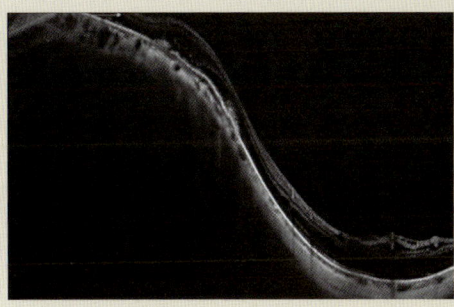

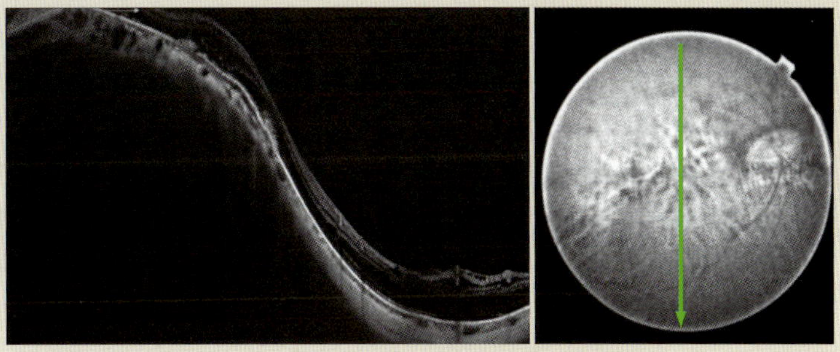

b. aのSS-OCT
脈絡膜が鮮明に描出されている。後部ぶどう腫の後方への突出と境界部での強膜の菲薄化および後部ぶどう腫部での強膜の肥厚を認める。

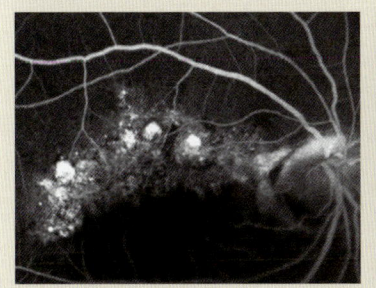

c. aのFA
下方ぶどう腫の境界にwindow defectを認める。ポリープ状病巣が強い過蛍光を示し，偽classic CNVを呈している。

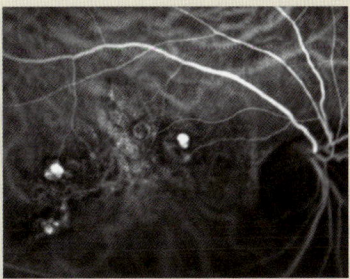

d. aのIA早期
ポリープ状病巣と異常血管網は過蛍光を，萎縮病巣は帯状に低蛍光を示している。

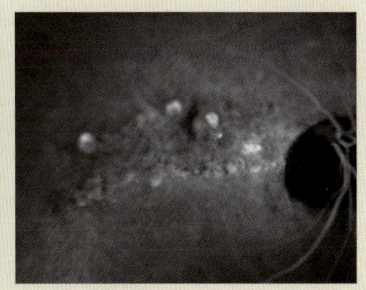

e. aのIA後期
ポリープ状病巣は色素の漏れを示す。

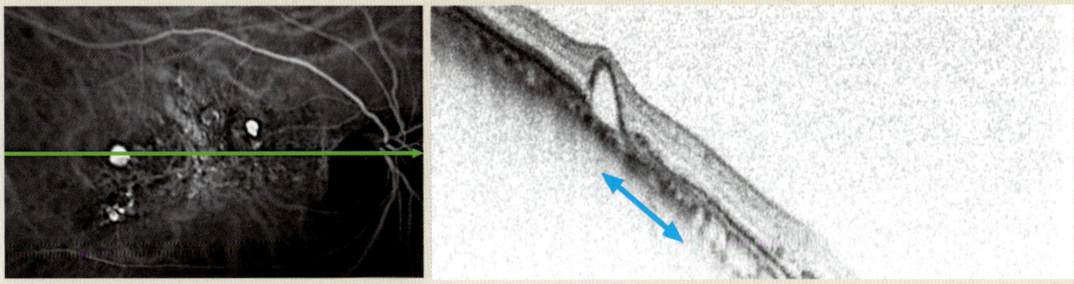

f. aのOCT
ポリープ状病巣は急峻な網膜色素上皮の立ち上がりを示している。ポリープ状病巣に接して網膜色素上皮は不整で，double layer sign（⬌）を呈している。

図3 ポリープ状脈絡膜血管症（PCV）合併症例

4. 鑑 別

　　鑑別を要するのは，うっ血乳頭と緑内障である。乳頭の不釣り合いな所見が一見，うっ血乳頭様にみえる場合があり，加えて両眼性の場合両耳側半盲様の視野を呈するため，視交叉病変との鑑別が必要な場合がある。傾斜乳頭で乳頭陥凹が存在する場合，下方の辺縁は消失していることが多く，ブエルム（Bjerrum）暗点の部位の視野感度低下，下方の視神経線維の菲薄化を認めるため，緑内障と診断されていることが少なくない。経過を観察し，進行性がないことで鑑別ができる。また，乳頭の変化の割に視野異常が軽微であることも参考になる。

5. 治 療

1) 適応と方針

　　通常，後部ぶどう腫の境界領域に色素上皮の萎縮を認めるが，自覚症状がなければ経過を観察する。黄斑病変による症状が出現した場合には治療を考慮する。

2) 漿液性網膜剝離

　　造影検査で漏出点が明らかでないことが多いが，明らかな場合でもCSCのようにレーザー治療が奏効する可能性は低い[9]。自然寛解は少なく[10]，寛解しても再発することがある。解剖学的な構造上の問題と考えられ，光線力学療法（photodynamic therapy：PDT）は無効[3]である。抗VEGF薬を投与した報告も散見されるが，病態を考えると推奨できる治療法ではない。

3) 脈絡膜新生血管（CNV）およびポリープ状脈絡膜血管症（PCV）

　　CNVあるいはPCVを疑った場合には，活動性を把握するためにFA，IA，OCT検査を行う。活動性の病巣が確認された場合，放置すれば視力予後が不良になるため，強度近視のCNV治療に準じて抗VEGF薬の投与を行う。

文 献

1) Young SE, et al：The tilted disk syndrome. Am J Ophthalmol. 1976；82：16-23.
2) Maruko I, et al：Morphologic choroidal and scleral changes at the macula in tilted disc syndrome with staphyloma using optical coherence tomography. Invest Ophthalmol Vis Sci. 2011；53：8763-8.
3) Mauget-Faÿsee M, et al：Polypoidal choloidal vasculopahty in tilted disc syndrome and high myopia with staphyloma. Am j Ophthalmol. 2006；142：970-5.
4) Nakanishi H, et al：Macular complications on the border of an inferior staphyloma associated with tilted disc syndrome. Retina. 2008；28：1493-501.

5) 佐々木奈々, 他：傾斜乳頭症候群にポリープ状脈絡膜血管症を合併した2症例. 眼科臨床紀要. 2010；3：785-9.
6) Maruko I, et al：Subfoveal choroidal thickness in fellow eyes of patients with central serous chorioretinopathy. Retina. 2011；31：1603-8.
7) Fujiwara T, et al：Enhanced depth imaging optical coherence tomography of the choroid in highly myopic eyes. Am J Ophthalmol. 2009；148：445-50.
8) Imamura Y, et al：Enhanced depth imaging optical coherence tomography of the sclera in dome-shaped macula. Am J Ophthalmol. 2011；151：297-302.
9) Leys AM, et al：Subretinal leakage in myopic eyes with a posterior staphyloma or tilted disc syndrome. Retina. 2002；22：659-65.
10) Cohen SY, et al：Macular serous retinal detachment caused by subretinal leakage in tilted disc syndrome. Opthalmology. 1998；105：1831-4.

〔平山真理子〕

Ⅱ 疾患解説

⑮ 乳頭ピット黄斑症候群

1. 乳頭ピット黄斑症候群とは

　視神経乳頭ピット（小窩）は視神経乳頭の先天異常の1つであり，眼杯裂閉鎖不全が関与していると考えられている。巨大乳頭や網膜コロボーマなどの視神経乳頭異常を合併しやすい。視神経乳頭ピットに伴う網膜剝離を乳頭ピット黄斑症候群（pit-macular syndrome）と呼ぶ。その網膜下液の起源には硝子体液，くも膜下腔からの脳脊髄液の流入などが考えられているが，意見の統一はない。光干渉断層計（optical coherence tomography：OCT）の進歩により病態の解明は進んでいるが全容は明らかでない。

　治療にはガス注入，視神経乳頭周囲への光凝固術が以前は行われていたが，最近では硝子体手術の有用性が報告されている。しかし，自然経過で改善することもあり治療方法は確立されていない。

2. 疫　学

　視神経乳頭ピットは11,000眼に1眼の発症率と推定されている。男女差はない。10～15％が両眼性である。ほとんどの症例は散発発症であるが，常染色体優性遺伝による発症もある。漿液性網膜剝離の合併は視神経乳頭ピットの25～75％で生じ，男性にやや多く，30～40歳代に起こることが多い。

3. 病態病理

　病理学的に乳頭ピットはコラーゲン線維の豊富な乳頭陥凹への発達不全網膜の嵌頓であり，しばしば篩状板の欠損を通してくも膜下腔へと連結している。さらに膜状になった硝子体索がピットの辺縁に接着している。また，網膜神経線維の消失・欠損が視神経乳頭ピット部で認められている。

　OCT所見も病態把握に有用である。Royらは32眼での検討から，すべての症例で網膜外層分離を認めたことから，乳頭ピット黄斑症候群は網膜外層分離から始まり，

網膜内層分離，網膜剥離へと進行すると考えている[1]。また，Imamuraらは乳頭ピットから内境界膜下を含む様々な層へ液体が直接流入を生じると報告している[2]。

Doyleらは膜様組織が乳頭ピットを横断している像をOCTで認め，網膜下への硝子体液の侵入を防いでいる可能性を報告している[3]。一方で，乳頭ピット上の膜様組織には硝子体牽引がかかっており，乳頭ピット黄斑症候群の発症に関与している可能性も示唆されている[4)5]。

黄斑剥離の網膜下液の起源についてはいくつかの説があるが，いまだ解明はされておらず主に2つの説が考えられている。

①硝子体液

Sugarは硝子体からの液体が視神経乳頭ピットを通り網膜下に入ると提唱した[6]。Brownらは実験的にコリー犬の乳頭ピットを通して硝子体腔と網膜下腔との間に交通があることをindia inkを用いた実験で示した[7]。Irvineらは硝子体術とガス注入を行った症例で視神経鞘から視神経内くも膜下腔にガスが迷入した症例を経験している[8]。また，Ehlersらは硝子体手術時にピットから網膜下液が吸引できたと報告している[9]。これらは硝子体液が網膜下液の原因であることを示唆している。

②脳脊髄液

くも膜下腔からの脳脊髄液とする説もある。Krivoyらは1996年にOCTを用いた研究で網膜分離，網膜下腔と乳頭ピットに交通があり，さらに，くも膜下腔につながっている可能性を示した[10]。また，Kuhnらは硝子体術後にシリコーンオイルが脳内に迷入した症例を報告している[11]。これは脳脊髄液がくも膜下腔を経て網膜下腔に移動することを支持する所見である。

4. 臨床症状

通常は無症候性であり，検診などで偶然に見つかることも多い。黄斑剥離，黄斑分離など黄斑病変を伴うと視力低下をきたす。弓状暗点，マリオット（Mariotte）盲点拡大を認めることもある。自然経過では6カ月以内で視力低下を生じ，80％で視力0.1以下になる。

5. 臨床所見

1）検眼鏡所見

視神経乳頭ピットは60％で灰色，30％で黄白色，10％で黒色であり，円形あるいは楕円形の乳頭内陥凹を示し，大きく歪な形の乳頭に存在することが多い（図1）。その大きさは0.1〜0.7乳頭径であり，深さは平均0.3D（ジオプトリー）である。ピットの数は通常1個であるが，2〜3個認めることもある。視神経乳頭ピットの位置は乳頭の耳側にあるものが70％，中央が20％，残り10％は下方，上方，鼻側である。

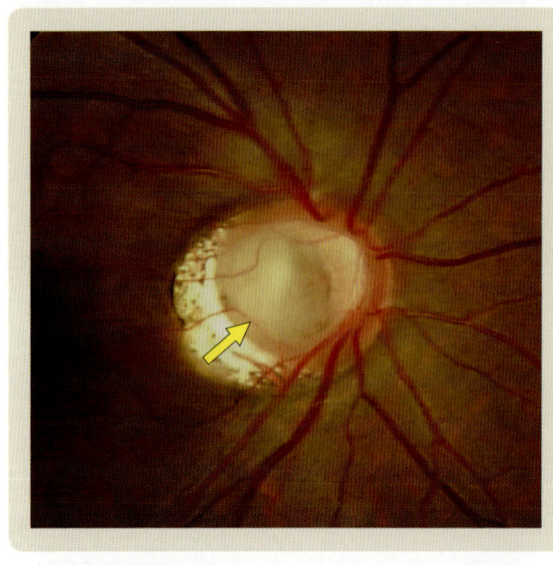

図1 視神経乳頭ピット
大きな視神経の中に乳白色のピット（⇨）を認める。

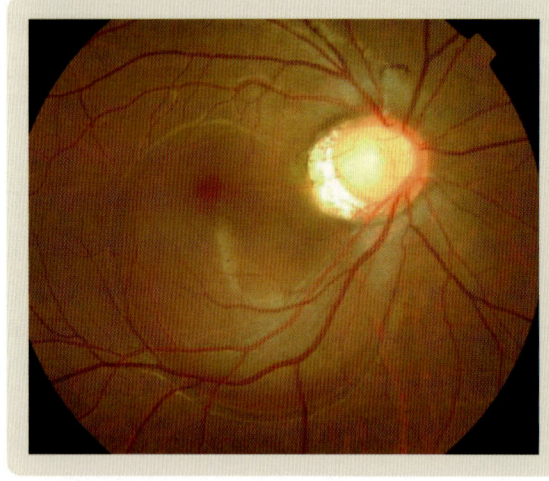

図2 視神経乳頭ピットからの漿液性網膜剝離
視神経乳頭から黄斑部にかけて円形の網膜剝離を認める。この症例では網膜分離は軽度であり，double lineは認めない。

　ピット黄斑症候群では，乳頭ピットから連続し，黄斑部に椀状の円形剝離（図2）とその周囲の浅い分離様変化による2段階の隆起（double line）を認める。慢性の網膜下液に伴い視神経乳頭耳側に沿った網膜色素上皮萎縮を伴うこともある。

2）光干渉断層計（OCT）

　OCTはピット黄斑症候群の診断に有用であり，bilaminar structureと呼ばれる漿液性網膜剝離と網膜分離が特徴である（図3）。また，様々な層での網膜分離が報告されている[1)2)10)12)]。硝子体牽引の有無や網膜剝離，分離，乳頭ピット，視神経周囲くも膜下腔の相互関係の観察にも有用である（図4）。

3）フルオレセイン蛍光眼底造影（FA）

　FAでは，ピットは組織欠損であるため早期に低蛍光，後期に組織染（staining）による過蛍光を示す（図5）。

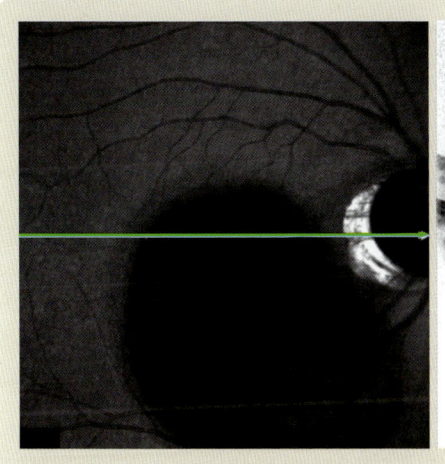

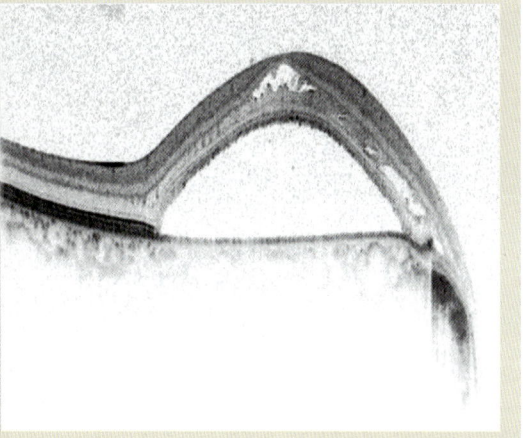

図3 乳頭ピット黄斑症候群のOCT
乳頭から始まる網膜剥離と網膜分離を認める。

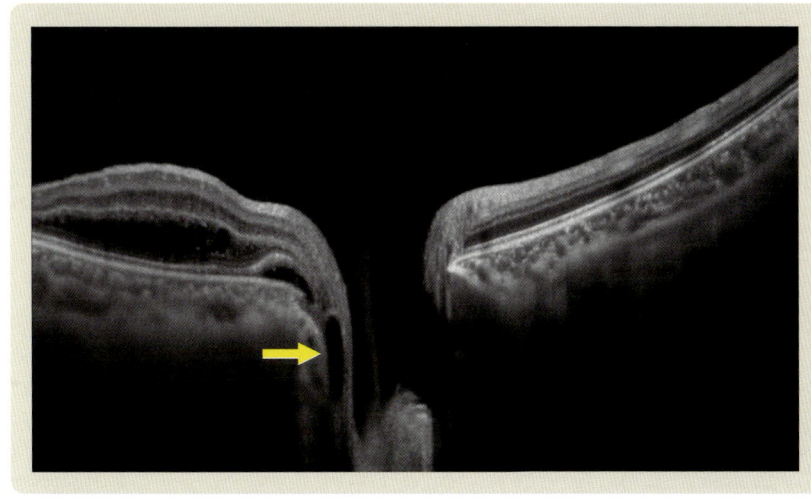

図4 乳頭ピット黄斑症候群のOCT（SS-OCT）所見
網膜下腔と視神経周囲くも膜下腔（→）が隣接しており，微小交通がある可能性が示唆される。

4）眼底自発蛍光（FAF）

　　剥離部分はやや過蛍光を示し，網膜下沈着物の増加とともに過蛍光は強くなる[13)14)]（図6）。また，網膜剥離が復位する過程で自発蛍光の増強が観察され，長期に残存する[13)]。

6. 鑑　別

　　黄斑剥離，黄斑分離を生じる疾患との鑑別が必要であるが，乳頭ピットの存在が確認できれば診断は難しくない。乳頭ピットの存在が不明瞭であると中心性漿液性脈絡網膜症との鑑別が必要であるが，蛍光眼底造影で早期に点状過蛍光が出現し，後期に拡大する

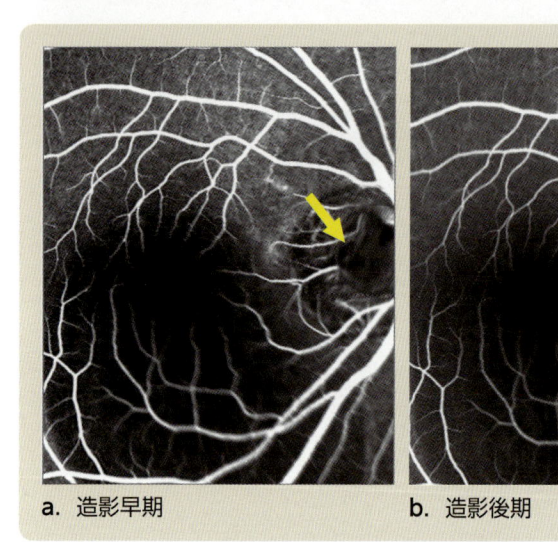

図5 乳頭ピット黄斑症候群のFA
造影早期にはピットは低蛍光を示す（⇨）。造影後期になり，淡い過蛍光を示している（⇨）。

a. 造影早期
b. 造影後期

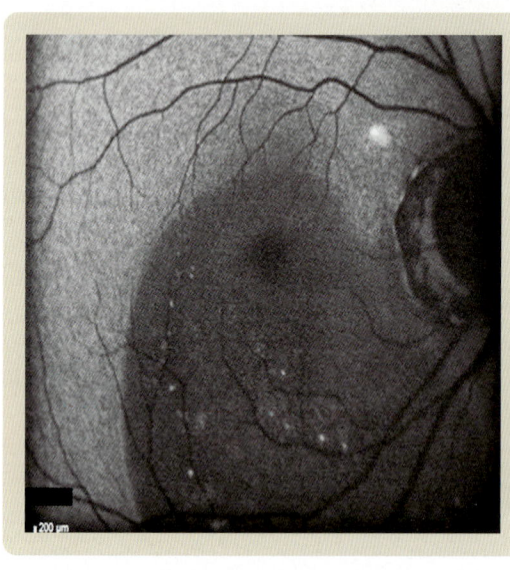

図6 乳頭ピット黄斑症候群のFAF
網膜剝離内の網膜下沈着物が点状過蛍光を示している。

中心性漿液性脈絡網膜症の特徴的所見から鑑別できる。また，後天的に乳頭ピットが生じるacquired pitもある。acquired pitは緑内障眼，強度近視眼に合併することがある[15]。篩状板後方の空洞形成があり，眼圧上昇により隔壁が破れ，乳頭ピットと同様の所見を呈すると考えられている。視神経乳頭の循環障害による虚血性壊死の関与も示唆されている[16]。

7. 治 療

黄斑剝離が軽度な症例や網膜分離のみの症例では視力良好なことも多く，OCTで経過をみながら中心窩剝離が悪化した際に治療を検討する。自然治癒も25％でみられるが黄斑剝離を合併すると視力予後は不良であるため，積極的な治療が試みられてきた。

治療には様々な報告がある。以前は乳頭耳側縁にレーザー光凝固を行い網脈絡膜に癒

着をつくることが一般的であった。しかし，不成功や再発も多かった。Theodossiadis は黄斑バックルを行い良好な成績を報告したが普及していない[17]。Lindoff らは硝子体内ガス注入のみで網膜剥離を移動させ中心視力を改善すると報告したが，効果は一時的である[18]。

最近の報告では硝子体手術の有用性が明らかとなり，第一選択となりつつある。その理由として，小切開硝子体手術の導入などにより硝子体手術の安全性が向上したこと，後部硝子体剥離後に自然寛解した症例があること[19]，病理学的に乳頭ピット部には未分化な網膜組織が嵌頓し，そこに後部硝子体の牽引が働き，網膜内への水の流入に関与している可能性があることが挙げられる。

また，硝子体手術の術式も様々である。ガスタンポナーデのほかにレーザー光凝固を行う方法や行わない方法がある。Hirakata らはレーザー光凝固を行わずに後部硝子体剥離作成とガスタンポナーデで良好な成績を報告した[20]。この中で網膜下液の吸収にはほとんどの症例で1年かかっていることからガスタンポナーデの必要性に疑問をもち，2011年にはガスを使用せずに後部硝子体剥離のみを施行し良好な成績を再度報告している。網膜下液の吸収時間もガスタンポナーデを使用したものと大差なく，平均1年で吸収したと報告している[21]。他にも内境界膜剥離を併用する方法の報告もある[22]。

Spaide らは後部硝子体剥離作製を行わずに網膜内層に開窓術を行い，網膜内層分離が改善した一例を報告している。乳頭ピットからの水の流入をブロックするのではなく，流出を促進させるという斬新な方法であるが，網膜剥離を生じた症例においても有効であるかは不明である[23]。

以上のように，ピット黄斑症候群の治療は確立されていないが，最近の治療方針としては，硝子体手術で後部硝子体剥離を作成し乳頭ピットにかかる硝子体牽引を取り除くことを目的とし，レーザー光凝固は初回手術では併用せず，症例に応じて乳頭ピット上の膜様組織の除去，内境界膜剥離，ガスタンポナーデの併用を検討することが一般的になってきている。

文 献

1) Roy R, et al：Optical coherence tomography characteristics in eyes with optic pit maculopathy. Retina. 2013；33：771-5.
2) Imamura Y, et al：High-resolution optical coherence tomography findings in optic pit maculopathy. Retina. 2010；30：1104-12.
3) Doyle E, et al：High-resolution optical coherence tomography demonstration of membranes spanning optic disc pits and colobomas. Br J Ophthalmol. 2009；93：360-5.
4) Hirakata A, et al：Unusual posterior hyaloid strand in a young child with optic disc pit maculopathy：intraoperative and histopathological findings. Jpn J Ophthalmol. 2005；49：264-6.
5) Inoue M, et al：Vitrectomy combined with glial tissue removal at the optic pit in a patient with optic disc pit maculopathy：a case report. J Med Case Rep. 2008；2：103.

6) Sugar HS : An explanation for the acquired macular pathology associated with congenital pits of the optic disc. Am J Ophthalmol. 1964 ; 57 : 833-5.
7) Brown GC, et al : Congenital pits of the optic nerve head. I. Experimental studies in collie dogs. Arch Ophthalmol. 1979 ; 97 : 1341-4.
8) Irvine AR, et al : The pathogenesis of retinal detachment with morning glory disc and optic pit. Retina. 1986 ; 6 : 146-50.
9) Ehlers JP, et al : Analysis of pars plana vitrectomy for optic pit-related maculopathy with intraoperative optical coherence tomography : a possible connection with the vitreous cavity. Arch Ophthalmol. 2011 ; 129 : 1483-6.
10) Krivoy D, et al : Imaging congenital optic disc pits and associated maculopathy using optical coherence tomography. Arch Ophthalmol. 1996 ; 114 : 165-70.
11) Kuhn F, et al : Intracranial migration of silicone oil from an eye with optic pit. Graefes Arch Clin Exp Ophthalmol. 2006 ; 244 : 1360-2.
12) Hirakata A, et al : Multilayered retinoschisis associated with optic disc pit. Jpn J Ophthalmol. 2005 ; 49 : 414-6.
13) Hiraoka T, et al : Infrared and fundus autofluorescence imaging in eyes with optic disc pit maculopathy. Clin Experiment Ophthalmol. 2010 ; 38 : 669-77.
14) Teke MY, et al : Autofluorescence and optical coherence tomography findings in optic disc pit-associated maculopathy : case series. Int Ophthalmol. 2011 ; 31 : 485-91.
15) Ohno-Matsui K, et al : Acquired optic nerve and peripapillary pits in pathologic myopia. Ophthalmology. 2012 ; 119 : 1685-92.
16) Radius RL, et al : Pit-like changes of the optic nerve head in open-angle glaucoma. Br J Ophthalmol. 1978 ; 62 : 389-93.
17) Theodossiadis GP : Treatment of maculopathy associated with optic disk pit by sponge explant. Am J Ophthalmol. 1996 ; 121 : 630-7.
18) Lincoff H, et al : Optical coherence tomography of pneumatic displacement of optic disc pit maculopathy. Br J Ophthalmol. 1998 ; 82 : 367-72.
19) Bonnet M : Serous macular detachment associated with optic nerve pits. Graefes Arch Clin Exp Ophthalmol. 1991 ; 229 : 526-32.
20) Hirakata A, et al : Long-term results of vitrectomy without laser treatment for macular detachment associated with an optic disc pit. Ophthalmology. 2005 ; 112 : 1430-5.
21) Hirakata A, et al : Vitrectomy without laser treatment or gas tamponade for macular detachment associated with an optic disc pit. Ophthalmology. 2012 ; 119 : 810-8.
22) Ishikawa K, et al : Optical coherence tomography before and after vitrectomy with internal limiting membrane removal in a child with optic disc pit maculopathy. Jpn J Ophthalmol. 2005 ; 49 : 411-3.
23) Spaide RF, et al : Surgical hypothesis : inner retinal fenestration as a treatment for optic disc pit maculopathy. Retina. 2006 ; 26 : 89-91.

（中静裕之）

Ⅱ 疾患解説

⓰ 急性帯状潜在性網膜外層症（AZOOR）

1. 急性帯状潜在性網膜外層症（AZOOR）とは

急性帯状潜在性網膜外層症（acute zonal occult outer retinopathy：AZOOR）は，1993年にGassによって提唱された，1つ～複数の区域において網膜外層機能が失われる疾患であり，光視症を伴う急激な1～数カ所の視野欠損を主症状とする[1]。AZOORの病態生理はいまだ解明されておらず，自己免疫疾患という説や感染による疾患の可能性も考察されている[2,3]。

AZOORは近視の若い女性に好発する。視野，網膜電図（electroretinogram：ERG）に異常をきたし，多発消失性白点症候群（multiple evanescent white dot syndrome：MEWDS）や，急性特発性盲点拡大症候群（acute idiopathic blind spot enlargement：AIBSE），点状脈絡膜内層症（punctate inner choroidopathy：PIC），急性黄斑部神経網膜症（acute macular neuroretinopathy：AMN），多巣性脈絡膜炎（multifocal choroiditis：MFC）などと臨床症状が重なっており[1,4]，これらを総称してAZOOR complexと呼ぶ。

現在確立されている治療法はないが，ステロイドパルス療法が奏効した例も報告されている[5]。

2. 疫 学

AZOORは非常に稀な疾患である。若年層（平均36.7歳）の女性に多く（76％），白人が大多数を占める（89％）。片眼のみに発症する割合は60％程度であり，残る40％は両眼性であるが[6]，平均50カ月の期間をおいて76％の患者が片眼性から両眼性に移行するため[4]，最終的には両眼性の割合が非常に多いと考えられる。

3. 病態概要

AZOORの発症機序はいまだ不明なままであるが，Jampolらは自己炎症性疾患説を

唱えており[3]，一方Gassは網膜光受容器の一次感染説を唱えている[2]。

1) 自己炎症性疾患説

AZOORのみならず，その類縁疾患と考えられるMEWDSやPICなども，全身性自己免疫疾患と同様に若い女性に好発するなどといった理由から，自己炎症性疾患の一種であるとする説である。他の原因不明な炎症性疾患と同様に，AZOORが特定の遺伝子クラスターに起源をもつという仮説だが，これを裏づける強力な証拠は今のところ見つかってはいない。

2) 網膜光受容器の一次感染説

ウイルスのような微生物が，神経上皮を欠く視神経乳頭や鋸状縁近くの網膜光受容器に感染し，循環に乗って視細胞層に運ばれるという説である[1,4,7]。ホスト免疫応答が感染細胞に惹起されるまで臨床症状は出ないが，初感染の部位は盲点拡大や周辺部視野欠損を説明することができる。複数の患者がAZOOR発症前に感染症状があったと訴えている。AZOORの発症に先行して，20％の患者に感冒様症状があったと報告されているが，ほか，B型肝炎ワクチン接種後や，ツベルクリン皮内反応後，さらにはダニ咬傷後に発症した例も報告されている[4]。またAZOOR患者6人からカンジダ抗体を分離したという報告もある[8,9]。

4. 臨床症状

AZOORの初発症状は視野の一部における急激な視力低下や視野異常であり，通常は光視症を伴う[1]。光視症は60％程度の患者にみられるが，残る40％の患者に光視症がなかったかどうか，過去の文献には明確な記載がないため[6]，この数字は低く見積もられている可能性がある。光視症が視野異常に先行することもあれば，その逆もあり，両者の時間的関係に決まりはない。片眼に光視症と視野異常の両者が同時に発症し，その後僚眼に視野異常のみが発症した例もある[4]。光視症のパターンには種々あり，明滅する[10]，風車のように見える[11]，泡状，霧状，閃光状などの報告があり[4]，患者の30％程度は明光下で光視症の症状が強くなると訴えている[6]。

視野欠損はマリオット盲点が拡大した耳側暗点になることが多いが，中心暗点が主症状の場合もある。

最終視力は，Monsonらの報告によれば1.0以上の視力を保った患者が45％，0.5～0.8が29％，0.025～0.1が8％，0.02以下が5％だった[6]。また，Gassらの報告では，1.0以上が39％，0.5～0.8が29％，0.02未満が10％となっている[4]。これらのことから，大部分の患者は0.8以上の視力を保てるが，稀に極度に悪化することにも留意しておかねばならない。

5. 臨床所見

1) 検眼鏡所見

　　76％の患者において眼底所見は正常であるが，網膜色素上皮の脱色素（図1）や部分的な網膜色素変性様所見，囊胞様黄斑浮腫，白色アニュラリング（環状輪）などがみられることもある。なお，囊胞様黄斑浮腫は単独では存在せず，網膜色素変性様所見に伴う。網膜血管にも特に異常はみられないことがほとんどであるが，3％に網膜色素変性様所見とともに網膜血管の鞘形成がみられたという報告がある[4]。

2) 視野検査

　　視野異常はAZOORの特徴的な所見である。盲点拡大を伴う例が多く（75％），特に初期にみられるのは盲点拡大と中心暗点であるが（24％），盲点拡大の単独例も多い（20％）。また，視野狭窄や輪状暗点を伴うなど，その態様は多岐にわたる[6]（図2）。

3) 光干渉断層計（OCT）

　　視野異常の部位に一致して，光受容器の内節外節接合部（IS/OS）ラインの不規則化や消失が認められる[11]ほか，外顆粒層の菲薄化・消失，網膜色素上皮の不規則化，感覚網膜の菲薄化などがあるが，所見が何ら認められない場合もある。近年，OCTの改良に伴って錐体外節末端（cone outer segment tip：COST）が描出されるようになり，AZOOR患者におけるCOSTラインの異常が示唆されている（図3）。しかし，視力や視野異常，網膜電図（ERG）とは相関せず[12]，AZOORの診断における価値はいまだ確立されていない。

4) 蛍光眼底造影

　　フルオレセイン蛍光造影（FA）検査で何らかの所見を認める割合は，報告者によってまちまちである。Gassらは8％としている[4]のに対して，Monsonらは58％に何らかの異常を認めたと報告している[6]。最も多い所見は，網膜色素上皮の変化による窓陰影（window defect）が挙げられるが（図4），少数ながら網膜血管からの漏出や狭細化が認められることもある。

　　インドシアニングリーン蛍光造影（IA）では，報告例が少ないものの，病巣に一致した低蛍光を認めることが多いが，病巣に無関係な部位に低蛍光を認めることもある[13~17]（図5）。

　　以上のように，AZOORでは蛍光眼底造影所見に特異的な所見はなく，鑑別診断のために用いるのが一般的である。

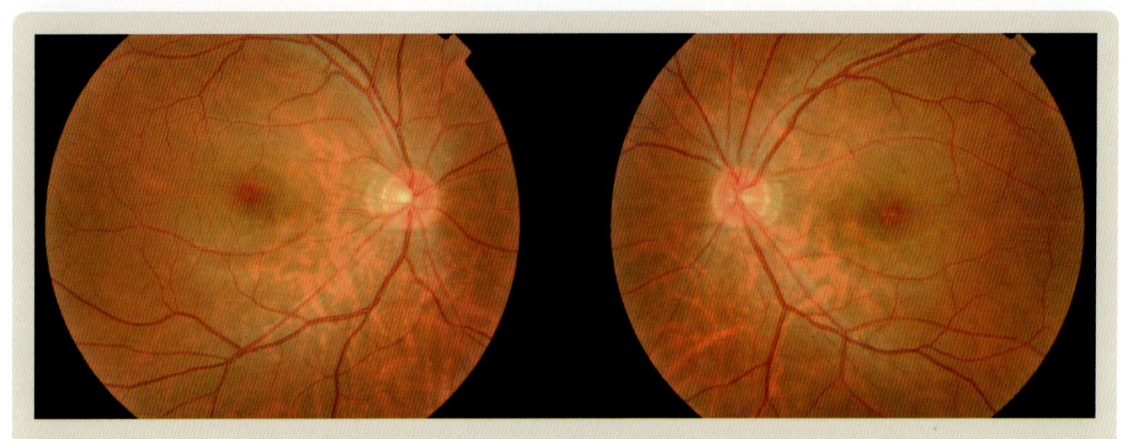

図1 右眼：正常，左眼：AZOOR
黄斑部の網膜色素上皮に脱色素が認められる。

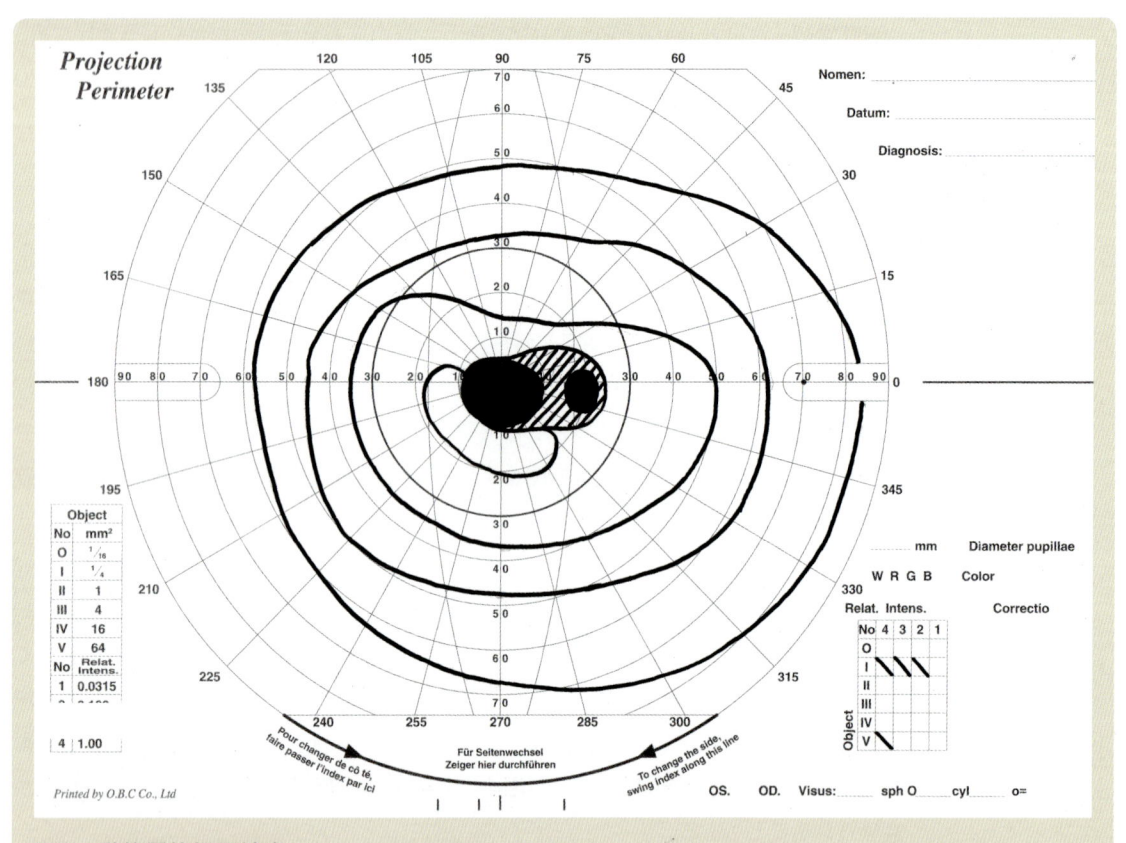

図2 動的量的視野検査
盲点拡大と中心暗点が癒合している（図1とは別症例）。

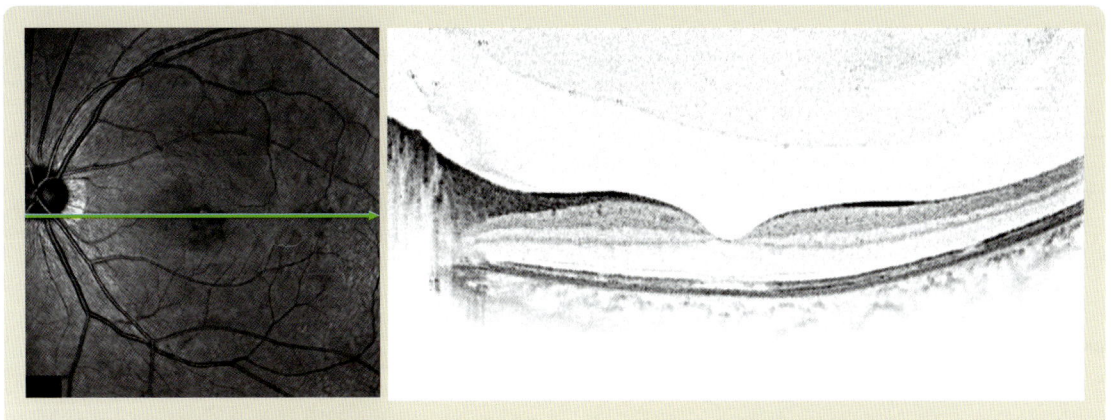

図3 図1の左眼（AZOOR）のOCT
IS/OSラインとCOSTの消失が認められる。

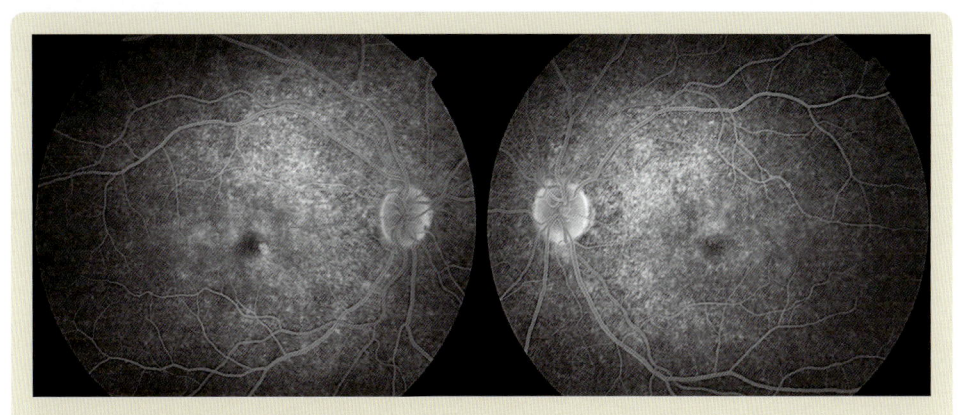

図4 AZOORのFA（造影後期，11分）
網膜色素上皮の変化による過蛍光が認められる（両眼ともAZOOR）。

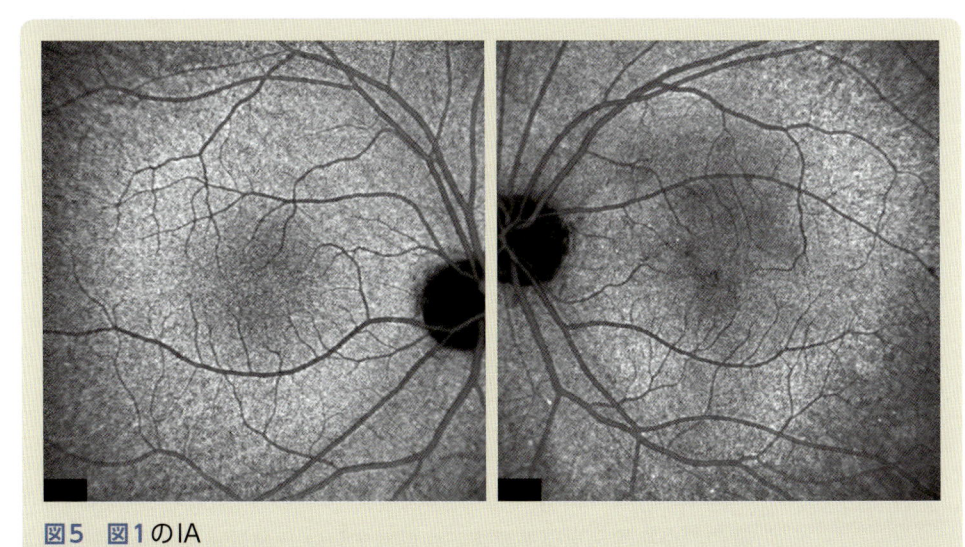

図5 図1のIA
左眼の黄斑部病巣に一致して低蛍光を認める（右眼は正常）。

5) 眼底自発蛍光（FAF）

正常所見を呈することもあれば，網膜色素上皮の萎縮に一致した領域が低蛍光を呈し，その後に領域の境界がリポフスチンの貯留によると考えられる過蛍光を呈することがある[14)16)18)]。

6) 網膜電図（ERG）

ERGは，AZOORの診断に最も有用な検査である[6)]。ERGが正常であれば，AZOORの診断そのものを見直す必要がある。

全視野ERGでは，錐体反応を示す30HzフリッカERGにおいて潜時の延長がみられる[19)]。しかし，AZOORは局所的な疾患であり，網膜全体の機能を反映する全視野ERGよりは，多局所ERGのほうが診断に優れており，視野異常に一致した波形の振幅低下が認められる（図6）。

7) 眼球電図（EOG）

網膜色素上皮の機能を反映する眼球電図（electro-oculogram：EOG）では，全例でlight riseが低下したと報告されている[19)]。

6. 鑑　別

1) 自己免疫性網膜症

癌関連網膜症（cancer-associated retinopathy：CAR）や悪性黒色腫関連網膜症（melanoma-associated retinopathy：MAR），非腫瘍関連網膜症（non-neoplastic autoimmune retinopathy：npAIR）といった自己抗体を介して発症する自己免疫性網膜症の初発症状は，AZOORと同じく光視症と視野異常である。しかし，臨床経過はAZOORと異なり非常に緩徐であり，免疫抑制剤なしでは症状も安定しない[6)]。また，初発時の検眼鏡所見は正常であっても，経時的に色素沈着や血管狭窄などの所見が出現する。

鑑別点としては，自己免疫性網膜症の場合，AZOORとは異なり，通常ERGは陰性b波（negative pattern）となる。また，血清中に抗リカバリン抗体などの網膜関連自己抗体を検出することも，自己免疫性網膜症の診断には重要である[20)]。

2) 白斑症候群

白斑症候群（white dot syndrome）とは，網膜外層や網膜色素上皮，脈絡膜に白黄色の炎症性病巣が多発する疾患群をいい，急性後部多発性斑状色素上皮症（acute posterior multifocal placoid pigment epitheliopathy：APMPPE）や散弾状脈絡網膜症，MEWDS，MFCなどが含まれる[21)]。AZOORにはこれらの疾患と共通する特徴が

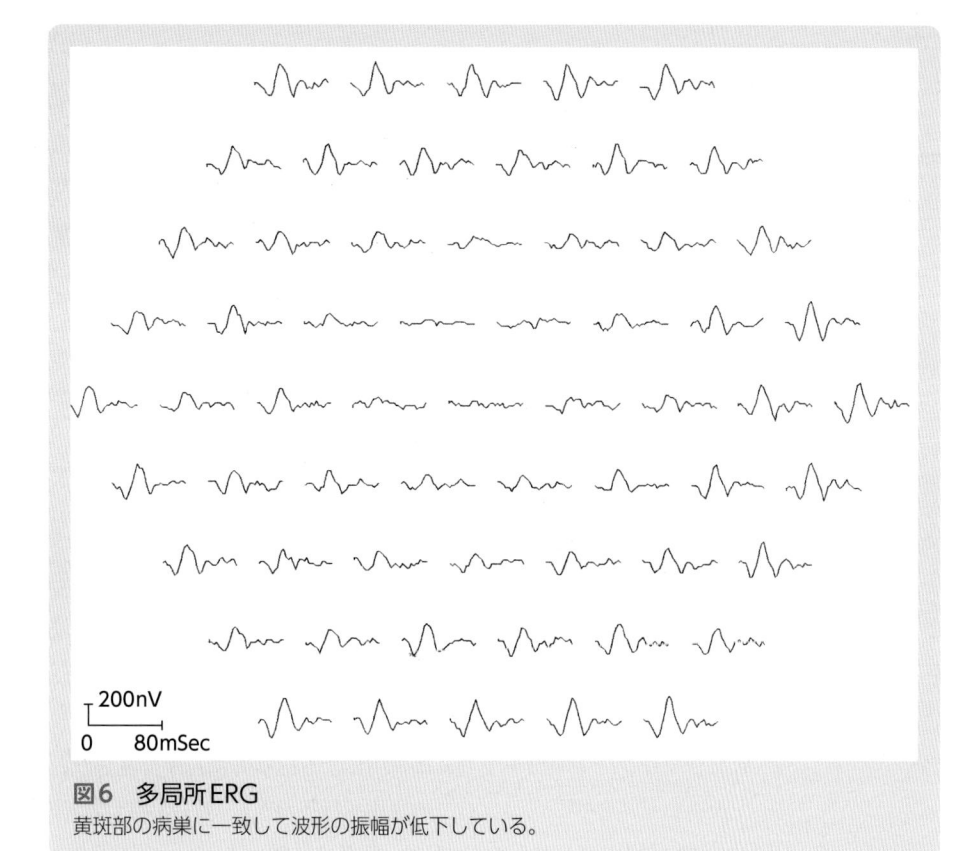

図6 多局所ERG
黄斑部の病巣に一致して波形の振幅が低下している。

あり，病原・病因に関連があると考えられている[4]。症状も視力低下，光視症，視野障害と共通しており，よく似ている。AZOORと同様に若い女性に好発するが，MEWDSとMFCは近視眼に多いことが特徴的である。

注意深く検眼鏡所見をとることが鑑別には重要であり，網脈絡膜の病巣や硝子体炎があれば白点症候群の可能性が高い。しかし，白点消失後のMEWDSが初診となった際には，鑑別は困難であるが，MEWDSではERGのa波が減弱するなどの電気生理学的検査に異常がある[22]。

3）急性特発性盲点拡大症候群
(acute idiopathic blind spot enlargement syndrome：AIBSE)

AIBSEは女性に発症し，視神経乳頭に検眼鏡所見を認めないにもかかわらず盲点が拡大する疾患であり，全網膜的に青錐体の機能が低下している[23]。通常は片眼性で視野異常も進行せず，光視症も経時的に軽減する。FAでは，視神経乳頭に組織染あるいは漏出が認められるため，鑑別することができる。

4）特発性視神経炎

脱髄によって生じる炎症性の視神経疾患であり，多発性硬化症が原因とも考えられている。AZOORのように，若い女性に好発し，亜急性の片眼性視力低下が生じる。視覚

陽性現象（視路が障害されたときなどに生じる幻視，幻覚）もしくは光視症がみられることもある[24]。視野異常は通常，中心暗点となり，マーカスガン（Marcus Gunn）瞳孔を呈する。

特発性視神経炎の場合，視力低下とともに眼球運動時痛が必発であり，この症状はAZOORにはみられない。また，罹患眼の色覚異常は特発性視神経炎においては一般的であるのに対し，AZOORでは稀であることから鑑別可能である。また，ERGも鑑別に有用である。

7. 治　療

AZOORに対する治療は確立されていない。現在，ステロイドパルス療法が試みられることも少なくなく，症状の改善を得たとする報告もあるが[5]，一方，まったく効果がないとする報告もあり[4]，その有効性について立証はされていない。なかにはメトトレキサートやアザチオプリンといった免疫抑制薬と副腎皮質ステロイドの併用によって改善したとの報告もある[18]。抗菌・抗ウイルス薬を使用した例もあり，アシクロビルとスルファジアジン，トリメトプリムの併用により症状の進行が抑制されたとするものや[10]，アシクロビルとプレドニゾロンの併用を行ったが，何ら効果はなかったという報告もなされている[25,26]。Carrascoらは，患者の結膜から*Candida famata*が検出されたことを機に，数年にわたって抗真菌薬を投与し症状と検眼鏡所見が改善したと報告したが[8]，その詳細については触れられていない。

文　献

1) Gass JD：Acute zonal occult outer retinopathy. Donders Lecture：The Netherlands Ophthalmological Society, Maastricht, Holland, June 19, 1992. J Clin Neuroophthalmol. 1993；13：79-97.
2) Gass JD：Are acute zonal occult outer retinopathy and the white spot syndromes (AZOOR complex) specific autoimmune diseases？ Am J Ophthalmol. 2003；135：380-1.
3) Jampol LM, et al：White spot syndromes of the retina：a hypothesis based on the common genetic hypothesis of autoimmune/inflammatory disease. Am J Ophthalmol. 2003；135：376-9.
4) Gass JD, et al：Acute zonal occult outer retinopathy：a long-term follow-up study. Am J Ophthalmol. 2002；134：329-39.
5) Kitakawa T, et al：Improvement of central visual function following steroid pulse therapy in acute zonal occult outer retinopathy. Doc Ophthalmol. 2012；124：249-54.
6) Monson DM, et al：Acute zonal occult outer retinopathy. Surv Ophthalmol. 2011；56：23-35.
7) Gass JD：The acute zonal occult outer retinopathies. Am J Ophthalmol. 2000；130：655-7.
8) Carrasco L, et al：Isolation of Candida famata from a patient with acute zonal occult outer retinopathy. J Clin Microbiol. 2005；43：635-40.
9) Pisa D, et al：Fungal infection in patients with serpiginous choroiditis or acute zonal occult outer retinopathy. J Clin Microbiol. 2008；46：130-5.

10) Zibrandtsen N, et al : Photoreceptor atrophy in acute zonal occult outer retinopathy. Acta Ophthalmol. 2008 ; 86 : 913-6.
11) Li D, et al : Loss of photoreceptor outer segment in acute zonal occult outer retinopathy. Arch Ophthalmol. 2007 ; 125 : 1194-200.
12) So K, et al : Focal functional and microstructural changes of photoreceptors in eyes with acute zonal occult outer retinopathy. Case Rep Ophthalmol. 2011 ; 2 : 307-13.
13) Cohen SY, et al : Choroidal neovascularization in peripapillary acute zonal occult outer retinopathy. Retinal Cases & Brief Reports. 2007 ; 1 : 220-7.
14) Fine HF, et al : Acute zonal occult outer retinopathy in patients with multiple evanescent white dot syndrome. Arch Ophthalmol. 2009 ; 127 : 66-70.
15) Saito A, et al : Indocyanine green angiography in a case of punctate inner choroidopathy associated with acute zonal occult outer retinopathy. Jpn J Ophthalmol. 2007 ; 51 : 295-300.
16) Spaide RF : Collateral damage in acute zonal occult outer retinopathy. Am J Ophthalmol. 2004 ; 138 : 887-9.
17) Yasuda K, et al : Clinical course of acute retinal zonal occult outer retinopathy in visual field and multifocal electroretinogram. Br J Ophthalmol. 1999 ; 83 : 1089-90.
18) Spaide RF, et al : Photoreceptor outer segment abnormalities as a cause of blind spot enlargement in acute zonal occult outer retinopathy-complex diseases. Am J Ophthalmol. 2008 ; 146 : 111-20.
19) Francis PJ, et al : Acute zonal occult outer retinopathy : towards a set of diagnostic criteria. Br J Ophthalmol. 2005 ; 89 : 70-3.
20) Heckenlively JR, et al : Autoimmune retinopathy : a review and summary. Semin Immunopathol. 2008 ; 30 : 127-34.
21) Quillen DA, et al : The white dot syndromes. Am J Ophthalmol. 2004 ; 137 : 538-50.
22) Sieving PA, et al : Multiple evanescent white dot syndrome. II. Electrophysiology of the photoreceptors during retinal pigment epithelial disease. Arch Ophthalmol. 1984 ; 102 : 675-9.
23) Machida S, et al : Decrease of blue cone sensitivity in acute idiopathic blind spot enlargement syndrome. Am J Ophthalmol. 2004 ; 138 : 296-9.
24) Davis FA, et al : Movement phosphenes in optic neuritis : a new clinical sign. Neurology. 1976 ; 26 : 1100-4.
25) Cheung CM, et al : Acute annular outer retinopathy. Arch Ophthalmol. 2002 ; 120 : 993.
26) Rodriguez-Coleman H, et al : Zonal occult outer retinopathy. Retina. 2002 ; 22 : 665-9.

〔猪俣公一〕

II 疾患解説

ⓘ 多発消失性白点症候群 (MEWDS)

1. 多発消失性白点症候群 (MEWDS) とは

　多発消失性白点症候群 (multiple evanescent white dot syndrome：MEWDS) は，1984年Jampolらにより報告された[1,2]。眼底に急性で一過性の多発性の白斑が生じる。若年女性に好発し，稀に再発例や両眼性の症例もあるが，片眼性が多い。予後は良好である。原因は不明であるが感冒様症状が先行することもあり，ウイルス感染との関連が示唆される。

　本症候群および急性特発性盲点拡大症候群 (acute idiopathic blind spot enlargement：AIBSE)，多巣性脈絡膜炎 (multifocal choroiditis：MFC)，点状脈絡膜内層症 (punctate inner choroidopathy：PIC)，急性黄斑部神経網膜症 (acute macular neuroretinopathy：AMN) などは急性帯状潜在性網膜外層症 (acute zonal occult outer retinopathy：AZOOR) と臨床症状が重なっており，GassらはこれらをAZOOR complexとして報告している[3~5]。

2. 臨床症状

　片眼の急激な視力低下，霧視，光視症など，暗点を自覚する。症状は数週間〜数カ月で回復することが多い。

3. 臨床所見

1) 検眼鏡所見

　後極〜中間周辺部の網膜深層から色素上皮レベルに，1/5〜1/2乳頭径のやや境界不明瞭な淡い白斑が多発する (図1a，2a，2b)。この白斑は数週間で消失する (図1b，2i)。中心部領域の顆粒状変化，視神経乳頭の発赤腫脹を伴うこともある (図1c)。硝子体中の軽微な炎症細胞や軽い虹彩炎がみられることもある。

2）フルオレセイン蛍光造影（FA）

白斑にほぼ一致して造影早期から後期まで淡い過蛍光を認める（図1d左，2c，2d）。これらは網膜色素上皮障害による窓陰影（window defect）と組織染によると考えられている[1]。視神経乳頭は過蛍光を示すことがある。

3）インドシアニングリーン蛍光造影（IA）

造影早期は異常なく，後期に白斑に一致した低蛍光斑がみられる。この低蛍光斑は白斑が消えても長期にわたって検出される（図1d右，2e，2f）。また，視神経乳頭周囲には白斑がなくても斑状の低蛍光が散在することがある[6]。

4）視野検査

中心暗点，傍中心暗点，マリオット（Mariotte）盲点拡大などを生じる。マリオット盲点拡大は持続することもある。視野の回復には数カ月程度かかり，視力の回復より遅れる[7]。

5）光干渉断層計（OCT）

急性期にIAの低蛍光斑に一致して，視細胞内節外節接合部（IS/OS）ラインの不整や消失がみられる（図1c，2g）。また，網膜色素上皮上に高反射塊がみられることもある。これらのOCT所見は数カ月で正常化することが多い（図2j）[8]。

6）電気生理学的検査[9]

急性期には，眼球電図（electro-oculogram：EOG）でのL/D比の低下から，網膜色素上皮細胞の障害が指摘され[10]，網膜電図（electroretinogram：ERG）のa波の振幅減弱，早期視細胞電位の振幅低下や回復時間延長から，視細胞外節の障害，視色素の有効光学濃度の減少が指摘されている[2]。多局所ERG（multifocal ERG）の急性期には，黄斑部付近のびまん性の振幅の平坦化がみられる（図2h）[7]。回復の過程で局所性の応答低下を示すが，最終的には正常化する。視覚誘発電位（visual evoked potential：VEP）でp100潜時の延長がみられ，視神経の障害も指摘されている。

4．鑑　別

前述のAZOOR complexの他疾患のほかに，眼底に白斑がみられる疾患（white dot syndrome）の鑑別が必要である。

主なものには，急性後部多発性斑状色素上皮症（acute posterior multifocal placoid pigment epitheliopathy：APMPPE），汎ぶどう膜炎を伴う多発性脈絡膜炎（multifocal choroiditis with panuveitis：MCP）がある。

5. 治　療

　ほとんどの例で視機能は回復するので，経過観察をすることが多い。症状が強い場合には副腎皮質ステロイド薬で治療されることが多いが，有効性は不明である。

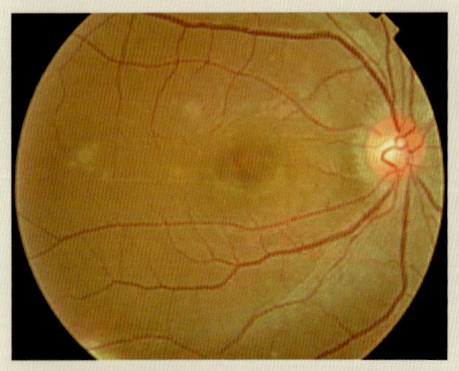

a. 初診時（右眼底）
主訴は右眼視力低下。黄斑耳側に白斑が散在。視神経乳頭部の腫脹，黄斑部の顆粒状変化を認める

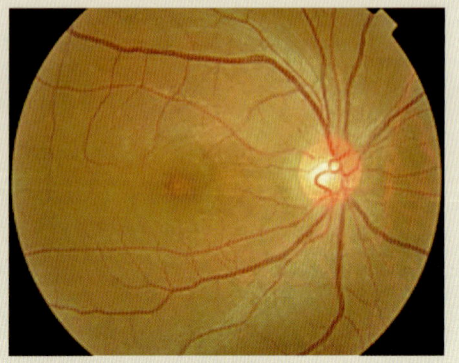

b. 初診から7日後（右眼底）
初診時に認められた白斑は消失している。視神経乳頭部の腫脹も軽減している。

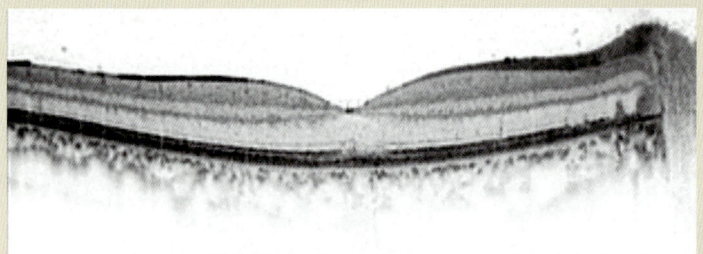

c. 初診時のOCT（右眼中心窩を通る水平断面）
中心窩のIS/OSラインが不明瞭である。

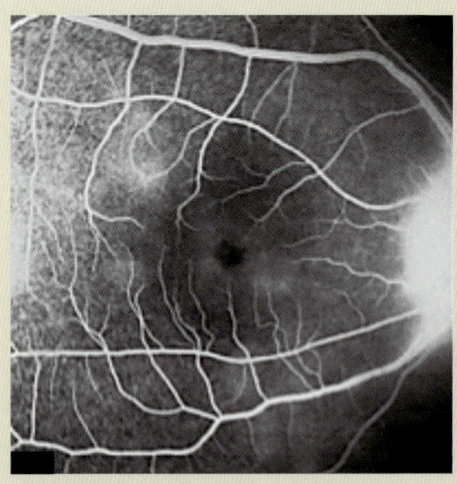

d. 初診時のFA後期（左），IA後期（右）
白斑部分に一致して，FAでは過蛍光，IAでは低蛍光がみられる。FA後期に，視神経乳頭に旺盛な色素漏出が認められる。

図1　多発消失性白点症候群（MEWDS）―症例1

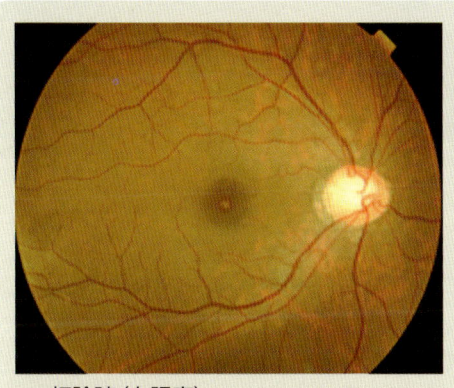

a. 初診時（右眼底）
主訴は右視力低下。

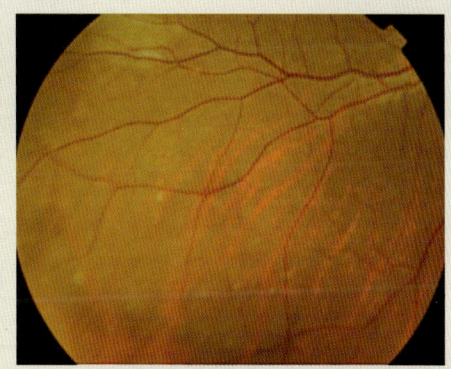

b. 初診時（右眼底，周辺）
眼底後極と周辺部に複数の白斑が散在。

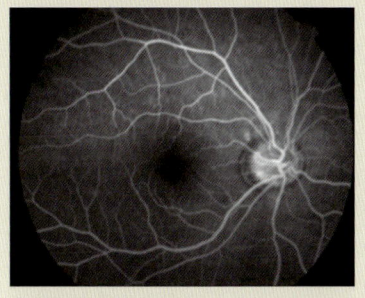

c. 初診時，FA，35秒

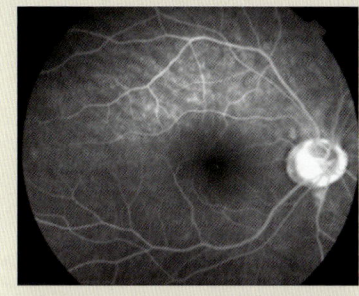

d. 初診時，FA，10分22秒
小さな過蛍光斑が後極部に複数みられる。

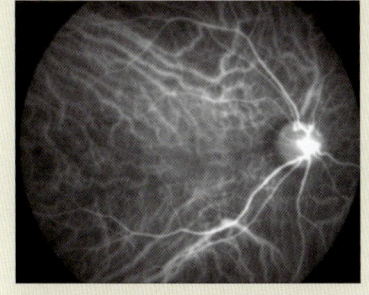

e. 初診時，IA，50秒

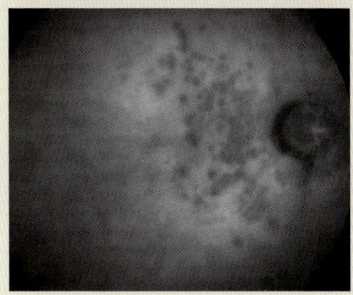

f. 初診時，IA，16分47秒
視神経乳頭周囲，後極部に低蛍光斑が多数みられる。

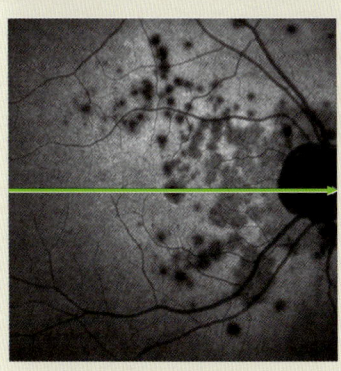

g. 初診時，OCT
IAの低蛍光部に一致して中心窩ではIS/OS，COSTが欠損している。網膜色素上皮上に隆起した中等度反射がみられる。黄斑鼻側から視神経乳頭に接する部もIS/OS，COSTが欠損している。

図2 MEWDS―症例2

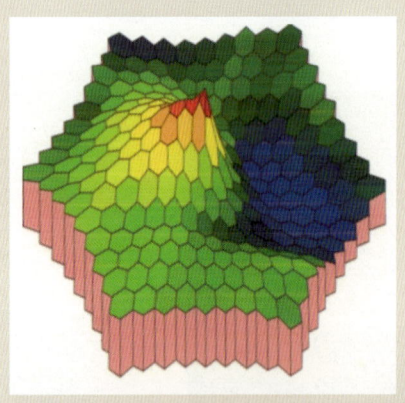

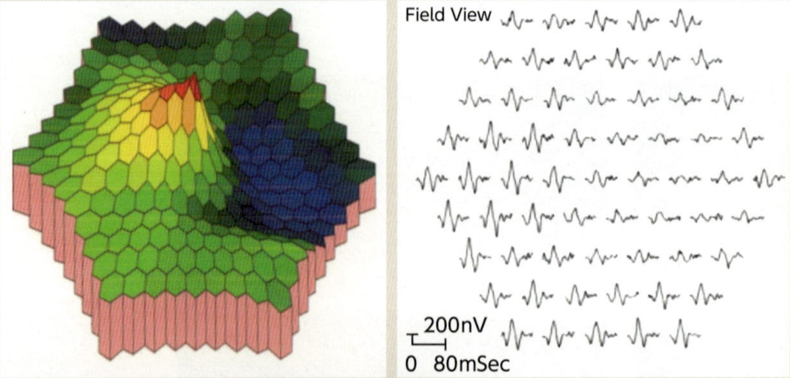

h. 多局所ERG
黄斑部鼻側の振幅低下がみられた。

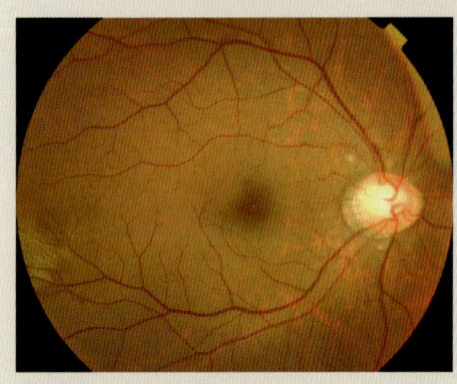

i. 初診から9カ月後
眼底には異常はみられない。

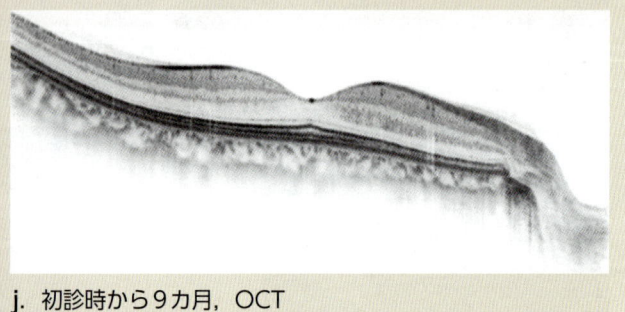

j. 初診時から9カ月，OCT
OCT所見は正常になっている。

文献

1) Jampol LM, et al：Multiple evanescent white dot syndrome. I. Cinical findings. Arch Ophthalmol. 1984；102：671-4.
2) Sieving PA, et al：Multiple evanescent white dot syndrome. II. Electrophysiology of the photoreceptors during retinal pigment epithelial disease. Arch Ophthalmol. 1984；102：675-9.
3) Gass JD：Acute zonal occult outer retinopathy. Donders Lecture：The Netherlands Ophthalmological Society, Maastricht, Holland, June 19, 1992. J Clin Neuroophalmol. 1993；13：79-97.
4) Gass JD, et al：Acute zonal occult outer retinopathy：a long-term follow-up study. Am J Ophthalmol. 2002；134：329-39.
5) Fine HF, et al：Acute zonal occult outer retinopathy in patients with multiple evanescent white dot syndrome. Arch Ophthalmol. 2009；127：66-70.
6) Obana, et al：Indocyanine green angiographic aspects of multiple evanescent white dot syndrome. Retina. 1996；16：97-104.
7) Li D, et al：Restored photoreceptor outer segment damage in multiple evanescent white dot syndrome. Ophthalmology. 2009；116：762-70.
8) Hangai M, et al：Features and function of multiple evanescent white dot syndrome. Arch Ophthalmol. 2009；127：1307-13.
9) 湯澤美都子，他編：Multiple Evanescent White Dot Syndrome. 実践 眼底疾患. メディカル葵出版，1998, p214-7.
10) Aaberg TM, et al：Recurrences and bilaterality in the multiple evanescent white-dot syndrome. Am J Ophthalmol. 1985；100：29-37.

（大谷久遠）

Ⅱ 疾患解説

⑱ 急性後部多発性斑状色素上皮症（APMPPE）

1. 急性後部多発性斑状色素上皮症（APMPPE）とは

　急性後部多発性斑状色素上皮症（acute posterior multifocal placoid pigment epitheliopathy：APMPPE），汎ぶどう膜炎を伴う多発性脈絡膜炎（multifocal choroiditis with panuveitis：MCP），点状脈絡膜内層症（punctate inner choroidopathy：PIC），diffuse subretinal fibrosis（DSF）syndrome，多発消失性白点症候群（multiple evanescent white dot syndrome：MEWDS）は眼底に白点ないし白斑を生じる疾患で白斑症候群と総称される。それらに狭義の急性帯状潜在性網膜外層症（acute zonal occult outer retinopathy：AZOOR）を加えて AZOOR complex という概念も提唱されている[1,2]。

　APMPPE は 20〜50 歳に好発し[3,4]，脈絡毛細血管板の小葉単位での閉塞を起こす疾患で，原因は毛細血管板小葉への流入動脈の炎症性閉塞が本態と考えられているが，詳細は不明である。2〜3 個で自然治癒し，後に軽度の萎縮を残す。

2. 臨床症状

　急激な視力低下，傍中心暗点など視野障害，霧視，光視症，変視症を呈する。典型的には両眼性が多く，片眼性でも数日から数週の内で両側性に移行する[3]。ウイルス先行感染の既往や頭痛，頸部の硬直が眼症状と同時にみられることもあり，診断の参考となる。

3. 臨床所見

　眼底後極部の網膜外層から網膜色素上皮レベルに 1/3〜1 乳頭径の黄白色から灰白色の斑状病巣が多発する（図1a）。個々の斑状病巣は境界不明瞭でわずかに隆起している。2〜4 週の経過でほとんど瘢痕を残さず治癒するが，軽度の萎縮瘢痕を残す場合もある[5]

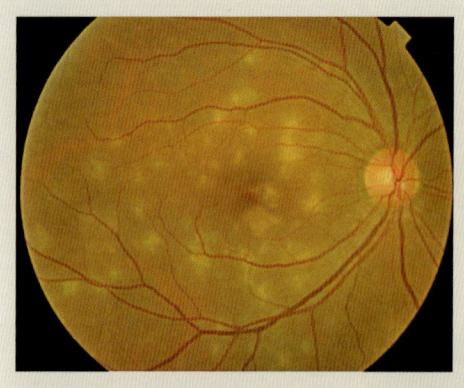

a. カラー眼底写真
アーケード内に多発した黄白色から灰白色の斑状病巣がみられる。

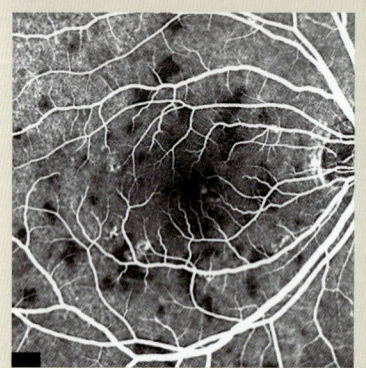

b. aのFA早期
病巣は低蛍光を示す。

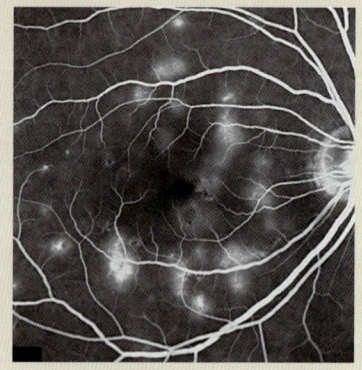

c. aのFA後期
病巣は過蛍光を示す。

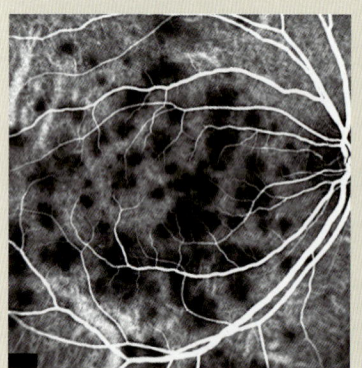

d. aのIA早期
病巣は低蛍光を示す。

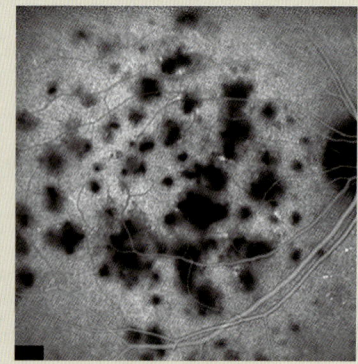

e. aのIA後期
病巣は低蛍光を示す。

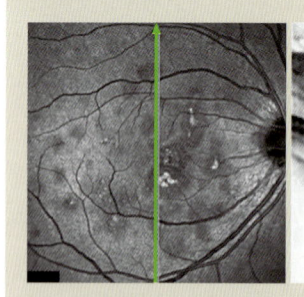

f. aのOCT
斑状病巣に一致して網膜外層が不鮮明，中等輝度反射を示す。網膜色素上皮も不整となり，高輝度反射を示す。

図1 急性後部多発性斑状色素上皮症（APMPPE）

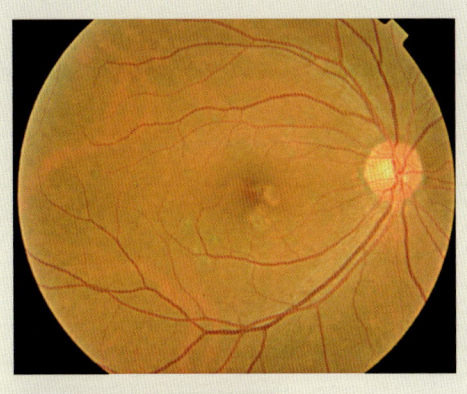

a. カラー眼底写真
斑状病巣はほぼ消失しているが，一部に軽度の萎縮瘢痕を認める。

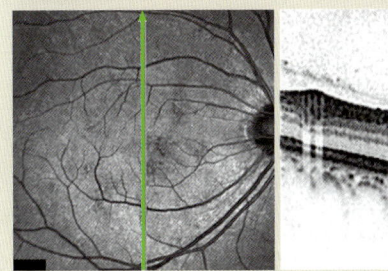

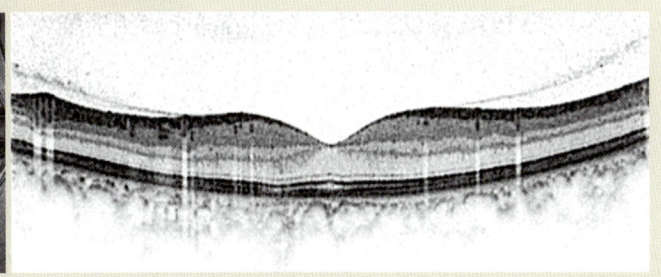

b. aのOCT
網膜外層から網膜色素上皮レベルは鮮明になり，不整はみられない。

図2 急性後部多発性斑状色素上皮症（APMPPE）。図1の1年9カ月後

（図2a）。時に視神経乳頭浮腫[6)7)]や漿液性網膜剝離[8)9)]，網膜血管炎や網膜静脈閉塞症[6)10)]を伴う。また前部ぶどう膜炎[11)12)]，稀に脈絡膜新生血管（choroidal neovascularization：CNV）も発生する[13)]。

4. 診 断

1) 蛍光眼底造影

　　フルオレセイン蛍光造影（FA）では斑状病巣は造影早期において低蛍光，後期には過蛍光を示す。この変化は逆転現象と呼ばれ特徴的である（図1b，1c）。本疾患では黄白色斑部に限局した脈絡膜循環不全が関与しているため，インドシアニングリーン蛍光造影（IA）では黄白色斑に一致して早期，後期ともに低蛍光を示す（図1d，1e）。しかし低蛍光斑は黄白色斑のみられない部位にも観察され，片眼性症例では健眼にも低蛍光斑がみられることがある。

2) 光干渉断層計（OCT）

　　OCTでは急性期に斑状病巣に一致して網膜外層が中等輝度反射を示し，回復期では

高輝度反射を示す。高輝度反射は炎症産物や炎症細胞，網膜外層の虚血が関与しているとの報告がある[14]（**図1f, 2b**）。

5. 鑑　別

　　鑑別疾患として，MCP，PIC，DSF syndrome，MEWDS，フォークト・小柳・原田病，結核，サルコイドーシスなどが挙げられる。

6. 治療の適応と方針

　　基本的に本疾患は自然寛解があるため，経過観察を行う。経過不良例には治療を開始する。急性期の治療として有効性が確立されたものはないが，副腎皮質ステロイドの局所・全身投与が選択される[3]。中心窩およびその近傍にCNVが発生し活動性がある場合はCNVの退縮目的にVEGF阻害薬を用いる[15,16]。中心窩外のCNVではレーザー光凝固を行う。光線力学的療法も有用であると報告されてはいるが，急性期には脈絡膜の虚血を悪化させると考えられる[13]。

文　献

1) Gass JD：Are acute zonal occult outer retinopathy and white spot syndrome (AZOOR complex) specific autoimmune diseases ? Am J Ophthalmol. 2003；135：380-1.
2) Fiore T, et al：Acute posterior multifocal placoid pigment epitheliopathy：outcome and visual prognosis. Retina. 2009；29：994-1001.
3) Jones NP：Acute posterior multifocal placoid pigment epitheliopathy. Br J Ophthalmol. 1995；79：384-9.
4) Bird, AC：Acute multifocal placoid pigment epitheliopathy. Inflammatory disease. Retina. 4th ed. Ryan SJ, ed. Mosby, 2005, p1803-10.
5) Abu El-Asrar AM, et al：Acute posterior multifocal placoid pigment epitheliopathy with retinal vasculitis and papillitis. Eye (Loud) . 2002；16：642-4.
6) Frohman LP, et al：Acute posterior multifocal placoid pigment epitheliopathy with unilateral retinal lesions and bilateral disk edema. Am J Ophthalmol. 1987；104：548-50.
7) Kayazawa F, et al：Acute posterior multifocal placoid pigment epitheliopathy and Harada's disease. Ann Ophthalmol. 1983；15：58-62.
8) Furusho F, et al：One case of Harada disease complicated by Acute posterior multifocal placoid pigment epitheliopathy-like recurrence in both eye. Jpn J Ophthalmol. 2001；45：117-8.
9) Lee GE, et al：Spectral domain optical coherence tomography and autofluoresence in a case of acute posterior multifocal placoid pigment epitheliopathy mimicking Vogt-Koyanagi-Harada disease：case report and review of literature. Ocul Immunol Inflamm. 2011；19：42-7.
10) De Souza S, et al：Acute posterior multifocal placoid pigment epitheliopathy associated with retinal vasculitis, neovascularization and subhyaloid hemorrhage. Can J Ophthalmol. 1999；34：343-5.
11) Lowes M：Placoid pigment epitheliopathy presenting as an anterior uveitis. A case report. Acta Ophthalmol (Copenh) . 1977；55：800-6.

12) Alvi NP, et al：Granulomatous anterior uveitis presenting with acute multifocal placoid pigment epitheliopathy. Doc Ophthalmol. 1995；89：347-53.
13) Bowie EM, et al：Acute posterior multifocal placoid pigment epitheliopathy and choroidal neovascularization. Retina. 2005；25：362-4.
14) Lofoco G, et al：Optical coherence tomography findings in a case of acute multifocal placoid pigment epitheliopathy (AMPPPE). Eur J Ophthalmol. 2005；15：143-7.
15) Mavrakanas N, et al：Intravitreal ranibizumab for choroidal neovascularization secondary to acute multifocal posterior placoid pigment epitheliopathy. Acta Ophthalmol. 2010；88：e54-5.
16) Battaglia Parodi M, et al：Antivascular endothelial growth factors for inflammatory chorioretinal disorders. Dev Ophthalmol. 2010；46：84-95.

（北川順久）

II 疾患解説

⑲ 地図状脈絡膜炎

1. 地図状脈絡膜炎とは

　地図状脈絡膜炎では脈絡毛細血管板小葉の輸入細動脈に炎症性閉塞が生じ，毛細血管板の虚血によって上方の網膜色素上皮（retinal pigment epithelium：RPE）の乏血性浮腫が起こる。RPEの乏血性浮腫は灰白色から黄白色，境界やや不鮮明，斑状，地図状病巣として認められる。RPEの障害が続くと最終的には地図状の網脈絡膜萎縮病巣が形成される。典型的には活動性病変は地図状萎縮病巣の辺縁に虫食い状に広がる[1)2)]。

　好発年齢は若年から中年で，両眼性が多い。感染や自己免疫などが起因と考えられているが，詳細は不明である[3)]。

2. 臨床症状

　急性期には霧視，視力低下，中心暗点を自覚する。萎縮変化が進行すると病変に一致して視野欠損を生じ，地図状に萎縮が拡大して中心窩に達すると視力が低下する。

3. 臨床所見

　多くは視神経乳頭近傍あるいは後極部に初発する。RPEから脈絡膜内層のレベルを中心として灰白色ないし黄白色の斑状病巣が散在性にみられ，数週以内に病変の中央は脈絡膜大血管の透見できる色素沈着を伴った萎縮病巣に変化する。その後，萎縮病巣の辺縁に虫食い状に灰白色から黄白色の斑状病巣が再発する（図1）。再発は多く，萎縮病巣は数カ月から数年にかけてゆっくり拡大しながら進展する。前房・硝子体中に炎症細胞や網膜血管炎，脈絡膜新生血管を伴うこともある。

4. 診 断

1) フルオレセイン蛍光造影 (FA)

急性期の活動性病変は，脈絡毛細血管板への流入障害により造影早期に低蛍光，後期には障害された脈絡毛細血管板からの漏れた色素が病的なRPEに取り込まれて，組織染による過蛍光を示す（逆転現象）（図2，3）。過蛍光の強さは障害の程度によって異なる。慢性期の萎縮病巣は脈絡膜毛細血管の萎縮のため，早期から後期まで低蛍光を示し，病巣内に脈絡膜中大血管が明瞭にみられる。後期には萎縮病変の辺縁は正常部の脈絡膜毛細血管板からの色素漏れによって，ふちどり様に過蛍光となる。

2) インドシアニングリーン蛍光造影 (IA)

急性期には灰白色病巣は，早期から後期まで低蛍光となる。低蛍光は循環障害によるRPEのblock効果と考えられる（図4，5）。陳旧期には萎縮病巣は脈絡毛細血管板の萎縮のために低蛍光になり，脈絡膜中大血管が透見される。

3) 光干渉断層計 (OCT)

急性期には灰白色の活動性病変に一致して視細胞外節の不明瞭化や脈絡膜の反射亢進がみられ，また病巣辺縁では視細胞内節外節接合部 (IS/OS) ラインの途絶がみられる。慢性期には網膜外層やRPEの非薄化がみられる[4]（図6，7）。

4) 眼底自発蛍光 (FAF)

活動性病巣では過蛍光，非活動性病巣では低蛍光を示し，再発は低蛍光部の辺縁にふちどるように過蛍光となる。眼底自発蛍光の活動性病巣の過蛍光は2～5日検出でき，その過蛍光部はIAの低蛍光部と比較して小さく，OCTでは視細胞層の反射の増強がみられる[5]（図8，9）。

5. 鑑 別

鑑別疾患として，急性後部多発性斑状色素上皮症，トキソプラズマ，結核，後部強膜炎，脈絡膜腫瘍（悪性リンパ腫，転移）が挙げられる。

6. 治 療

確立された治療法はないが，本症は炎症性疾患と考えられるため急性期には副腎皮質ステロイドを用いる。内服投与[6]，パルス療法[7]，後部テノン囊下注入，硝子体注入[8～11]が報告されている。後部テノン囊下注入ではトリアムシノロン20mg，全身投与では60～

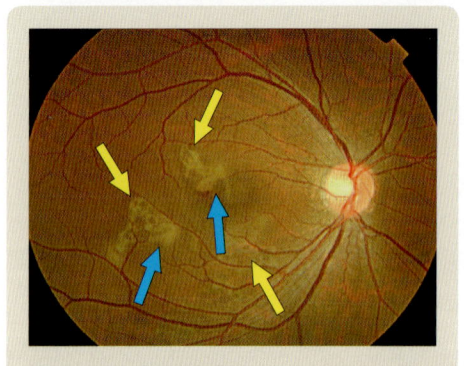

図1　地図状脈絡膜炎
萎縮病巣（➡）に接して灰白色の活動性病巣（➡）を認める。

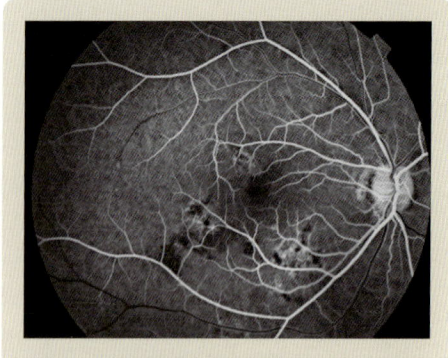

図2　地図状脈絡膜炎（図1のFA早期）
活動性病巣は低蛍光を示している。

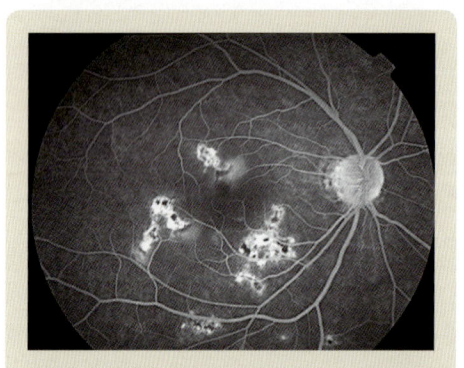

図3　地図状脈絡膜炎（図1のFA後期）
活動性病巣では，後期には網膜色素上皮（RPE）の組織染による過蛍光を示している（逆転現象）。

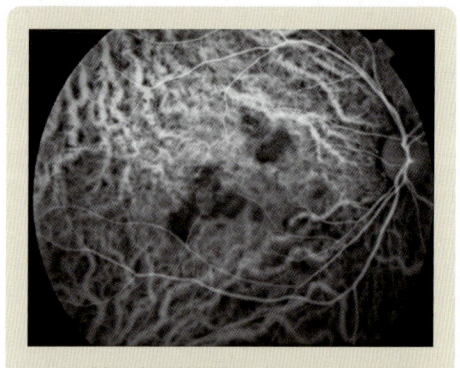

図4　地図状脈絡膜炎（図1のIA早期）
活動性病巣，萎縮部は低蛍光を示している。

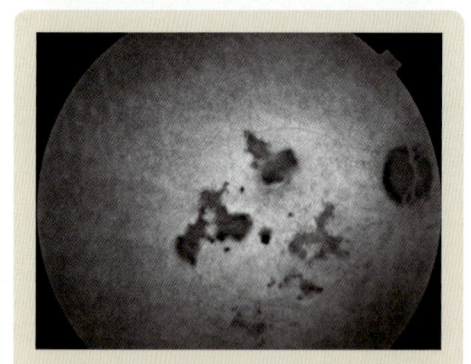

図5　地図状脈絡膜炎（図1のIA後期）
後期も低蛍光を示している。その範囲はFAで認められる病巣の範囲よりも広い。

80mg/dayを目安とする。全身投与の場合は易感染性，消化性潰瘍，糖尿病などの副作用に注意する。臨床所見の変化や造影検査を行い，注意深く経過を観察する必要がある。

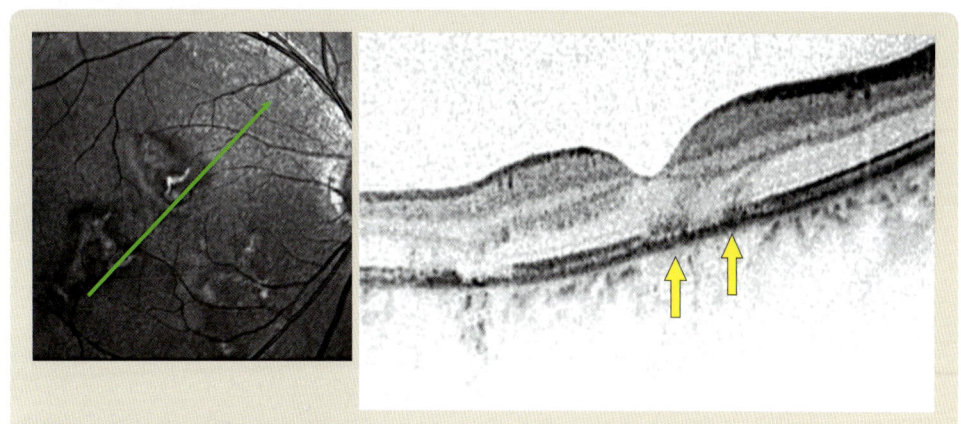

図6 地図状脈絡膜炎（急性期のOCT）
活動性病変に一致して視細胞外節の破壊を認める。浸潤病巣は外顆粒層に及んでいる（⇒）。

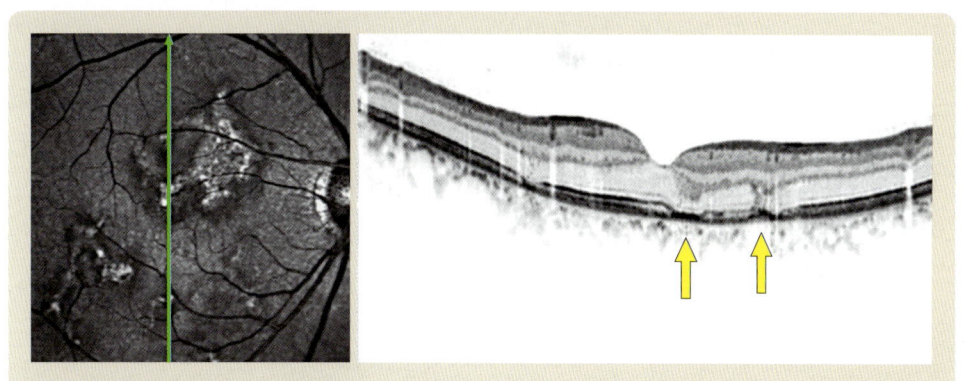

図7 地図状脈絡膜炎（慢性期のOCT）
網膜外層や網膜色素上皮（RPE）の菲薄化がみられる（⇒）。

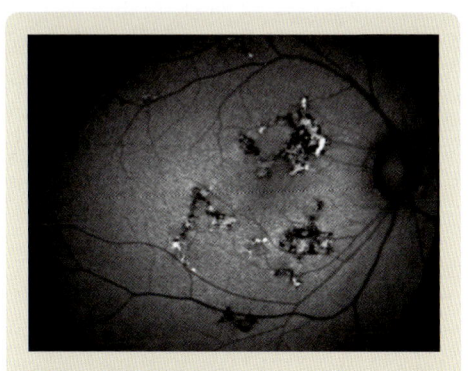

図8 急性期のFAF
活動性病巣は過蛍光，非活動性病巣は低蛍光を示す。

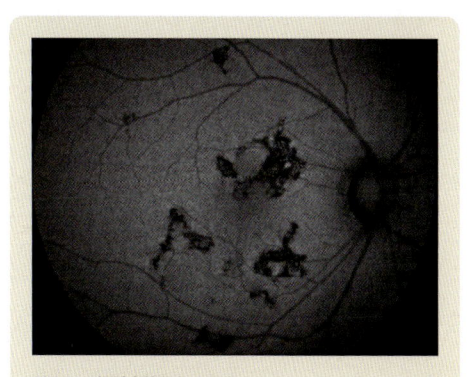

図9 慢性期のFAF
非活動性病巣部は低蛍光を示す。

Ⅱ-19 地図状脈絡膜炎

文 献

1) Laatikainen L：Serpiginous choroiditis. Br J Ophthalmol. 1974；58：777-83.
2) 西村哲哉, 他：地図状脈絡膜炎の症例. 眼紀. 1985；36：856-62.
3) Lim WK, et al：Serpiginous choroiditis. Surv Ophthalmol. 2005；50：231-44.
4) Arantes TE, et al：Fundus autofluorescence and spectral domain optical coherence tomography in recurrent serpiginous choroiditis. Ocul Immunol Inflamm. 2011；19：39-41.
5) Cardillo Piccolino F, et al：Fundus autofluorescence in serpiginous choroiditis. Grafes Arch Clin Exp Ophthalmol. 2009；247：179-85.
6) Hoyng C, et al：Atypical central lesion in serpiginous choroiditis treated with oral prednisone. Graefes Arch Clin Exp Ophthalmol. 1998；236：154-6.
7) Markomichelakis NN, et al：Intravenous pulse methylprednisolone therapy for acute treatment of serpiginous choroiditis. Ocul Immunol Inflamm. 2006；14：29-33.
8) Pathengay A：Intravitreal triamcinolone acetonide in serpiginous choroiditis. Indian J Ophthalmol. 2005；53：77-9.
9) Wadhwa N, et al：Prospective evaluation of intravitreal triamcinolone acetonide in serpiginous choroiditis. Ophthalmologica. 2010；224：183-7.
10) Adiguzel U, et al：Intravitreal triamcinolone acetonide treatment for serpiginous choroiditis. Ocul Immunol Inflamm. 2006；14：375-8.
11) Kalacorlu S, et al：Intravitreal triamcinolone acetonide in serpiginous choroiditis. Jpn J Ophthalmol. 2006；50：290-1.

〔北川順久〕

Ⅱ 疾患解説

⑳ 脈絡膜腫瘍

1. 脈絡膜腫瘍とは

　脈絡膜の腫瘍には，大きく分けて良性のものと悪性のものがある。良性の脈絡膜腫瘍には母斑，血管腫，骨腫などがある。悪性の脈絡膜腫瘍には悪性黒色腫，転移性腫瘍，悪性リンパ腫などがある。

　本項では，その中でも頻度が高い①脈絡膜骨腫，②脈絡膜血管腫，③転移性脈絡膜腫瘍について，ほかの腫瘍との鑑別を交えながら画像とともに紹介する。

2. 臨床症状

　いずれの腫瘍も，臨床症状がオーバーラップするところがある。

　漿液性網膜剝離（serous retinal detachment：SRD）が黄斑部にかかることによって歪視が出たり，視力低下を訴えたりする[1]。中心窩にSRDや網膜を押し上げるような脈絡膜腫瘍があると遠視化が起こり，霧視や内斜視が出現することもある[2]。また，腫瘍の存在部位に応じて視野異常が出たりする[3]。

　良性の母斑は，基本的に無症候である。

3. 臨床所見（眼底）

1) 脈絡膜骨腫

　本腫瘍は脈絡膜の骨性分離腫である。分離腫とは，個体発生の途中で，ある組織が本来の正常組織との連続性を絶たれて分離して，他の組織に入り込み，そこで生存増殖を遂げたものである。骨腫は若年女性に多くみられ，両眼にみられることもある。腫瘍は軽度の扁平な隆起を示す黄白色，境界鮮明な地図状の病巣で，乳頭近くに発生する[4]。大きさは数乳頭径大から，時に後極部のほぼ全域を占めることもある。数年の経過で徐々に拡大する。脈絡膜新生血管や出血を合併したり，場合によっては漿液性網膜剝離を伴

ったりすることもある（図1a，b，c1）[5~7]。

　超音波検査，CT，OCT，フルオレセイン蛍光造影（FA）などを用いて詳細に把握することで診断をつける[5]。

　蛍光眼底造影では，動脈相早期に斑紋状の過蛍光が現れ，急速に蛍光強度を増し，動静脈相ではびまん性の過蛍光を示し，後期まで残留する。光干渉断層計（OCT）では，骨腫部に脈絡膜の軽度な不整隆起がみられ，スポンジ状の高輝度な断面をみることができる（図1c3，c4）。骨腫上にある網膜色素上皮（retinal pigment epithelium：RPE）は，様々な萎縮の程度を示すため，それによって骨腫の反射輝度が異なる。

2）脈絡膜血管腫

　組織学的には毛細血管性血管腫，海綿状血管腫，および，その混合型がある。孤立性のものと，Sturge-Weber症候群に伴うびまん性のものがある。前者は30代から50代が多い。後者は先天性のものであり，若いうちから発見されうる[8]。

　孤立性のものは，眼底後極部や視神経乳頭部に好発する比較的境界鮮明で，橙赤色のドーム状の隆起性病巣を示す（図2a）。経時的に変化し，硝子体出血，増殖網膜症になることもあり，大きさは直径3～12mmでそれ以上になることはない。囊胞様黄斑浮腫や漿液性滲出性網膜剝離がみられることがあり，放置すると網膜全剝離となることもある。フルオレセイン蛍光造影（FA）では，前動脈相と動脈相初期に腫瘍部に一致した荒い血管模様（vascular pattern）の過蛍光が出現し，静脈相では腫瘍表面より網膜下に広範囲の不規則な蛍光色素の拡散が生じ，後期ではびまん性の色素漏出が特徴的である（図2b）。インドシアニングリーン蛍光造影（IA）では，レース状の過蛍光が1分までにみられ，後期にはびまん性に過蛍光がみられる（図2c）。

　血管腫のある部位は，OCTでは低輝度を示し，RPEがなだらかに隆起する（図2d，e）。血管腫上のRPEと網膜はほぼ正常に保たれることが多い。SRDが長引くと，ellipsoid zoneは不整になってくる。

　びまん性のものは，顔面の血管腫と同側の眼底がトマトケチャップのように赤く見える（図3a）。しかし，眼底所見は見過ごすことが多いため，対側の眼底と比べることが大事である（図3b）。診断は，他のメラノーマや転移性脈絡膜腫瘍と誤診されることもあるため，超音波やFA，IA，MRIやOCTを用いることが望ましい[1]。

3）転移性脈絡膜腫瘍

　男性では肺癌の転移（図4），女性では乳癌の転移が多い[9,10]。脈絡膜は血管が非常に豊富であるため高率に転移しやすく，眼底検査で他臓器病変に先んじて発見できる可能性があるため，眼科医の役割は重要である。

　初期には円形・楕円形の白色～黄白色の境界不鮮明な扁平隆起，中央部には点状，斑状の脱色素部と正常部とが入り混じったムラがある外観を示す。進行すると腫瘍周囲に滲出性網膜剝離が認められるようになる（図5a）。腫瘍は数個確認されることもある[11]。

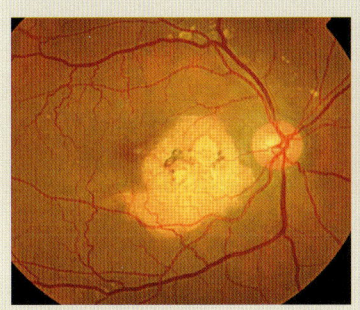

a. カラー眼底写真
黄斑部に，中心は白色，周辺はオレンジ色の骨腫を認める。

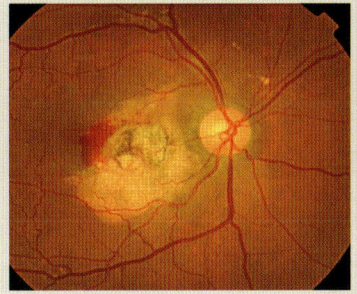

b. aの約2年後
網膜下出血が出現し，視野欠損，歪視を主訴に受診した。矯正視力は1.2であった。骨腫は上方に拡大している。脈絡膜新生血管を考えさせる出血であったが，その後自然軽快した。

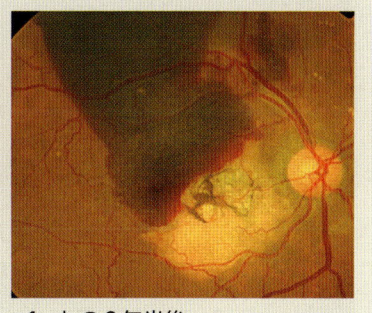

c1. bの2年半後
骨腫上方に大量の網膜下出血を認めた。

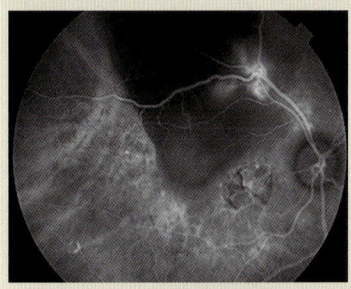

c2. IA早期
脈絡膜新生血管を示す過蛍光がアーケード上方に認められた。

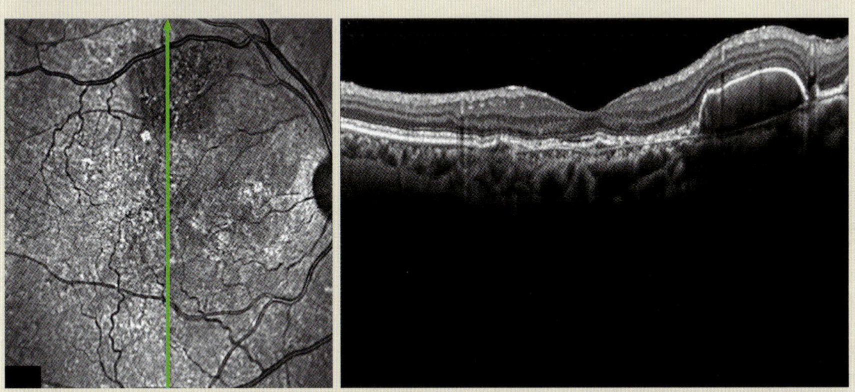

c3. IR + EDI-OCT（垂直断）
出血の主体は出血性網膜色素上皮剥離であることがわかる。

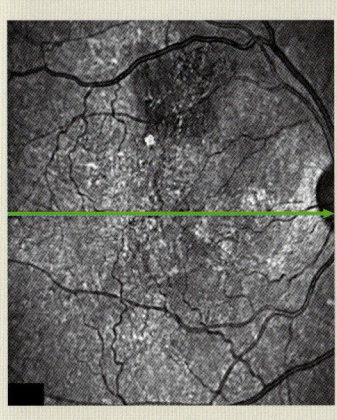

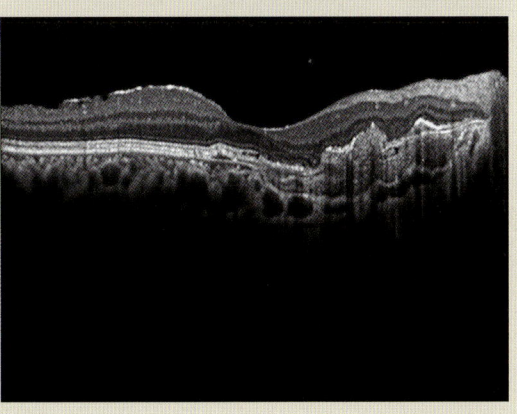

c4. IR + EDI-OCT（水平断）
視神経乳頭近傍にスポンジ状の骨腫の断面を認める。本症例はその後，ベバシズマブの硝子体内注射を3年間で5回施行した。

図1 脈絡膜骨腫（55歳，女性）

II-20 脈絡膜腫瘍

317

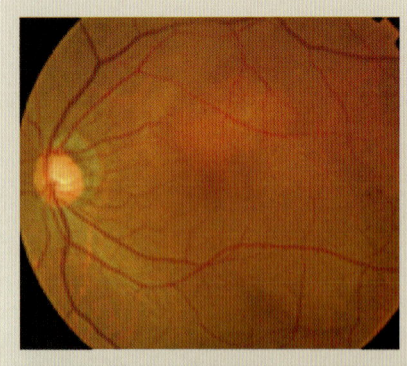

a. カラー眼底写真
後極部に限局性，ドーム状の橙赤色の色調を示す脈絡膜隆起がある。

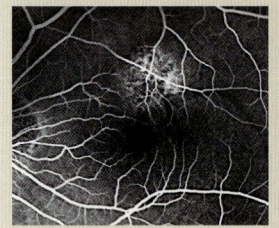

b1. FA早期
斑状の過蛍光を認める。

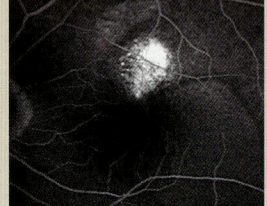

b2. FA後期
びまん性の色素漏出を認める。

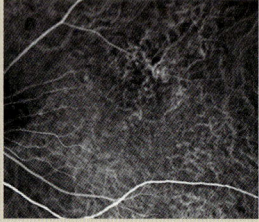

c1. IA早期
腫瘍部に一致した拡張した血管を認める。

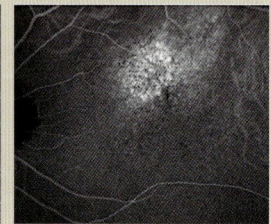

c2. IA後期
びまん性の過蛍光を認める。

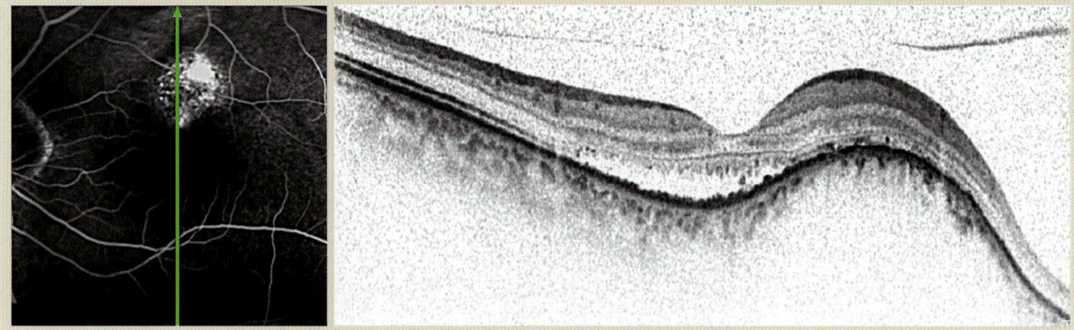

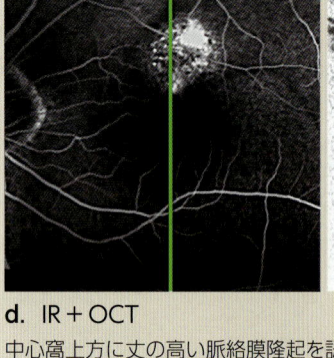

d. IR + OCT
中心窩上方に丈の高い脈絡膜隆起を認め，黄斑部に浅い網膜剥離が認められた。

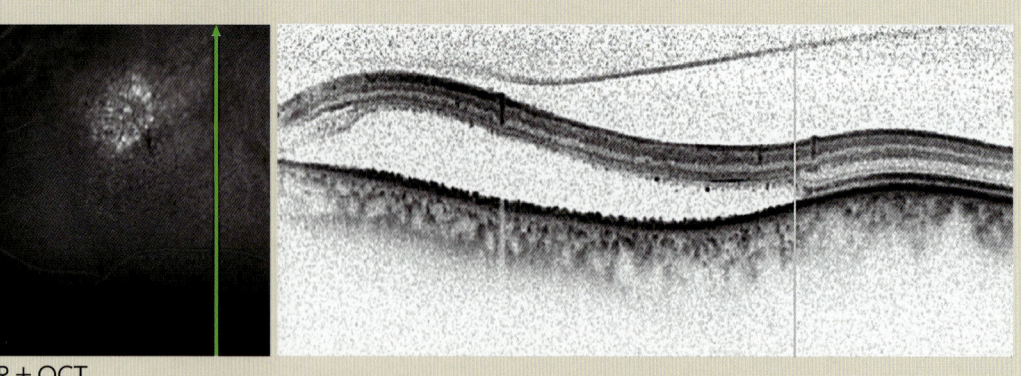

e. IR + OCT
耳側には中心窩に続くなだらかな脈絡膜隆起を認める。また，耳側にも漿液性網膜剥離が中心窩から続いている。

図2 脈絡膜血管腫（68歳，男性，左眼視力0.6）

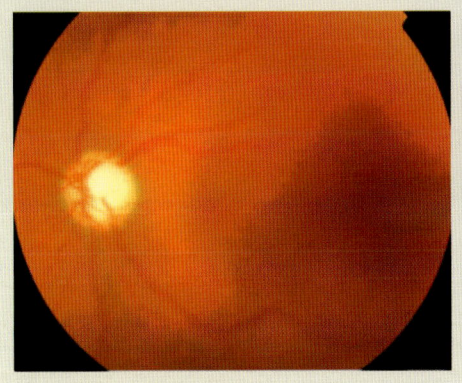

a. 患眼
トマトケチャップ様と表現されるびまん性の赤い眼底である。健眼の眼底の色調（図3b）との違いに注意。緑内障性視神経萎縮もみられる。

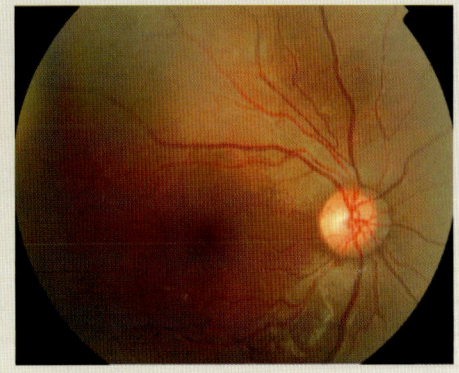

b. 健眼
眼底は色調を含め異常を認めない。

図3 Sturge-Weber症候群

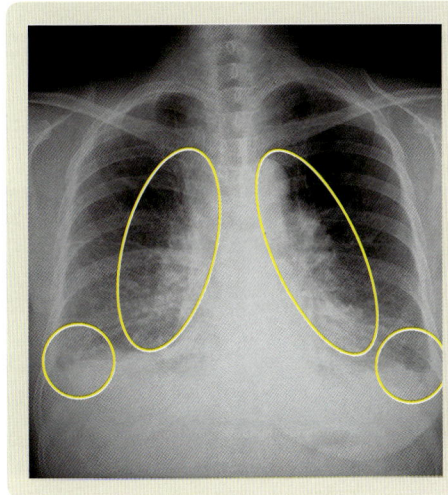

図4 転移性脈絡膜腫瘍
眼底を観察して、腫瘍が認められた。胸部単純X線写真で肺癌が疑われる所見が確認され、その後精査が進んだ。

　蛍光眼底造影検査では、動脈相では低蛍光であるが、急速に過蛍光となり、網膜色素上皮が障害されている部位は顆粒状の過蛍光になる（**図5b，c**）。OCTでは、腫瘍部では低反射が認められ、腫瘍に圧排された脈絡毛細血管板が菲薄化するような所見がみられる。また、腫瘍部上には、毛羽立ったような視細胞外節がみられる。ときに腫瘍はドーム状の隆起を示すこともある[12]。swept-source OCT（SS-OCT）検査では、脈絡膜が厚い部位ではより鮮明に強膜と脈絡膜との境界をみることができる（**図5d，e**）。

　鑑別診断として、悪性黒色腫は黒〜茶褐色の隆起性病巣、時としてキノコ状の突出として観察されるが、稀にオレンジ色の色素の脈絡膜悪性黒色腫であることもあり、注意が必要である。色素ムラや増大傾向を確認するために、まめに診察をすべきである。初期の悪性黒色腫は網膜下の黒色病巣であり、腫瘍表面にリポフスチン顆粒がみられることもある[13]。ブルッフ（Bruch）膜を突き破ることで、硝子体側へキノコ状に突出し、網膜

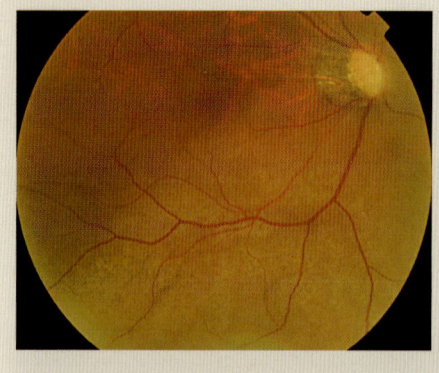

a. カラー眼底写真

光視症で来院し，初診時の右眼の視力は1.2であった。3カ月後，視力は1.0であった。右眼下方に体位変換で移動し裂孔が確認できない漿液性網膜剥離と隆起性病巣が確認された。色調は上方に比べて，やや灰白色が強い。

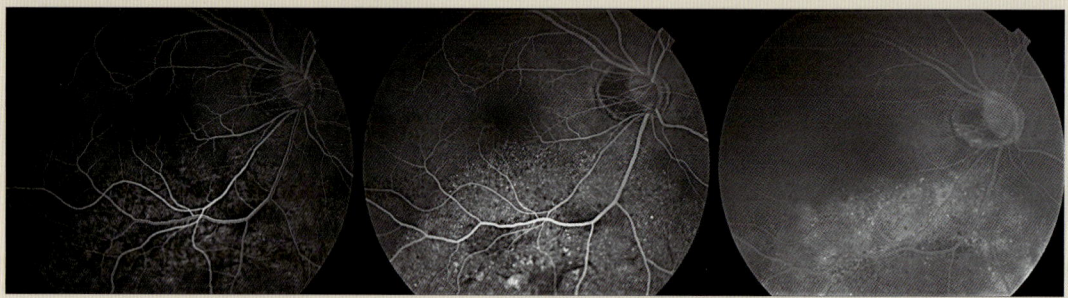

b. FA

FA超早期（左）で腫瘍部に一致したまだらな低蛍光の中に斑状の過蛍光を認める。FA早期（中央），FA後期（右）でびまん性の過蛍光を認める。

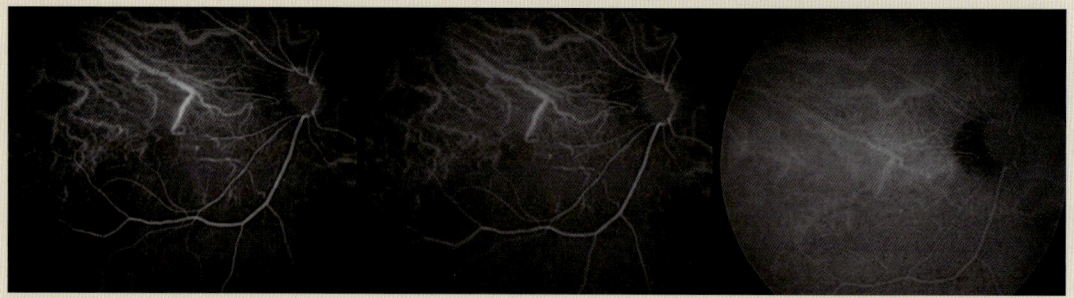

c. IA

IA超早期（左），IA早期（中央），IA後期（右）で腫瘍部に一致して脈絡膜血管の狭細化や途絶がみられる。後期まで低蛍光である。

図5 転移性脈絡膜腫瘍（52歳，女性）

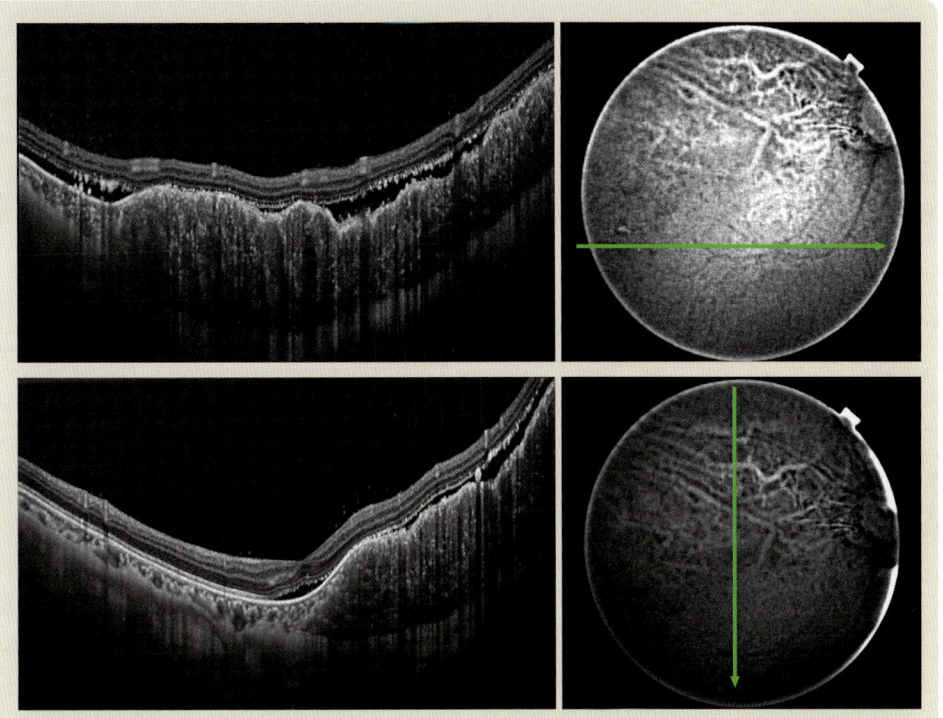

5d. SS-OCT
SS-OCT水平断（上），SS-OCT垂直断（下）で比較的扁平な隆起性脈絡膜病変を認めた。

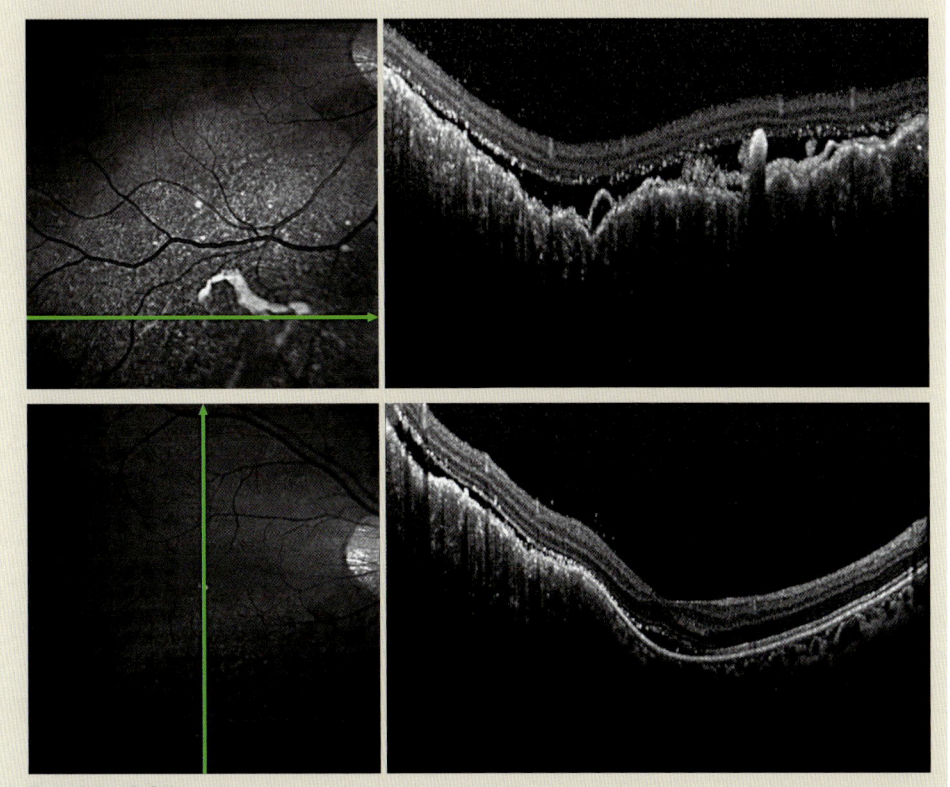

5e. EDI-OCT
EDI-OCT水平断（上），EDI-OCT垂直断（下）。EDI-OCTに比べて，SS-OCTでは脈絡膜と強膜の境界を鮮明に見ることができる。

Ⅱ-20 脈絡膜腫瘍

が菲薄化し，表面に出血を伴うこともある。境界不鮮明なものやぶどう膜炎を伴っているようなものは悪性リンパ腫などを考える[14]。

4. 診　断

眼底検査，蛍光眼底造影検査，超音波検査，OCT検査，CT検査，MRI検査などを行う。

5. 治療・治療成績

1) 脈絡膜骨腫

無症候性の場合は適宜経過観察でよいが，脈絡膜新生血管を伴う場合は視力低下，変視，滲出性変化をきたしうるため，その場合は患者と相談した上で治療を選択する。治療法としては，経瞳孔温熱療法(transpupillary thermotherapy：TTT)[15]，光線力学療法(photodynamic therapy：PDT)[16]，網膜光凝固[17]，抗VEGF薬硝子体内注射[16,18]などの報告がある。

抗VEGF薬硝子体内注射単独，または，抗VEGF薬硝子体内注射併用PDTを施行した治療では，半数で1回以上の再発が認められたが，およそ9割でSRDの消失がみられたと報告されている[16]。

2) 脈絡膜血管腫

無症候性の場合は経過観察でよいが，SRDが遷延化すると不可逆性の視機能の低下をきたす恐れがあるため[1]，視力低下，変視，滲出性変化の増加があれば，患者と相談した上で治療を選択する。網膜光凝固はSRDを消失させ，網脈絡膜を接着させるのが目的であるが，中心窩を含まない場合には光凝固療法を選択する[19]。中心窩を含む病巣に対しては，TTT[20]，プラーク放射線療法[21,22]，プロトン放射線療法[23]，PDTが行われる(図6，7)[19,24~26]。ジアテルミー凝固[27]，冷凍凝固[28]などの方法もあるが，隣接組織に障害を及ぼす影響もあるため注意が必要である。

近年，PDT治療について，1眼に複数（2つまたは3つ）血管腫がある群においては50J/cm²でそれぞれに83秒間照射，1眼に1つのみ血管腫がみられる群においては50J/cm²で166秒間照射し，群間で比較検討した報告がある。複数の血管腫の群では，6割強に2段階以上の視力改善を認め，残りは視力維持にとどまっている。また，単数の血管腫の群では，2割強が2段階以上の視力改善を認め，残りは視力維持にとどまっている[25]。

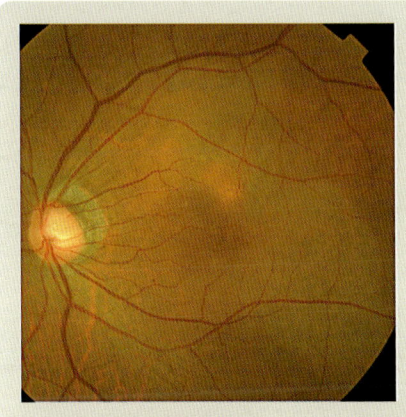

a. カラー眼底写真
脈絡膜血管腫の橙赤色の範囲がPDT施行前と比べ減少している。

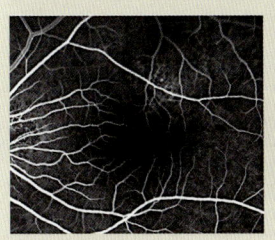

b1. FA早期
腫瘤部の網目状の過蛍光の範囲が縮小している。

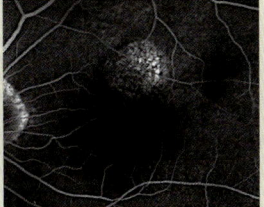

b2. FA後期
腫瘤部に一致した色素漏出はほぼ消失している。

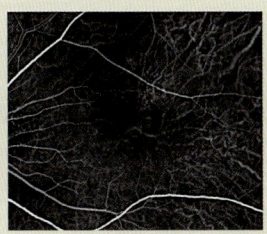

c1. IA早期
PDT照射した部分に一致した低蛍光を認める。

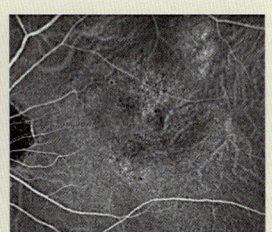

c2. IA後期
照射部では、びまん性の過蛍光が消失している。

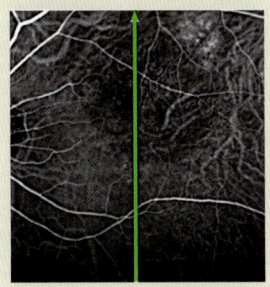

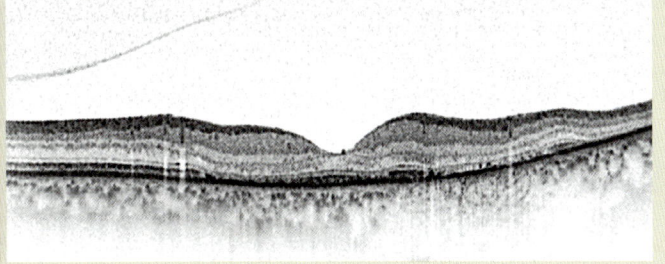

d. IR + OCT（垂直断）
中心窩上方にあった丈の高い脈絡膜隆起は消失し、漿液性網膜剥離も消失している。中心窩の視細胞内節外節接合部（IS/OS）ラインは断続的で、上方は消失している。

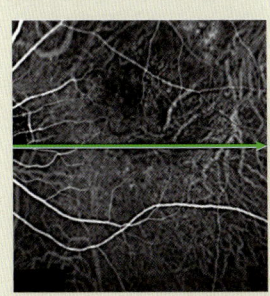

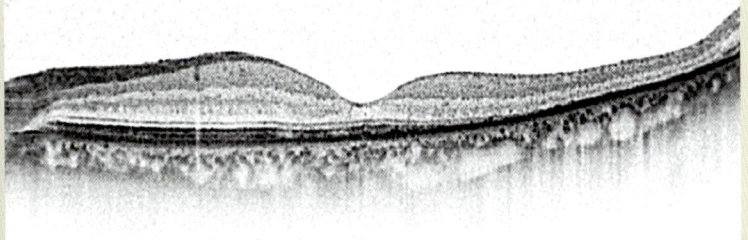

e. IR + OCT（水平断）
耳側のIS/OSラインの消失が確認できる。

図6 脈絡膜血管腫（図2の症例の光線力学療法〈PDT〉3カ月後，左眼視力0.5）

a. カラー眼底写真

脈絡膜血管腫の部分には網膜色素上皮の色素ムラを認めた。視力は0.8になった。

b. OCT垂直断（上），水平断（下）

中心窩のIS/OSラインはPDT 3カ月後に比べてより鮮明になった。

図7 脈絡膜血管腫（図2の症例の光線力学療法〈PDT〉12カ月後，左眼視力0.8）

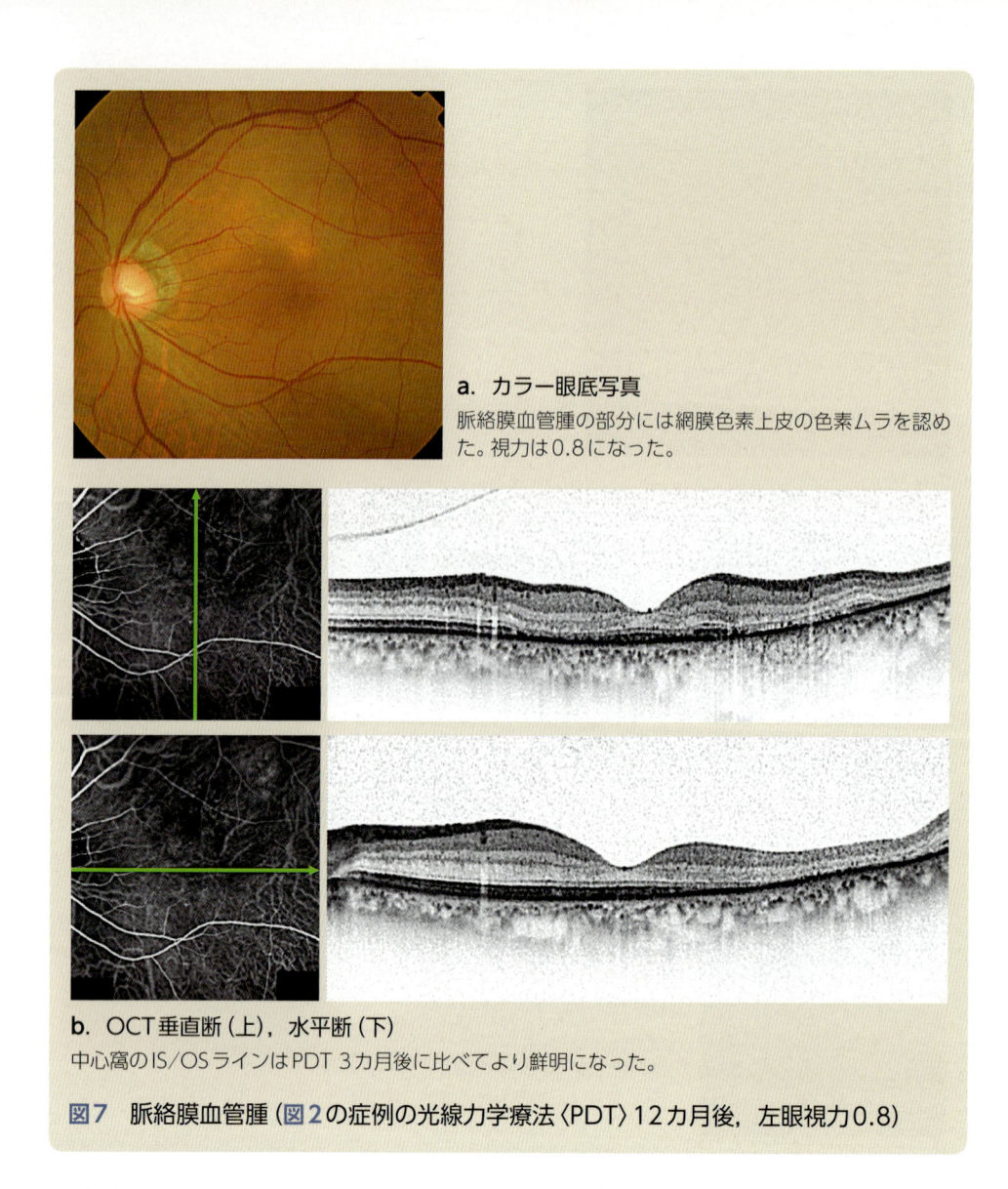

3）転移性脈絡膜腫瘍

　従来は無症候性の場合には化学療法や放射線療法などの全身の治療が優先され，眼病変に対しては経過観察とすることが多かった。近年，転移性脈絡膜腫瘍に対するPDT治療が報告されている。

　PDT後，約8割でSRDは消失し，視力の改善または維持が認められたが，残りはPDT治療に抵抗性があり，放射線治療を要している。PDTの合併症としては網膜内出血が認められた[11]。

文　献

1) Mashayekhi A, et al：Circumscribed choroidal hemangioma. Curr Opin Ophthalmol. 2003；14：142-9.
2) Amirikia A, et al：Increasing hyperopia and esotropia as the presenting signs of bilateral diffuse choroidal hemangiomas in a patient with Sturge-Weber syndrome. J Pediatr Ophthalmol Strabismus. 2002；39：121-2.
3) Hayreh SS, et al：Unilateral optic nerve head and choroidal metastases from a bronchial carcinoma. Ophthalmologica. 1982；185：232-41.
4) 湯澤美都子, 他：網膜脈絡膜の腫瘍. カラーアトラス眼底図譜, 第6版. 日本医事新報社, 2015, p327-37.
5) Pellegrini M, et al：Enhanced depth imaging optical coherence tomography features of choroidal osteoma. Retina. 2014；34：958-63.
6) 岸　章治：脈絡膜骨腫. OCT眼底診断学, 第2版. 岸　章治, 編. エルゼビア・ジャパン, 2010, p392-5.
7) Dinah C, et al：Enhanced depth imaging as an adjunctive tool in the diagnosis of decalcified choroidal osteoma. Eye (Lond) . 2014；28：356-8.
8) Umazume K, et al：Review of clinical features of circumscribed choroidal hemangioma in 28 cases. Nihon Ganka Gakkai Zasshi. 2011；115：454-9.
9) Shields CL, et al：Survey of 520 eyes with uveal metastases. Ophthalmology. 1997；104：1265-76.
10) Kreusel KM, et al：Incidence and clinical characteristics of symptomatic choroidal metastasis from breast cancer. Acta Ophthalmol Scand. 2007；85：298-302.
11) Kaliki S, et al：Photodynamic therapy for choroidal metastasis in 8 cases. Ophthalmology. 2012；119：1218-22.
12) Demirci H, et al：Enhanced depth imaging optical coherence tomography of choroidal metastasis. Retina. 2014；34：1354-9.
13) Hashmi F, et al：Orange pigment sediment overlying small choroidal melanoma. Arch Ophthalmol. 2012；130：937-9.
14) Coupland SE, et al：Evaluation of vitrectomy specimens and chorioretinal biopsies in the diagnosis of primary intraocular lymphoma in patients with Masquerade syndrome. Graefes Arch Clin Exp Ophthalmol. 2003；241：860-70.
15) Shukla D, et al：Transpupillary thermotherapy for subfoveal choroidal neovascular membrane in choroidal osteoma. Eye (Lond) . 2006；20：845-7.
16) Khan MA, et al：Outcomes of anti-vascular endothelial growth factor therapy in the management of choroidal neovascularization associated with choroidal osteoma. Retina. 2014；34：1750-6.
17) Browning DJ：Choroidal osteoma：observations from a community setting. Ophthalmology. 2003；110：1327-34.
18) Kubota-Taniai M, et al：Long-term success of intravitreal bevacizumab for choroidal neovascularization associated with choroidal osteoma. Clin Ophthalmol. 2011；5：1051-5.
19) Scott IU, et al：Anatomic and visual acuity outcomes following thermal laser photocoagulation or photodynamic therapy for symptomatic circumscribed choroidal hemangioma with associated serous retinal detachment. Ophthalmic Surg Lasers Imaging. 2004；35：281-91.
20) Hirakata A, et al：A case of choroidal hemangioma with bullous exudative retinal detachment treated successfully by transpupillary thermotherapy. Nihon Ganka Gakkai Zasshi. 2001；105：415-20.
21) Arepalli S, et al：Diffuse choroidal hemangioma management with plaque radiotherapy in 5 cases. Ophthalmology. 2013；120：2358-59, 2359. e1-2.

22) Kubicka-Trząska A, et al : Management of diffuse choroidal hemangioma in Sturge-Weber syndrome with Ruthenium-106 plaque radiotherapy. Graefes Arch Clin Exp Ophthalmol. 2015 ; 253 : 2015-9.
23) Yonekawa Y, et al : Standard fractionation low-dose proton radiotherapy for diffuse choroidal hemangiomas in pediatric Sturge-Weber syndrome. J AAPOS. 2013 ; 17 : 318-22.
24) Zhang Y, et al : Photodynamic therapy for symptomatic circumscribed macular choroidal hemangioma in Chinese patients. Am J Ophthalmol. 2010 ; 150 : 710-5. e1.
25) Su ZA, et al : Comparison of outcomes between overlapping-spot and single-spot photodynamic therapy for circumscribed choroidal hemangioma. Int J Ophthalmol. 2014 ; 7 : 66-70.
26) Boixadera A, et al : Prospective clinical trial evaluating the efficacy of photodynamic therapy for symptomatic circumscribed choroidal hemangioma. Ophthalmology. 2009 ; 116 : 100-5. e1.
27) Heimann H, et al : Imaging of retinal and choroidal vascular tumours. Eye (Lond) . 2013 ; 27 : 208-16.
28) Humphrey WT : Choroidal hemangioma : Response to cryotherapy. Ann Ophthalmol. 1979 ; 11 : 100-4.

〔篠島亜里〕

索 引

欧文

A
A2E 55
*ABCA4*遺伝子 205
acquired pit 288
acute idiopathic blind spot enlargement syndrome：AIBSE 297
acute posterior multifocal placoid pigment epitheliopathy：APMPPE 305
acute zonal occult outer retinopathy：AZOOR 29, 291
―― complex 291, 300, 305
Age-Related Eye Disease Study：AREDS 122
age-related macular degeneration：AMD 62, 79, 107, 110, 122
aneurysmal telangiectasia 254
angioid streaks 134
*ARMS2*遺伝子 79, 107
arm-to-retina circulation time 36
atrophic tract 70

B
basal deposit 98
blockage 38, 46
branch retinal vein occlusion：BRVO 225
Branch Retinal Vein Occlusion Study Group：BVOS 231

C
C2-CFB-RDBP-SKIV2L 79
C_3F_8 201
central areolar choroidal dystrophy：CACD 211
central retinal artery occulusion 269
central retinal vein occulusion：CRVO 215
　　hemi- ―― 217
central serous chorioretinopathy：CSC 66
Central Vein Occlusion Study：CVOS 219
*CF1*遺伝子 79
*CFH*遺伝子 79, 107
cherry-red spot 270
choroidal flush 36
choroidal neovascularization：CNV 39, 90, 99, 134, 144, 152
　　classic ―― 86, 279
　　idiopathic ――：ICNV 129
　　occult ―― 86, 139
chromovitrectomy 200
cone dystrophy 210
cone outer segment tip：COST 12, 13, 23
cuticular（basal laminar）drusen 82
cystoid macular edema：CME 131

D
dark choroid 206
dark rim 131
diabetic macular edema：DME 238
diabetic retinopathy：DR 238
dissociated optic nerve fiber layer：DONFL 201
dome-shaped macula 17, 164
double staining & double peeling 法 187

E
Early Treatment Diabetic Retinopathy Study：ETDRS 4, 166, 240
electroretinogram：ERG 5, 211, 273, 296
　　bright flash ―― 273
　　陰性 ―― 209
　　多局所 ―― 5, 296, 301
enhanced depth imaging OCT：EDI-OCT 14, 24, 278
epimacular membrane 176
external limiting membrane：ELM 243

F
filling defect 38, 50
filling delay 38, 49
fluorescein angiography：FA 35
Fourier-domain OCT：FD-OCT 10
fundus autofluorescence：FAF 5, 55
　　正常黄斑の ―― 56

G
Gass分類 196, 253, 254

H
*HTRA1*遺伝子 107
hyperreflective foci 18, 230, 242, 245
hypoxia-inducible factor 2α：HIF-2α 134

I

idiopathic juxtafoveolar retinal telangiectasis：IJRT　*253*
idiopathic macular telangiectasia：IMT　*253*
indocyanine green angiography：IA　*35*
internal limiting membrane：ILM　*168*
　　fovea-sparing ――法　*172*
　　inverted ――法　*173*
intrachoroidal cavitation　*32*
intravitreal ranibizumab：IVR　*100*
inverted internal limiting membrane flap technique　*199*
iPS細胞　*120*
IS/OS　*12, 13, 23*

L

lacquer crack　*153*
leakage　*39*

M

macular dystrophy　*205*
macular hole　*191*
macular microhole　*23*
macular telangiectasia：MacTel　*6, 39, 41, 247, 253*
matrix metalloproteinase 9：MMP9　*134*
Müller cell cone　*193*
multifocal posterior pigment epitheliopathy：MPPE　*66*
multiple evanescent white dot syndrome：MEWDS　*300*
myopic foveoschisis　*168*
myopic traction maculopathy：MTM　*169*

MYRROR試験　*166*

O

occlusive telangiectasia　*262*
OCT angiography　*5*
oozing　*39, 137, 139*
operculm　*21*
optical coherence tomography：OCT　*10*
outer retinal tubulation：ORT　*28, 137*

P

paired red spot　*135*
perifoveal telangiectasia　*257*
photodynamic therapy：PDT　*74, 100, 104, 322*
pigment epithelium-derived factor：PEDF　*98*
pit-macular syndrome　*284*
placental growth factor：PlGF　*110*
polypoidal choroidal vasculopathy：PCV　*90, 102, 108, 279*
pooling　*39, 51*
posterior vitreous detachment：PVD　*199*
　　perifoveal ――　*192*
proliferative diabetic retinopathy：PDR　*238*
*PRPH2*遺伝子　*212*
punctate inner choroidopathy：PIC　*131, 146, 291*

R

RADIANCE試験　*166*
relative afferent pupillary defect：RAPD　*218*
reticular pseudodrusen　*30, 81*

retinal angiomatous proliferation：RAP　*95, 108*
retinal arteriolar macroaneurysm　*265*
retinal circulation time　*36*
retinal pigment epithelial detachment：PED　*48, 81, 85, 87*
　　drusenoid ――　*97*
retinal pigment epithelium：RPE　*129, 310*
right-angle venule　*257*
RISE and RIDE試験　*249*
*RP1L1*遺伝子　*213*
*RS1*遺伝子　*207*

S

salmon spot　*135, 137*
scanning laser ophthalmoscope：SLO　*55*
scatter PC　*236*
SCORE study　*220*
serous retinal detachment：SRD　*227, 315*
SF_6　*201*
single nucleotide polymorphism：SNP　*107*
spectral-domain OCT：SD-OCT　*6, 11*
spoke-wheel pattern　*208*
staining　*39, 53*
Stargardt病　*20, 205*
star scan　*20, 22*
Sturge-Weber症候群　*316*
swept-source OCT：SS-OCT　*11, 13, 16, 278*

T

tilted disc syndrome　*277*

U
uveal effusion 76

V
vascular endothelial growth factor：VEGF 95, 100, 110, 114, 144
VIVID/VISTA試験 250

W
white dot syndrome 296, 301
window defect 43
Wisconsin Epidemiologic Study of Diabetic Retinopathy：WESDR 238

X
X連鎖性網膜分離症 207

Y
Yannuzzi分類 253

和文

あ
アーチファクト 18
アフリベルセプト 100, 112, 114, 166, 221, 232, 250
亜鉛 125

い
インドシアニングリーン（ICG） 46, 184, 200
　──蛍光造影 46
萎縮病巣 310
異常脈絡膜組織染 53
一塩基多型 107
一過性視力障害 270

お
黄色斑 205

黄斑円孔 21, 22, 191
　偽── 179
　分層── 179, 196
　──のステージ分類 195
黄斑ジストロフィ 205
　occult── 212
　若年性── 205
　卵黄様── 148, 150
黄斑出血 161
黄斑硝子体牽引症候群 24, 179
黄斑上膜 176, 232
　──自然剝離 179
　──剝離法 183
黄斑の解剖 2
黄斑の組織像 3
黄斑パッカ 182
黄斑浮腫 227
　囊胞様── 39, 131, 218, 242
黄斑部萎縮 152
黄斑部毛細血管拡張症 6, 27, 243, 253
　──の分類 254

か
ガスタンポナーデ 173, 196
火焔状出血 218
過蛍光 37, 51, 56
下方コーヌス 277
加齢黄斑変性 79, 107, 122
　萎縮型── 85, 95
　滲出型── 85, 120
　──の鑑別診断 99
　──の診断基準 80
　──の前駆病変 80
　──の分類 79
　──の有病率 89
　──のリスク分類 122

外顆粒層 11, 12
外境界膜 11, 12, 243
眼アミロイドーシス 26
眼球電図 5, 211, 273
眼虚血症候群 270
眼底自発蛍光 5, 55

き
キサントフィル 56
器質化出血 58
逆転現象（FAの） 307, 311
逆流造影（FAの） 273
急性後部多発性斑状色素上皮症 50, 305
急性帯状潜在性網膜外層症 29, 291
急性特発性盲点拡大症候群 297
強度近視 17
近視性黄斑症 152, 168
近視性牽引黄斑症 169
近視性中心窩分離症 168, 169

く
クリスタリン沈着物 257
クリスタリン網膜症 28

け
蛍光眼底造影 5
蛍光遮断 38, 46
蛍光漏出 39
傾斜乳頭症候群 32, 145, 277
血管強化薬 267
血管新生緑内障 218
血管内皮増殖因子 95, 110, 144, 239
血管瘤型毛細血管拡張症 254
血腫移動術 268

こ
コーツ病 254

抗VEGF（血管内皮増殖因子）薬 110, 114, 147, 166, 221, 232, 249, 282
——硝子体内注射後眼内炎 116
——の薬物動態 115
——療法 100, 137
光輝小斑 271
光視症 292
光線力学療法 74, 100, 104, 322
虹彩新生血管 274
硬性白斑 61, 227, 240
後部硝子体剝離 176, 192, 199
——作成 289
後部硝子体皮質前ポケット 11, 12, 176, 191
後部ぶどう腫 152, 168
　下方—— 277

さ

サプリメント 122

し

シリコーンオイルタンポナーデ 173
視細胞層解離 193
視細胞内節外節接合部 11
視神経乳頭ドルーゼン 60, 135
視神経乳頭ピット 284, 286
視野異常 292
自己免疫性網膜症 296
色素上皮由来因子 98
色素線条 135
色素貯留 39, 51
遮光眼鏡 128
充盈欠損 38, 50
充盈遅延 38, 49
術中染色剤 187
硝子体手術 171, 196, 251, 289
　非切除—— 183
硝子体出血 265

硝子体内注射 74, 114, 249
——ガイドライン 116
硝子体網膜界面黄斑症 191
消退相（ICG蛍光造影の） 46
小葉輸入細動脈 310
神経線維層 11, 12
滲出性変化 265
新生血管黄斑症 144

す

スポンジ様網膜膨化 242
錐体外節先端 13
錐体ジストロフィ 210

せ

ゼアキサンチン 123
星状硝子体症 21
線維性瘢痕 88
先天停在性夜盲 209
前篩状板部 215

そ

組織染 39, 53
走査レーザー検眼鏡 55
相対的入力瞳孔反射異常 218

た

タイポスコープ 128
ダイヤモンドダストイレーサー 171
多巣性脈絡膜炎 147
多発消失性白点症候群 300
多発性後極部網膜色素上皮症 66, 68
胎盤成長因子 110
単純出血 161

ち

地図状脈絡膜萎縮 135
地図状脈絡膜炎 310
中心暗点 293

中心窩 21, 23
——内層囊胞 196
——の組織像 3
中心性漿液性脈絡網膜症 17, 66
中心性輪紋状脈絡膜ジストロフィ 61, 211

て

低蛍光 37, 46, 61
——輪 131
転移性脈絡膜腫瘍 316
点状脈絡膜内層症 131, 146, 291, 305

と

トリアムシノロン 311
トリアムシノロンアセトニド（TA） 171, 184, 192, 200, 249
トリパンブルー（TB） 184
ドルゾラミド 209
糖尿病黄斑浮腫 238
——のOCT 242
糖尿病網膜症 18, 238
　増殖—— 238
銅 125
特発性黄斑部毛細血管拡張症 253
特発性視神経炎 297
特発性傍中心窩毛細血管拡張症 253

な

梨子地眼底 135
内顆粒層 11, 12, 23
内境界膜 168
——剝離 200
——下出血 265
内血液網膜関門 238
軟性ドルーゼン 29, 41, 45, 80
軟性白斑 27, 218, 227

に
乳頭ピット黄斑症候群　27, 284

は
白色栓子　271
白内障同時手術　183
白斑症候群　296, 305
斑状病巣　305, 310

ひ
びまん性脈絡膜萎縮　152
ビタミンA　207
ビタミンE　125
ビタミンC　125
微小中心窩剝離　196
光干渉断層計　5, 10
光凝固　248, 322
　直接――　256
　汎網膜――　223
　レーザー――　74, 100, 236, 267
標的黄斑症　206

ふ
ぶどう膜滲出　76
フィブリン　67
フォークト・小柳・原田病　31, 43, 49, 72, 149
フックス斑　161
フルオレセイン蛍光造影　35
ブリリアントブルーG（BBG）　184, 200
ブルッフ膜　13, 144
　――の断裂　137
副腎皮質ステロイド薬　223
分節状血流　270

へ
ヘンレ線維層　17, 19
ベバシズマブ　74, 110, 114, 131, 141, 147

ペガプタニブ　100, 111, 114
閉塞型毛細血管拡張症　254, 262
変視症　181, 193

ほ
ポリープ状脈絡膜血管症　7, 90, 102, 108, 279
放射線網膜症　243
乏血性浮腫　310
傍中心窩型毛細血管拡張症　254, 257

ま
マイクロプラスミン硝子体内注射　179, 198
窓陰影　43

み
ミュラー細胞　169
三宅病　212
脈絡膜厚　15
脈絡膜陥凹　31
脈絡膜血管腫　30, 316, 322
脈絡膜骨腫　20, 149, 315
脈絡膜静脈相　46
脈絡膜新生血管　80, 86, 90, 134, 144
　近視性――　152, 156, 163
　特発性――　129
　脈絡膜新生血管――　120
脈絡膜相　35
脈絡膜動静脈相　46
脈絡膜動脈相　46
脈絡膜破裂　31
脈絡膜剝離　76
脈絡膜菲薄化　164
脈絡毛細血管板　305, 310
　――小葉　4, 310
　――の閉塞　278

む
無灌流領域　219

も
毛細血管相　36
毛細血管瘤　254
毛様網膜動脈　271
盲点拡大　293
網膜厚　14, 15
網膜下出血　265
網膜下新生血管　253
網膜血管腫状増殖　95, 108
網膜細動脈瘤　18, 265
網膜色素上皮　12, 13, 23, 129, 310
網膜色素上皮萎縮　239, 278
網膜色素上皮異常　80
網膜色素上皮細胞移植　120
網膜色素上皮剝離　48
　出血性――　88
　漿液性――　81, 87
網膜色素上皮裂孔　29, 60
網膜色素線条　134
網膜色素変性　28, 61, 211
網膜出血　227
網膜循環時間　218
網膜上膜　23
網膜静脈相　36
網膜静脈分枝閉塞症　27, 225
網膜新生血管　227
網膜前出血　265
網膜中心静脈閉塞症　215
網膜中心動脈閉塞症　269
　一過性――　271
網膜電図　5, 211, 273, 296
網膜動静脈交叉部　226
網膜動脈相　36
網膜動脈分枝閉塞症　28

網膜内出血　*265*
網膜内循環時間　*36*
網膜剥離
　液性——　*286*
　漿液性——　*67, 227, 242, 279, 315*
　滲出性——　*76*
　胞状——　*66*
網膜菲薄化　*164, 271*
網膜分離　*286*

網膜有髄神経線維　*26*
網脈絡膜萎縮　*38, 152*
　乳頭周囲——　*135*
網脈絡膜襞　*30*
紋理眼底　*152, 160*

ら

ラニビズマブ　*100, 111, 114, 166, 221, 232, 249*

り

リスクホモ　*107*

リポフスチン　*55, 57*

る

ルテイン　*123*

れ

レーベル先天盲（レーベル遺伝性視神経症）　*211*

ろ

ロービジョンケア　*127*

わ

腕網膜循環時間　*36*

編著者略歴

湯澤美都子（ゆざわみつこ）

1975年 3月	日本大学医学部医学科卒業
1978年 9月	日本大学医学部眼科 助手
1980年 4月	オランダNijmegen（ナイメーヘン）大学留学
1982年 4月	日本大学医学部眼科 講師
1995年10月	日本大学医学部眼科 助教授
2003年 6月	日本大学医学部眼科 教授
2013年 4月	日本大学医学部眼科 主任教授

実践 黄斑疾患

定価（本体11,000円＋税）

2016年3月24日　第1版

- ■編著者　　　湯澤美都子
- ■発行者　　　梅澤俊彦
- ■発行所　　　日本医事新報社
  〒101-8718　東京都千代田区神田駿河台2-9
  電話　03-3292-1555（販売）・1557（編集）
  ホームページ：www.jmedj.co.jp
  振替口座　00100-3-25171
- ■カバーデザイン　大矢高子
- ■印　刷　　　ラン印刷社

© Mitsuko Yuzawa 2016　Printed in Japan
ISBN 978-4-7849-6227-3 C3047　￥11000E

本書の複製権・翻訳権・上映権・譲渡権・公衆送信権（送信可能化権を含む）は（株）日本医事新報社が保有します。

JCOPY　＜（社）出版者著作権管理機構 委託出版物＞

本書の無断複写は著作権法上での例外を除き禁じられています。複写される場合は，そのつど事前に，（社）出版者著作権管理機構（電話 03-3513-6969, FAX 03-3513-6979, e-mail:info@jcopy.or.jp）の許諾を得てください。